CIENCIAS DE LA SALUD
Tercera edición

CIENCIAS DE LA SALUD
Tercera edición

Bertha Yoshiko Higashida Hirose
Médico Cirujano
Universidad Nacional Autónoma de México

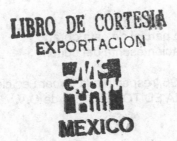
McGRAW-HILL

MÉXICO • BUENOS AIRES • CARACAS • GUATEMALA • LISBOA • MADRID • NUEVA YORK
PANAMÁ • SAN JUAN • SANTAFÉ DE BOGOTÁ • SANTIAGO • SÃO PAULO
AUCKLAND • HAMBURGO • LONDRES • MILÁN • MONTREAL • NUEVA DELHI • PARÍS
SAN FRANCISCO • SINGAPUR • ST. LOUIS • SIDNEY • TOKIO • TORONTO

Gerente de producto: Javier Enrique Callejas
Supervisor de edición: Javier López Campoy
Supervisor de producción: Gerardo Briones González

CIENCIAS DE LA SALUD
Tercera edición

DERECHOS RESERVADOS © 1996, respecto a la tercera edición en español por
McGRAW-HILL/INTERAMERICANA EDITORES, S.A. de C.V.
Cedro No. 512, Col. Atlampa,
06450, México, D.F.
Miembro de la Cámara Nacional de la Industria Editorial Mexicana, Reg. Núm. 736

ISBN: 970-10-0990-8

9012345678   **MIG 90**   9087543216

Impreso en México   Printed in Mexico

Esta obra se terminó de
imprimir en Septiembre de 1996 en
Litofráfica Ingramex
Centeno Núm 162-1
Col. Granjas Esmeralda
Delegación Iztapalapa
09810 México, D.F.

Se tiraron 8000 ejemplares

CONTENIDO

1 El hombre, producto de la evolución, como unidad biopsicosocial   1
2 Conceptos de salud y enfermedad   5
3 La medicina como ciencia natural y ciencia social. Aspectos
   multidisciplinarios de las Ciencias de la Salud   9
4 Factores ecológicos de la salud y la enfermedad 15
5 Mecanismos de defensa e inmunidad 33
6 Historia natural de la enfermedad (génesis y evolución natural de la
   enfermedad) y niveles de prevención . ., ... 45
7 Enfermedad transmisible 53
8 Invalidez 57
9 Anatomía y fisiología: introducción 61
10 Sistema óseo, osteología 77
11 Sindesmología o artrología 101
12 Sistema muscular, miología 107
13 Sistema nervioso 117
14 Organos de los sentidos y piel 137
15 Sistema endocrino 149
16 Sistema digestivo 155
17 Sistema circulatorio o angiológico 165
18 Sistema respiratorio 181
19 Sistema urinario 187
20 Sistema reproductor: femenino y masculino 193
21 Elementos sexuales, fecundación y nidación 207
22 Formación de la placenta y desarrollo embrionario 213
23 Embarazo, modificaciones maternas 219
24 Embarazo gemelar 223
25 Problemas durante la gestación 227
26 Parto 233

27 Constitución psíquica del individuo 241
28 El hombre como individuo social 247
29 Crecimiento y desarrollo del niño 253
30 Adolescencia, edad adulta, climaterio y tercera edad 259
31 Estadística médica 265
32 Demografía 273
33 Epidemiología 283
34 Método clínico 289
35 Exámenes de laboratorio y de gabinete 305
36 La práctica médica en México 313
37 Diagnóstico de la salud en México 329
38 Higiene, salud pública y medicina preventiva 341
39 Higiene personal 345
40 Nutrición y problemas nutricionales 353
41 Higiene materno-infantil 363
42 Educación sexual 367
43 Higiene mental 393
44 Higiene familiar 401
45 Higiene de la comunidad 405
46 Enfermedades más frecuentes 443
47 Problemas sociales: 451

PROLOGO

La materia Ciencias de la Salud tiene diferente contenido temático y diferentes objetivos en cada uno de los diversos planteles en los cuales se imparte, debido a que el fenómeno salud enfermedad está relacionado tanto con las ciencias naturales como con las ciencias sociales, ya que el hombre debe ser considerado una unidad biopsicosocial.

Los estudiantes de la materia se enfrentan constantemente ante el problema de la carencia de un libro que los ayude a obtener mejores resultados. Necesitan consultar bibliografía, que no siempre está a su alcance; fácilmente se ven confundidos al encontrar que las mismas estructuras del cuerpo humano reciben nombres diferentes, en libros diversos.

Por estas razones, hace algunos años elaboré un material con la intención de que fuera accesible y sirviera de apoyo a los estudiantes de los diversos planteles en los cuales se imparte esta materia. Traté de presentar, en la forma más sencilla, los aspectos más importantes de la materia de Ciencias de la Salud y, en el caso de la anatomía y fisiología, de utilizar tanto los términos adaptados al español aceptados en los Congresos Internacionales de Anatomía, como los que todavía se usan en muchas escuelas de Medicina de habla hispánica.

De entonces a esta parte, hemos vivido los estragos de un terremoto, ha aumentado la violencia, han cambiado las principales causas de mortalidad en el país y han aparecido enfermedades nuevas como el síndrome de inmunodeficiencia adquirida (SIDA).

Ante estas situaciones, en la presente edición me he permitido actualizar y ampliar algunos datos y conceptos, además de abordar temas que en nuestros días han cobrado relevancia, con la esperanza de que sean de gran utilidad para los estudiantes y, en general, para toda la población deseosa de ampliar su cultura.

Bertha Higashida

EL HOMBRE, PRODUCTO DE LA EVOLUCION, COMO UNIDAD BIOPSICOSOCIAL

Para poder estudiar al hombre es necesario tomar en consideración tres aspectos fundamentales:

1. Biológico, que estudia la estructura y el funcionamiento del organismo
2. Psicológico, que estudia la personalidad y las relaciones interpersonales
3. Social, que estudia las leyes, relaciones y cultura del hombre.

A pesar de que en estos tres aspectos se consideran conceptos y métodos diferentes, tienen el mismo objeto de estudio: el hombre como una unidad bio-psico-social (biológica, psicológica y social).

El hombre es un ser vivo, pero diferente de los vegetales y otros animales debido a que posee características exclusivas adquiridas en el proceso evolutivo, como son el lenguaje simbólico, el pensamiento abstracto y la capacidad de creación cultural. Proviene de antepasados de organización inferior pero en lugar de desarrollar sus instintos, desarrolló más su inteligencia con lo cual pudo elegir entre múltiples ambientes y formas de vida; además adquirió la capacidad de modificar el medio ambiente del cual forma parte.

Si se observa un óvulo humano, se puede confundir con el de algunos animales; de la misma manera, si se estudia el desarrollo de un embrión humano, se está observando una secuencia parecida a la historia de la evolución; así pues, el hombre en su desarrollo embrionario experimenta cambios análogos a los de las formas inferiores y en el mismo orden.

Biológicamente el hombre pertenece a:

Reino   animal

Phylum   chordata, porque tiene columna vertebral

Clase   mammalia, porque se alimenta de la leche proveniente de las glándulas mamarias de la madre en los primeros días de su vida.

Orden   primates, porque tiene cráneo grande, su pulgar se opone a los otros dedos, tiene uñas planas, sus mandíbulas están colocadas en la parte baja del cráneo, y está mejor equilibrado sobre su columna vertebral.

Familia hominidae, se sostiene erecto en dos pies.

Género homo, donde se incluyen especies con cerebro más o menos desarrollado.

Especie homo sapiens

A pesar de que nace con ciertas deficiencias anatómicas y fisiológicas en relación con otras especies (como por ejemplo nace con el cuerpo desnudo, con pobres mecanismos de defensa, no sabe nadar, no corre, no tiene la agilidad ni la fuerza de algunas especies), ha sobrevivido a la selección natural y continúa reproduciéndose y teniendo un papel preponderante en la naturaleza gracias a otras características que lo han hecho en ciertos aspectos un ser superior tales como:

1. Conservar los cinco dedos en sus extremidades. Las superiores son prensiles.
2. Haber desarrollado una visión binocular, estereoscópica y cromática; esto significa que los campos visuales de los ojos se superponen permitiéndole percibir los objetos en tres dimensiones y en color.
3. Mantener postura erecta; su pelvis sufrió modificaciones obligando al tronco a erguirse. En esta forma la cabeza ya no necesitó mantenerse en forma horizontal, sino que se asentó en el cuello con lo que los músculos de éste se hicieron más cortos y ligeros, las cuerdas vocales más finas y las extremidades superiores quedaron libres tanto para la prensión y manipulación de los objetos, como para la fabricación de utensilios.
4. Tener un desarrollo cerebral notable, característica que le permitió desarrollar el lenguaje y otras expresiones culturales, como valerse de la experiencia acumulada en el pasado.

El hombre como individuo normal no puede existir en aislamiento; sus procesos mentales y su conducta sólo son inteligibles en función de su interrelación con otros individuos de la misma especie. Algunos animales también viven en grupos, pero éstos carecen de la flexibilidad y adaptabilidad de las agrupaciones humanas. Cuando nace, se encuentra en un medio con normas, ideas, hábitos, técnicas y formas de organización; sin embargo tiene entre otras las siguientes capacidades:

1. Capacidad de experimentarse a sí mismo como una entidad, como algo único, distinto; tener conciencia de sí mismo y buscar formas de relacionarse con los demás y con el mundo.
2. Razonar, tratar de comprender al mundo y a sí mismo, investigar el por qué de las cosas, descubrir leyes científicas, crear sistemas religiosos, filosóficos y técnicos para alcanzar su papel de preponderancia en la naturaleza.
3. Poseer lenguaje simbólico, es decir, representar por medio de símbolos orales, escritos y de otro tipo las sensaciones de su cuerpo y sus ideas, y utilizar dicho lenguaje para aprender no sólo a través de su experiencia, sino a través de la experiencia de los demás.
4. Tener imaginación, que lo hace angustiarse ante los peligros y las consecuencias de su conducta, y resolver mentalmente los problemas antes de enfrentarse con ellos.
5. Pensar críticamente, lo cual le permite escoger y decidir, tener responsabilidad ante sí mismo y ante los demás.

Desde que nace, el hombre está sujeto a la influencia de factores naturales y de factores relativos a la sociedad y cultura en que vive; nace miembro de una familia dentro de una sociedad y con una nacionalidad. En el transcurso de su vida sus potencialidades pueden estimularse o inhibirse por medio de la educación y la participación cultural.

El desarrollo social y cultural del individuo ha pasado por varios periodos:

En el periodo paleolítico, el hombre hizo sus primeros utensilios, desarrolló la inventiva y la habilidad manual, lo que le permitió fabricar instrumentos, hizo raspadores, cuchillos y hachas de pedernal que le permitieron defenderse de las fieras y obtener su carne para alimentarse.

En el periodo neolítico tuvo la oportunidad de iniciar una vida comunitaria; formó clanes y tribus regulados por preceptos sociales, éticos y religiosos; descubrió la agricultura y el pastoreo; inventó la rueda, la cerámica, los tejidos, el uso del arco y la flecha y de materiales como el hueso, la madera, el marfil y el cuerno.

En el proceso de satisfacer sus necesidades y en el ejercicio de sus capacidades, el hombre ha creado diferentes formas de organización, sistemas de pensamiento y acción cuyo resultado son las diversas sociedades y culturas. Cada sociedad está estructurada y opera en forma específica, lo cual depende de condiciones geográficas, abundancia o escasez de materias primas y alimentos, y métodos de producción y distribución.

Las culturas implican conocimientos, normas, creencias, ideologías, prejuicios y costumbres compartidas; son creadas para el logro de fines individuales, biológicos y sociales, por lo que el hombre, más que producto, debería considerarse agente de los procesos socioculturales dinámicos, sujetos a periodos de mayor o menor estabilidad.

CONCEPTOS DE SALUD Y ENFERMEDAD

En julio de 1946 se fundó la Organización Mundial de la Salud (OMS), organismo de las Naciones Unidas especializado en los aspectos relacionados con la salud. En su Declaración de Principios estableció que "el goce del más alto grado de salud que se puede lograr es uno de los derechos fundamentales de cada ser humano, sin distinción de raza, religión, credo político o constitución económica y social" y que la salud depende de la cooperación entre los individuos y las naciones.

En 1978 se llevó a cabo una reunión en Alma Ata, donde se acordó adoptar el lema "salud para todos en el año 2000" y se hizo énfasis en la atención primaria, que comprende actividades preventivas, educativas y asistenciales al alcance de todos los individuos, en el mayor aprovechamiento de los recursos disponibles, en la participación de la comunidad y a un costo que ésta y el país puedan sufragar en todas y cada una de las etapas de su desarrollo con un espíritu de autorresponsabilidad y autodeterminación, por lo que si se desea lograr esta meta no sólo se debe poner en práctica el derecho, sino el deber de participar individual y colectivamente en la planificación de la salud.

El 3 de febrero de 1983 se publicó en el Diario Oficial de la Federación un decreto por el que se adiciona al Artículo 4o. de la Constitución Política de los Estados Unidos Mexicanos lo siguiente: "Toda persona tiene derecho a la protección de la salud. La Ley definirá las bases y modalidades para el acceso a los servicios de salud y establecerá la concurrencia de la Federación y las entidades federativas en materia de salubridad general, conforme a lo que dispone la fracción XVI del Artículo 73 de esta Constitución". Con esta publicación se elevó a rango constitucional la protección de la salud y la asignación de los recursos necesarios para la acción sanitaria.

La OMS definió la salud como el estado de completo bienestar físico, mental y social y no solamente como la ausencia de enfermedad o invalidez.

R. Dubós define la salud como el estado de adaptación al medio y la capacidad de funcionar en las mejores condiciones en este medio.

Hernán San Martín la define como un estado variable fisiológico de equilibrio y de adaptación de todas las posibilidades humanas.

El concepto ecológico la define como el equilibrio dinámico con el ambiente, que ofrece las mejores posibilidades para el desenvolvimiento pleno de las capacidades.

El término bienestar puede considerarse como equivalente a adaptación dinámica. Nos sentimos bien cuando estamos adaptados al medio físico, biológico y social; sin embargo, el hombre se encuentra en un medio dinámico, por lo que acepta lo favorable y rechaza lo desfavorable; un hombre normal se encuentra luchando, ajustándose para mantener un equilibrio, lucha que puede ser para contrarrestar condiciones desfavorables del medio, o para modificarlo; así pues, el estado normal del individuo es aquella situación que le permite tener el máximo de dicho equilibrio en su composición, estructura y función. A los continuos ajustes que realiza el hombre para mantener el equilibrio dinámico se le llama homeostasis, condición que se discutirá adelante más ampliamente.

Esta lucha también se refiere a la salud mental; se manifiesta cuando el hombre tiene un rendimiento óptimo en relación consigo mismo y con el grupo social y se expresa de manera correcta y creadora, es decir, cuando lucha frente a los conflictos, busca resolverlos y cuando lo ha logrado continúa buscando nuevas soluciones a los nuevos problemas a los que ha de enfrentarse.

En el área social, el hombre debe convivir con sus semejantes y formar parte de una sociedad; puede contribuir a mantener la estructura en que se desenvuelve o modificarla de acuerdo con sus necesidades y aspiraciones, así como con las de su grupo o comunidad; por ejemplo, la obtención de un trabajo adecuado que le permita adquirir alimentos, ropa, vivienda con servicios sanitarios, educación y recreación. Debe tratar de comprender y resolver positivamente los conflictos que surjan de su interacción con el medio ambiente.

Enfermedad es cualquier estado que perturba el funcionamiento físico o mental de una persona y afecta su bienestar; dicho en otras palabras, es la pérdida del equilibrio dinámico que mantiene la composición, estructura o función del organismo.

Hace algunos años se pensaba que la enfermedad provenía del exterior y que era producida por una sola causa; este concepto se ha modificado porque la enfermedad puede presentarse como resultado de imperfecciones biológicas intrínsecas, es decir, la enfermedad puede generarse internamente o puede presentarse debido a la existencia de factores adversos en el medio ambiente ante los cuales el organismo tiene dificultades para adaptarse.

La ecología, ciencia que estudia el modo de vivir de los seres vivos y sus relaciones con el ambiente, demuestra que salud y enfermedad no son opuestos, sino diferentes grados de adaptación del organismo al ambiente en que vive.

Nuestro organismo está en relación con el ambiente externo a través del ambiente interno o fisiológico, constituido por todos los líquidos orgánicos que bañan nuestras células y por los tejidos, órganos, conexiones de vasos sanguíneos y nervios. Los líquidos del organismo como la sangre y la linfa, son los encargados de transportar los productos del metabolismo a los órganos del cuerpo donde se utilizan o eliminan hacia el ambiente externo.

El proceso de adaptación interna, tanto física como mental, es estudiado por la fisiología, ciencia que estudia las funciones de la materia viva, la dinámica de los cuerpos organizados.

Homeostasis

Este término es el tema central de la fisiología; puede definirse como la tendencia de los organismos para mantener constante su medio interno. Todos los órganos del cuerpo participan en la homeostasis y por medio de finos sistemas de control todas las estructuras funcionales trabajan en armonía.

Un organismo está en homeostasis cuando:

1. Su medio interno contiene exactamente las concentraciones correctas de iones, gases y nutrientes.
2. Moviliza su medio interno
3. Elimina desechos
4. Coordina armónicamente las funciones
5. Se reproduce (homeostasis de especie)

La homeostasis se altera con frecuencia porque el individuo está sujeto a estímulos constantes que hacen que su organismo caiga en "stress" o "esfuerzo de adaptación". El stress puede proceder del medio externo en forma de calor, frío, ruidos intensos, falta de oxígeno, o bien puede proceder del interior del organismo cuando hay dolor, pensamientos desagradables y, en casos menos frecuentes, por infecciones u operaciones.

Ejemplos de homeostasis:

La temperatura del organismo tiende a mantenerse dentro de ciertos límites, aunque el individuo se encuentre en lugares muy fríos o muy cálidos.

Las personas que hacen ejercicios físicos intensos podrían llegar a tener temperaturas tan elevadas que llegarían a alterar las proteínas de su organismo; ésto no sucede porque el organismo disminuye este exceso de temperatura mediante la sudoración, el sistema circulatorio o angiológico se acelera y envía los nutrientes necesarios hacia las células que los necesitan; aumenta el ritmo respiratorio para abastecer del oxígeno necesario a las células y eliminar el exceso de bióxido de carbono.

Los mecanismos homeostáticos son regulados por el sistema neuroendocrino (sistemas nervioso y endocrino) de la siguiente manera:

Cuando se pierde el estado de equilibrio, el sistema nervioso envía mensajes a los órganos apropiados para contrarrestar el stress: algunas células nerviosas captan los cambios químicos que están ocurriendo en la sangre y envían el mensaje al cerebro, quien ordena al corazón bombear más sangre hacia los pulmones para acelerar la eliminación de bióxido de carbono y la oxigenación; por su parte el sistema endocrino, que regula las glándulas de secreción interna, modifica su producción de hormonas, (una hormona es una sustancia química producida en un órgano que, transportada por la corriente sanguínea, excita en otra parte u órgano la actividad funcional). Se cree que inicialmente la médula de las glándulas suprarrenales produce mayor cantidad de adrenalina y que posteriormente la hipófisis anterior aumenta la secreción de ACTH (hormona adrenocorticotrófica) que estimula a la corteza de las glándulas suprarrenales para que produzcan glucocorticoides cuya función es aumentar la resistencia al stress reparando rápidamente las lesiones que se hayan producido.

Por todo lo anterior, si la salud es un estado positivo, un continuo accionar del hombre frente al medio físico, mental y social en que vive y a sus variaciones, esforzándose para modificar lo que le es desfavorable, para poder estudiarla es necesario tomar en consideración factores tales como:

1. El estudio de la fisiología que nos permite conocer los mecanismos que mantienen la homeostasis y por consecuencia la salud, pues las reglas de higiene se basan en el conocimiento de la fisiología (física y mental).
2. El estudio de la ecología humana, que nos permite conocer las interrelaciones entre los seres humanos y el ambiente.
3. El estudio de las técnicas de la medicina preventiva, que es la ciencia y el arte de prevenir las enfermedades, prolongar la vida y promover la salud y la eficiencia física y mental ejercida con el fin de interceptar las enfermedades en cualquier fase de su evolución.

LA MEDICINA COMO CIENCIA NATURAL Y CIENCIA SOCIAL

ASPECTOS MULTIDISCIPLINARIOS DE LAS CIENCIAS DE LA SALUD

CAPITULO 3

La palabra ciencia proviene del latín *scientia* y significa el conocimiento exacto y razonado de ciertas cosas o conjunto sistematizado de conocimientos.

Mario Bunge la define como el conocimiento racional, sistémico, exacto y verificable y por consiguiente falible.

Eli de Cortari la define como la explicación objetiva y racional del universo. Como explicación, la ciencia describe las diversas formas en que se manifiestan los procesos existentes, distingue las fases sucesivas y coexistentes observadas en el desarrollo de los mismos procesos, desentraña sus enlaces internos y sus conexiones con otros procesos, pone al descubierto las acciones recíprocas entre los procesos y encuentra las condiciones y los medios necesarios para permitir la intervención humana en el curso de los propios procesos.

La ciencia tiene como características:

1. El control práctico que ella permite sobre la naturaleza.
2. Está dirigida a la obtención de más conocimientos sistemáticos y confiables, los cuales son empleados para garantizar conclusiones válidas acerca de la forma y condiciones en que se presentan diversos fenómenos.
3. Posee un método para adquirir el conocimiento científico.

Método es la manera razonada de conducir los procesos del pensamiento con objeto de llegar a un resultado determinado y, preferentemente, al descubrimiento de la verdad.

El método científico es un procedimiento formado por una secuencia lógica de actividades que procura descubrir las características de los fenómenos, las relaciones internas entre sus elementos y sus conexiones con otros fenómenos, mediante el raciocinio y la comprobación a través de la demostración y la verificación.

Básicamente se le consideran las siguientes etapas: observación, planteamiento de un problema, formulación de una hipótesis, comprobación de la hipótesis y formulación de una ley, una teoría o un modelo.

La ciencia surge ante la necesidad de explicar racionalmente los fenómenos naturales y de proporcionar a las sociedades antiguas normas de organización política, escalas de valores, estructuras para el ejercicio del poder, estrategias militares y una administración pública primitiva, por lo que como actividad, la ciencia pertenece a la vida social en cuanto se aplica al mejoramiento del medio natural y artificial, a la invención y a la manufactura de bienes materiales y culturales.

El conocimiento científico es la posesión de explicaciones objetivas y confirmadas, pero siempre verificables, de los procesos existentes en el universo. Tiene origen en las diversas actividades que el hombre realiza y se presenta como resultado de la actividad humana.

Los cambios sociales que ocurren a causa de la satisfacción de las necesidades humanas, obligan a la adquisición de conocimientos científicos sobre los fenómenos del mundo, y éstos, a su vez, tienen influencia sobre el progreso social.

La medicina debe considerarse como ciencia natural y como ciencia social, ya que al hablar de la salud y la enfermedad, debe estudiarse al hombre desde dos puntos de vista:

1. De las ciencias naturales, para conocer la estructura y las funciones del cuerpo humano, tanto en salud como en enfermedad, aplicando la metodología científica; es decir, observando, formulando hipótesis y verificándolas.
2. De las ciencias sociales, que reciben también el nombre de ciencias de las relaciones humanas o del comportamiento porque tienen como objeto el estudio de las sociedades y culturas, y proporcionan la metodología para comprender los fenómenos sociales que intervienen en los problemas relativos a la salud. Cuando se aplican a la salud estudian la salud del hombre en su contexto social, y la forma en que ayudan a la prevención, diagnóstico y solución de los problemas relativos a la salud y la enfermedad.

Se pudiera llegar a pensar que los dos tipos de ciencia son excluyentes, pero no es así, dado que ambas estudian al hombre pero desde diferentes ángulos.

Después de la revolución industrial, la salud pública ocupó un lugar muy importante dentro de los objetivos de la reforma social: comenzaron a formarse equipos de salud en los que se incluyeron sociólogos, antropólogos y administradores, que lograron controlar las enfermedades transmisibles. Al aumentar la expectativa de vida ha empezado a ocupar un lugar importante cierto tipo de enfermedades como el cáncer, enfermedades cardiovasculares o del sistema angiológico y alteraciones psicológicas; así también enfermedades que son consecuencia del avance de la civilización, tales como las producidas por la contaminación. Ante estos problemas las ciencias sociales han tenido que integrarse totalmente en el campo de la medicina, para dar una visión más amplia tanto del individuo como de la sociedad en la cual se desenvuelve. La medicina, que además de prevenir y curar las enfermedades fomenta la salud, ha contribuido también al desarrollo de la sociedad y de las ciencias sociales.

Entre las ciencias sociales se encuentran:

La demografía, que forma parte de la estadística y que describe las características de la población, su composición, comportamiento y perspectivas en relación con la tecnología, disponibilidad y uso de recursos naturales, producción de alimentos, ocupación, contaminación ambiental, etcétera. Para hacer un diagnóstico sanitario es necesario conocer las características demográficas tales como:

superficie del área (objeto de estudio)
% de superficie rural y urbana
% de población rural y urbana
curva de concentración de la población
distribución de la población urbana y rural, por nacionalidad y por sexo
movimientos migratorios
mortalidad y morbilidad
expectativa de vida
fecundidad
características socioeconómicas y educacionales

La sociología es la ciencia que estudia las condiciones en que existen y se desenvuelven los diversos grupos sociales. Para el sociólogo, la sociedad está constituida por grupos o instituciones que forman una estructura en la que se desarrollan las relaciones humanas; dentro de la sociología nos interesa conocer el comportamiento del grupo, los problemas de comunicación, de cambio social y las actitudes que tienen los individuos con respecto al médico. Se ha observado que la morbilidad (proporción de enfermedades en una comunidad durante un periodo determinado) y la mortalidad (proporción de muertes en una comunidad durante un periodo determinado) son diferentes en los diversos grupos sociales; que los problemas de bienestar en la colectividad van asociados con los relativos a la dependencia, desajuste, mala salud y necesidad de diversión y esparcimiento.

La familia es el grupo social más elemental y que más influye en el desarrollo de la personalidad de los individuos que la componen, por lo que el individuo enfermo debe ser considerado como miembro de una familia que ocupa un puesto en la colectividad. Esta idea le da al médico el deber de ayudar a la familia con consejos sanitarios así como la obligación de ganarse la confianza de la familia y del paciente. Éste, debe a su vez esperar orientación, tanto para prevenir enfermedades, como para que tenga éxito su tratamiento y también debe conocer los recursos con que cuenta la comunidad.

Desde el punto de vista social, la medicina debe tender a mantener y promover la salud, prevenir las enfermedades, curarlas cuando la prevención fracasó y guiar la rehabilitación y la reintegración del individuo a la sociedad.

Antropología, etimológicamente, significa estudio del hombre y tiene dos ramas:

1. Antropología física o biológica, que estudia al hombre en cuanto a sus rasgos, medidas anatómicas y evolución sobre la Tierra, como ser físico-biológico, es decir como "animal".

2. Antropología cultural, que estudia los orígenes e historia de las culturas humanas, su evolución y desarrollo en el tiempo. La cultura es el modo de vida de un grupo de individuos; incluye todo lo que inventan, aprenden y transmiten a sus hijos y, en parte, a los nuevos integrantes de la comunidad; comprende las artes, ciencias, religión, filosofía, sistemas tecnológicos, prácticas políticas, actitudes, valores y hábitos que el hombre recibe como legado de sus mayores, y que pueden ir desde la manera de preparar los alimentos o de ingerirlos, hasta la manera de arrullar a un niño. La antropología cultural es tan amplia que para su estudio se la divide en arqueología, etnología y lingüística.

En muchas ocasiones las enfermedades se presentan por falta de higiene o por ignorancia con respecto a las causas que las producen, por lo que los programas de salud tratan de modificar favorablemente la cultura; pero el antropólogo antes de formular un programa debe observar directamente la población y tomar en consideración sus creencias, actitudes, hábitos de vida y necesidades. En México muchas personas tienen más fe en los curanderos y los remedios caseros que en los servicios médicos; por otra parte, si el personal de dichos servicios no entiende a la población, ni ésta al personal, lo más seguro es que fracasen los programas. Por esto la antropología tiene una gran utilidad al planear los programas. Tanto al estudiar los problemas sociales y culturales de mayor importancia como al adiestrar al personal, el antropólogo debe participar activamente en los proyectos.

Algunos de los aspectos que deben considerarse son:

1. Creencias relativas a la salud y la enfermedad

2. Recursos económicos de la población, principalmente el salario y el costo de la vida
3. Organización social de la familia
4. Educación, grado de instrucción y comprensión de los problemas de salud y enfermedad
5. Organización política de la comunidad
6. Ideas religiosas, mitos y creencias
7. Sistema de valores mediante el cual se rige la comunidad
8. Organización de la vida doméstica, el trabajo y los hábitos.

Los grupos de población que más deben beneficiarse son los de bajo nivel económico y social y las poblaciones nativas que tienen costumbres y tradiciones muy arraigadas, con el objeto de mejorar su alimentación, saneamiento y hábitos higiénicos.

Las investigaciones que debe hacer la antropología en el aspecto cultural son: *a*) investigación de los problemas; *b*) investigación de exploración, para determinar el estado cultural, social y económico de los habitantes con el objeto de planear el programa sanitario de acuerdo a sus necesidades y posibilidades; *c*) investigación de aplicación experimental, para precisar el valor de los procedimientos, técnicas o métodos de la educación sanitaria.

La psicología social, es la asociación de la psicología, que estudia la conducta de los seres humanos y las funciones de la mente, con la sociología; estudia la interacción entre las personas y las consecuencias que ejerce sobre su conducta, pensamientos, emociones y hábitos; también estudia las motivaciones, intereses, afectos y rechazos en el aprendizaje, que es lo que más interesa para la educación sanitaria dentro de los programas de salud; investiga las causas que hacen que el individuo se resista a que le practiquen exámenes médicos o a adoptar medidas preventivas; se interesa en procedimientos que ayuden a la gente a valerse por sí misma, sobre todo en casos de rehabilitación.

La economía estudia las formas en que el hombre obtiene y emplea los bienes y servicios. Se ha visto que existe relación entre pobreza y ciertas enfermedades (patología de la pobreza).

La estadística permite cuantificar con cierta exactitud los fenómenos sociales.

En el campo de la salud es una disciplina que, mediante el empleo de conocimientos derivados de la lógica y de la matemática y a través de una secuencia ordenada de procedimientos, permite la recolección, clasificación, recuento, presentación, descripción y análisis de la información necesaria en la investigación científica.

La política sanitaria proporciona los principios de instrumentación para satisfacer las demandas de servicios para la salud; participa en la planificación y administración de programas de salud a nivel nacional, regional y local, así como en la administración de servicios sanitarios institucionales.

Las aplicaciones de las ciencias sociales a la medicina son:

1. En la prevención y diagnóstico de enfermedades, porque se ha observado que hay factores que se relacionan con la frecuencia y la distribución de éstas; por ejemplo, la nutrición, la vivienda, el saneamiento y la tensión emocional. La frecuencia de enfermedades y la actitud hacia la atención médica varían en las diferentes clases sociales.
2. Para estudiar la respuesta y la adaptación a la enfermedad, las actitudes relacionadas con los tratamientos de las enfermedades, las necesidades de saneamiento y la relación de algunas enfermedades con diversos problemas sociales.
3. En el tratamiento y la rehabilitación del individuo debe destacarse la importancia que tiene la familia, sobre todo cuando éstos son a largo plazo.
4. En la terapia de grupo, en donde el individuo tiene que jugar un papel activo

ante la enfermedad. La terapia de grupo es una técnica de tratamiento psicológico que se lleva a cabo en grupos pequeños y que consiste en llevar a los enfermos a la convicción de que sus problemas o debilidades son comunes; éstos aprenden a hablar libremente de sus problemas, disminuyen su angustia y se ven alentados por la actitud de los demás integrantes, mejorando la estimación de ellos mismos y reconociendo sus capacidades.

5. En la relación médico-paciente, en donde se enfrentan culturalmente el médico que atiende al paciente en su consulta y el paciente, quien le debe tener confianza y por lo tanto aceptar un tratamiento e iniciar así relaciones sociales.

6. En el uso de técnicas de investigación propias de las ciencias sociales dentro de la medicina (conjunto de procedimientos y recursos de que se valen las ciencias sociales para tratar de obtener información relevante y fidedigna mediante la aplicación de métodos científicos con el objeto de extender, verificar, corregir o aplicar un conocimiento), tales como las encuestas, las historias de casos (personas que han sido afectadas por un agente causal de enfermedad), los estudios de la comunidad, etcétera.

7. Participan en la evaluación de los programas de salud pública instituciones sanitarias, utilización de los medios masivos de comunicación, aceptación o rechazo de la comunidad frente a las acciones de salud, etcétera.

8. En la docencia, para que el personal médico y paramédico conozca la evolución y desarrollo de la sociedad en relación con la salud.

9. En el modelo de la historia natural de la enfermedad, que se estudiará posteriormente (relación ordenada de acontecimientos derivados de la interrelación espontánea del ser humano y su ambiente que llevan al primero de la condición de salud a la de enfermedad y de ésta a distintas alternativas: regreso a la salud, cronicidad, agravamiento, secuelas invalidantes o muerte); se ha visto que en el periodo prepatogénico, cuando el hombre está sano, hay factores ambientales que estimulan la aparición de enfermedades.

10. En programas de planificación familiar, para promoverlos de acuerdo con los valores culturales de la población y medir su aceptación y aprovechamiento.

11. Las estadísticas relacionadas con aspectos socioeconómicos o demográficos tienen gran aplicación en medicina y salud pública.

12. En el estudio de problemas sociales, por ejemplo, farmacodependencia, alcoholismo y prostitución, indagando sus causas, evolución y efectos y los factores que ayudan a la rehabilitación de las personas afectadas.

A pesar de su utilidad, las ciencias sociales tienen limitaciones, entre las que se pueden citar:

1. Se ocupan de generalizaciones, sólo aplicables a grandes poblaciones.

2. No pueden predecir o controlar la conducta del individuo.

3. Tienen dificultad para modificar las pautas culturales y sociales de conducta y organización.

4. Tienen niveles limitados de experimentación.

FACTORES ECOLOGICOS DE LA SALUD Y LA ENFERMEDAD

La ecología es la ciencia que estudia las relaciones existentes entre los organismos y el medio en que viven.

La ecología humana estudia al hombre en relación con el medio ambiente; el hombre, gracias al desarrollo de su cultura es capaz de modificar su medio ambiente en mayor grado y sobre todo con mayor rapidez que otros seres vivientes. Los factores ecológicos que condicionan la salud y la enfermedad son múltiples y muy variados, pero se pueden clasificar en los siguientes:

1. Huésped
2. Agente causal de enfermedad
3. Medio ambiente

Huésped

Huésped es cualquier ser vivo que en circunstancias naturales permite la subsistencia o alojamiento de un agente causal de enfermedad; en él hay que considerar los siguientes aspectos o factores:

a) Estructura genética El huésped puede tener alteraciones o modificaciones genéticas y padecer o contraer ciertas enfermedades hereditarias como la hemofilia y el daltonismo y enfermedades que tienden a repetirse en una familia, como la hipertensión arterial, aunque en ellas no se ha demostrado el factor genético claramente.

b) Raza Se ha comprobado que ciertas enfermedades se presentan con mayor frecuencia en determinadas razas, por ejemplo, la anemia de células falciformes en los negros, algunos tipos de cáncer, etcétera.

c) Edad El padecimiento de ciertas enfermedades está relacionado con la edad del huésped. Al nacer, el niño es resistente a enfermedades tales como el sarampión y la difteria si su madre ha estado protegida contra esas enfermedades o las ha padecido. La varicela y el sarampión se presentan con más frecuencia en niños preescolares y escolares; las enfermedades por accidentes son las más frecuentes entre los 5 y los 44 años; ciertos tipos de cáncer aparecen en personas mayores de 40 años, etcétera.

d) Sexo Independientemente de las enfermedades propias de cada sexo debidas a los genitales y hormonas respectivas, es indudable de que ciertas enfermedades se presentan con más frecuencia en uno u otro sexo; así pues, se ha observado que la poliomielitis y el cáncer pulmonar atacan más al sexo masculino, er. cambio la fiebre reumática y las enfermedades de la vesícula biliar son más frecuentes en el sexo femenino.

e) Integridad anatomofuncional El estudio de la anatomía y la fisiología nos permite conocer los mecanismos que mantienen la salud. Hay enfermedades que se presentan durante el desarrollo evolutivo del huésped (individuo) que pueden alterar su integridad; por ejemplo, las malformaciones que sufre el embrión cuando la madre es infectada por el virus de la rubéola en los primeros meses del embarazo.

f) Nivel de inmunidad Inmunidad es la seguridad o protección que tiene el huésped a una enfermedad particular o veneno, por lo que ésta puede determinar que el individuo se enferme o no. Este aspecto es tan importante que se estudiará por separado en el siguiente capítulo.

g) Estado nutricional El estado nutricional del huésped cuando es inadecuado, constituye en sí una enfermedad o condiciona la presencia de otras, como por ejemplo, escorbuto, (deficiencia de vitamina C), la desnutrición que se asocia con algunas infecciones, la obesidad, etcétera.

h) El aspecto psicológico es importante en la aparición de algunas enfermedades mentales y físicas, tales como la histeria, amnesia, algunos tipos de ceguera, sordera, etcétera; la menstruación se puede suprimir temporalmente cuando hay una alteración emocional.

i) Los hábitos del huésped generalmente están en relación con su nivel cultural. La falta de higiene personal y el hacinamiento favorecen la aparición de ciertas enfermedades infecciosas. Las personas que toman alimentos contaminados están expuestas a contraer una parasitosis o una enfermedad diarreica. Los fumadores son propensos a las enfermedades cardiorrespiratorias, etcétera.

Agente causal

Agente es todo poder, principio o sustancia capaz de actuar en el organismo y será nocivo si su presencia da comienzo a una enfermedad. Gordon clasifica a los agentes causales en biológicos, físicos y químicos. Lilienfeld A. y Lilienfeld D. consideran además los excesos o deficiencias de elementos nutritivos.

1. Agentes biológicos.
    Pueden ser bacterias, virus, hongos, parásitos y/o sus toxinas*.

Los agentes biológicos poseen ciertas características que debemos considerar: patogenicidad, virulencia y poder antigénico. Un agente es patógeno cuando es capaz de producir enfermedad. La virulencia es el grado de malignidad, toxicidad o infectividad de un agente causal (algunos son más virulentos que otros). El poder antigénico es la capacidad que tienen los agentes biológicos para provocar en el huésped la respuesta inmune.

a) Bacterias Forman un grupo heterogéneo de microorganismos, los más pequeños de los cuales miden entre 0.2 y 2μ. de diámetro y pertenecen al reino de los protistas inferiores que se distinguen de las plantas verdaderas y de los animales porque tienen una organización muy simple. Pueden invadir directamente los tejidos o segregar toxinas que van directamente a la sangre y de allí a diversas partes del or-

* La clasificación de los microorganismos siempre ha sido difícil. Por ejemplo actualmente las bacterias se clasifican en 19 grupos basándose en criterios fácilmente determinables. En el presente libro se han tomado las clasificaciones médicas donde se resaltan las características patogénicas de los microorganismos.

ganismo. Se han hecho varias clasificaciones de ellas, por sus características morfológicas, de cultivo, bioquímicas, de acuerdo a su respuesta a la coloración de Gram que se basa en la estructura de su pared celular, se pueden dividir en Gram positivas cuando retienen el complejo cristal violeta-yodo y permanecen de color azul y en Gram negativas cuando se decoloran con el alcohol y se pueden colorear después con algún colorante como la safranina, que es de color rojo.

En el presente libro se clasifican a las bacterias en tres grupos principales basándose en el mecanismo de su movimiento y las características de su pared celular en mixobacterias, espiroquetas y eubacterias y mycoplasmas.

Las mixobacterias no son patógenas para el ser humano, es decir, no le producen enfermedades, tienen forma de bastón, sus paredes son delgadas, flexibles y se desplazan por sí mismas a lo largo de superficies sólidas.

Las espiroquetas, que algunos autores incluyen en un grupo aparte, tienen forma de espiral, su pared es delgada y flexible y se desplazan por medio de movimientos ondulantes alrededor de su eje mayor; son agentes causales de ciertas enfermedades, tales como la sífilis (*Treponema pallidum*), fiebre recurrente (*Borrelia recurrentis*) y las leptospirosis (*Leptospira*) que generalmente afectan a los animales y sólo en forma ocasional al hombre.

Las eubacterias tienen sus paredes celulares rígidas, gruesas, inmóviles o con flagelos; entre éstas se encuentran las formas miceliales y las unicelulares simples.

Las formas miceliales (*actinomicetos*) tienen crecimiento micelial, es decir, a partir de filamentos arborescentes, entre ellas están las micobacterias, como *Mycobacterium tuberculosis* (produce la tuberculosis) y *Mycobacterium leprae* (lepra).

Las formas unicelulares simples comprenden a los parásitos intracelulares obligados como los del género Rickettsia y los del género Chlamydia y a las bacterias que viven libres.

Hasta hace algunos años se consideraba a las rickettsias en un grupo aparte debido a que son más pequeñas que las bacterias y a que al igual que los virus, crecen en el interior de una célula viva y sólo pueden cultivarse en tejidos vivos; sin embargo, tienen las características estructurales de las bacterias, pero no pueden atravesar los filtros finos. Habitualmente viven en los artrópodos sin producirles alteraciones: por ejemplo, la *Rickettsia prowazeki* que produce el tifo epidémico, transmitido por la picadura del piojo.

Las Chlamydiae, que también se desarrollan dentro de las células fueron consideradas como virus durante un tiempo, pero su estructura celular es similar a la de las bacterias aunque carecen de algunos mecanismos que les impiden producir la energía que necesitan para su metabolismo. Son agentes causales de la psitacosis, una enfermedad de los pájaros que puede ser transmitida al hombre (*C. psittaci*). Algunos tipos de Chlamydia trachomatis producen el linfogranuloma venéreo.

Las bacterias que viven libres pueden ser cocos (esféricas), bacilos (bastones) y espirilos (en forma de espiral). Entre los cocos gram positivos están los estreptococos, que tienden a agruparse formando cadenas y los estafilococos, que tienden a agruparse en racimos. Estos cocos producen infecciones en diversas partes del organismo. Los neumococos que producen la neumonía, (*Streptococcus pneumoniae*) son diplococos, es decir, se acomodan por pares y se agrupan en cadenas. Entre los cocos gram negativos está la *Neisseria gonorrhoeae* (produce la gonorrea o blenorragia) que también es un diplococo.

Entre los bacilos grampositivos están el *Corynebacterium diphtheriae* (produce la difteria), el *Clostridium tetani* (tétanos) y el *Clostridium botulinum* (botulismo), que producen las toxinas más activas.

Entre los bacilos gramnegativos están *el Haemophilus ducreyi* (produce el chancro blando), el *Bordetella pertussis* (tosferina), la *Salmonella typhi* (tifoidea), la *Salmonella paratyphi* (paratifoidea), *Shigella dysenteriae* (disentería bacilar), el *Vibrio cholerae* (cólera), etcétera.

Los Mycoplasmas son microorganismos que no tienen pared celular típica, sus estructuras celulares son primitivas y sólo tienen membrana, ribosomas y núcleo procariótico, tal vez son la forma de vida más simple capaz de ser independiente, algunos producen neumonía (*Mycoplasma pneumoniae*).

b) Virus Son los agentes más pequeños, sólo se observan con detalle mediante el microscopio electrónico; atraviesan los filtros de porcelana y no se desarrollan en medios artificiales de cultivo, de tal manera que para multiplicarse necesitan "crecer" dentro de una célula. Contienen una molécula de ácido nucleico RNA o DNA cubierto por una envoltura proteica; la unidad infecciosa se llama virión. Pueden infectar organismos unicelulares como micoplasmas, bacterias y organismos pluricelulares. Se pueden clasificar de acuerdo con: tipo de ácido nucleico, tamaño y forma, susceptibilidad a los agentes físicos y químicos (propiedad o disposición natural o adquirida para recibir modificaciones), modo de transmisión, tejidos afectados, etcétera. Producen diversas enfermedades, tales como: resfriado común, encefalitis, fiebre amarilla, hepatitis infecciosa, influenza, parotiditis, poliomielitis, rabia, rubéola, sarampión, viruela, varicela, etcétera.

c) Hongos Pertenecen al reino de los protistas superiores, que comparten con las plantas verdaderas y los animales la estructura eucariótica, es decir, tienen un núcleo verdadero. Son microorganismos no fotosintéticos que usualmente crecen como una masa de filamentos ramificados que se entrelazan (hifas), conocida como micelio. No deben confundirse con las bacterias miceliales porque éstas son protocarióticas. Producen lesiones en la piel (micosis), como *Trichophyton mentagrophytes* que causa la tiña del cuerpo, o lesiones profundas como *Histoplasma capsulatum* que produce la histoplasmosis. Ciertos hongos productores de toxinas, al ser ingeridos causan envenenamiento.

d) Parásitos A pesar de que los microorganismos estudiados son parásitos de sus huéspedes, la disciplina biomédica de la parasitología estudia principalmente a los protozoarios y a los helmintos.

Los protozoarios son unicelulares y pueden clasificarse en cuatro grupos: *Mastigophora, Sarcodina, Ciliophora y Sporozoa.*

Mastigophora o flagelados comprende a los que presentan uno o más flagelos; por ejemplo, la Giardia y la Tricomona, que afectan a los sistemas digestivo y genitourinario, respectivamente.

Sarcodina está representado por las amibas (amibiasis).

Sporozoa, que se caracteriza por tener un ciclo completo de vida, por lo que con frecuencia tiene que pasar por dos huéspedes, como: *Plasmodium vivax, Plasmodium malariae* y *Plasmodium falciparum* que producen paludismo.

Ciliophora o *Ciliata* comprende a los protozoarios que presentan cilios, como el *Balantidium coli.*

Los helmintos son multicelulares y pueden ser platelmintos y nematelmintos.

Los platelmintos son gusanos planos, sin cavidad corporal o celoma; se dividen en céstodos, que son largos como cinta; por ejemplo, la *Taenia solium* y la *Taenia sa-*

ginata y tremátodos, que tienen cuerpo corto y plano, parecido al de una hoja, como la Fasciola hepática.

Los nematelmintos son gusanos redondos, con cavidad corporal sin segmentos y con sexos separados; por ejemplo, *Ascaris lumbricoides, Trichinella spiralis, Ancylostoma duodenale* y *Onchocerca volvulus*.

2. Agentes físicos

Esta categoría comprende: cambios de la temperatura, presión de gases o líquidos, efecto mecánico de objetos o instrumentos, electricidad y radiaciones.

a) Cambios de la temperatura

El hombre sólo es capaz de vivir en un estrecho margen de temperatura; el tipo, severidad, duración y área expuesta condicionan el grado de intensidad de las lesiones que se producen por calor o frío extremos. Los sitios más afectados durante los cambios de temperatura son la piel y el sistema angiológico o circulatorio que, regulados por el sistema nervioso, son los más importantes en el mantenimiento de la temperatura corporal, el calor excesivo produce cambios de electrolitos y agua que modifican la concentración osmótica de los líquidos corporales. Durante las ondas de calor intenso puede presentarse el agotamiento por calor, que se manifiesta por debilidad y cansancio y se puede deber a cambios del volumen sanguíneo o a una ligera disminución en el líquido extracelular (que está fuera de las células). También puede producir el golpe de calor o insolación, que se manifiesta por un aumento rápido de la temperatura corporal, que puede dañar órganos, debido a que no hay sudoración.

Por otra parte, el frío intenso y prolongado puede causar la muerte por falta del sistema circulatorio; los cambios de la sangre dañan los vasos sanguíneos siendo ésta la lesión más importante. Estos mismos cambios vasculares se observan en la exposición localizada, en la cual aunque se cause la muerte del tejido, no se afecta el resto del organismo.

b) Presión de gases o líquidos

Cuando las personas se someten a modificaciones de la presión atmosférica durante el buceo, o el vuelo a grandes alturas, pueden sufrir lesiones; si la diferencia de presión entre el medio y los tejidos es mayor de 50 mm Hg, al conjunto de las lesiones de este origen se conocen como barotrauma (lesiones en los oídos, senos paranasales, hemorragias en los ojos, etcétera); en el caso de aumento de la presión del aire, el nitrógeno de la atmósfera pasa a la sangre y puede producir narcosis, que disminuye la coordinación y llega a ocasionar alucinaciones. Si se inhala oxígeno a mayor presión algunas personas pueden sufrir convulsiones, coma o simplemente daño pulmonar. El exceso de bióxido de carbono puede producir debilidad, mareo e inconsciencia. Si una persona ha estado sometida a una presión alta y tiene una descompresión rápida puede sufrir una embolia gaseosa o enfermedad por descompresión.

Cuando las personas están en lugares de gran altitud pueden sufrir el llamado mal de montaña; éste consiste en somnolencia, astenia, (debilidad) dolor de cabeza, fatiga, etcétera y son manifestaciones de la disminución del oxígeno en los tejidos (hipoxia).

c) Efecto mecánico de objetos o instrumentos

Cuando un objeto choca violentamente con un tejido puede producir una lesión de los tejidos sin que se pierda la continuidad de la piel (contusión), o producir heridas, que pueden ser de muchos tipos: abrasiones o escoriaciones (raspaduras), laceraciones o desgarros, incisiones, (objeto cortante) penetraciones (objeto punzante) por proyectil de arma de fuego; también pueden producirse lesiones en los huesos, tales como las fracturas; o en las articulaciones, tales como los esguinces y las luxaciones. Una persona puede sufrir estrangulación producida por alguna ligadura o asfixia por obstrucción de las vías respiratorias.

d) Electricidad

La lesión por electricidad sólo ocurre cuando alguna parte del cuerpo completa el circuito entre dos conductores, es decir que si el cuerpo se encuentra aislado puede soportar hasta descargas de alta tensión. Cuando las condiciones son adecuadas al paso de la corriente por el cuerpo, el grado de lesión depende del tipo de corriente (alterna o directa) la cantidad de corriente (amperaje), la fuerza electromotriz (voltaje), la resistencia de los tejidos, la duración, la superficie de contacto, etcétera. Una corriente que atraviesa el cuerpo tiende a seguir el camino más corto entre el lugar de entrada y el de salida, y en su camino puede alterar o lesionar severamente algún órgano vital, como el corazón, pulmones, sistema nervioso, etcétera, llegando a producir incluso la muerte. Aparentemente la corriente alterna de 60 ciclos es la más perjudicial para el organismo. La mayor resistencia de la piel al paso de la corriente es la causa de que las "quemaduras eléctricas" se circunscriban principalmente a la piel y su tejido adyacente.

e) Radiaciones

La radiación es la emisión, transmisión y absorción de cierto tipo de energía que de acuerdo a sus características puede ser electromagnética o atómica. La radiación electromagnética, que se propaga como ondas, se clasifica por su longitud de onda y por su frecuencia, y forma un espectro de una amplia gama; así, tenemos las ondas de radio y las microondas en un extremo y en el otro los rayos X y gamma, entre estos dos están los rayos infrarrojos, el espectro visible, y los rayos ultravioleta. La radiación atómica se refiere al movimiento de las partículas elementales del átomo, puede generarse por aceleración de los protones, neutrones, electrones, etcétera, o por la desintegración de los compuestos radiactivos. El efecto de la radiación puede ser directo, o por ionización y producir sustancias tóxicas. El tipo de lesión depende del tipo de radiación, el tejido u órgano afectado, la duración, etcétera. Las lesiones más frecuentes por radiación son las causadas por el sol (rayos infrarrojos). Recientemente la radiación atómica, X y gamma han adquirido gran importancia por las explosiones atómicas y por su aplicación en medicina. El efecto biológico de otro tipo de radiación como las de radio, microondas, etcétera, está por determinarse.

3. Agentes químicos

Dentro de este grupo existe una gran variedad de compuestos, algunos de ellos tan diferentes en sus características y aplicaciones como el plomo y los medicamentos, el arsénico y los gases tóxicos. A pesar de que una clasificación adecuada sale de los propósitos del presente libro, los hemos agrupado en dos categorías muy amplias: fármacos y sustancias tóxicas, con el objeto de tratar de incluir a los más importantes.

a) Fármacos

Este grupo incluye a todos los medicamentos que se utilizan, puesto que de una u otra forma todos tienen efectos secundarios indeseables que en grados extremos pueden llegar a matar a un individuo. Se calcula que más del 15% de los pacientes internados en un hospital presentan reacciones adversas a los medicamentos que se emplean con ellos. El tipo de reacción adversa a los fármacos puede ser muy variable, las más importantes son: efectos tóxicos, reacciones alérgicas, idiosincrasias, intolerancia, reacciones colaterales, etcétera. De hecho, se puede considerar para fines prácticos que todos los fármacos tienen este tipo de reacción indeseable de una u otra forma; sin embargo, se presentan con más frecuencia con antibióticos, analgésicos, antipiréticos (bajan la temperatura cuando está elevada), hormonas incluyendo los anticonceptivos, tranquilizantes, compuestos anticancerosos, etcétera.

b) Sustancias tóxicas

Dentro de este grupo incluimos sustancias que actúan directamente sobre órganos o tejidos modificando su estructura y función; los más importantes de este grupo son los alcoholes, metales y sus sales, gases, insecticidas, venenos de plantas y animales, etcétera.

4. Elementos nutritivos

La deficiencia de alguna vitamina produce hipovitaminosis o avitaminosis, de algún elemento como el yodo produce el bocio, etcétera. Una nutrición inadecuada puede producir anemia hipocrómica, desnutrición o por el contrario, obesidad. (véase nutrición)

Medio ambiente

Es la totalidad de factores físicos, químicos, bióticos y socioculturales que rodean a un individuo o grupo, el cual es dinámico, en continuo cambio y con constantes interacciones entre los componentes que lo integran. El medio ambiente condiciona biológica, psicológica y hasta socialmente al individuo. Para su estudio puede dividirse en medio ambiente natural y medio ambiente social o sociocultural.

El medio ambiente natural está constituido por factores geográficos, meteorológicos, geológicos y biológicos íntimamente relacionados entre sí. Entre los primeros cabe mencionar la altitud, orografía e hidrografía de determinada región. Los factores meteorológicos son aquellos que dan lugar al clima, y se encuentran entre éstos, la temperatura, humedad, precipitación, ya sea de lluvia o nieve, vientos y presión atmosférica. Entre dichos factores meteorológicos podemos también incluir a los terremotos y ciclones. Parte determinante del factor ecológico es la parte superficial de la corteza terrestre: el suelo. Cuando en él se mezclan las partículas de las rocas con la materia orgánica resultante de la descomposición de los vegetales y animales, constituye y se produce un medio fértil, propicio para la agricultura.

El agua, que ocupa las tres cuartas partes de la superficie de la tierra en forma de mares, lagos y ríos, es indispensable para la vida y responsable en gran parte del clima, vegetación y fauna de las distintas regiones de la tierra. La vegetación y la fauna son consideradas como los factores bióticos o biológicos del medio ambiente.

Al resultado de la interrelación de estos cuatro factores: geográficos, meteorológicos, geológicos y biológicos se le dá el nombre de *ecosistema*.

Básicamente hay cuatro grandes tipos de ecosistemas terrestres y uno acuático. Aunque existen zonas de transición entre uno y otro, los ecosistemas terrestres son: bosque, pastizal, desierto y tundra.

Bosques Alrededor de una cuarta parte de la superficie de la tierra está cubierta de bosques; aproximadamente unos cuarenta millones de Km^2. Estos van, desde las selvas tropicales con infinita variedad de árboles, hasta los imponentes bosques de coníferas de las altas montañas o altas latitudes que terminan en la tundra. Los bosques templados abundan principalmente en el hemisferio norte entre los 45° y los 70° de latitud, donde los inviernos son generalmente fríos.

Los húmedos y siempre verdes bosques tropicales ocupan una ancha franja a ambos lados del ecuador. En estos bosques las lluvias son muy copiosas (2000 mm al año como mínimo) y la temperatura media anual que oscila muy poco según las estaciones es de 26°C.

En los bosques de clima frío abundan los animales de piel fina como el armiño, el visón, la marta, etcétera, así como venados, osos pardos, zorros, ardillas y gran cantidad de aves, predominando las de rapiña.

En México existe el bosque de clima templado o mixto formado por árboles de hojas caducas tales como el encino, el roble, el nogal y el fresno, que ocupan la porción montañosa de los estados de Chihuahua, Durango y parte del de Sinaloa.

Los bosques y selvas de clima cálido y húmedo tienen una flora extensa y variada y hay en ellos una fauna aún más abundante y diversa que la existente en el bosque templado o frío: gran variedad de insectos, aves, reptiles y mamíferos de todo tipo. En México ocupa los estados de Tabasco, Quintana Roo, Chiapas y la parte sur de Veracruz.

Existe una clasificación fisonómica (en base a su aspecto) de los bosques formados por árboles de cinco metros de altura por lo menos, con las copas en contacto:

1. Selvas tropicales ombrófilas (plantas cuyas semillas se dispersan con las lluvias). Siempre verdes, yemas sin protección especial, hojas con goteadores; muchos epífitos.
2. Bosques tropicales y subtropicales siempre verdes, pero con cambios estacionales. Generalmente con protección de las yemas y reducción del follaje durante la estación seca. Existen en tierras bajas o pantanosas.
3. Bosques siempre verdes en clima no tropical, con lluvias todo el año o en verano; generalmente en climas oceánicos.
4. *Manglares* Árboles de la familia de las rizoforáceas que crecen a las orillas del mar y levantan barreras entre éste y la costa, con raíces aéreas en donde se acumula el barro y los detritos y de este modo convierten grandes extensiones de marismas en tierra firme.
5. Bosques esclerófilos y siempre verdes en climas con lluvias invernales; hojas pequeñas y frecuentemente duras, a veces pelosas; clima mediterráneo.
6. Bosques de coníferas siempre verdes, en climas templados y subpolares.
7. Bosques con árboles que pierden la hoja en la época de seca, propios de regiones cálidas con lluvias periódicas.
8. Bosques con árboles que pierden la hoja en la estación fría, a veces con adición de especies que conservan el follaje; cubren gran extensión de las zonas templadas. Hay dos subtipos según que contengan o no plantas siempre verdes.
9. Bosques muy esclerófilos, espinosos, en país seco.

Pastizal Las llanuras o pastizales son enormes extensiones de terreno plano sin accidentes geográficos que ocupan cientos y a veces miles de Km². Están cubiertos con árboles o matorrales muy separados entre sí, y sobre todo su característica principal es la abundancia de pastos.

Su clima es más benigno que el de los bosques tropicales y, generalmente, se encuentran situados entre los desiertos cálidos y las selvas pluviales. Estas regiones herbáceas cuando están en zonas templadas y con poca humedad se llaman estepas o praderas, y cuando se encuentran en las zonas cálidas y húmedas se llaman sabanas.

Se encuentran localizadas en Norte y Sudamérica, en el Asia central, al sur del Sahara en el África y en la cuenca del Murray-Darling en Australia.

Estas grandes extensiones cubiertas de hierba han determinado en gran parte que la mayoría de las especies animales que las habitan sean corredores rápidos, ya sea para alcanzar a su presa o para huir del depredador. En el África los grandes carnívoros tales como leones y guepardos cazan a herbívoros como avestruces, antílopes y cebras. En el sudoeste de los Estados Unidos coyotes y comadrejas hacen presa de los perros de las praderas. Los insectos, que se encuentran por millones, son comida para muchos pájaros, serpientes, lagartos y mamíferos que habitan los amplios espacios abiertos.

En la costa del Golfo de México la llanura está repartida entre la planicie costera Tamaulipeca y la Huasteca Veracruzana. En el lado opuesto, es decir junto al Pacífico, la planicie costera se extiende ligeramente inclinada desde los contrafuertes de la Sierra Madre Occidental, principalmente en Nayarit. En el centro ocupa gran parte de San Luis Potosí.

Podemos dividir también fisonómicamente las praderas o llanuras en varios tipos:

1. *Sabanas y dehesas* Árboles de 5 m de altura por lo menos, sus copas no se tocan, pero cubren una superficie importante; suelo herbáceo. Pueden ser de tres subtipos: sabanas siempre verdes, sabanas que pierden la hoja en verano, sabanas que pierden la hoja durante la estación fría.
2. Matorrales generalmente de más de 50 cm de altura.
3. Estepas y praderas de gramíneas y ciperáceas (plantas monocotiledóneas, anuales y perennes, como la juncia, la catañuela y el papiro).
4. Praderas de plantas de más de 1 m de altura en clima húmedo.
5. Pastos sin estación seca marcada.
6. Carrizales y praderas con plantas palustres de las orillas de las aguas.
7. Praderas y matorrales de halófitos (plantas que viven en terrenos donde abundan las sales).
8. Comunidades de plantas herbáceas no graminoides, de hojas anchas, con crecimiento secundario, en márgenes de bosques, desiertos, etcétera.

Desierto Dentro del nombre común de desiertos se incluyen comarcas a veces muy distintas pero cuya característica general es la aridez y la sequedad. Cuando llueve, es de un modo escaso e irregular; el agua caída pronto desaparece del terreno absorbida por la tierra o porque se evapora casi al instante.

En muchas partes del mundo, las lenguas de desierto se extienden en los bordes de las llanuras herbáceas. La hierba se hace cada vez más escasa y pronto la tierra aparece cubierta sólo por arena. Las pocas plantas existentes en los vastos desiertos son aquellas capaces de almacenar agua en sus tejidos. Las raíces de estas plantas (xerófitas) forman extensos retículos que penetran en el suelo hasta quince metros de profundidad, como los cactus.

Las noches del desierto son tan frías como cálidos los días. Cuando el Sol se pone la temperatura puede descender desde los tórridos 50°C hasta los helados 0°C. Existe tan poca humedad en el aire que tal enfriamiento no libera una sola gota de rocío de la atmósfera.

Los desiertos cubren la quinta parte de la superficie de la tierra y a pesar de lo extremoso de su clima, no están tan carentes de vida como se podría pensar; aunque en algunos no hay más que arena, en otros, existe cierta variedad de plantas y animales.

La adaptación ha sido factor preponderante para la existencia de la vida en estas áridas regiones: el camello es un ejemplo perfecto, su química corporal le permite almacenar agua por lo que puede permanecer sin beber más de una semana. La rata canguro del desierto de Sonora nunca bebe, los hidratos de carbono de las semillas con que se alimenta son descompuestos en las células de su organismo formándose dos derivados: bióxido de carbono y agua.

Otros animales tales como ratones, reptiles y tejones, construyen sus madrigueras cuatro o cinco cm debajo de la superficie del suelo donde la temperatura es muy inferior y casi constante.

La zona desértica más extensa del mundo se encuentra en África, y cruza el continente desde las costas del Atlántico a las del Mar Rojo; El Sahara ocupa la mayor parte de esa zona. En el África austral se encuentra el desierto del Kalahari.

El Sahara parece continuarse a la otra orilla del Mar Rojo, en Asia, con los desiertos de Arabia y Palestina. Otros desiertos de este continente son los de Mongolia, el de Gobi, etcétera. La parte central de Australia está ocupada por el Gran Desierto de Arena, el de Gibson y el de Victoria.

En América existen grandes extensiones desérticas como el desierto de Gila en Arizona, el de Colorado, el del Valle de la Muerte, el de Utah, y el de Mohave en California. En México ocupan parte de los estados de Chihuahua, Coahuila y Durango en el llamado Bolsón de Mapimí, así como una pequeña parte de la Baja California. En México estas zonas evolucionan a veces hacia el desierto verdadero, y otras, hacia una estepa más o menos seca.

Clasificación fisonómica de los desiertos.

1. Matorrales que pierden sus hojas de manera irregular.
2. Matorrales xeromorfos.
3. Vegetación de dunas.
4. Vegetación de fisuras y superficie de las rocas.

Tundra La tundra es una región yerma, helada y casi sin árboles que en el hemisferio sur ocupa toda la Antártida, y en el hemisferio norte se extiende por las zonas septentrionales de Europa, Asia y Norteamérica (al norte de los bosques de coníferas).

En el terreno existen capas de hielo interpuestas, algunas de las cuales no se deshacen en todo el año. En ciertas regiones al llegar la primavera, los terrenos se encharcan porque los hielos superficiales se licuan. La humedad es causa de una efímera vegetación herbácea. En los lugares bajos, donde las aguas se acumulan, se forman turberas pequeñas (acumulación de diversos restos vegetales que han sufrido descomposición parcial de tipo bacteriano), en las que florece una vegetación relativamente rica.

La mayor parte del continente Antártico está cubierta por la nieve y el hielo, que en algunos lugares tiene un espesor de más de tres kilómetros, tan sólo tres tipos de cormofitas (plantas con raíz) y algunos musgos, líquenes y algas se adhieren a los pequeños trozos de roca o suelo desnudos que emergen de la inmensa blancura. Excepto unos pocos invertebrados, los únicos animales que visitan el continente Antártico son las focas, los pingüinos y las aves marinas.

A diferencia de la Antártida, el Ártico no es tierra firme, sino un casquete de mar perennemente congelado; las tierras que bordean la fosa norpolar están cubiertas de nieve durante más de la mitad del año. Pero en verano florecen durante unos cuantos meses; esta vida germina en la capa superior de la tierra, pues por debajo, el suelo continúa permanentemente helado durante todo el año. Este tipo de suelo llamado *permafrost,* se cubre con una vegetación típica de la tundra. Musgos y líquenes veraniegos cubren la mayoría de los espacios abiertos, y algunas plantas con flor dan color a la campiña. Todas estas plantas resisten perfectamente la congelación.

La tundra ártica durante el verano proporciona suficiente alimento para algunos grandes animales herbívoros como el reno salvaje del viejo mundo y el caribú de Norteamérica; el toro almizclado sobrevive también en las islas canadienses septentrionales, en Alaska y en Groenlandia, este último permanece en la tundra todo el año.

Las zorras del ártico y otros carnívoros hacen presa de los lemings, pequeños roedores parecidos al ratón que se alimentan de las raíces de las plantas y viven en madrigueras forradas de heno. Osos polares y focas comparten los mares con millares de aves marinas.

En las regiones árticas el promedio de las temperaturas estivales puede llegar hasta los 10°C, mientras que en la Antártida se mantienen siempre por debajo del punto de congelación, y el promedio de las de invierno en esta zona, es el más bajo de todos sobre la tierra, a menudo inferior a los -50°C.

Por extensión se le llama tundra alpina a la zona de las elevadas montañas que se extiende entre el límite de la llamada vegetación arbórea y la alta zona donde se encuentran las nieves permanentes.

La clasificación fisonómica nos da sólo dos formaciones:

1. Tundra de musgos, líquenes y arbustos enanos.
2. Formaciones turbosas con arbustos enanos.

El último ecosistema, el acuático, es básicamente el mismo en toda la tierra; puede subdividirse en dos: el ecosistema de agua dulce y el de agua salada. El primero estudia las relaciones de los seres vivos con su medio ambiente en estanques y lagos, corrientes y ríos, y el segundo dichas relaciones en agua salada: los océanos. Sobra insistir en la importancia del medio acuático para la vida y el equilibrio del planeta, baste decir que *la vida se originó en el mar.*

Existe una gran variedad de vida tanto vegetal como animal en este ecosistema y es aquí donde se originan numerosas y complejas redes biológicas como las *cadenas alimenticias.*

Casi toda la vida acuática se apoya en el *plancton*: animales y plantas que flotan o van a la deriva, generalmente cerca de la superficie del agua; muchos son microorganismos que constituyen la base de la pirámide vital sobre la que se apoya la alimentación de casi todos los peces y hasta de grandes ballenas.

Agua dulce Puede dividirse en agua corriente (ríos y arroyos) y agua estancada (lagos y lagunas). En las zonas ribereñas donde el agua entra en contacto con la tierra crecen una gran variedad de plantas y animales como juncos y carrizos, lirios, espigas y ranúnculos. Entre estas plantas viven crustáceos, platelmintos, protozoarios, sanguijuelas, etcétera.

En los ríos con corrientes rápidas las plantas superiores no pueden echar raíces pero en cambio crecen algas y musgos que sirven de alimento a los animales. Las condiciones variables de las corrientes determinan el tipo de fauna: en las limpias y rápidas vive la trucha, en aguas tranquilas las carpas, y en los fondos gusanos y larvas y otros moluscos. Estas aguas pueden ser tan ricas que en los trópicos proporcionan alimento suficiente a cocodrilos, hipopótamos y delfines de río.

Cuando el río se aproxima al mar, el agua salada se desplaza corriente arriba por debajo del agua dulce. Al principio ambas están separadas, pero cuando se mezclan y se vuelven salobres, las formas de vida marinas y fluviales viven conjuntamente.

Agua salada La variedad de vida existente en los océanos es muy abundante; sin embargo, la variedad, comparativamente es menos abundante al parecer por la mayor uniformidad de condiciones en el mar y porque no existe una parte aislada de otras. Sin embargo sólo los insectos y algunas clases de anfibios faltan en él por completo, mientras que otras viven exclusivamente en el mar: braquiópodos, equinodermos, esponjas, etcétera. Los animales y plantas del mar presentan uno de estos cinco tipos de vida:

1. Flotan sobre la superficie, como algas, diatomeas, etcétera.
2. Van a la deriva, como algunos crustáceos.
3. Nadan activamente como la mayoría de los peces, delfines, etcétera.
4. Se arrastran por el fondo, como la langosta.
5. Se adhieren a la superficie de las rocas como la lapa, el ostión, etcétera.

Ecología humana

Como ya se mencionó, la ecología es la ciencia que estudia las relaciones que guardan los seres vivos con su medio ambiente. El hombre, se diferencia de los animales y los vegetales, es capaz de modificar su medio ambiente en forma más rápida y radical (a veces en contra de sí mismo) razón por la cual la ecología humana estudia la relación del hombre con su medio ambiente, sea éste natural o creado por él mismo.

Los grados crecientes de complejidad en la organización de los seres vivos reciben el nombre de niveles de organización ecológica y son los siguientes: químico o molecular, celular, tisular, órganos, sistemas, individuos, poblaciones, comunidades, ecosistemas y biósfera. De estos niveles, la ecología estudia a todos, aunque hace hincapié en las poblaciones, comunidades, ecosistemas y la biósfera.

Una población humana es un grupo de individuos de esta especie; la comunidad que forman comprende a las poblaciones de un área determinada. La relación de la comunidad con el medio ambiente constituye un ecosistema y la biósfera es la capa de la tierra (suelo, aire y agua) donde se asientan los ecosistemas.

El ecosistema es la unidad básica de la ecología y en él se integran los elementos vivientes (bióticos) y los no vivientes (abióticos) de un área determinada en un cierto periodo de tiempo; estos elementos usualmente actúan recíprocamente en ciclos para mantener la estabilidad del sistema; por ejemplo, un estanque, una ciudad, un virus en una célula humana, un bosque, una laguna, un desierto, una selva, etcétera.

La parte viva del ecosistema, es decir, el conjunto de seres vivos, recibe el nombre de biocenose o biocenosis y el medio ambiente inorgánico que le sirve de sustrato se llama biotope.

El lugar donde habita una especie viva o un grupo de especies sin especificar la función que cumple se llama habitat; en cambio, el lugar definido por una especie en el medio donde ella vive, por sus comportamientos alimentarios, reproductores, territoriales, etcétera se llama nicho ecológico.

Los factores físicos de un ecosistema son: la luz solar, la temperatura, la atmósfera, el agua, el suelo y el fuego.

Los factores biológicos son las cadenas de vida o cadenas alimentarias por donde circula la energía. El primer eslabón de estas cadenas está constituido por sustancias abióticas o inertes como los gases, los compuestos y los minerales que necesitan los seres vivos.

El segundo eslabón lo integran los organismos autótrofos (productores) capaces de producir su alimento a partir de sustancias inorgánicas simples, tal como lo hacen las plantas.

El tercer eslabón está constituido por los organismos heterótrofos (consumidores) que se alimentan de otros organismos. Hay consumidores primarios, como los animales que se alimentan de los vegetales (los insectos y el ganado) y consumidores secundarios que son los animales carnívoros. Los consumidores terciarios se alimentan de consumidores secundarios; por ejemplo, el hombre.

El cuarto eslabón está constituido por los desintegradores que son organismos heterótrofos, como las bacterias y los hongos, que descomponen a las plantas y los animales muertos en sustancias básicas inorgánicas que van a constituir nuevamente el primer eslabón.

La disposición productor-consumidor es una estructura trófica (trófica = alimenticia), y cada nivel o eslabón de la cadena alimentaria se llama nivel trófico. Los vegetales necesitan más de 1 gr de sales minerales, agua y bióxido de carbono para producir 1 gr de materia vegetal; 1 gr de materia vegetal no es suficiente para producir 1 gr de materia animal y así sucesivamente, razón por la cual cada uno de los eslabones de la cadena alimentaria disminuye gradualmente la materia o requiere de mayor energía. Se forma así una pirámide alimentaria en cuya base están ubicados los vegetales. Los animales que se alimentan de los vegetales ocupan el siguiente nivel trófico y sirven a su vez de alimento a animales más grandes que constituyen el siguiente nivel trófico y así sucesivamente, por lo cual, si se altera alguno de estos niveles, los otros también tienen que modificarse.

La interacción entre las diferentes especies de una comunidad, se llama simbiosis.

La asociación de una especie con otra sólo puede ser de dos tipos, positiva o benéfica, como en el comensalismo y mutualismo, y negativa o perjudicial como el antagonismo, la competencia, el parasitismo y la depredación.

a) comensalismo: se caracteriza porque un individuo o población se beneficia de otro al que no perjudica; por ejemplo, las orquídeas viven en los árboles donde reciben protección y están más expuestas a la luz solar pero no perjudican al árbol; el pez rémora se adhiere al tiburón para obtener protección y alimentarse con los restos de su alimento, sin perjudicarlo ni beneficiarlo.

b) mutualismo: en esta interrelación las dos especies necesitan asociarse para sobrevivir; por ejemplo, los líquenes que son asociaciones de algas y hongos; el alga obtiene protección por parte del hongo a cambio de proporcionarle alimentos que elabora por medio de la fotosíntesis. Los pulgones y las hormigas arrieras necesitan vivir juntos, porque las hormigas alimentan y protegen a los pulgones a cambio de un jugo azucarado, rico en proteínas que éstos producen.

c) parasitismo: se caracteriza porque uno de los individuos (parásito) vive a expensas del otro (huésped) a quien puede llegar a perjudicar. El hombre y los animales son huéspedes de parásitos que viven en su superficie o en su interior. Cuando viven en su superficie se llaman ectoparásitos; por ejemplo, los piojos y las pulgas y cuando

viven en su interior se llaman endoparásitos; por ejemplo, las bacterias, los protozoarios, etcétera.

d) antagonismo: es la modificación del medio por un organismo de tal manera que impide el desarrollo de otro, como por ejemplo: la inhibición del crecimiento de las bacterias por la presencia de hongos.

e) competencia: se refiere a la influencia que ejercen entre sí los organismos que se encuentran en un mismo nicho ecológico, de tal manera que en ocasiones uno de los dos predomina o acaba eliminando al otro; por ejemplo, especies de plantas capaces de vivir con menos nutrientes se desarrollan mejor que aquellas que requieren concentraciones más elevadas y por lo mismo se desarrollan menos en suelos pobres.

f) depredación: es la muerte o asimilación de un organismo de una especie por otro de otra especie; por ejemplo, los mamíferos depredadores son principalmente insectívoros o carnívoros.

Influencia del medio físico en los organismos

Temperatura

Los organismos llevan a cabo sus funciones a temperaturas que oscilan entre 0° y 50°C. Las aves y los mamíferos, entre ellos el hombre, mantienen una temperatura orgánica más o menos constante, independientemente de la temperatura del medio ambiente; por esta razón se les llama homeotermos o animales de sangre caliente. Los animales llamados de sangre fría o poiquilotermos no tienen regulación de su temperatura interior.

Algunas especies tienen adaptaciones evolutivas; por ejemplo, el oso polar tiene una gruesa capa de grasa que lo protege del frío.

El hombre tiene una temperatura interior que oscila entre 36.5°C y 37°C; cuando se encuentra a una temperatura ambiental de más de 25°C comienza a sentir calor, aumenta la circulación en los vasos capilares de su piel, la sudación (al evaporarse el sudor el organismo se refresca), la frecuencia respiratoria (para eliminar mayor cantidad de vapor de agua) y la frecuencia de los latidos del corazón (taquicardia); disminuye en cambio la cantidad de orina debido a que se eliminó mayor cantidad de agua por medio del sudor y de la respiración. Cuando el individuo siente mucho calor evita los esfuerzos, ingiere alimentos frescos que contienen agua y disminuye su actividad mental. Si el calor es excesivo puede sentir dolor de cabeza, debilidad, taquicardia, respiración dificultosa, aumento de la temperatura corporal (debido a que no hay sudoración) y pérdida del conocimiento ("golpe de calor").

Si la temperatura ambiental desciende a 10°C el individuo realiza con más facilidad sus actividades, se siente estimulado. Los vasos sanguíneos de su piel disminuyen su diámetro (vasoconstricción) disminuyendo la circulación superficial; la piel se vuelve pálida, disminuyen la sudación y la frecuencia respiratoria, con lo que aumenta la cantidad de orina. Si la temperatura desciende más allá de los 10°C, comienzan los temblores, se contraen los músculos erectores del pelo ("carne de gallina") y el individuo, para contrarrestar el frío, se mueve, se cubre con ropa abrigadora e ingiere alimentos calientes. Si el frío aumenta puede producirse la congelación de las manos, los pies, la nariz o las orejas. La piel se torna pálida y la región congelada se seca e incluso puede desprenderse (gangrena seca). Cuando el organismo se enfría demasiado los movimientos se vuelven lentos, la respiración se dificulta, hay sensación de pesantez y somnolencia y puede sobrevenir la muerte.

Los cambios bruscos de temperatura favorecen la aparición de enfermedades del sistema respiratorio, tales como el resfriado común, bronquitis, bronconeumonía, etcétera.

Luz

La luz es importante porque constituye una fuente de energía para la vida. La energía solar captada como energía química es indispensable para la fotosíntesis, que permite a los vegetales que tienen clorofila utilizar el bióxido de carbono y liberar el oxígeno para producir su alimento. La luz solar influye también en el crecimiento y los ciclos reproductores de animales y vegetales. Parte de la luz es absorbida por la superficie de la tierra y convertida en calor, que se conserva gracias a la humedad de la atmósfera; por esta razón en las zonas húmedas casi no varía la temperatura.

La luz destruye ciertos microorganismos por medio de los rayos ultravioleta.

En el organismo, la luz transforma los ergosteroles de la piel en vitamina D que permite fijar el calcio.

La exposición de la piel a los rayos solares aumenta la pigmentación; si una persona quiere tener color tostado debe exponerse al sol durante algunos minutos y aumentar gradualmente el tiempo de exposición. La exposición prolongada tiene efectos perjudiciales: la piel se enrojece, se forman vesículas (ampollas) y sensación de ardor.

La luz intensa puede lesionar los ojos, razón por la cual las personas que trabajan con luz intensa deben protegerse adecuadamente.

Se ha comprobado mayor frecuencia de cáncer en la piel en aquellas personas que se exponen al sol excesivamente.

Atmósfera

Es la masa de aire que rodea a la Tierra. La humedad del aire depende de la cantidad de agua que contenga: el aire húmedo y frío favorece la aparición de infecciones del sistema respiratorio porque disminuye la temperatura del cuerpo; el aire caliente y húmedo dificulta la sudoración y la respiración. El aire seco reseca la piel y las mucosas.

La presión que ejerce la atmósfera a nivel del mar es de 1 kg/cm^2; disminuye con la altura y aumenta en la profundidad de los océanos donde se suma a la presión de la atmósfera la presión del agua.

El efecto de escalar a grandes alturas, en que puede presentarse el "mal de montaña" (sudor, palidez, labios y uñas ligeramente violáceos, respiración dificultosa, aumento de los latidos del corazón, visión borrosa, zumbidos en los oídos y vértigo) o de sumergirse profundamente en el agua, se describen en el capítulo de Factores ecológicos de la salud y la enfermedad.

El viento es el aire en movimiento; ayuda a regularizar la humedad, la presión y la temperatura de la atmósfera, pero puede arrastrar sustancias perjudiciales a la salud.

Agua

Es un recurso renovable, componente fundamental del organismo, cuya disponibilidad es un factor importante en la selección natural de plantas y animales y en el desarrollo de las civilizaciones y culturas. Algunos animales unicelulares como las amibas, desarrollan una envoltura o quiste a prueba de agua que les permite resistir periodos largos de desecación. Los huevos de ciertos parásitos son muy resistentes a la deshidratación y hay animales que tienen una cubierta gruesa sobre su cuerpo, pelos o plumas, para evitar la pérdida excesiva de agua. Las plantas también tienen características adecuadas al grado de humedad de su habitat; por ejemplo, los cactus están constituidos para evitar al máximo la pérdida de este líquido.

Suelo

Es la superficie sobre la que se establecen los seres vivos en la cual satisfacen sus necesidades fundamentales (fijación, nutrición, protección, reserva de agua, etcétera). En los ecosistemas acuáticos el suelo está constituido por rocas y sus derivados (grava, arena o barro) y su contenido de sustancias nutritivas repercute en la distribución y desarrollo de los organismos acuáticos.

En los ecosistemas terrestres, el suelo constituye la reserva de materiales orgánicos, minerales y agua necesarios para mantener el funcionamiento del ecosistema. En términos generales, el suelo tiene varias capas, la más profunda de las cuales está constituida por rocas y sirve de asiento al subsuelo que contiene minerales y una pequeña cantidad de materia orgánica. La capa superficial o humus contiene restos de animales y plantas y minerales y en su superficie se desarrollan los vegetales que evitan la erosión (desgaste) producida por el agua y el viento.

Fuego

El fuego es el desarrollo simultáneo de luz y de calor producido por la combustión de ciertos cuerpos. Su descubrimiento permitió al hombre primitivo cocer sus alimentos, calentarse, protegerse de los animales e incluso facilitar su captura provocando incendios; éstos han producido grandes modificaciones en los ecosistemas convirtiendo zonas extensas de vegetación en zonas desiertas.

La exposición al fuego puede producir quemaduras.

Clima

La combinación de los factores físicos del medio ambiente constituye el clima, que tiene relación con la salud y la enfermedad porque puede favorecer el desarrollo de especies perjudiciales; por ejemplo, en los climas tropicales se desarrollan los mosquitos transmisores de enfermedades; el clima frío y húmedo favorece la propagación de enfermedades infecciosas en el sistema respiratorio, etcétera.

El clima ha sido un factor importante en el desarrollo de las civilizaciones; su influencia ha dificultado o favorecido los asentamientos humanos y el florecimiento de la cultura.

Influencia del hombre en el medio ambiente

El hombre vive en un ambiente físico, biológico y social, al que ha modificado rápidamente por medio de su cultura; estos cambios aunque inicialmente favorables para él han roto el equilibrio de los ecosistemas. El desequilibrio causado amenaza ahora al hombre mismo; los cambios más profundos son:

— Ha aumentado su población en forma excesiva
— Ha consumido en forma acelerada sus recursos
— Ha contaminado el ambiente.

El crecimiento demográfico ha producido aumento en la densidad de población, hacinamiento (amontonamiento), aumento en el riesgo de enfermedades y pérdida de la tranquilidad. Al aumentar rápidamente la población de las zonas urbanas hay escasez de servicios educativos, vivienda y empleo.

La urbanización ha provocado también problemas ecológicos porque ha aumentado la densidad de población en las grandes ciudades; las personas pierden mucho tiempo para desplazarse, se ha elevado el costo de la infraestructura (todo aquello que el hombre ha creado para resolver sus necesidades primarias, como la agricultura, la sanidad, la industria y los medios de comunicación); muchas personas han abandonado las zonas rurales con lo que disminuye la productividad agrícola, el aumento del tránsito ha contribuido a la contaminación ambiental, el aumento de los accidentes, disminución de los espacios libres (que se utilizan para estacionamientos y otras construcciones) y al usar el automóvil el individuo hace menos ejercicio,

esto favorece la obesidad, que a su vez puede aumentar la frecuencia de enfermedades cardiovasculares. La rápida urbanización se acompaña de escasez de los servicios de saneamiento, abastecimiento de agua potable, sistemas de eliminación adecuada de basuras y desechos que atraen insectos y roedores transmisores de enfermedades.

En muchas ocasiones el aumento de la densidad de la población y la industrialización han sido tan rápidos que han impedido al hombre adaptarse a las nuevas condiciones de vida; esto ha traído como consecuencia angustia, ansiedad y *stress*, producidos por los propios mecanismos de defensa que el hombre pone en juego para adaptarse.

El hombre ha consumido en forma acelerada e irracional los recursos de la tierra, rompiendo el equilibrio de los ecosistemas; ha cazado y pescado en forma exagerada por lo cual hay especies que se han extinguido y muchas otras están a punto de desaparecer, como los bisontes, las ballenas, etcétera.

Al cultivar la tierra se ha olvidado de rotar los cultivos, ha pastoreado en exceso, ha cortado los árboles de los bosques en forma excesiva y ha extraído minerales y combustibles.

Ha contaminado el ambiente, entendiendo por contaminación cualquier modificación desfavorable provocada como consecuencia de sus actividades; que ejerce un efecto perjudicial o molesto a los seres vivos y a las instalaciones construidas por él mismo.

Los contaminantes pueden ser biodegradables y no degradables; estos últimos no se descomponen por la acción de seres vivos; por ejemplo, los detergentes fosfóricos y los plásticos que tienden a acumularse con el tiempo.

F. Ramade (*Elements d'Ecologie appliqueé*, París, 1974) ha clasificado a los contaminantes en:

1. Físicos (radiaciones, contaminantes térmicos, ruidos)

2. Químicos (derivados del carbono o hidrocarburos líquidos, detergentes, materiales plásticos, derivados del azufre, del nitrógeno, metales pesados, fluoruros, pesticidas sólidos y materias orgánicas fermentecibles).
3. Biológicos (bacterias, virus, hongos, parásitos, o la introducción intempestiva de animales o vegetales que modifique a las biocenosis)
4. Elementos que dañan la estética (degradación del paisaje y de sitios urbanos, implantación de industrias en lugares vírgenes).

Los 10 principales agentes contaminantes son:

1. Dióxido de carbono: proviene de los procesos de combustión, de la producción de energía, de la industria y la combustión de aparatos domésticos. Este gas puede aumentar considerablemente la temperatura de la tierra dado que produce un "efecto de invernadero" cuando aumenta en la atmósfera.
2. Monóxido de carbono: procede de las combustiones incompletas, de las refinerías de petróleo y de los motores de los vehículos y reduce la capacidad de la sangre para transportar el oxígeno al combinarse íntimamente con la hemoglobina de los glóbulos rojos.
3. Dióxido de azufre: proviene de los automóviles, centrales eléctricas, fábricas y del combustible de uso doméstico; este gas, combinado con la humedad, forma ácido sulfúrico que destruye edificios, monumentos y favorece la aparición de enfermedades del sistema respiratorio.

4. Óxidos de nitrógeno: provienen de los motores de combustión interna, los aviones, hornos, incineradores, fertilizantes, incendios e instalaciones industriales. Forman parte del smog de las grandes ciudades y favorecen las enfermedades respiratorias.
5. Fosfatos: provienen del uso de detergentes y fertilizantes.
6. Mercurio, que eliminan las industrias, centrales de energía eléctrica, minas, fábricas de papel, pinturas, etcétera y contamina principalmente a los animales acuáticos que al ser ingeridos por el hombre le ocasionan alteraciones severas en el sistema nervioso, o incluso la muerte.
7. Plomo, que proviene del petróleo, fundiciones de plomo, industrias y pesticidas, y provoca alteraciones en el metabolismo celular (principalmente en las células nerviosas).
8. Petróleo, que ha contaminado el agua produciendo la muerte de muchas especies y dañado lugares recreativos (playas) y zonas de cultivo.
9. Pesticidas utilizados en la agricultura, que contaminan los alimentos, adelgazan los cascarones de los huevos y se acumulan en los tejidos.
10. Radiaciones, originadas en la producción de energía atómica, que pueden alterar el metabolismo celular, causar esterilidad, daño genético, favorecer la aparición de cáncer y causar la muerte.

Los aspectos particulares de la contaminación del agua, el aire, el suelo y los alimentos se estudiarán en el capítulo de Higiene de la comunidad.

MECANISMOS DE DEFENSA E INMUNIDAD

CAPITULO **5**

Existen en el huésped dos tipos de mecanismos que impiden la aparición de una infección (entrada y desarrollo o multiplicación de un agente patógeno biológico en el organismo de una persona o animal):

1. Mecanismos de resistencia inespecífica
2. Mecanismos específicos

Los mecanismos de resistencia inespecífica actúan contra una gran cantidad de agentes causales biológicos, de tal forma que sólo unos cuantos son capaces de producir enfermedad (patogenicidad), por ejemplo:

La piel intacta constituye una barrera mecánica que impide la entrada de muchos microorganismos por medio de la descamación constante de sus células, la desecación y la secreción de las glándulas sudoríparas y sebáceas; contiene ácidos grasos que eliminan a las bacterias y algunos hongos (después de la pubertad aumenta el contenido de ácidos grasos que impiden el desarrollo de algunos hongos, como los que producen la tiña de la cabeza).

La mucosa le las vías respiratorias está tapizada por un epitelio con moco que atrapa bacterias, hongos y virus; presenta además cilios o pestañas vibrátiles que llevan el moco hacia la faringe donde es deglutido.

Cuando los microorganismos penetran en los tejidos, son englobados por unas células llamadas macrófagos (fagocitosis) que los destruyen o los transportan a los vasos linfáticos: éstos a su vez los transportan a los nodos linfáticos o linfonodos (ganglios linfáticos) que actúan como barreras o filtros para eliminar muchas bacterias.

En el sistema digestivo, además de la saliva, el jugo gástrico gracias al ácido clorhídrico destruye muchos de estos agentes patógenos.

La vagina contiene lactobacilos normales (bacterias que producen la fermentación de los hidratos de carbono y producen ácidos, principalmente el láctico), que impiden el desarrollo de otros microorganismos. Algunas secreciones, como las lágrimas, contienen una enzima, la lisozima, que destruye las bacterias.

Los mecanismos específicos se basan en la inmunidad, que es la capacidad que poseen los organismos vivos para resistir una enfermedad infecciosa o producida por la mordedura o picadura de algunos animales.

Un individuo o un animal es inmune cuando resiste a determinado agente patógeno o sus toxinas. Esta condición es relativa, porque una protección que ordinariamente es efectiva, puede ser contrarrestada por una dosis excesiva del agente patógeno, por su exagerada virulencia o toxicidad.

La condición contraria a la inmunidad, es la susceptibilidad. Es susceptible toda persona o animal que no ha desarrollado inmunidad frente a un agente patógeno determinado o sus toxinas, y que por esta razón está expuesto a contraer la enfermedad si entra en contacto con dicho agente o veneno.

Los mecanismos de la respuesta inmune son producidos como respuesta a un estímulo definido (antígeno) que actúa provocando la reacción de ciertos tejidos capaces de producir principalmente sustancias específicas llamadas anticuerpos.

Antígeno (Ag) es toda sustancia extraña que, al introducirse en el organismo, provoca la respuesta inmune (humoral o celular), comprende una serie de fenómenos al cabo de los cuales se produce un anticuerpo o células que actúan por contacto o liberando compuestos en el sitio en que se efectúa la reacción.

Aunque hay muchas excepciones, un antígeno es una macromolécula soluble con una estructura química compleja, extraña al organismo.

Anticuerpo (Ac) es la sustancia que produce el organismo como respuesta a la introducción de un antígeno y reacciona con él, caen en las llamadas inmunoglobulinas (Ig) y en el ser humano hay cinco tipos: IgG, IgA, IgM, IgD e IgE, de acuerdo con sus propiedades fisicoquímicas.

Casi todas las proteínas de los agentes biológicos son antigénicas; es decir, provocan en el organismo la formación de anticuerpos.

Inmunidad celular
Inmunidad humoral

La inmunidad celular se manifiesta por la aparición de células del sistema linfoide con una mayor habilidad para matar y destruir a la célula que tiene el antígeno, ya sea un microorganismo o la célula de un animal superior (células blanco).

Aproximadamente entre el 60 a 70% de los linfocitos de la sangre (variedad de glóbulo blanco) está constituido por unas células llamadas linfocitos T, que provienen del timo con quien están relacionadas hormonalmente; estas células protegen contra infecciones por virus, hongos y algunas bacterias, además de que rechazan células extrañas, también ayudan a la memoria inmunitaria o inmunológica, formando células de larga vida sensibles a los antígenos, algunas de las cuales se pueden convertir en "células asesinas" de células injertadas o de células tumorales y colaboran con los linfocitos B en la respuesta de anticuerpos, aunque también pueden inhibir su formación.

Los linfocitos B existen en una proporción mucho menor en la sangre; la mayor parte de ellos está en el tejido linfoide y su tiempo de vida es corto. Al ponerse en contacto con el antígeno se dividen y diferencian para convertirse en células plasmáticas que sintetizan anticuerpos específicos responsables de la inmunidad humoral.

La inmunidad humoral es la presencia o producción resultante de las inmunoglobulinas o anticuerpos contra antígenos de microorganismos o de sus productos, y por sus características es la más importante.

La reacción Ag-Ac es una combinación que forma un complejo Ag-Ac (reacción primaria); aparte de esta reacción se observan otros fenómenos llamados reacciones secundarias, dependen de factores físicos y característicos de Ag y Ac, presencia de complemento y otros factores, los más importantes son: neutralización, precipitación, aglutinación, lisis, fijación del complemento, inmovilización de microorganismos, etcétera.

Las reacciones secundarias se aprovechan para detectar Ag, descubrir Ac u otro tipo de pruebas serológicas. Tanto el Ag como el Ac

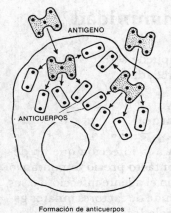

Formación de anticuerpos

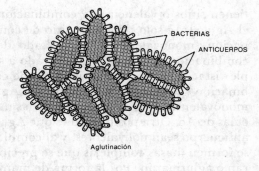

Aglutinación

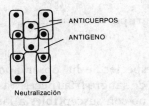

Neutralización

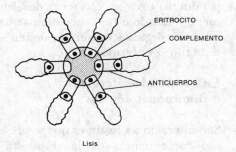

Lisis

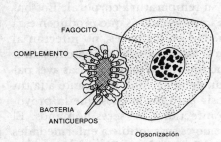

Opsonización

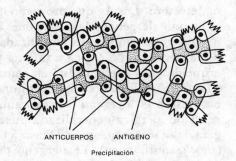

Precipitación

Fig. 1   Mecanismos por los cuales se puede llevar a cabo la reacción antígeno-anticuerpo.

tienen sitios o valencias de combinación; si el Ag y el Ac sólo tienen un sitio de combinación (monovalentes), el resultado de la combinación no puede ser observado a simple vista. Si el Ag tiene varios sitios de combinación (polivante), aun cuando el Ag sea monovalente el Ag se unirá con varias moléculas de Ac. Otra posibilidad es que Ag y Ac anticuerpo sean polivalentes, y al combinarse formen masas complejas que se precipitarán o aglutinarán. Por la forma de manifestarse, los Ac responsables de estas reacciones se denominan aglutinas, precipitinas y lisinas.

Algunas de estas reacciones como la lisis, neutralización, opsonización, etcétera, ocurren en el animal íntegro y cumplen un papel muy importante contra los microorganismos, productos tóxicos, etcétera; desafortunadamente cuando estas reacciones se dan en los tejidos y órganos también pueden ser causa de daño o enfermedad.

Enfermedades alérgicas o inmunopatológicas

Son alteraciones tisulares que se presentan como consecuencia de la respuesta inmune cuando la reacción Ag-Ac destruye las células o daña intensamente los tejidos, se produce la alergia. Las células aumentan su permeabilidad o son destruidas y se liberan sustancias como la histamina, serotonina, kalikreina, bradiquinina, heparina, leucotaxina, etcétera. Los Ag que provocan la alergia se llaman alergenos y las reacciones alérgicas que provocan pueden ser: localizadas (cuando la persona es alérgica a la lana presenta erupción en la piel que está en contacto con ella), o generalizada (cuando se difunde por el organismo el alergeno o la histamina). La reacción alérgica generalizada puede ser ligera o tan severa que pueda llevar a la muerte (*shock* anafiláctico). El alergeno puede ser cualquier sustancia (alimento, polvo, medicamento, etc.)

Tipos de inmunidad

La inmunidad puede ser:
I. Natural o heredada
II. Adquirida

I. Inmunidad natural

Es la resistencia a la infección que no depende de algún contacto previo, espontáneo o experimental, con el agente infeccioso o sus anticuerpos. Depende de factores innatos genéticamente controlados.

Se ha observado que los individuos heredan como parte de su constitución y en común con otros miembros de su raza y especie, diferentes grados de resistencia natural a la infección. La inmunidad natural, puede ser:

a) de especie
b) de raza o de grupo
c) individual

a) Inmunidad de especie. Se ha observado que los animales de sangre fría (peces, ranas y tortugas), no son susceptibles a las infecciones propias de los animales de sangre caliente. La temperatura del cuerpo parece ser un factor de esa resistencia, pues las aves tienen una temperatura más elevada que el ser humano y son resistentes a enfermedades como la peste y el carbunco. Pasteur demostró que una gallina puede adquirir el carbunco si se hace descender su temperatura corporal. Los bacilos de la tuberculosis que producen esta enfermedad en los peces, no infectan al hombre y, los bacilos de la tuberculosis humana no infectan a los peces. Las aves padecen una enfermedad semejante a la tuberculosis pero los bacilos que la provocan no infectan a los seres humanos. El hombre no es susceptible a enfermedades como el cólera de las gallinas; sin embargo, hay enfermedades que se presentan primero en los animales y luego pueden transmitirse al hombre:

ántax, carbunco — vacunos, ovejas, caballos
muermo — caballos
peste — roedores
brucelosis — cabras, vacunos, cerdos
encefalitis — caballos
leptospirosis — ratas, perros
tuberculosis bovina — vacunos
tularemia — conejos
rabia — perros

Por otra parte, hay enfermedades que padece el ser humano que no se presentan en los animales en forma natural; tales como la sífilis, la blenorragia o gonorrea, el sarampión, la fiebre tifoidea, la influenza, la parotiditis y la poliomielitis. Los animales más próximos al hombre en la escala de la evolución, como los monos antropoides y los chimpancés, son los más susceptibles a las enfermedades humanas.

b) Inmunidad de raza y de grupo. La raza negra tiene más posibilidades de desarrollar la coccidioidomicosis que la raza blanca. Se ha visto también que las personas de raza negra pueden ser resistentes al paludismo producido por Plasmodium vivax si sus eritrocitos (glóbulos rojos) carecen del antígeno Duffy de superficie que puede actuar como receptor del parásito.

Los habitantes de una región forman un grupo con ciertas características inmunológicas adecuadas a las enfermedades que padecen habitualmente; esta inmunidad es característica de una determinada región, pero es independiente de la raza. Las enfermedades transmisibles tienen generalmente una incidencia constante en cada región o grupo social; esto se debe a que el hombre tiende a mantener un equilibrio con los agentes patógenos que lo rodean.

c) Inmunidad individual. La capacidad del individuo para resistir las enfermedades infecciosas comunes es variable; esta resistencia natural varía en un mismo individuo de una época a otra. Pueden aumentar la susceptibilidad: la fatiga, el exceso de trabajo, la angustia, la exposición prolongada al frío y a la humedad, el alcoholismo, ciertas enfermedades preexistentes (diabetes, sarampión, tuberculosis, etcétera). La ingestión deficiente de proteínas y de ciertas vitaminas disminuye la resistencia inespecífica y la capacidad para sintetizar anticuerpos; sin embargo, la ingestión en exceso no aumenta la resistencia a las infecciones. La edad es un factor que debe tomarse en consideración pues la susceptibilidad es mayor en las edades extremas de la vida.

Muchas personas acuden a la automedicación (recetarse ellas mismas) con la idea equivocada de que los antibióticos previenen cualquier tipo de infección sin saber que éstos no estimulan el mecanismo defensivo del individuo porque su acción es únicamente antibacteriana.

II. Inmunidad adquirida

Como su nombre lo indica, es la resistencia a la infección, engendrada por: un ataque espontáneo de enfermedad infecciosa, una infección experimental, la vacunación o la introducción al organismo de Ac preformados. La inmunidad adquirida está basada en los Ac; es la más eficiente y la más importante; puede ser:

a) pasiva
b) activa

a) Inmunidad adquirida pasiva. Es aquella que se adquiere por medio de la introducción al organismo de Ac preformados; puede obtenerse en forma natural o artificial.

Durante cierto tiempo después del nacimiento muchos niños muestran resistencia a ciertas enfermedades debido a los Ac que adquieren de la madre a través de la placenta, durante su vida intrauterina; por ejemplo, si la madre tiene Ac protectores contra el sarampión y los transmite a su hijo, el recién nacido se encuentra protegido contra esa enfermedad. Este tipo de inmunidad desaparece transcurridos los primeros meses de vida.

Cuando el recién nacido es alimentado en forma natural, recibe Ac de la madre a través del calostro (el primer líquido secretado por la glándula mamaria antes y después del parto).

La inmunidad pasiva se obtiene en forma artificial introduciendo en el organismo antitoxinas, globulina gamma, o suero hiperinmune. La inmunización pasiva se utiliza en individuos que están expuestos a una infección específica y necesitan una protección inmediata, pues la inmunidad activa requiere de un tiempo más prolongado para obtenerse. Se utiliza también para proteger al organismo contra aquellas enfermedades para las que no existen antígenos capaces de producir una inmunidad activa hasta este momento, como en el caso de la hepatitis infecciosa A.

La inmunidad pasiva artificial, tiene la desventaja de su corta duración y el peligro de que produzca reacciones alérgicas o transmita otras enfermedades, como la hepatitis (esto último es muy importante en México).

b) Inmunidad adquirida activa. Es la habilidad o condición, adquirida por los tejidos para producir Ac específicos a partir de contactos con agentes microbianos o sus toxinas (Ag).

El organismo, después de padecer ciertas enfermedades tales como la viruela, el sarampión, la parotiditis, la tosferina, la poliomielitis, etcétera, queda inmune a ellas; a veces esta inmunidad persiste durante toda la vida.

Son portadores los individuos que albergan o diseminan agentes causales sin presentar síntomas de la enfermedad. Pueden padecer la enfermedad sin advertirlo o ser portadores sanos; en este caso, el agente penetra en los tejidos y estimula el desarrollo de Ac específicos sin llegar a provocar sintomatología alguna, por ejemplo, el portador de tifoidea elimina cantidades variables de *Salmonella typhi* por la materia fecal a pesar de que nunca tuvo síntomas de la enfermedad.

La exposición prolongada a dosis de gérmenes cuya cantidad no es suficiente para provocar una infección produce inmunidad latente; esta protección se desarrolla de manera natural. Los tejidos del organismo tienen la propiedad de desarrollar Ac contra enfermedades específicas como la difteria y la poliomielitis, cuando estas enfermedades predominan en una comunidad. Cuando se ha logrado eliminar una enfermedad aumentan las posibilidades de contagio: menos personas adquieren inmunidad latente y por lo tanto aumenta el número de individuos susceptibles.

La inmunidad activa puede adquirirse también por medio de la inmunización activa; ésta, consiste en la introducción en el organismo de un Ag, con el objeto de reforzar las defensas contra determinada enfermedad. Los Ag se introducen por vía parenteral (vía distinta a la digestiva; por ejemplo, inyectados) o por vía oral (por la boca); pueden ser gérmenes vivos atenuados (debilitados especialmente en su toxicidad), inactivados, o toxoides (toxinas bacterianas tratadas para destruir su poder patógeno pero, sin afectar sus capacidades de estimular la producción de Ac).

La inmunización activa garantiza una protección más o menos duradera. El grado de inmunidad no es estable en todos los casos sino que disminuye con el tiempo, a menos que sea reforzada periódicamente.

Inmunización

La inmunización consiste en la introducción de una sustancia extraña (Ag o Ac) en el organismo con el propósito de evitar la enfermedad durante largo tiempo, de conferir una protección temporal o de modificar sus características. La inmunización puede ser activa, o pasiva.

a) Inmunización activa. Tiene por objeto estimular el desarrollo de Ac específicos en el organismo y se adquiere como resultado de la propia actividad inmunológica del individuo. Al escoger el antígeno que deba utilizarse para lograr la inmunización contra determinada enfermedad, deben considerarse diversos factores: eficiencia, seguridad y utilidad.

Eficiencia: Es indispensable que el Ag sea eficaz, esto es, que produzca en el individuo sustancias inmunizantes básicamente Ac que lo protejan contra la enfermedad en cuestión.

Seguridad: El Ag no debe ser tóxico ni producir reacciones más graves que los síntomas de la propia enfermedad, tal como el agente inmunizante contra la influenza que en los niños puede producir más molestias que la misma enfermedad.

Utilidad: La inmunización debe proteger al organismo contra enfermedades graves o comunes; no se justifica la inmunización contra enfermedades benignas o raras.

En la inmunización activa se utilizan varios tipos de Ag:

1. Gérmenes atenuados. Los gérmenes vivos pueden ser utilizados como Ag; algunos de estos gérmenes cultivados en medios artificiales pierden su virulencia a cada generación sucesiva y no representan un peligro de enfermedad para el individuo, pero, conservan inalterada su capacidad de despertar la formación de anticuerpos; por ejemplo, los agentes inmunizantes contra la poliomielitis (tipo Sabin), la fiebre amarilla y el sarampión.

2. Gérmenes inactivados. La virulencia del germen se inactiva, tal como en la vacuna contra la poliomielitis (tipo Salk).

3. Toxoides. Algunas toxinas bacterianas tratadas con formol u otras sustancias pierden su poder patógeno pero sin afectar su capacidad de estimular la producción de anticuerpos. El producto resultante se llama toxoide (toxoide diftérico, toxoide tetánico).

4. Proteínas. En el caso de algunas enfermedades alérgicas, se utilizan como Ag soluciones diluidas de proteínas; pero, la protección no es tan efectiva como la inmunización contra las enfermedades provocadas por bacterias o virus.

b) Inmunización pasiva. Consiste en la introducción en el organismo de un suero que contenga Ac contra determinada enfermedad. Su duración es breve, no obstante lo cual, se aplica a individuos no inmunes expuestos a una enfermedad específica y que necesitan protección inmediata. La inmunización pasiva puede producirse con:

1. Antitoxinas. Son proteínas defensivas que existen normalmente en el cuerpo o se desarrollan en él como resultado de la introducción de un veneno y que actúa como neutralizante de éste. Las antitoxinas de varias enfermedades derivan del suero sanguíneo de los animales a los que se ha hecho sufrir la enfermedad. El suero del caballo contiene una proteína extraña al hombre que puede sensibilizarlo y ocasionarle reacciones alérgicas, por lo que es preferible inmunizar en forma activa por

ejemplo, las antitoxinas para proteger contra la difteria y el tétanos.

2. Globulina gamma. Es una proteína del suero humano separada por electroforesis, muy útil para proteger contra las enfermedades producidas por virus; por ejemplo, el sarampión y la hepatitis infecciosa.

3. Suero hiperinmune. Es el suero de convaleciente que ha sido además inmunizado con el virus activo de la enfermedad.

Principales productos inmunizantes

Cuidados básicos. La utilización de productos biológicos requiere la observancia de una serie de procedimientos y técnicas sencillas pero rigurosas para evitar que se desnaturalicen y pierdan su capacidad inmunogénica o pongan en peligro la salud de la persona inmunizada o, incluso, la de la persona que los manipula.

1. Los productos deben colocarse en un refrigerador especial y mantenerse a temperatura constante, que es variable para cada uno.

2. Deben leerse los datos (identificación del producto, forma de almacenamiento, lote, fecha de caducidad, dosis, vía de administración, etcétera).

3. Deben utilizarse primero los productos cuya fecha de caducidad sea cercana para evitar que se desperdicien.

4. Deben observarse las reglas de asepsia y antisepsia.

Contraindicaciones. Los productos biológicos pueden producir manifestaciones adversas o secundarias, razón por la cual se debe limitar su uso o dejarlo a criterio del médico, que individualizará según el caso.

Vacuna antipoliomielítica. Protege contra la poliomielitis, que es una infección producida por virus de tres tipos: I (Brunhilde), II (Lansing) y III (Leon), y se caracteriza por grados variables de lesión en el sistema nervioso, principalmente en las astas anteriores de la médula espinal y los núcleos motores del tallo cerebral. Sus manifestaciones clínicas son muy variables: pueden ir desde la infección inaparente hasta la parálisis flácida de muchos grupos musculares e incluso llevar a la muerte por asfixia y afección de los centros vitales del tallo cerebral. Hay vacunas monovalentes (elaboradas con un tipo de virus) y trivalentes (elaboradas con los tres tipos).

Vacuna triple o DPT. Protege contra la difteria (100%), tos ferina (alrededor del 60%) y tétanos (20 al 30%). Está elaborada con toxoide diftérico (D), Bordetella pertusis (P) y toxoide tetánico (T).

La difteria es una enfermedad producida por el Corynebacterium diphteriae y se manifiesta por fiebre y dolor en la faringe, que se enrojece y puede presentar membranas de color grisáceo que invaden las tonsilas (amígdalas) y tejidos vecinos: puede causar problemas respiratorios e intoxicación y llevar a la muerte.

La tos ferina es una infección aguda producida por Haemophilus pertussis o bacilo de Bordet-Gengou que se manifiesta por accesos muy intensos de tos que terminan en una inspiración forzada y ruidosa, parecidos al "canto del gallo" (coqueluche), seguidos de vómito en muchas ocasiones.

El tétanos es producido por el *Clostridium tetani* que penetra al organismo a través de una herida o quemadura y se manifiesta por rigidez de los músculos de todo el cuerpo. Pueden presentarse también convulsiones y asfixia.

Esta vacuna produce dolor, calor y enrojecimiento en la zona donde se aplica y reacciones generales (fiebre y malestar general).

Vacuna contra la tuberculosis (BCG). Se produce a partir de un cultivo del bacilo de Calmette y Guérin y protege contra la tuberculosis, una enfermedad crónica producida por Mycobacterium tuberculosis que puede afectar prácticamente a todos los órganos y tejidos, por lo que sus síntomas son muy variados, aunque su localización más frecuente es dentro del tórax.

Cuando su aplicación es correcta se forma inmediatamente una pápula (pequeña elevación de la piel) blanca de 6 a 8 mm de diámetro que desaparece 30 minutos después. Las reacciones se producen a partir de la primera semana de su aplicación durante la cual se forma una mácula (mancha) que se endurece y evoluciona a nódulo (pequeña eminencia o nudosidad). Entre la cuarta y quinta semanas se forma una costra y aumenta el volumen de los nódulos linfáticos (ganglios linfáticos) que se encuentran arriba de la clavícula y en la axila. Entre la sexta y séptima semanas se desprende la costra y se forma una úlcera que cicatriza entre la décima y la decimotercera semanas.

Vacuna antisarampionosa. Contiene virus vivos del sarampión muy atenuados y protege contra el sarampión. Esta enfermedad es aguda y empieza a manifestarse con enantema (erupción de la mucosa de la boca y la faringe), fiebre, ligera inflamación de la conjuntiva del ojo (conjuntivitis), coriza (afección catarral de la mucosa de la nariz) y tos, seguidos de una erupción en la piel de tipo maculopapuloso (máculas y pápulas) que aparece en el cuello, cara, tronco y extremidades.

En algunos casos se observa que entre los cinco y dieciseis días posteriores a la vacunación aparecen signos y síntomas de la enfermedad, pero en forma muy benigna (duran aproximadamente tres días).

Vacuna antivariolosa. Protege contra la viruela, una enfermedad producida por virus que ya se erradicó del mundo y que se podía manifestar en forma benigna (alastrim) o como viruela mayor, con dolor de cabeza, escalofrío, dolor en todo el cuerpo, fiebre, e incluso somnolencia, convulsiones y coma. La erupción en la piel era de tipo papulovesiculopustuloso, es decir, con pápulas, vesículas (vejigas pequeñas) y pústulas (vesículas llenas

de pus) principalmente en la cara y en las extremidades que llevaba en muchas ocasiones a la muerte.

Cuando se vacunaban las personas por primera vez presentaban una lesión que evolucionaba de pápula a vesícula, pústula y costra en un lapso de quince a veintiún días (prendimiento típico primario). Cuando se revacunaban la reacción duraba aproximadamente una semana (reacción acelerada) o únicamente presentaban una mácula pápula en un término de 24 a 48 horas (reacción de inmunidad). En la actualidad ya no se aplica.

Toxoide tetánico. Es una suspensión estéril del medio de cultivo del bacilo tetánico, al que se le ha quitado su toxicidad. Está indicado a niños mayores de seis años que no hayan recibido la vacuna triple (DPT) y a personas expuestas al tétanos, tales como los jardineros, estableros, tablajeros, curtidores, soldados, agricultores, veterinarios, toreros, recolectores de basura, granjeros, excursionistas, etcétera. En regiones con una elevada incidencia de tétanos en los recién nacidos, debe aplicarse a las embarazadas durante el sexto o séptimo mes de embarazo.

Vacuna antirrábica. Se aplica únicamente a personas que han sufrido lesiones o que han tenido contacto con saliva de animales en los cuales se sospecha o se ha comprobado rabia, con el objeto de obtener una respuesta inmunológica en menos tiempo que requiere el periodo de incubación (periodo de latencia que transcurre entre la implantación de una enfermedad infecciosa y su manifestación o invasión) del virus.

La rabia altera el sistema nervioso y produce agitación, agresividad, contracciones de los músculos, principalmente de la faringe, que se desencadenan al intentar tragar líquidos, incluso saliva, y convulsiones.

En el caso de mordeduras en cabeza y cuello, lesiones múltipes o desgarrantes y penetrantes en sitios cercanos a trayectos nerviosos, algunas personas recomiendan aplicar además

CUADRO No. 1 Esquema de inmunizaciones

SECRETARÍA DE SALUD. PROGRAMA DE VACUNACIÓN PERMANENTE (1979)

PRODUCTO	VÍA DE ADMINISTRACIÓN	EDAD	DOSIS
VACUNA SABIN	ORAL	De 2 meses a 4 años	3 dosis de 2 gotas c/u a intervalos de 2 meses entre cada dosis. Revacunaciones en épocas epidémicas.
VACUNA D.P.T.	INTRAMUSCULAR	Desde el 2o. mes de vida hasta 4 años	3 dosis de 0.5 ml. con intervalos de 2 meses. Revacunaciones: 1a. al año de haber terminado el esquema primario. 2a. 36 meses después de la 1a. reactivación, siempre que el niño sea menor de 6 años.
B.C.G.	INTRADÉRMICA	De recién nacido a 14 años.	.05 ml. hasta los 28 días. 0.1 ml. después de esta edad. Solamente se revacuna en la edad escolar a los niños vacunados antes del año.
Antisarampiosa	SUBCUTANEA	9 meses, y en casos de epidemia a niños mayores de 6 años.	0.5 ml. una dosis. Si se vacunó antes del año se debe revacunar a los 6 años. Si se vacunó después del año no la necesita.
Toxoide tetánico	INTRAMUSCULAR		2 dosis de 0.5 ml. con intervalos de 4 a 6 semanas. Revacunaciones cada 5 a 8 años y en exposiciones.

el suero antirrábico; esto último depende del criterio del médico.

Vacuna antitifoídica. Protege contra la tifoidea y está indicada en personas que manejan alimentos, personas expuestas o en brotes epidémicos. Se elabora a partir de cultivos de *Salmonella typhi*.

Las manifestaciones de la tifoidea pueden ser muy variables, desde cursar asintomática (sin síntomas) hasta fiebre muy elevada, crecimiento del bazo, manchas rojizas en el tronco y las extremidades y diarrea en la mitad de los casos.

Las antitoxinas tetánica y diftérica y los sueros antirrábico, antialacrán y antiviperino contienen concentraciones elevadas de anticuerpos obtenidos de especies animales (equinos y bovinos principalmente) y se utilizan sólo en casos de urgencia, debido a que pueden producir reacciones alérgicas severas.

La vacuna contra la rubéola se prepara con virus vivos atenuados y se administra a partir del año de edad, la dosis es única y se aplican 0.5 ml. por vía subcutánea. Esta enfermedad producida por el virus de la rubéola es benigna, se manifiesta por fiebre, erupción en la piel, dolor de cabeza, malestar general, conjuntivitis y crecimiento de los linfonodos (ganglios linfáticos) retroauriculares (detrás de la oreja) y suboccipitales (debajo de la región occipital, en la nuca). Es benigna pero cuando afecta a una mujer durante el primer trimestre del embarazo, el producto puede nacer con malformaciones congénitas: cataratas, malformaciones del corazón, sordera, etcétera.

La vacuna contra la parotiditis infecciosa se prepara a partir de virus atenuados y se administra a partir del año de edad, la dosis es única y se aplican 0.5 ml. por vía subcutánea. Esta enfermedad generalmente es benigna y se caracteriza por fiebre, aumento de volumen y dolor en las glándulas salivales, en particular la glándula parótida. Puede producir inflamación de los testículos en un 15 a 25% de los varones afectados o inflamación de los ovarios en un 5% de las mujeres cuando se presenta después de la pubertad por lo que su aplicación es recomendable, principalmente en el sexo masculino.

La vacuna contra la hepatitis B se prepara a partir de antígeno de superficie del virus. Se aplican, por vía intramuscular, tres dosis. La primera, de 0.5 ml en niños menores de diez años y 1 ml en niños mayores y adultos. La segunda al mes y la tercera a los 180 días después de la primera. Esta enfermedad afecta al hígado y produce falta de apetito, molestias abdominales, náusea, vómito y en ocasiones ictericia (coloración amarillenta de la piel y las mucosas). La hepatitis B se transmite por medio de jeringas, agujas y fluidos contaminados como la saliva, esperma, sangre y secreciones vaginales.

La vacuna antineumocócica protege contra la neumonía neumocócica. Contiene polisacáridos de 23 tipos de neumococos y se aplica en una dosis de 0.5 ml por vía subcutánea o intramuscular. Esta enfermedad se caracteriza por escalofrío, fiebre, dolor en el tórax, dificultad para respirar y tos con expectoración "herrumbrosa". Con frecuencia ocasiona la muerte de niños pequeños, ancianos, así como de personas que padecen enfermedades respiratorias frecuentes, crónicas o tienen disminuida su respuesta inmunológica.

La vacuna contra la influenza tipo b se prepara con polisacáridos de *Haemophilus influenzae* b y se aplica de los dos a los 11 meses de edad, en dosis de 0.5 ml por vía intramuscular en tres dosis, una cada dos meses y un refuerzo al cabo de año y medio. En niños de uno a cuatro años se aplican dos dosis, una cada dos meses y un refuerzo a los cinco años de edad. Esta enfermedad es más frecuente entre las seis semanas y los tres años de edad. Puede afectar al sistema respiratorio, el oído y las articulaciones, pero su peligrosidad aumenta cuando afecta a las meninges, ya que produce fiebre, vómito, letargo y rigidez en nuca y espalda.

Respecto a la elaboración y dosificación de los productos inmunizantes, éstos han venido cambiando, sobre todo en estos últimos años con el advenimiento de la ingeniería genética, que es un conjunto de metodologías que permite transplantar genes de un sistema vivo a otro, para generar compuestos con propiedades y funciones deseadas, en este caso con la capacidad de producir antígenos que se usarán para vacunar a los animales u hombres.

Esquemas de inmunizaciones. Existen numerosos esquemas recomendados por organizaciones científicas y académicas cuyas variaciones se deben, principalmente, a las características epidemiológicas que tienen los padecimientos en cada lugar y a facilidades técnicas o administrativas de que se disponga. En términos generales, en México se trata de lograr la inmunización primaria activa durante el primer año de vida, aplicando las vacunas contra poliomielitis, difteria, tos ferina y tétanos, tuberculosis (BCG) y sarampión, procurando administrar posteriormente las dosis de refuerzo en los padecimientos que lo requieran.

En la actualidad, ya no se aplica la vacuna antivariolosa.

Sistema cartilla nacional de vacunación

En 1959 la ONU, apoyándose en la Declaración de Ginebra de 1924 relativa a la protección y cuidados especiales que se requiere proporcionar a la niñez, decidió formular la Declaración de los Derechos del Niño que comprendía dentro de uno de sus principios el derecho a la salud, el cual permitió que en el Año Internacional del Niño (1979), cuya sede fue México, se estableciera la Cartilla Nacional de Vacunación que tiene como antecedente campañas de inmunización masiva contra poliomielitis, sarampión, difteria, tos ferina y tétanos. Estas campañas tuvieron como objetivo vacunar a todo el país en forma simultánea, en corto plazo y de acuerdo al comportamiento epidemiológico de la enfermedad.

Desde el 1o. de enero de 1979, cada niño que se registra antes de los seis años debe recibir su Cartilla Nacional de Vacunación, este documento es un requisito que se debe exigir en guarderías, escuelas y para la obtención del pasaporte.

Desde el 1o. de enero de 1982 cada niño tiene señalada en su cartilla una clave única de Registro de Población (CURP) que permite identificar y registrar a la población, tratando de evitar la multiplicidad de identificación. Este documento tiene además una tabla donde cada mes se debe anotar el peso del niño durante los primeros dos años y hasta el quinto año cada tres meses.

Los objetivos de la Cartilla son los siguientes:

— Mejorar la cobertura de la vacunación de la población infantil.
— Conocer las cifras reales de los niños vacunados.
— Conocer con anticipación la cantidad de producto biológico que se necesita.
— Ayudar al sistema de vigilancia epidemiológica respecto a casos de brotes de padecimientos.
— Conocer el número de niños registrados que no se vacunan o que no tienen completo su ciclo de vacunas.
— Evitar el desperdicio de productos biológicos.
— Dar a conocer el esquema oficial de vacunación y representar el elemento educativo que haga tomar conciencia a los padres de la necesidad de que cada niño menor de seis años complete sus inmunizaciones.

Cuando fallece el dueño de la Cartilla se debe dar aviso al Sistema Cartilla Nacional de Vacunación para eliminarlo del control.

Las vacunas que se aplican son:

De 0 a 10 años: BCG
De 2 meses a 4 años: DPT y antipoliomielítica (Sabin), utilizando tres dosis con intervalos de dos meses y dos refuerzos.
Nueve meses; antisarampionosa y un refuerzo al ingresar a la primaria.

HISTORIA NATURAL DE LA ENFERMEDAD [GENESIS Y EVOLUCION NATURAL DE LA ENFERMEDAD] Y NIVELES DE PREVENCION

La historia natural de la enfermedad es la relación ordenada de acontecimientos derivados de la interrelación del ser humano con su ambiente, que lo llevan del estado de salud (homeostasis) al de enfermedad, la cual se resuelve por diferentes alternativas: regreso a la salud; cronicidad, agravamiento, secuelas invalidantes o muerte.

Este concepto se basa en la concepción ecológica de la salud y la enfermedad; como hemos visto, salud y enfermedad no son estados opuestos sino diferentes grados de adaptación (o desadaptación) del organismo al ambiente en que vive.

Como ya se vio en el capítulo anterior, en el estudio de la historia natural, o génesis y evolución natural de la enfermedad es indispensable considerar a la tríada ecológica formada por: agente causal, huésped y medio ambiente. (Véase Factores ecológicos de la salud y la enfermedad).

La historia natural o la génesis y evolución de la enfermedad puede dividirse en dos periodos:

I. Periodo de génesis o prepatogénico; en este periodo interactúan el huésped, el agente y el ambiente (en muchas ocasiones el agente se encuentra en el ambiente), como factores potencialmente productores de enfermedad. El huésped (que en nuestra materia es el ser humano) se encuentra sano; pero, en determinado momento, alguno de los elementos de la tríada rompe el equilibrio del sistema ecológico y cuando el desequilibrio produce a su vez la pérdida de la homeostasis del individuo, se produce el estado que describimos como enfermedad. Esta pérdida del equilibrio rara vez comienza con un estímulo único desencadenante, y en realidad en la mayoría de los casos es el conjunto de varios cambios tanto del agente patógeno, como del huésped y del ambiente; a esto se le llama multicausalidad. (Véase el cuadro de la Historia natural de la caries dental).

II. Periodo de evolución natural o patogénico: comprende el proceso evolutivo de la enfermedad en el hombre, desde la primera interacción de los estímulos que la provocan, las respuestas o reacciones del huésped (que pueden manifestarse por cambios bioquímicos, anatómicos y fisiológicos) que lo llevan a la recuperación del equilibrio o lo conducen al estado crónico (donde se tiene que llevar a cabo una nueva homeostasis), a la aparición de secuelas, como la invalidez o a la muerte. Los diferentes caminos que puede seguir una misma enfermedad dependen de la capacidad del huésped para reaccionar ante los estímulos.

Leavell y Clarck consideran que, en el periodo patogénico hay un primer lapso de patogénesis temprana, durante el cual se producen cambios en los distintos niveles de organización: molécula, célula, tejido, órgano y sistema, que pueden manifestarse en diferentes niveles: bioquímico, fisiológico o anatómico, pero que el individuo no percibe porque se encuentran debajo del horizonte clínico.

El horizonte clínico se inicia en el momento en que las interacciones se manifiestan de tal manera que son percibidas por el huésped u otra persona; es decir, cuando aparecen los signos (fenómenos objetivos de una enfermedad que el médico reconoce o provoca) y/o síntomas (manifestaciones de alteración orgánica o funcional apreciables por el paciente). En infectología este momento sirve para determinar el periodo de incubación de la enfermedad.

La intensidad de los signos y síntomas no tiene relación con la gravedad de una enfermedad; se ha comprobado que los niños desnutridos pueden tener signos y síntomas leves aun cuando padezcan una enfermedad grave.

Posteriormente se puede encontrar el daño; este daño depende del tejido u órgano afectado, pues el hombre, en su evolución biológica, ha perdido la capacidad de regenerar algunos de sus tejidos, por lo que hay órganos que quedan dañados permanentemente, mientras que otros pueden regenerarse. Si las características del huésped y del ambiente son desfavorables, la enfermedad evoluciona a un estado llamado crónico que puede causar la incapacidad (falta de capacidad o potencia, principalmente para el trabajo), esto es, limitaciones funcionales. Si el

individuo no puede reintegrarse a sus labores habituales se presenta la invalidez (limitación en el desarrollo integral de las actividades de la vida humana, tanto en el aspecto individual, como familiar y social como consecuencia de daños irreversibles).

Si el individuo cesa en su lucha por restablecer el equilibrio, pierde la homeostasis en forma definitiva, sobreviene la muerte y, si logra restablecerlo, se produce la recuperación.

El curso de una enfermedad puede seguir distintos caminos:

1. Recuperación de la salud antes de que la enfermedad se manifieste en el horizonte clínico.
2. Recuperación después de que la enfermedad cruzó el horizonte clínico.
3. Evolución a la cronicidad.
4. Desarrollo de secuelas.
5. Recaídas.
6. Que la enfermedad sirva como desencadenante o predisponente de otra enfermedad.
7. La muerte del individuo.

El doctor Eleuterio González Carbajal, profesor del Departamento de Salud Pública de la Facultad de Medicina de la UNAM, sugiere que si se desea estudiar en forma más dinámica la génesis y evolución de la enfermedad (historia natural de la enfermedad) hay que considerar también la evolución del agente y del ambiente.

El agente patógeno, dependiendo de su tipo (biológico, físico, químico, etcétera), calidad (infectividad, patogenicidad, virulencia, etcétera) y cantidad (número, volumen o carga y tiempo de exposición) puede seguir dos caminos: proliferar o neutralizarse.

Una vez que ha proliferado se puede reforzar o regresar al equilibrio.

Cuando se neutraliza, puede regresar al equilibrio o eliminarse, permitiendo en el

CUADRO No. 2 La historia natural de la enfermedad

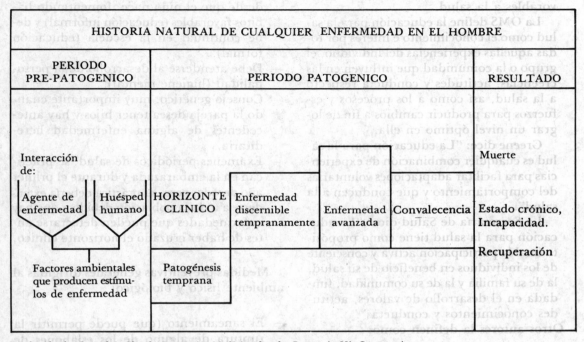

HISTORIA NATURAL DE CUALQUIER ENFERMEDAD EN EL HOMBRE				
PERIODO PRE-PATOGENICO	PERIODO PATOGENICO			RESULTADO
Interacción de:				Muerte
Agente de enfermedad / Huésped humano	HORIZONTE CLINICO — Enfermedad discernible tempranamente	Enfermedad avanzada	Convalecencia	Estado crónico, Incapacidad.
Factores ambientales que producen estímulos de enfermedad	Patogénesis temprana			Recuperación

Traducido de: Leavel & Clarck. Preventive Medicine for the Doctor in His Community.

huésped la aparición de inmunidad o la cicatrización.

El medio ambiente debe considerarse desde los aspectos físico (geografía, centros de población, vivienda, contaminación), biológico (flora y fauna), social (demografía, escolaridad, ocupación, ingreso, vestido y vivienda, recreación, seguridad social y atención médica) y cultural (hábitos, creencias y costumbres). Sus características pueden ser favorables o desfavorables.

Niveles de Aplicación de las Medidas Preventivas

Existen básicamente tres niveles de prevención: primaria, secundaria y terciaria; dentro de cada uno existen medidas preventivas generales que, como su nombre lo indica, sir-ven para cualquier enfermedad y medidas preventivas específicas. Tanto unas como otras deben aplicarse considerando a los integrantes de la tríada ecológica.

Prevención primaria

Se lleva a cabo durante el periodo de génesis (prepatogénico), con el propósito de mantener la salud, promoverla y evitar la aparición de la enfermedad. Entre las medidas preventivas generales dirigidas al individuo se encuentran las siguientes:

— La alimentación debe ser suficiente, completa, equilibrada y adecuada (ver nutrición).
— Debe impartirse educación higiénica como parte de la educación general, para que el individuo conozca las reglas de higiene y pueda crear o modificar valores

y actitudes que le permitan conductas favorables a la salud.

La OMS define la educación para la salud como el conocimiento e interés por todas aquellas experiencias del individuo, el grupo o la comunidad que influyen en las creencias, actitudes y conducta respecto a la salud, así como a los procesos y esfuerzos para producir cambios a fin de lograr un nivel óptimo en ella.

Greene dice: "La educación para la salud es cualquier combinación de experiencias para facilitar adaptaciones voluntarias del comportamiento y que conducen a la salud".

La Secretaría de Salud dice: "La educación para la salud tiene como propósito final la participación activa y consciente de los individuos en beneficio de su salud, la de su familia y la de su comunidad, fundada en el desarrollo de valores, actitudes conocimientos y conductas".

Otros autores la definen como:

a) Un medio para mejorar la salud individual y colectiva, entendiéndose ésta como un sistema de vida que a través del control del ambiente y del uso adecuado de los recursos, asegure a todos la salud individual.

b) El desarrollo de un sentido de responsabilidad del individuo hacia su propia salud.

c) Una fase de los programas de instituciones de salud pública

La educación para la salud se debe dar en dos niveles:

1o para los que no tienen los conocimientos adecuados para mantenerla y promoverla.

2o para los que tienen los conocimientos pero no los practican.

Para poder educar es necesario contar con especialistas en las ciencias sociales relacionadas con la salud (véase aspectos multidisciplinarios de las ciencias de la salud) como el antropólogo social, el epidemiólogo, el psicólogo social, el sociólogo,

etcétera. Esta educación debe empezar desde que el niño nace, fomentando hábitos favorables (educación informal) y debe continuar en la escuela (educación formal).

— Debe atenderse al desarrollo de la personalidad (higiene mental).

— Consejo genético; muy importante cuando la pareja desea tener hijos y hay antecedentes de alguna enfermedad hereditaria.

— Exámenes periódicos de salud; se practican en la embarazada y durante el primer año de vida; pero, su práctica debería extenderse a toda la población debido a que hay enfermedades que pueden detectarse antes de haber cruzado el horizonte clínico.

Medidas preventivas generales dirigidas al ambiente físico y biológico:

— El saneamiento (que puede permitir la ruptura de alguno de los eslabones de la cadena ecológica y con esto evitar que se presente la enfermedad), está dirigido al agua, los alimentos, las excretas, basura, ruidos, la atmósfera, la flora y fauna (véase Higiene de la comunidad).

Las medidas preventivas generales dirigidas al ambiente social se basan en la elevación del nivel de vida (aquél que indica las condiciones de un grupo humano, relacionadas con la satisfacción de necesidades y aspiraciones, desde las puramente materiales, tales como el bienestar físico y el consumo, hasta otras inmateriales, tales como la diversión, etcétera). Las dirigidas al ambiente cultural, consisten en los cambios de hábitos, creencias y costumbres desfavorables a la salud.

Las medidas preventivas generales dirigidas a los agentes patógenos consisten en alejar, atenuar o eliminar las fuentes, condiciones y actitudes potencialmente nocivas a la salud.

Medidas preventivas específicas dirigidas al individuo:

— Inmunizaciones específicas (si se desea proteger contra el sarampión hay que vacunar contra esta enfermedad).
— Aplicación de flúor para prevenir las caries dentales.
— Yodación de la sal para prevenir enfermedades que afectan a la glándula tiroidea (tiroides) (bocio simple).
— Aplicación de penicilina o quitar las amígdalas (tonsilas) a personas enfermas frecuentemente de amigdalitis (tonsilitis) producida por el estreptococo beta hemolítico del grupo A para prevenir la fiebre reumática.
— Adiestramiento de las personas que manipulan material radiactivo.
— Protección contra los riesgos ocupacionales

— Protección contra los accidentes
— Uso de nutrientes específicos tales como el calcio, yodo, etcétera
— Protección contra carcinógenos (agentes que pueden favorecer el desarrollo de algún tipo de cáncer)
— Atención a la higiene personal (véase higiene).

Las medidas preventivas específicas dirigidas al agente se basan en la eliminación de agentes patógenos conocidos, carcinógenos, teratógenos (que pueden producir malformaciones congénitas), etcétera.

Entre las medidas preventivas específicas dirigidas al ambiente:

— Eliminación de fuentes productoras de carcinógenos, alergenos, radiación, etcétera.

CUADRO No. 3 Niveles de aplicación de medidas preventivas en la historia de la enfermedad.

PERIODO PRE-PATOGENICO		PERIODO PATOGENICO		
PREVENCION PRIMARIA		PREVENCION SECUNDARIA		PREVENCION TERCIARIA
PROMOCION DE LA SALUD	PROTECCION ESPECIFICA	DIAGNOSTICO Y TRATAMIENTO TEMPRANO	LIMITACION DE LA INCAPACIDAD	REHABILITACION
Educación sanitaria Buenos estándares de nutrición ajustados a las diferentes fases de desarrollo	Uso de inmunizaciones específicas	Medidas para encontrar casos, individuales y de masa	Adecuado tratamiento para detener la enfermedad y prevenir futuras complicaciones y secuelas	Provisión de facilidades hospitalarias y comunitarias para adiestramiento y educación con el fin de usar al máximo las capacidades remanentes
Atención al desarrollo de la personalidad	Atención a la higiene personal	Exámenes selectivos Encuestas de selección de casos		
	Uso de saneamiento ambiental	Objetivos:	Provisión de facilidades con el fin de limitar incapacidad y prevenir la muerte	
Provisión de condiciones adecuadas de casa, recreación y condiciones de trabajo	Protección contra los riesgos ocupacionales	Curar y prevenir la enfermedad		Educación del público y de la industria para utilizar al rehabilitado
Genética	Protección contra accidentes	Prevenir la difusión de enfermedades comunicables		
Exámenes periódicos selectivos	Uso de nutrientes específicos	Prevenir complicaciones y secuelas		Trabajo como terapia en los hospitales Ubicación selectiva
	Protección carcinógenos	Acortar el periodo de incapacidad		

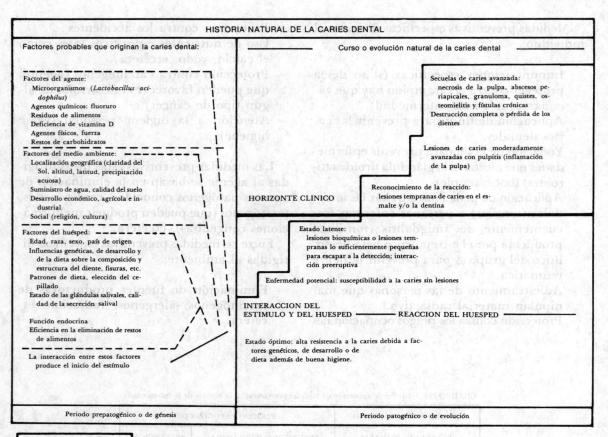

HISTORIA NATURAL DE LA CARIES DENTAL

Factores probables que originan la caries dental:

Factores del agente:
Microorganismos (*Lactobacillus acidophilus*)
Agentes químicos: fluoruro
Residuos de alimentos
Deficiencia de vitamina D
Agentes físicos, fuerza
Restos de carbohidratos

Factores del medio ambiente:
Localización geográfica (claridad del Sol, altitud, latitud, precipitación acuosa)
Suministro de agua, calidad del suelo
Desarrollo económico, agrícola e industrial
Social (religión, cultura)

Factores del huésped:
Edad, raza, sexo, país de origen
Influencias genéticas, de desarrollo y de la dieta sobre la composición y estructura del diente, fisuras, etc.
Patrones de dieta, elección del cepillado
Estado de las glándulas salivales, calidad de la secreción salival
Función endocrina
Eficiencia en la eliminación de restos de alimentos

La interacción entre estos factores produce el inicio del estímulo

Curso o evolución natural de la caries dental

Secuelas de caries avanzada:
necrosis de la pulpa, abscesos periapicales, granuloma, quistes, osteomielitis y fístulas crónicas
Destrucción completa o pérdida de los dientes

Lesiones de caries moderadamente avanzadas con pulpitis (inflamación de la pulpa)

HORIZONTE CLINICO

Reconocimiento de la reacción: lesiones tempranas de caries en el esmalte y/o la dentina

Estado latente: lesiones bioquímicas o lesiones tempranas lo suficientemente pequeñas para escapar a la detección; interacción preeruptiva

Enfermedad potencial: susceptibilidad a la caries sin lesiones

INTERACCION DEL ESTIMULO Y DEL HUESPED ———— REACCION DEL HUESPED

Estado óptimo: alta resistencia a la caries debida a factores genéticos, de desarrollo o de dieta además de buena higiene.

Periodo prepatogénico o de génesis	Periodo patogénico o de evolución

PROTECCION ESPECIFICA

Educación higiénica en higiene de la boca

Buen standard de nutrición

Dieta planeada

Examen periódico selectivo

Buena higiene de la boca

Fluorización de los abastecimientos públicos de agua

Aplicación tópica de fluoruros

Evitación de alimentos que lesionen, principalmente entre comidas

Cepillado de los dientes después de comer

Tratamiento de las lesiones incipientes

Tratamiento de áreas alta ente susceptibles pero no complicadas en personas susceptibles

Odontología preventiva

DIAGNOSTICO TEMPRANO Y TRATAMIENTO OPORTUNO

Examen periódico de la boca con rayos X

Tratamiento precoz de todas las lesiones

Extensión del tratamiento en la vecindad de las lesiones para prevenir lesiones secundarias

Atención a los defectos en el desarrollo

Examen obligatorio de los escolares

LIMITACION DE LA INCAPACIDAD

Tapar la pulpa

Tratamiento de la raíz y del canal

Restauraciones

Extracciones

Protección contra la formación de abscesos

REHABILITACION

Reemplazamiento de las estructuras perdidas

Puentes y dentaduras postizas para restaurar la armonía y la función de la dentadura

Prevención primaria	Prevención secundaria	Prevención terciaria

Niveles de prevención de la caries dental

— Eliminación de focos infecciosos (núcleos de donde se disemina la infección; por ejemplo, un núcleo familiar, un establecimiento o cambios ecológicos de un área geográfica).
— Eliminación de condiciones peligrosas (véase higiene de la comunidad).

Prevención secundaria

Se aplica cuando la prevención primaria fracasó, es decir, cuando el individuo se enferma.

Las medidas preventivas dirigidas a los individuos se basan en los exámenes médicos periódicos. Permiten el diagnóstico precoz de la enfermedad y su tratamiento oportuno para evitar su avance y difusión, además de complicaciones y secuelas. La incapacidad del individuo también se acorta.

Si el diagnóstico se hace tardíamente pero el tratamiento es adecuado, todavía pueden prevenirse complicaciones o secuelas.

Las medidas preventivas dirigidas al agente consisten en el alejamiento, atenuación o eliminación de fuentes, condiciones y actitudes nocivas.

Las medidas preventivas dirigidas al ambiente consisten en: el saneamiento (ambiente físico y biológico), elevación del nivel de vida (ambiente social) y cambio de hábitos, creencias y costumbres desfavorables a la salud (ambiente cultural).

Prevención terciaria

Se aplica cuando han fracasado los niveles anteriores. Las medidas preventivas dirigidas al individuo consisten en la práctica de exámenes médicos para:

a) Limitar el daño, diagnosticar y aplicar el tratamiento adecuado.
b) Limitar la invalidez; esto se obtiene luego de detectar y valorar el grado de invalidez física, mental o social, con un programa de rehabilitación que trate de recuperar la función y eficacia de los tejidos y órganos afectados por la enfermedad y si es preciso, sus mecanismos de compensación para que sea independiente, se reintegre a la comunidad y pueda llevar una vida productiva.

Los programas de rehabilitación se basan en las capacidades que le quedan al individuo y toman en consideración su capacidad de aprendizaje, las repercusiones emocionales y sociales tratando de descubrir sus habilidades y destrezas. Se enseña al individuo a comer, vestirse, utilizar los instrumentos de la vida diaria, los sistemas de comunicación y de escritura y, si el paciente no puede desempeñar sus actividades anteriores, se le enseñan otras que le permitan tener otro tipo de ocupación compatible con sus capacidades residuales, su vocación y las fuentes de trabajo.

Las medidas preventivas dirigidas al agente y al ambiente son similares a las de la prevención secundaria.

ENFERMEDAD TRANSMISIBLE

CAPITULO 7

Enfermedad es la pérdida de la adaptación al medio ambiente. Existen diversas formas de clasificar a la enfermedad: de acuerdo a su evolución, a los sistemas afectados, etcétera.

Las enfermedades —de acuerdo con una clasificación internacionalmente aceptada— se dividen en:

I. Enfermedades infecciosas y parasitarias
II. Tumores
III. Enfermedades de las glándulas endocrinas, de la nutrición y del metabolismo
IV. Enfermedades de la sangre y de los órganos hematopoyéticos
V. Trastornos mentales
VI. Enfermedades del sistema nervioso y de los órganos de los sentidos
VII. Enfermedades del sistema circulatorio o angiológico
VIII. Enfermedades del sistema respiratorio
IX. Enfermedades del sistema digestivo
X. Enfermedades del sistema genitourinario
XI. Complicaciones del embarazo, del parto y del puerperio
XII. Enfermedades de la piel y del tejido celular subcutáneo
XIII. Enfermedades del sistema osteomuscular y del tejido conjuntivo
XIV. Anomalías congénitas
XV. Ciertas causas de mortalidad y morbilidad perinatales
XVI. Síntomas y estados morbosos mal definidos
XVII. Accidentes, envenenamientos y violencias (causa externa)
XVIII. Accidentes, envenenamientos y violencias (naturaleza de la lesión)

Fuente: *Manual de la clasificación estadística internacional de enfermedades, traumatismos y causas de defunción*. Organización Panamericana de la Salud O.M.S., 1972.

Las enfermedades transmisibles ocupan los primeros lugares entre las causas de mortalidad general en México, por lo cual a continuación van a estudiarse algunos aspectos importantes de ellas para esto usaremos las definiciones que la O.M.S. ha dado a los siguientes términos:

Enfermedad infecciosa es cualquier enfermedad consecutiva a una infección. Infección es la entrada y desarrollo o multiplicación de un agente patógeno biológico en el organismo de una persona o de un animal. Hay que diferenciar la infección de la contaminación; esta última es la presencia de agentes infecciosos vivos en las partes exteriores del cuerpo o en objetos utilizados por las personas. Infestación es el desarrollo y reproducción de artrópodos en la superficie del cuerpo o la ropa.

Enfermedad transmisible, es cualquier enfermedad causada por un agente infeccioso o sus productos tóxicos, que se transmite directa o indirectamente a una persona sana por una persona o animal enfermo o portador, o por conducto de un huésped intermediario, de un vector o del medio ambiente.

Entre las enfermedades transmisibles más frecuentes en México se encuentran: la amibiasis, salmonelosis, shigelosis, gonorrea, sífilis, tuberculosis, sarampión, resfriado común, amigdalitis (tonsilitis), neumonía, hepatitis infecciosa, etcétera.

Son condiciones necesarias para la transmisión de una enfermedad, la existencia de:

a) un agente causal
b) un reservorio satisfactorio o foco de infección
c) un huésped susceptible con puertas de entrada y salida accesibles para el parásito
d) medios apropiados para que el agente se transmita a otros huéspedes

a) Agente causal.

En este caso se trata de agentes biológicos: bacterias, virus, hongos, parásitos y/o sus toxinas (véase capítulo de factores ecológicos de la salud y la enfermedad).

b) Los reservorios de la infección son los hombres, animales, plantas, el suelo o la materia orgánica inanimada donde el agente infeccioso vive y se multiplica. El reservo

rio humano puede ser un caso clínico, un caso subclínico o un portador asintomático. El caso clínico, es aquél que presenta signos y síntomas de la enfermedad; la puede haber transmitido antes, durante o después de que aparezcan los datos clínicos. Caso subclínico es aquel que no presenta síntomas o los presenta en su forma más leve y puede detectarse por medio de estudios especiales. El portador asintomático de una enfermedad infecciosa alberga en su organismo a los agentes causales y los disemina, sin presentar síntomas de la enfermedad, pero puede volver a presentar la enfermedad.

El reservorio puede ser animal: por ejemplo, el ganado bovino tuberculoso, el ganado porcino afectado de triquinosis, el perro con tenia, etcétera.

c) Huésped susceptible o comprometido es el organismo que no tiene defensas específicas contra determinado agente causal porque no ha estado en contacto con él o que por alguna causa se ha "debilitado" o carece de inmunidad (véase capítulo de mecanismos de defensa e inmunidad).

Para que un agente biológico pueda pasar de un reservorio a otro huésped susceptible necesita encontrar la forma de salir, es decir, una vía de salida adecuada del reservorio y una puerta accesible o vía de entrada en el huésped; generalmente las vías de salida y las vías de entrada son similares, éstas son:

1. El tracto digestivo: Al ingerir alimentos contaminados con materia fecal que contiene agentes biológicos podemos contraer enfermedades tales como disentería, cólera, helmintiasis, poliomielitis, etcétera.
2. El tracto respiratorio (vías respiratorias): Al hablar, toser, o estornudar todas las personas diseminan gotitas pequeñísimas de saliva llamadas gotas de Flügge; si éstas proceden de un reservorio con alguna

enfermedad respiratoria como la difteria, tuberculosis, etcétera, pueden caer en la cara del huésped y penetrar por el tracto respiratorio.

3. La piel y las mucosas: por contacto directo de piel o mucosas se transmiten las enfermedades de transmisión sexual y enfermedades de la piel como la sarna y la tiña.

4. La sangre: El mosquito Anopheles mediante su picadura puede transmitir el paludismo.

Los agentes causales biológicos que se eliminan por el tracto digestivo y el tracto urinario entran generalmente por la boca, como en el caso de la fiebre tifoidea.

Las vías de entrada y de salida no siempre corresponden con el órgano afectado: por ejemplo, en la poliomielitis.

d) Medios apropiados para que el agente se transmita a otros huéspedes. Existen factores ambientales que favorecen la propagación de las enfermedades:

1. Físicos

La enfermedad puede transmitirse por contacto directo con la persona o, indirectamente a través de vehículos de transmisión tales como el agua, la leche y otros alimentos. Vehículo de transmisión es cualquier sustancia u objeto que sirve de intermediario entre un reservorio y un huésped susceptible.

El agua contaminada puede transmitir enfermedades como la fiebre tifoidea, paratifoidea, disenterías y el cólera.

La leche contaminada puede transmitir enfermedades en el caso de que la vaca o la madre padezca una enfermedad o tenga alguna infección en la ubre o pezón, o porque se contamine durante el transporte o almacenamiento. Las enfermedades más frecuentemente transmitidas por la leche son: fiebre tifoidea, paratifoidea, tuberculosis y brucelosis.

Otros alimentos transmisores son los vegetales, sobre todo cuando se riegan con aguas negras, y los mariscos que crecen en aguas contaminadas. La carne proveniente de animales parasitados es un medio de propagación de enfermedades, como la triquinosis (cerdo) y la tularemia (conejo).

Los objetos como la ropa, utensilios y juguetes pueden ser vehículos de transmisión de ciertas enfermedades (fómites).

El aire puede servir para transmitir enfermedades infecciosas por medio de la diseminación de las gotas de Flügge, (sarampión, varicela, tuberculosis, infecciones producidas por estafilococos, etcétera).

El polvo y la tierra pueden contener agentes causales tales como el *Clostridium tetani* que produce el tétanos, o larvas de *Ancylostoma* que penetran a través de la piel de las personas descalzas y produce la uncinariasis.

2. Biológicos

Los insectos pueden actuar como vectores (un vector es cualquier animal capaz de transportar y por ende transmitir la enfermedad; la mayor parte de ellos son insectos y artrópodos como el piojo, la pulga, la chinche o la garrapata) que transmiten al huésped agentes infecciosos a partir de un caso clínico, un portador asintomático o un reservorio. Pueden actuar en diversas formas: transportando microorganismos (por ejemplo, la mosca que se posa en la materia fecal contaminada y luego lo hace en los alimentos o en la piel), o bien en forma de huéspedes intermediarios; esto último significa que el microorganismo tiene parte del ciclo de su desarrollo dentro del cuerpo del insecto y éste lo inocula al huésped (paludismo y fiebre amarilla).

En el caso del tifo, el huésped intermediario es el piojo, que al ser aplastado o al excretar, libera la rickettsia que puede penetrar al huésped a través de alguna pequeña herida.

Otros huéspedes intermediarios son: los peces que transmiten la tenia del pescado (*Dibothriocephalus latus*), el cerdo que es el huésped intermediario de *Trichinella spiralis* (agente causal de la triquinosis), etcétera

3. Sociales

La pobreza, la falta de higiene personal, la vivienda inadecuada, la ignorancia y la falta de atención médica favorecen la transmisión de enfermedades.

Entre los factores accesorios se encuentran:

La densidad de población (cuando ésta aumenta también aumentan las posibilidades de exponerse al agente causal).

Algunas costumbres aumentan las posibilidades de adquirir enfermedades (comer en sitios con poca higiene favorece una infección gastrointestinal).

La zona geográfica, la estación del año y el clima pueden favorecer la transmisión de ciertas enfermedades.

Modos de Transmisión

Son los mecanismos por los cuales un agente infeccioso es transportado de un reservorio a un huésped susceptible.

Pueden ser:

1. Por contacto directo (excreciones o secreciones) o indirecto (al hablar, toser o estornudar se diseminan las gotas de Flügge que transmiten agentes biológicos) como en la difteria, infecciones por estafilococos, enfermedades de transmisión sexual, infecciones respiratorias, meningitis, parotiditis, rabia, sarampión, tiña, tos ferina, varicela, tuberculosis.
2. Por medio de un vehículo (agua, alimentos, leche, sangre), como en la amibiasis, diarreas infecciosas, hepatitis infecciosas, parasitosis, salmonelosis, tuberculosis, triquinosis.
3. Por medio de un vector: fiebre amarilla, paludismo, rickettsiasis.
4. Por el aire: infecciones respiratorias, sarampión, varicela, tuberculosis, parasitosis.

INVALIDEZ

Es la pérdida de las facultades o funciones físicas, psicológicas y/o sociales, que imposibilitan el desarrollo de una actividad de manera permanente, consecuencia de daños irreversibles. Es diferente de la incapacidad que consiste en la pérdida de las facultades físicas y/o psíquicas que alteran el normal desempeño del trabajador en su actividad, provocando el cese de éste por un lapso de tiempo; puede ser temporal o parcial.

Entre las actividades de la vida humana se encuentran las de traslación (transporte), educativas, laborales, recreativas y de cuidado personal como vestirse, alimentarse, asearse, etcétera.

Según la Encuesta Nacional de Inválidos realizada en la República Mexicana, en 1982, se encontró que las tasas de prevalencia de personas con secuelas invalidantes, en orden de importancia, fueron las siguientes:

Núm. de orden	Tipo	Sexo Masc.	Sexo Fem.	Tasa por 10 000 hab.
1	Secuelas de alcoholismo	3 526	84	536
2	Secuelas de traumatismos	1 128	709	351
3	Epilepsia	817	1 047	299
4	Secuelas de enf. articulares	586	1 166	282
5	Sordera	550	442	218
6	Ceguera	427	558	217
7	Tartamudez	593	292	150
8	Secuelas de poliomielitis	381	356	125
9	Malformaciones congénitas	356	370	114
10	Parálisis cerebral infantil	124	79	111
11	Amputación de extremidades	376	115	107
12	Deficiencia mental	287	244	97
13	Hemiplejía	221	236	91
14	Lesiones de la médula espinal	176	88	51
15	Alteraciones permanentes de la conducta	152	132	51
16	Síndrome de Down	134	142	45
17	Labio y/o paladar hendidos	179	126	42
18	Secuelas de quemaduras y cicatrices deformantes	89	66	41
19	Mudez	57	54	24

En términos generales, las secuelas invalidantes son más frecuentes en el sexo masculino (61.5%) que en el femenino (38.5%).

Por grupos de edad se obtuvieron los siguientes datos:

De 0 a 14 años	4 257	(22.4%)
De 15 a 59 años	10 904	(57.4%)
De 60 años y mayores	3 829	(20.2%)
Total	18 990	(100%)

Los aspectos de invalidez e incapacidad en el trabajo se presentan dentro del capítulo Higiene del Trabajo.

Se ha comprobado que la invalidez tiende a aumentar por los siguientes factores:

1. Crecimiento demográfico y disminución de la tasa de mortalidad. Una tasa es el número de veces que ocurre un acontecimiento; la mortalidad, se expresa por 1 000 habitantes, sobre la población total en un periodo determinado, que generalmente es de un año (ver tasas). Al haber mayor población, aumenta también el número de inválidos.
2. Aumento en la expectativa de vida (probabilidad de vivir); este aspecto va relacionado con el avance de la ciencia. Muchas de las personas que antes morían por diversas enfermedades ahora sobreviven dando lugar a la aparición de enfermedades degenerativas, propias de la vejez que producen invalidez, tales como la arteriosclerosis, las enfermedades del corazón y la demencia senil.
3. Incremento de la industrialización que ha dado como consecuencia aumento de los accidentes de trabajo, de tránsito y en el hogar, que causan invalidez.

Las causas de invalidez son diferentes en el niño y en el adulto porque hay enfermedades propias o más frecuentes en cada etapa de la vida.

La invalidez en el niño puede ser consecuencia de accidentes, enfermedades infecciosas (sífilis congénita, tuberculosis, poliomielitis, fiebre reumática, etcétera), malformaciones congénitas, defectos en la visión y la audición, parálisis cerebral, trastornos del lenguaje, deficiencia mental, etcétera. La repercusión que tiene es más grave que en el adulto porque su organismo está desarrollándose en todos sus aspectos y necesita recibir más estímulos y atención para rehabilitarse, de aquí que la observación cuidadosa de los padres y maestros, así como el examen periódico de salud en los niños ayuden a detectar algunos problemas; por ejemplo, si se observa que el niño no se sienta bien, si no camina o no habla a la edad adecuada, etcétera. Esto puede producir en el niño inseguridad emocional, angustia y limitación en el proceso de socialización y como consecuencia la sobreprotección o el rechazo familiar sin contar con que el niño puede adoptar también actitudes regresivas (adoptar conductas de una edad menor) o agresivas.

En el adulto la invalidez más frecuente se debe a accidentes (amputación de extremidades, lesiones medulares, secuelas de fracturas), enfermedades de las articulaciones, tuberculosis, diabetes, alcoholismo, etcétera.

En las personas mayores de 65 años las causas más frecuentes son la hemiplejía, amputaciones de extremidades, enfermedades degenerativas de las articulaciones, secuelas de fracturas, sordera, deterioro senil, etcétera.

La repercusión que puede producir en el individuo puede ser:

a) Limitación física o mental.
b) En muchas ocasiones, desajustes psicológicos como consecuencia de la limitación física.
c) Limitación del desarrollo socioeconómico.
d) Limitación del desarrollo educativo-cultural.

Repercusión en la estructura familiar:

a) Puede haber frustración, agresividad, angustia y falta de actitud positiva ante la vida; si esto sucede pueden cambiar los valores y las normas de conducta.
b) Se alteran los papeles que juegan los miembros de la familia. Puede haber sobreprotección o rechazo.
c) Puede cambiar la comunicación familiar.
d) Puede alterar la dinámica de las emociones.
e) Puede haber una sobrecarga económica.

Repercusión en la comunidad:

Puede producir:
a) Desempleo.
b) Mendicidad.
c) Alcoholismo y/ farmacodependencia.
d) Prostitución.
e) Delincuencia, etcétera.

La comunidad, al no estar educada para aceptar al inválido le niega inscripción en la escuela durante la niñez y trabajo en la edad adulta.

Prevención

1. Es necesario investigar todos los factores que interfieren en el crecimiento normal, el desarrollo físico y mental del individuo y su adaptación social útil.
2. Fomentar la salud, esto es, prevenir toda anormalidad, enfermedad o lesión que pudiera ser causa de invalidez (física y men-tal), dado que muchos casos de invalidez se generan en la etapa prenatal; por ejemplo, la sífilis congénita, la eritroblastosis fetal, las lesiones congénitas que produce la rubéola. Posteriormente, en las diferentes etapas de la vida pueden presentarse poliomielitis, otitis, etcétera.
3. Es muy importante el diagnóstico precoz y el tratamiento oportuno de los defectos físicos y mentales.
4. Convalecencia adecuada. Deben incluirse, dependiendo de cada caso en particular, el ejercicio, la recreación, una dieta adecuada, educación, atención psicológica, servicio social, etcétera.
5. Rehabilitación vocacional para ayudar al individuo a desarrollar al máximo las capacidades que le quedaron y devolverle la actividad hasta donde sea posible.
6. Educación a la comunidad, para eliminar los prejuicios contra la educación o el empleo de personas inválidas, que llegan a ser más útiles y efectivas que muchas personas "normales".

ANATOMIA Y FISIOLOGIA: INTRODUCCION

La anatomía y la fisiología son ramas de la biología, que es la ciencia que estudia a los seres vivos.

La anatomía es la ciencia que estudia la conformación y la estructura de los seres vivos animales o vegetales, por lo cual hay anatomía vegetal, anatomía animal y por su importancia anatomía humana. La anatomía humana estudia la conformación y la estructura del cuerpo humano.

La anatomía humana tiene diversas ramas:

— Anatomía descriptiva; estudia la forma, situación, composición y relaciones de las estructuras.
— Anatomía topográfica; estudia las regiones en que se divide el cuerpo humano, las estructuras de cada una, y las relaciones que guardan entre sí.
— Anatomía macroscópica; estudia las estructuras que pueden observarse a simple vista.
— Anatomía microscópica; estudia con la ayuda de lentes especiales las estructuras que no pueden apreciarse a simple vista. El estudio de la estructura microscópica se llama histología y el estudio de las células, citología.

— Anatomía comparada; estudia comparativamente las estructuras de los animales entre sí y con el ser humano.
— Anatomía del desarrollo, que estudia las modificaciones que sufre el organismo desde la fecundación hasta la vejez. Las modificaciones que sufre el organismo desde la fecundación hasta el nacimiento son estudiadas por la embriología.
— Anatomía patológica; estudia las modificaciones macro y microscópicas que sufren las estructuras orgánicas bajo la acción de las enfermedades (la patología es la rama de la medicina que estudia a las enfermedades: sus causas o etiología, su evolución y los trastornos que produce en el organismo).

La morfología humana comprende la estructura del cuerpo en estado de salud a nivel subcelular, celular, tisular y sistémico desde la etapa embrionaria hasta la senectud e identifica la forma en que los factores ambientales internos y externos pueden modificar la salud del individuo dentro del rango de la normalidad o afectarlo patológicamente.

La fisiología es una parte de la biología que estudia las funciones de los componentes orgánicos de los seres vivos, por lo cual hay fisiología vegetal, fisiología animal y fisiología humana.

La fisiología humana tiene diversas ramas:

— Fisiología celular; estudia las funciones de las células.
— Fisiología tisular; estudia las funciones de los tejidos.
— Fisiología orgánica o especial; estudia las funciones de los diferentes órganos, por ejemplo, la fisiología del corazón, del estómago, etcétera.
— Fisiología sistémica; estudia las funciones de los diferentes sistemas.
— Fisiología comparada; estudia comparativamente las funciones orgánicas de los animales y del hombre.
— La fisiología patológica o fisiopatología; estudia las modificaciones que sufren las funciones de las estructuras enfermas.

La anatomía y la fisiología están íntimamente relacionadas, porque si queremos conocer el funcionamiento de un órgano, necesitamos saber cómo está constituido y viceversa.

Prefijos, sufijos o locuciones más usuales en la terminología de la materia

Generalmente se hace uso de prefijos y sufijos así como de locuciones especializadas que nos ayudan a comprender y describir mejor la anatomía y la fisiología:

a, an: significa carencia; por ejemplo, analgesia es la carencia de la sensibilidad al dolor.

algia: dolor; odontalgia es el dolor de diente(s).

ante: delante; anteversión es la desviación o desplazamiento de un órgano hacia adelante.

bradi: lentitud; bradicardia es una lentitud anormal en el pulso y los latidos cardiacos, bradipnea es la respiración lenta.

dis: dificultad; disnea es la dificultad en la respiración.

distal: lejos del centro, tronco o del sitio de origen; el sitio de origen de las extremidades se encuentra donde se unen al tronco, el brazo es distal en relación al tronco (véase *proximal*).

ecto: situación exterior o superficial; el ectodermo es la capa exterior del embrión.

endo: situación interior o profunda; el endocardio es la túnica interior del corazón.

epi: encima o sobre; la epidermis es la capa de la piel que está sobre la dermis.

exo: fuera; exoftalmia es la proyección o protusión anormal del bulbo (globo) ocular.

exterior: situado en la parte de afuera; el corazón tiene tres túnicas o capas: la interior o endocardio, la media o miocardio y la exterior o pericardio (véase *interior*).

hiper: sobre o exceso; hipertermia es el aumento de la temperatura.

hipo: debajo o deficiencia; hipocromía es la disminución de la coloración o pigmentación.

infra: posición inferior; infraumbilical significa abajo del ombligo.

inter: entre; el líquido intercelular está entre las células.

interior: dentro o más cerca del centro del organismo o de alguna parte (véase *exterior*).

intra: dentro; intravenoso se refiere al interior de una vena.

itis: inflamación; faringitis es la inflamación de la faringe.

lateral o externo: lejano a la línea media; en el ojo, al unirse los párpados se forma una comisura o ángulo medial

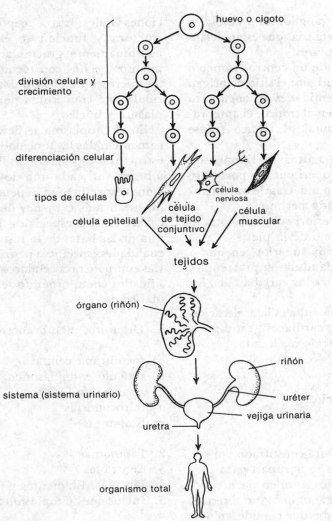

huevo o cigoto

división celular y
crecimiento

diferenciación celular

tipos de células

célula epitelial

célula
de tejido
conjuntivo

célula
nerviosa

célula
muscular

tejidos

órgano (riñón)

sistema (sistema urinario)

riñón

uréter

vejiga urinaria

uretra

organismo total

Fig. 2 Niveles de organización del cuerpo humano.

cercano a la línea media y una comisura o ángulo lateral alejado de
la línea media.

medial o interno: cercano a la línea media
(véase *lateral o externo*).

oma: tumor o crecimiento; fibroma es un
tumor de tejido fibroso.

osis: sufijo que significa en muchos casos
estado de enfermedad; tuberculosis,
cirrosis.

peri: alrededor; el pericardio está alrededor del corazón.

poli: mucho(s); policitemia es el exceso de
eritrocitos o glóbulos rojos.

post: detrás o después; posterior significa
que está situado detrás de algo; *post
partum* es el lapso que sigue del
parto.

pre: antes, delante o anterior; preganglionar significa que ocurre o está

antes de un ganglio; los premolares son piezas dentarias que están delante de los molares.

proximal: más cerca de un centro, tronco o del sitio de origen; el sitio de origen de las extremidades se encuentra donde se unen al tronco, el antebrazo es proximal al tronco (véase *distal*).

retro: detrás o hacia atrás; los riñones son órganos retroperitoneales porque se encuentran por detrás de una membrana llamada peritoneo.

sub: debajo o inferior; subcutáneo es lo que está abajo de la piel.

supra: indica posición superior, encima o sobre; las glándulas suprarrenales están localizadas arriba de los riñones.

taqui: rápido; taquicardia es la aceleración de los latidos cardiacos y taquipnea es la respiración acelerada.

Niveles de organización del cuerpo humano

El cuerpo humano está constituido por células, las que a su vez se agrupan para formar tejidos. Los tejidos se unen para constituir órganos y los órganos integran sistemas (o aparatos). Hay autores que consideran que el primer nivel de organización es el nivel molecular o químico, porque todos los seres vivos están constituidos por materia y todas las formas de la materia están constituidas por elementos químicos (carbono, hidrógeno, oxígeno y nitrógeno constituyen 96% del peso del cuerpo).

Nivel celular

La célula es la unidad anatómica y funcional del cuerpo humano, la estructura más pequeña capaz de desempeñar todas las fun-

ciones vitales. Los conceptos acerca de su estructura y función se están modificando continuamente gracias a nuevos descubrimientos hechos con técnicas bioquímicas o de microscopía electrónica. Básicamente la célula está constituida por dos partes: citoplasma y núcleo.

En el citoplasma se llevan a cabo prácticamente todas las funciones celulares en unas estructuras especializadas llamadas *organitos* u *organelos*; cada uno de ellos efectúa funciones específicas y, dependiendo de la célula, están más o menos desarrollados o con características especiales, lo cual constituye una de las bases de la histología, ya que sus cualidades específicas permiten identificarlas. Las componentes celulares citoplásmicos clasificados como organitos en una célula animal son:

1. Organitos membranosos que incluyen:

a) membrana celular
b) retículo endoplásmico
c) aparato de Golgi
d) mitocondrias
e) lisosomas

2. Ribosomas
3. Centríolos
4. Fibrillas, filamentos y túbulos
5. Inclusiones citoplásmicas

A continuación se mencionarán brevemente algunas de sus características más importantes, su aspecto —sobre todo visto mediante el microscopio electrónico— y algunas funciones. Los interesados en ampliar estos conceptos deben consultar una obra de citología o una de histología.

1. Organitos membranosos
     Incluye este tipo todas las estructuras que tienen en común estar formadas por lo que se conoce como *unidad de membrana*, es decir, que todos ellos están for-

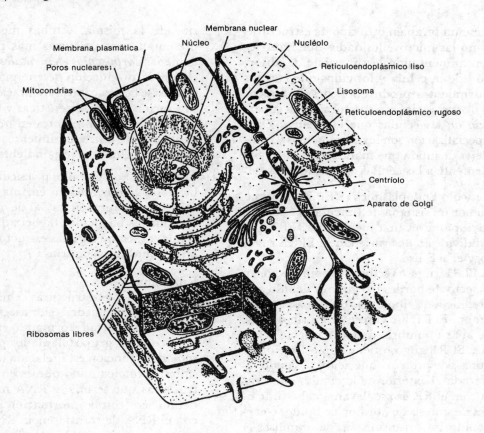

Membrana nuclear

Membrana plasmática

Núcleo

Nucléolo

Poros nucleares

Reticuloendoplásmico liso

Mitocondrias

Lisosoma

Reticuloendoplásmico rugoso

Centríolo

Aparato de Golgi

Ribosomas libres

Fig. 3 Diagrama de las estructuras y organelos encontrados en la mayoría de las células del cuerpo.

mados por un complejo lipoproteico característico. Estas estructuras no sólo limitan a la célula con su medio ambiente, sino que también limitan y separan partes de la célula para favorecer o evitar cierto tipo de reacciones.

a) Membrana celular o plasmática. Protege y separa una célula de otra y la aísla del medio extracelular, presenta un sistema de pliegues que forma canales y compartimientos. El paso de sustancias a través de ella puede ser por simple transporte pasivo o consumir energía para concentrar

algún compuesto dentro de ella, lo que se conoce como transporte activo. Otra forma de incorporar sustancias al interior de la célula es por medio de la *pinocitosis o fagocitosis*. En este proceso la membrana engloba una partícula que después es incorporada al interior de la célula; a esta vesícula membranosa resultante se le llama *fagosoma o vesícula pinocitótica* según sea el caso, y se asocia con los lisosomas, especialmente en las células encargadas de la defensa del organismo como los neutrófilos y macrófagos. La membrana celular presenta también otro tipo de estructuras como las microvellosidades que intervienen aumentando la superficie de absorción de la célula y los cilios que con sus movimientos producen el desplazamiento de sustancias o estructuras en la superficie de las células que los tienen. Otra especialización son los desmosomas y complejos de unión que mantienen unidas firmemente a las células epiteliales entre sí.

b) Retículo Endoplásmico (RE). Está formado por un sistema de vesículas o cisternas cuya pared es una membrana. El RE se subdivide en dos variedades: El RE rugoso y el RE liso.

El RE rugoso recibe este nombre por su aspecto de bordes irregulares debido a la presencia de ribosomas unidos a la membrana. El RE liso carece de los ribosomas, de ahí su nombre, dado su aspecto regular. El RE rugoso tiene como función la síntesis de proteína que acabará siendo secretada al exterior de la célula, mientras que en el RE liso se llevan a cabo funciones de síntesis de hormonas, lípidos o carbohidratos, transmisión de impulsos y destoxificación de sustancias como hormonas o medicamentos.

c) Aparato de Golgi. Es también un sistema de vesículas membranosas y se le considera la continuación del RE rugoso, ya que entre sus funciones se encuentra la de concentrar los productos que provienen de este organito, almacenar momentáneamente y en ocasiones, completar su síntesis agregándole el lípido o carbohidrato que necesita la proteína; también secreta carbohidratos. El aparato de Golgi se continúa a su vez con los gránulos y glóbulos de secreción que vierten su contenido por mecanismos todavía no bien aclarados.

d) Mitocondrias. Están constituidas por dos membranas: interna y externa. La interna con pliegues que se proyectan al exte-

rior de la misma. Ambas membranas presentan subestructuras más pequeñas llamadas *corpúsculos elementales.* Su función es la producción de energía, ya que en ellas se lleva a cabo la respiración. Dada su función, las características y cantidad de mitocondrias presentes en una célula dependen de los requerimientos de energía de la célula correspondiente.

e) Lisosomas. Son glóbulos o vesículas membranosas que contienen enzimas proteolíticas cuya función es la de digerir o destruir las partículas fagocitadas por la célula, así como algunas estructuras celulares como mitocondrias.

2. Ribosomas

Son pequeñas estructuras celulares corpusculares que pueden estar asociadas con el RE o en libertad, formando en ocasiones pequeños grupos llamados *polirribosomas.* Su función está relacionada con la síntesis proteica dado que es en estas estructuras que se une el RNA mensajero del núcleo (con la información genética) con el RNA de transferencia RNAt, que acarrea el aminoácido, produciendo las cadenas polipeptídicas o proteínicas. Si la asociación es con el RE, la proteína sintetizada seguramente va a ser secretada fuera de la célula, mientras que si se sintetiza en los polirribosomas, seguramente quedarán en la célula para cumplir con alguna función dentro de ésta.

3. Centríolos

Son estructuras formadas por nueve haces tubulares dispuestos en forma cilíndrica. Su función es organizar la proteína fibrilar que a su vez tiene participación muy importante en la reproducción celular, en este caso dos centríolos se disponen perpendicularmente formando el *centrosoma* y los túbulos que forman alcanzan a los cromosomas, siendo los responsables de los movimientos anafásicos de las cromátides; a la estructura que forman los centrosomas con la proteína fibrilar o huso mitótico se le ha llamado *aparato mitótico*. También la proteína fibrilar de cilios y flagelos parece ser organizada por los centríolos que probablemente también actúan como centro cinético.

4. Fibrillas, filamentos y túbulos

Son estructuras con diferentes funciones como sostén celular, capacidad contráctil o de transporte intracelular según su estructura. Las fibrillas que dan sostén están constituidas básicamente por una proteína denominada *actina* que se encuentra en continuo cambio formando lo que se conoce como *citoesqueleto*; las fibrillas forman también algunas estructuras como las microvellosidades del epitelio intestinal, que permiten aumentar la superficie de absorción de la célula.

Otro tipo de microfibrilla es la que se observa en el músculo. Recibe el nombre de *miofibrilla*, formada a su vez por *miofilamentos* que se distribuyen de manera longitudinal o transversal dando el aspecto característico al músculo: liso (longitudinal) o estriado (transversal). En el músculo estriado los filamentos pueden ser de dos tipos: los finos, formados principalmente por actina, y los gruesos formados por miosina; su disposición varía según el estado de contracción o relajación en que se encuentre la célula muscular.

Los túbulos se encuentran sólo en unas cuantas células como las nerviosas (neurotúbulos), y tal parece que su función es la de transportar sustancias de un sitio a otro de la célula.

5. Inclusiones citoplásmicas. Con este término se describen los materiales intracelulares que pueden ser de tres tipos: *a*) alimentos almacenados, como glucógeno, lípidos, etcétera; *b*) gránulos y glóbulos de secreción, como enzimas, hormonas, etcétera y *c*) pigmentos (hemoglobina, melanina).

En el núcleo se encuentra almacenada la información genética que en el transcurso de la vida de una célula regula las funciones que tienen lugar en el citoplasma. El núcleo de una célula modifica su estructura y de hecho desaparece durante el proceso de la división celular; a los cambios que sufre la célula para dividirse se les llama *mitosis*, y a los diferentes estados por los que atraviesa se les da el nombre de *profase, metafase, anafase y telofase*. Al periodo de vida celular comprendido entre una mitosis y la siguiente se le denomina *interfase*. Los núcleos de interfase presentan diferentes partes:

1. membrana nuclear
2. cromatina
3. nucléolo
4. jugo nuclear

1. Membrana nuclear

La membrana nuclear presenta la misma estructura que el resto de las membranas de la célula, con la diferencia de que presenta numerosos orificios llamados *poros nucleares* que permiten una comunicación relativamente libre y fácil entre núcleo y citoplasma. Esta membrana de alguna manera desaparece como tal al iniciarse la mitosis para volverse a formar cuando ésta termina.

2. Cromatina

Está formada por el material genético que puede estar enrollado o desenrollado en mayor o menor grado, dependiendo del tipo de célula de que se trate y del momento de la vida en que se encuentre dicha célula, de tal manera que tenemos dos tipos de cromatina: la *eucromatina*, que es la porción genéticamente activa, y la *heterocromatina*, que constituye las porciones no funcionales del material genético formando gránulos o partículas a veces tan densas y compactas que impiden distinguir otras partes del núcleo. Durante la interfase, el DNA o sea, el material genético, es duplicado, y durante la mitosis y división celular se condensa formando pequeños bastoncillos que se distribuyen de manera uniforme en las dos células hijas. Estos bastoncillos se tiñen intensamente por lo que recibieron el nombre de *cromosomas*. Los cromosomas son característicos en número para cada especie, el humano tiene 46 en total, de los cuales dos de ellos son los llamados *cromosomas sexuales* dado que, como su nombre lo indica son los responsables de la determinación del sexo; al resto de los cromosomas se les llama *autosomas*. Los cromosomas se estudian durante una de las fases de la mitosis: la llamada *metafase*, en ese momento los cromosomas muestran dos "brazos" llamados *cromátides*, que están unidos por una constricción llamada *centrómera*; en ocasiones existen pequeños fragmentos de material genético unidos a las cromátides que se llaman *satélites*. Los cromosomas se clasifican de acuerdo a su tamaño y longitud, a la posición de la centrómera (metacéntricos, submetacéntricos y acrocéntricos) y su estudio sistemático, ordenándolos según éstas y otras características, recibe el nombre de *cariotipo o cariograma* que ha permitido el estudio y la identificación de numerosas enfermedades genéticas, al grado de que en la actualidad, en este estudio se basa lo que se denomina *consejo genético*, para saber las probabilidades de presentar una enfermedad de tipo hereditario.

A toda la información hereditaria almacenada en los cromosomas se le llama *genotipo*, pero sólo una parte de dicha información se presenta en el individuo constituyendo las características "visibles o demostrables", a estas últimas se les da el nombre de *fenotipo*.

Tenemos entonces que cromosomas y cromatina no son más que estados funcionales diferentes de material hereditario que están compuestos por los *genes*, que a su vez son cadenas de ácido desoxirribonucleico (DNA) y proteínas formando un complejo. Como es bien sabido, el DNA es una doble hélice que tiene como bases: adenina, guanina, citocina y timina, un azúcar que es la desoxirribosa, y un radical fosfato. Es aquí en el DNA que se encuentra almacenada la información genética, dado que la secuencia y el número de bases determinan a su vez otra secuencia complementaria en un tipo especial de RNA (ácido ribonucleico). El RNA mensajero (RNAm), que al llegar al citoplasma y en presencia de ribosomas y RNA de transferencia (RNAt) sintetiza la proteína que de una u otra forma va a regular una función citoplásmica.

3. Nucléolos

Son generalmente cuerpos basófilos redondeados en número variable de uno hasta cuatro o cinco según la célula de que se trate, y que a veces quedan enmascarados por la cromatina condensada; sólo se observan en el núcleo de interfase relacionados con cierto tipo de cromatina que recibe el nombre de *organizadores nucleolares*. El núcleo está formado principalmente por RNA y proteína, aunque hay algo de DNA que interviene en su organización. El nucléolo es el sitio donde aparentemente son sintetizados los ribosomas.

4. Jugo nuclear

También llamado *nucleoplasma*, es la sustancia en la que quedan incluidos los nucléolos y la cromatina. Tanto su naturaleza como funciones precisas se desconocen o no están bien determinadas.

Características funcionales generales de las células:

1. Irritabilidad
2. Conductibilidad
3. Contractilidad
4. Absorción y asimilación
5. Secreción
6. Excreción
7. Respiración
8. Crecimiento
9. Reproducción

La irritabilidad es la capacidad que tienen las células para responder a un estímulo.

La conductibilidad forma una onda de excitación que se inicia en el punto estimulado y sigue a lo largo de su superficie.

Por medio de la contractilidad la célula se puede acortar.

Por medio de la absorción y la asimilación las células pueden captar alimentos y ciertas sustancias a través de su superficie para utilizarlas en forma diversa.

La secreción consiste en la capacidad para elaborar y expulsar diversas sustancias útiles al organismo.

La excreción permite a la célula eliminar los productos de desecho que resultan de su metabolismo.

La respiración es el proceso a través del cual la célula absorbe oxígeno que utiliza para oxidar en su interior sustancias alimenticias y obtener energía.

El crecimiento es la capacidad para aumentar su volumen sintetizando sustancias características de ellas a partir de otras que toman del medio.

Por último, la reproducción que se lleva a cabo en la mayoría de las células y puede ser por medio de mitosis (somática) y meiosis (sexual).

Nivel tisular

Un tejido es el conjunto de células con las mismas características, que desempeñan una función común. Existen cuatro tejidos básicos: epitelial, conjuntivo, muscular y nervioso.

Tejido epitelial

Se divide en membranas de cubierta y revestimiento y en glándulas. Sus funciones son protección, absorción, excreción, secreción y a veces captar estímulos sensoriales.

Las membranas de cubierta y revestimiento están unidas por muy poca sustancia intercelular y pueden o no estar dispuestas en capas; cuando forman una sola capa el epitelio es simple y, generalmente, está especializado en las funciones de absorción o permeabilidad. Cuando las células están expuestas a un efecto mecánico continuo o severo se disponen en varias capas formando un epitelio estratificado lo que les brinda mayor protección.

Las células del tejido epitelial tienen diferentes formas: planas o escamosas, cúbicas, columnares o cilíndricas, pseudoestratificadas y de transición; la forma de estas últimas varía de acuerdo a la distensión del tejido, como puede observarse en el tracto urinario.

Las membranas de cubierta o el epitelio de revestimiento pueden ser simples y estratificados, como ya se explicó, según formen una o varias capas de células respectivamente.

El epitelio simple recibe diferentes nombres según la forma de sus células, al corte histológico:

a) Plano escamoso, o pavimentoso cuando está formado por una capa de células muy delgadas; se encuentra generalmente en sitios donde se llevan a cabo intercambios de líquidos u otras sustancias, como en la filtración, difusión y absorción; por ejemplo, en los alvéolos pulmonares, los glomérulos de los riñones y el endotelio de los vasos sanguíneos.

b) Cúbico, formado por una sola capa de células cúbicas: se encuentra en los tejidos que llevan a cabo funciones de protección, absorción, y secreción, por ejemplo, en la superficie del ovario, en los túbulos del riñón y en los conductos pequeños de ciertas glándulas.

c) Columnar o cilíndrico formado por una capa de células rectangulares; puede presentar cilios, como en las tubas uterinas (trompas de Falopio) o, puede tener microvellosidades cuando lleva a cabo funciones de absorción, como el epitelio intestinal.

d) Pseudoestratificado, que se caracteriza por tener una sola capa de células pero, dispuestas de tal forma que algunas de ellas no llegan a la superficie, dando el aspecto de un tejido con varias capas, de allí su nombre de pseudoestratificado; algu-

nos de estos epitelios secretan moco, otros tienen células con cilios para desplazar el moco que secretan las células caliciformes; se encuentran en abundancia en el sistema respiratorio, de allí que se le llame epitelio respiratorio.

El epitelio estratificado puede ser:

a) Plano, escamoso o pavimentoso, cuando las capas profundas están formadas por células columnares o cúbicas y las superficiales por células planas. Cuando el epitelio tiene las células superficiales muertas y queda una sustancia llamada queratina, se forma el epitelio plano estratificado con queratina, como la piel que sirve

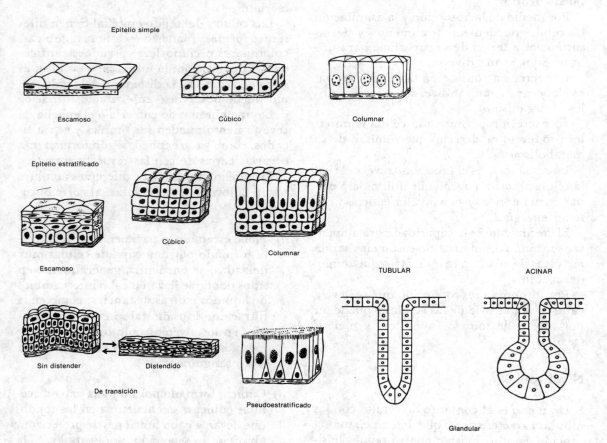

Fig. 4   Tejido epitelial.

para proteger. En el humano cuando el epitelio no está queratinizado reviste superficies húmedas como la boca, o la vagina y también sirve para proteger.

b) Cúbico, cumple funciones de protección y se encuentra recubriendo los conductos de algunas glándulas sudoríferas (sudoríparas) del adulto.

c) Columnar, se caracteriza porque su capa superficial es columnar y sus capas profundas están formadas por células poliédricas. Sirve para proteger y secretar; por ejemplo, el epitelio de la uretra masculina.

d) De transición, que es parecido al tejido plano estratificado no queratinizado; su elasticidad permite que el tejido se distienda; por ejemplo, el epitelio del tracto urinario.

El epitelio glandular está constituido en sí por las glándulas que tienen como función, la de secretar las sustancias que produce. Las secreciones glandulares pueden incorporarse directamente a la sangre, tal como sucede con las glándulas endocrinas que producen hormonas, o pasar a un conducto que se vacía en la superficie de los epitelios de revestimiento, tal como sucede con el sudor, la saliva, las lágrimas, etcétera.

El segundo tipo de tejido básico o fundamental es el tejido conjuntivo, sus células pueden estar desde muy dispersas hasta muy unidas, porque la cantidad de sustancia intercelular es muy variable tanto en cantidad como en propiedades: firme (tejido cartilaginoso), dura (tejido óseo), líquida (tejido hematopoyético), etcétera. El tejido conjuntivo puede ser ordinario y especial.

El tejido conjuntivo ordinario a su vez, puede ser laxo o fibroso.

El tejido conjuntivo laxo o areolar se caracteriza porque tiene fibras y células incluidas en una sustancia fundamental amorfa.

Las fibras pueden ser:

1. Colágenas o blancas, muy duras y resistentes a la tensión, pero poco elásticas.
2. Elásticas o amarillas, que son pequeñas y como su nombre lo indica, capaces de recuperar su longitud después de ser estiradas.
3. Reticulares, que son muy finas, se ramifican y dan sostén a las células de algunos órganos.

Las células presentes en el tejido conjuntivo laxo ordinario son:

1. Fibroblastos, que son células grandes, fusiformes o con ramificaciones.
2. Macrófagos o histiocitos, es el nombre que se les da a los monocitos de la sangre cuando están en los tejidos periféricos que pueden ser alargados, redondos y ovalados, o con ramificaciones pequeñas; tienen la característica de poder englobar bacterias, desechos de otras células o partículas ajenas al organismo, por lo cual sirven de defensa; tienden a acumularse en sitios expuestos como el sistema respiratorio, digestivo, etcétera.
3. Plasmocitos o células plasmáticas, son células esféricas, de núcleo redondo excéntrico y citoplasma abundante, que producen los anticuerpos.
4. Células cebadas o mastocitos, caracterizadas por abundantes gránulos en su citoplasma que contienen heparina que impide que la sangre se coagule en el interior de los vasos sanguíneos y de histamina y serotonina que son compuestos que actúan sobre los vasos sanguíneos y dan los cambios denominados "alergia" (véase inmunidad).
5. Adipocitos o células adiposas son células grandes y citoplasma con una gran vacuola que almacena grasa y que rechaza al núcleo hacia un extremo.

La sustancia fundamental o amorfa como ya se mencionó es un gel en que que-

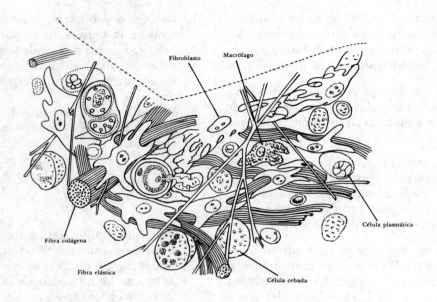

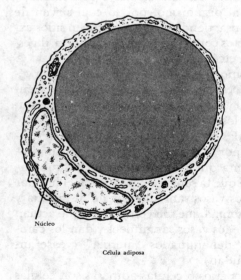

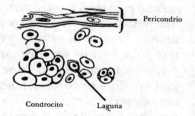

Fig. 5 Tejido conjuntivo.

dan incluidas las fibras y las células, está formada por mucopolisacáridos que pueden ser sulfatados (condroitinsulfúrico, etcétera) o no sulfatados (heparina, ácido hialurónico, etcétera.)

El tejido conjuntivo ordinario tiene una distribución muy amplia, que se encuentra debajo de la piel formando el tejido celular subcutáneo, parte de la pared de los vasos sanguíneos, tubo digestivo, sistema respiratorio, etcétera. Tiene como funciones la defensa, sostén, metabolismo y mediador entre los diferentes tejidos del organismo.

Cuando los adipocitos o células adiposas son muy abundantes constituyen el tejido adiposo, que abunda en la tela subcutánea (el tejido celular subcutáneo), alrededor de los riñones, en el corazón, la médula ósea y alrededor de las articulaciones. Este tejido conserva la temperatura del cuerpo, sirve como reserva energética, pues al ingerir mayor cantidad de calorías que las necesarias aumenta, también bajo efecto hormonal, y se acumula en algunos sitios como en la cadera o alrededor de las glándulas mamarias, dándole forma al cuerpo.

Cuando en el tejido conectivo predominan las fibras colágenas agrupadas en haces y los fibroblastos se tiene el tejido conectivo fibroso denso; su aspecto es blanco nacarado y es sumamente resistente; se encuentra en los tendones, ligamentos de las articulaciones, en las aponeurosis (láminas que envuelven a los músculos o los unen con las partes que mueven), formando membranas que rodean ciertos órganos como los riñones, el corazón, el cerebro y las fascias que son envolturas de los músculos.

Dentro del tejido conjuntivo especial tenemos el cartilaginoso, el óseo y el hematopoyético.

En el tejido cartilaginoso predomina la sustancia intercelular; sus células se llaman condrocitos y se rodea de una capa de tejido conjuntivo llamada pericondrio. El cartílago puede ser de tres tipos según las proporcio-

nes características de la fibra colágena y elástica:

a) hialino, que tiene aspecto brillante, es liso y flexible, y se encuentra en las articulaciones, la nariz, la laringe, la tráquea y los bronquios, los bronquiolos y los cartílagos costales.

b) fibrocartílago, es rígido y resistente y se encuentra en el pubis y en los discos intervertebrales.

c) elástico, que sirve para mantener la forma de algunos órganos como la tuba auditiva (trompa de Eustaquio), el pabellón de la oreja, la epiglotis, etcétera.

Los tejidos óseo, muscular, nervioso, hematopoyético o sanguíneo se estudiarán en sus respectivos temas.

Todos los órganos del cuerpo humano están cubiertos o recubiertos por las mucosas y las serosas.

Las mucosas son la asociación de alguna membrana de cubierta y revestimiento con tejido conjuntivo laxo ordinario y se encuentran tapizando el tracto digestivo, el sistema respiratorio y el reproductor; pueden tener diferente su epitelio superficial, pero siempre está húmedo porque producen moco.

Las membranas serosas cubren los órganos y tapizan las cavidades del cuerpo y secretan un líquido lubricante que facilita el deslizamiento de los órganos; se encuentran en la pleura que tapiza a la cavidad torácica, el peritoneo que tapiza la cavidad abdominal y rodeando a la mayor parte de los órganos abdominales, etcétera.

Nivel orgánico

Órgano es el conjunto de tejidos que constituyen una entidad anatómica y funcional; por ejemplo: el corazón, el estómago, el ojo, etcétera.

Cuando un órgano se encuentra en el interior de alguna de las cavidades corporales recibe el nombre de víscera.

Nivel sistemático

Sistema es el conjunto de órganos que contribuyen a un mismo fin funcional; por ejemplo, los sistemas tegumentario, óseo, muscular, nervioso, endocrino, digestivo, angiológico (circulatorio), respiratorio, urinario y reproductor.

Hasta hace algunos años se diferenciaba un sistema de un aparato, pero en la actualidad se prefiere utilizar el nombre de sistema, indistintamente.

El cuerpo humano cumple tres grupos de funciones: relación, nutrición y reproducción.

En las funciones de relación intervienen los sistemas óseo, muscular, nervioso, endocrino, tegumentario y las articulaciones y los órganos de los sentidos.

En las funciones de nutrición intervienen básicamente los sistemas digestivo, circulatorio o angiológico, respiratorio y urinario. (También participa el sistema endocrino).

En las funciones de reproducción intervienen básicamente los sistemas reproductor y endocrino.

Posición anatómica y planos anatómicos

La posición anatómica es la postura convencional y universalmente aceptada para estudiar la anatomía; considera al individuo de pie, frente al observador, con la cabeza erguida, la vista al frente, los miembros superiores pendientes y próximos al tronco, las palmas de las manos hacia el frente, los miembros inferiores juntos y los dedos gordos de los pies paralelos.

En esta posición podemos trazar tres cortes imaginarios o planos anatómicos, cada uno divide al cuerpo en mitades.

El plano sagital divide al cuerpo en mitad derecha y mitad izquierda.

El plano frontal o coronal divide al cuerpo en anterior o ventral y posterior o dorsal.

El plano horizontal o transversal divide al cuerpo en mitad superior o cefálica y mitad inferior o caudal.

Estos planos nos permitirán comprender mejor la situación o la dirección que tienen las estructuras de nuestro cuerpo.

Segmentos del cuerpo humano

Para su estudio el cuerpo humano está dividido en tres segmentos: cabeza y cuello, tronco y extremidades.

La cabeza se divide en cráneo y cara y está separada del tronco por el cuello.

El tronco se divide en tórax, abdomen y pelvis.

Las extremidades son superiores e inferiores.

El miembro superior está constituido por brazo, antebrazo y mano y se une al tronco por medio del hombro, el codo une al brazo con el antebrazo y la muñeca une a este último con la mano.

El miembro inferior está constituido por muslo, pierna y pie, y se une al tronco por medio de la cadera; el muslo y la pierna se unen en la articulación de la rodilla, y la pierna y el pie en el tobillo.

El tórax y el abdomen también se dividen en regiones. El abdomen puede dividirse en nueve regiones por medio de dos líneas imaginarias verticales paralelas y dos líneas horizontales; las regiones resultantes son: hipocondrio derecho, epigastrio, hipocondrio izquierdo, lateral o lumbar derecha (flanco derecho), umbilical (mesogastrio), lateral o lumbar izquierda (flanco izquierdo), región ilíaca derecha (fosa ilíaca derecha), hipogastrio y región ilíaca izquierda (fosa ilíaca izquierda).

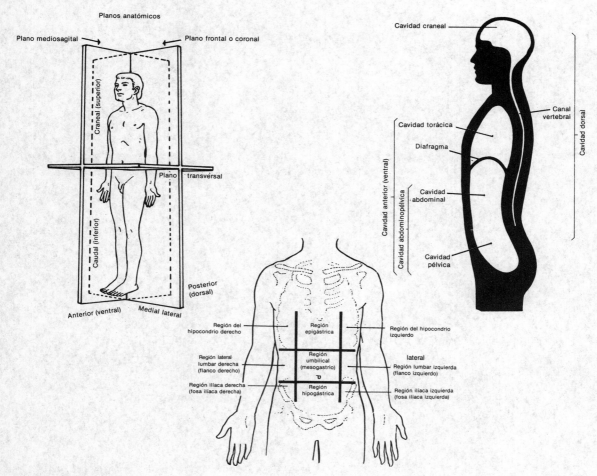

Fig. 6

En el organismo hay varias cavidades:* la cavidad craneal que aloja al encéfalo y se continúa con el canal vertebral (conducto vertebral o raquídeo) que aloja a la médula espinal. En la parte anterior se encuentran: la cavidad torácica, que contiene a los pulmones, el corazón, el timo, la tráquea y el esófago; abajo del músculo diafragma se encuentra la cavidad abdominal que contiene al páncreas, el hígado, la vesícula biliar, el estómago, el intestino delgado, la mayor parte del intestino grueso, los riñones, el bazo y los uréteres; por último, la cavidad pélvica, que se encuentra en la parte inferior del tronco, contiene la vejiga urinaria, el colon sigmoide, el recto y órganos reproductores.

* Una cavidad es un espacio o lugar hueco en el cuerpo o dentro de alguno de sus órganos.

SISTEMA OSEO, OSTEOLOGIA

Es la rama de la anatomía que estudia los huesos, que son los órganos blanquecinos y duros que forman el esqueleto.

Los huesos están constituidos por materia inorgánica y materia orgánica. La materia inorgánica (aproximadamente el 67%) está compuesta básicamente por fosfato, carbonato y fluoruro de calcio, fosfato de magnesio y cloruro de sodio.

La materia orgánica (aproximadamente el 33%) está compuesta por células, vasos sanguíneos y una sustancia intercelular, principalmente colágena, que a diferencia de la del cartílago puede impregnarse por completo de sales de calcio sin que las células mueran al endurecerse dicha sustancia.

El hueso puede ser de dos tipos: compacto o esponjoso; está cubierto por una membrana, el periostio (exceptuando los extremos que están cubiertos por cartílago) y algunos (los huesos largos) tienen otra membrana llamada endostio; tienen muchos vasos sanguíneos y contienen también vasos linfáticos y nervios.

Si se observa al microscopio el hueso compacto presenta una disposición concéntrica de sus elementos; esto no se observa en el tejido hueso esponjoso. Los vasos y nervios entran perpendicularmente desde el periostio a través de unos túneles que los llevan hacia el interior y a los que se les llama conductos de Volkmann y que se comunican con los vasos y nervios que hay en la cavidad medular y con los llamados canales de Havers. El sistema de Havers corre a lo largo del hueso, y en su interior tienen un conducto central, llamado canal de Havers, alrededor del cual se encuentran laminillas óseas dispuestas en capas concéntricas. Entre las laminillas hay unos espacios llamados lagunas óseas donde se encuentran los osteocitos, que se originan de unas células llamadas osteoblastos, las lagunas a su vez se comunican entre sí por medio de pequeños canales llamados canalículos.

El tejido esponjoso no tiene sistema de Havers; está formado por placas de hueso llamadas trabéculas y dispuestas según el sentido de las fuerzas mecánicas que se ejercen sobre el hueso para darle más resistencia; entre las trabéculas hay médula ósea en las que hay lagunas con osteocitos.

Según su forma, los huesos se clasifican en largos, planos y cortos. Otras clasificaciones incluyen otro grupo, el de los huesos irregulares.

Los huesos largos se caracterizan porque en ellos predomina su eje longitudinal, es decir

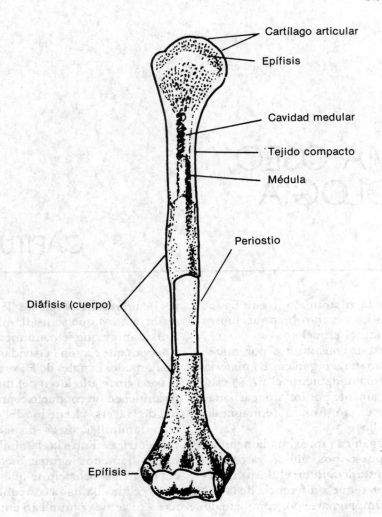

Cartílago articular

Epífisis

Cavidad medular

Tejido compacto

Médula

Periostio

Diáfisis (cuerpo)

Epífisis

Fig. 7 Estructura de un hueso largo.

son más largos que anchos; por ejemplo, el fémur, el húmero, la tibia, la fíbula o peroné, el radio, el ulna o cúbito, etcétera. Tienen una parte media o diáfisis y dos extremidades o epífisis.

La diáfisis está formada por tejido óseo compacto y en su interior se encuentra el conducto o cavidad medular, tapizado por una membrana llamada endostio que contiene os-

teoblastos. Dentro de la cavidad medular se encuentra la médula ósea, formada por células precursoras de la sangre.

Las epífisis están constituidas por tejido esponjoso, que tiene aspecto poroso; entre sus trabéculas también hay médula ósea y están cubiertas por cartílago articular.

El hueso viviente, excepto donde está cubierto por cartílago articular, está cubierto

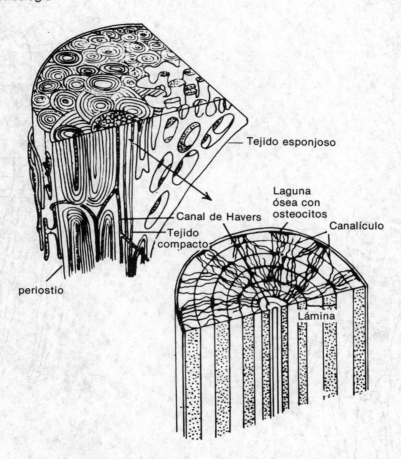

Fig. 7

por el periostio, que es una membrana formada por dos capas; una exterior que contiene vasos sanguíneos, linfáticos y nervios y otra interna que contiene fibras elásticas, vasos sanguíneos y osteoblastos; estas últimas son las células capaces de formar nuevo tejido óseo, razón por la cual el periostio es indispensable para el crecimiento del hueso, su reparación y su nutrición.

En los huesos planos predominan los ejes longitudinal y transversal; son más largos y anchos que gruesos; por ejemplo, los parietales que se encuentran en el cráneo. Están constituidos por dos láminas o tablas de tejido compacto, una interna y otra externa, entre las cuales hay tejido esponjoso llamado diploe.

Los huesos cortos miden aproximadamente lo mismo de largo, ancho y grosor; por ejemplo, los huesos del carpo y del tarso, formados por tejido compacto en la periferia y tejido esponjoso en el interior.

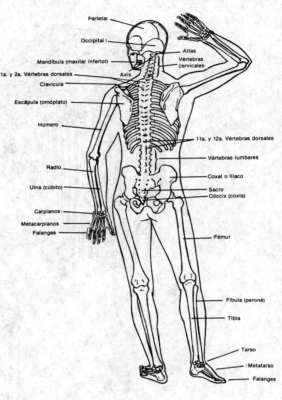

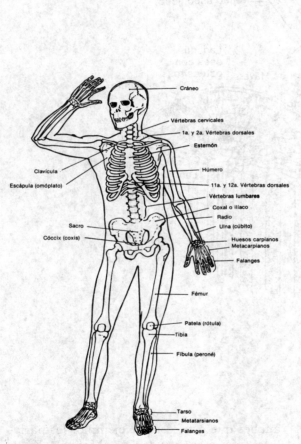

Fig. 8 Esqueleto humano.

Osificación es el proceso mediante el cual se forma el hueso; el tejido óseo puede originarse en las membranas fibrosas (osificación intramembranosa), tal como sucede con los huesos de la bóveda del cráneo, o bien en los cartílagos (osificación endocondral) como sucede con los huesos largos.

En el proceso de osificación intramembranosa se van depositando sales de calcio en las membranas. El proceso de osificación endocondral comienza con la aparición de los centros de osificación, primero en la diáfisis y después en las epífisis; allí las células cartilaginosas dan origen a prolongaciones y forman una red donde se inicia el depósito de las sales de calcio, posteriormente el condroblasto muere y desaparece y su lugar es ocupado por el osteoblasto. En los huesos de una persona en crecimiento, entre la diáfisis y la epífisis hay una zona donde no hay calcificación: es el cartílago de crecimiento o disco epifisiario.

Una vez formado, el tejido óseo está sometido a una constante destrucción y formación, es el proceso de remodelación que depende de muchos factores; las células que lo destruyen se llaman osteoclastos y las que lo forman osteoblastos y osteocitos. En los niños y jóvenes predomina la formación y en los ancianos la destrucción, razón por la cual en estos últimos sus huesos se vuelven frágiles.

El esqueleto está constituido por 206 huesos:

El esqueleto axial (alrededor del eje o centro del cuerpo) está constituido por los siguientes huesos:

Cabeza		
	cráneo	8
	cara	14
	huesecillos del oído	6

cuello y tronco		
	hueso hioideo (hioides)	1
	columna vertebral	26
	costillas	24
	esternón	1
		80

El esqueleto apendicular está constituido por los huesos de las extremidades:

Extremidad superior:

clavícula	2
escápula (omóplato)	2
húmero	2
ulna (cúbito)	2
radio	2
huesos carpianos	16
huesos metacarpianos	10
falanges	28
	64

Extremidad inferior:

coxal o ilíaco	2
fémur	2
tibia	2
fíbula (peroné)	2
rótula (patela)	2
huesos del tarso	14
huesos del metatarso	10
falanges	28
	62

$$80 + 64 + 62 = 206$$

Algunas personas tienen huesos supernumerarios que se llaman wormianos cuando se encuentran en la cabeza y sesamoideos cuando se encuentran en las manos o los pies.

Características principales de los huesos

Huesos del cráneo

El cráneo está formado por una bóveda o techo y una base o piso. Los huesos de la bóveda son: un frontal, dos parietales, dos temporales y un occipital. Los huesos de la base son: un etmoidal (etmoides), un esfenoidal (esfenoides), parte del frontal, parte del occipital y parte de los temporales.

El hueso frontal se encuentra en la parte anterior del cráneo, tiene una porción vertical o escama que forma la frente, y una porción horizontal que forma parte de la base del cráneo y el techo de las órbitas oculares. En la parte media de su porción horizontal tiene una escotadura llamada incisura etmoidal (escotadura etmoidal) donde se articula el hueso etmoidal (etmoides) y a los lados los arcos orbitarios que coronan los párpados. Tiene dos cavidades: los senos frontales, y se articula con doce huesos: parietales, esfenoidal (esfenoides), etmoidal (etmoides), lagrimales (unguis),

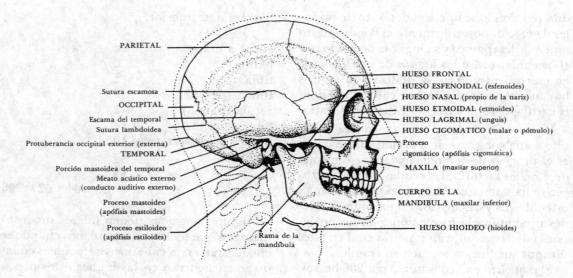

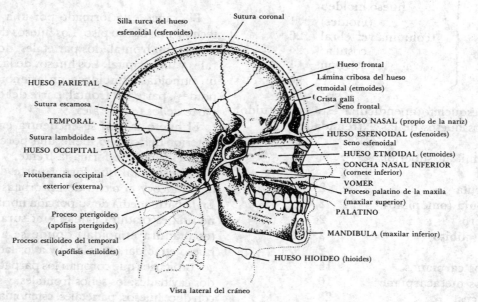

Vista lateral del cráneo

Fig. 9 Huesos del cráneo y de la cara.

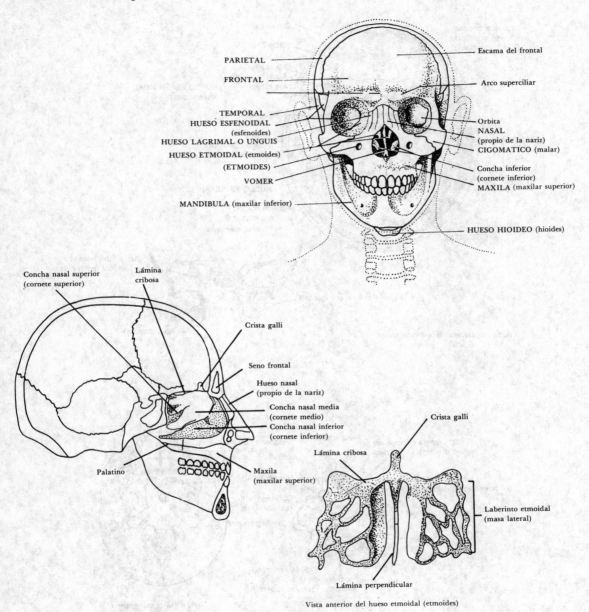

PARIETAL

FRONTAL

TEMPORAL
HUESÓ ESFENOIDAL
(esfenoides)
HUESO LAGRIMAL O UNGUIS
HUESO ETMOIDAL (etmoides)
(ETMOIDES)
VOMER

MANDIBULA (maxilar inferior)

Escama del frontal

Arco superciliar

Orbita
NASAL
(propio de la nariz)
CIGOMATICO (malar)

Concha inferior
(cornete inferior)
MAXILA (maxilar superior)

HUESO HIOIDEO (hioides)

Concha nasal superior
(cornete superior)

Lámina
cribosa

Crista galli

Seno frontal

Hueso nasal
(propio de la nariz)

Concha nasal media
(cornete medio)
Concha nasal inferior
(cornete inferior)

Palatino

Maxila
(maxilar superior)

Crista galli

Lámina cribosa

Laberinto etmoidal
(masa lateral)

Lámina perpendicular

Vista anterior del hueso etmoidal (etmoides)

Fig. 10 Huesos del cráneo y de la cara.

nasales (propios de la nariz), cigomáticos (malares) y maxilas (maxilares superiores).

Los parietales son dos huesos planos de forma cuadrilátera que forman la mayor parte del techo y los lados del cráneo; se articulan entre sí en el plano sagital, adelante con el frontal, atrás con el occipital y abajo con el temporal.

Los temporales forman la parte baja de los lados del cráneo y parte del piso; están cons-

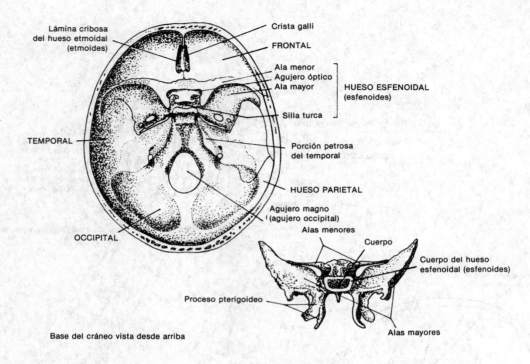

Base del cráneo vista desde arriba

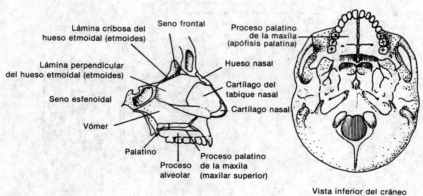

Vista inferior del cráneo

Fig. 11 Huesos del cráneo y de la cara.

tituidos por tres partes principales: escama, porción mastoidea y porción petrosa. La escama forma la parte anterior y superior de la sien y está limitada por abajo por una saliente llamada proceso cigomático (apófisis ci-

gomática) que se une hacia adelante con otra saliente del hueso cigomático (malar o pómulo) para formar una especie de asa llamada arco cigomático. La porción mastoidea se localiza atrás del meato acústico externo (conducto auditivo externo) y en el adulto se llena de cavidades. La porción petrosa tiene forma de pirámide, forma parte de la base del cráneo y contiene al oído interno; en su cara inferior presenta una saliente llamada proceso estiloideo (apófisis estiloides). Este hueso se articula con el cigomático (malar), el parietal, el esfenoidal (esfenoides) y el occipital.

El occipital forma la parte media posterior de la bóveda y de la base del cráneo; está constituido por una escama vertical y una porción horizontal llamada porción basilar. En su parte inferior presenta un agujero por donde pasa la médula espinal, el agujero magno (agujero occipital) y a ambos lados del agujero magno dos salientes ovaladas llamadas cóndilos occipitales que se articulan con la primera vértebra de la columna vertebral. Se articula con los parietales, los temporales y con el esfenoidal (esfenoides).

El hueso etmoidal (etmoides) está colocado en la incisura etmoidal (escotadura etmoidal) del frontal y forma parte de las órbitas, la porción superior del tabique de la nariz y parte de las fosas nasales; está constituido por una lámina horizontal llamada lámina cribosa porque tiene orificios por donde pasan los nervios olfatorios, una lámina vertical, cuya parte superior está arriba de la lámina cribosa y se llama proceso crista galli —(apófisis crista galli)—, y una porción inferior o lámina perpendicular que forma parte del tabique nasal. Abajo y a los lados de la lámina cribosa hay dos masas laterales, llamadas laberintos, que tienen cavidades llenas de aire o senos etmoidales. Cada laberinto (masa lateral) forma la pared lateral de las fosas nasales y tiene en su cara interna dos laminitas delgadas llamadas concha nasal superior (cornete superior) y concha nasal media (cornete medio). Este hueso se articula con el frontal, la maxila (maxilar superior), el palatino, lagrimal (unguis), y con el esfenoidal (esfenoides).

El hueso esfenoidal (esfenoides) está colocado en la base del cráneo, entre los temporales que están a su lado, el etmoidal (etmoides) y el frontal hacia adelante y el occipital hacia atrás. Tiene forma parecida a la de un murciélago con las alas extendidas y está constituido por un cuerpo y tres prolongaciones a cada lado: alas menores, alas mayores y procesos pterigoideos (apófisis pterigoides). El cuerpo es de forma cúbica, voluminoso y también tiene en su interior cavidades, los senos esfenoidales; la parte superior del cuerpo presenta una depresión llamada silla turca. Las alas mayores, una a cada lado forman parte del piso del cráneo, las alas menores forman parte de las órbitas oculares y los procesos pterigoideos (apófisis pterigoides) que salen de la parte inferior del cuerpo forman parte de las cavidades (fosas) nasales. Este hueso se articula con el vómer, los temporales, el frontal, los parietales, los palatinos e incluso forma parte de la sien.

Huesos de la cara

Son 14: dos nasales (propios de la nariz), dos maxilas (maxilares superiores), dos lagrimales (unguis), dos cigomáticos (malares o pómulos), dos palatinos, dos conchas inferiores (cornetes inferiores), un vómer y una mandíbula (maxilar inferior).

Los huesos nasales (propios de la nariz) son planos, pequeños y forman la parte superior del puente de la nariz y de las cavidades (fosas) nasales. Se articulan con el frontal, la lámina perpendicular del etmoidal (etmoides), la maxila (maxilar superior) y entre sí.

Las maxilas (maxilares superiores) forman parte de las órbitas, del techo de la boca y de las paredes laterales y del piso de la nariz. En su cara interna presentan una saliente horizontal llamada proceso palatino (apófisis palatina) que se articula con el del lado opuesto para formar la bóveda del paladar y otra saliente llamada proceso alveolar que contienen orificios o alvéolos dentales donde se alojan las piezas dentarias. Estos huesos se articulan entre sí y con el vómer, el cigomático (malar o pómulo) y el palatino. En su interior tienen una cavidad, el seno maxilar.

Los lagrimales (unguis) son dos láminas delgadas que tienen el aspecto de una uña; forman la pared medial (interna) de la órbita, ayudan a formar la pared lateral (externa) de las fosas nasales y se articulan con el frontal, el etmoidal (etmoides) y, la maxila (maxilar superior), con este último hueso forman la parte superior del canal que lleva las lágrimas hacia la nariz (canal nasal).

Los cigomáticos (malares o pómulos), forman los pómulos y parte de las órbitas y presentan una saliente o proceso cigomático que se une hacia atrás con el proceso cigomático del hueso temporal. Se articulan con el temporal, la maxila (maxilar superior) y el esfenoidal (esfenoides).

Los palatinos tienen forma de L, cuyas porciones horizontales se unen entre sí formando la parte posterior del paladar y del piso de las cavidades (fosas) nasales; sus porciones verticales forman parte de las paredes laterales de las cavidades (fosas) nasales y de las órbitas. Se articulan entre sí y con la maxila (maxilar superior), el vómer, el esfenoidal (esfenoides) y el etmoidal (etmoides).

Las conchas inferiores (cornetes inferiores) tienen el aspecto de láminas enrolladas y se encuentran en la cavidad nasal, debajo de las conchas nasales medias (cornetes medios) del etmoidal (etmoides). Se articulan con la maxila (maxilar superior), el palatino, y ayudan a formar parte del canal nasal.

El vómer es plano y sus caras forman parte de las fosas nasales. Se encuentra entre los palatinos y las maxilas (maxilares superiores) por abajo, el esfenoidal (esfenoides) por arriba, su borde posterior forma el borde posterior del tabique y su borde anterior se articula con la lámina perpendicular del etmoidal (etmoides) y con un cartílago para formar el tabique nasal.

La mandíbula (maxilar inferior) se encuentra en la parte inferior de la cara y presenta una porción horizontal llamada cuerpo y dos porciones verticales o ramas, cada una de las cuales tiene dos salientes: el proceso condilar (cóndilo), que se articula con el hueso temporal y el proceso coronoideo (apófisis coronoides). En el borde superior del cuerpo tiene alvéolos dentales.

Huesos del cuello

En la porción anterior del cuello por encima de la laringe y debajo de la lengua, se encuentra el hueso hioideo (hioides), que es el único que no se articula con otro hueso, solamente se une al resto del esqueleto por ligamentos y músculos; tiene la forma de una herradura y presenta una porción horizontal media llamada cuerpo y cuatro salientes o cuernos (astas), dos mayores y dos menores.

En la porción posterior del cuello se encuentran las vértebras cervicales, que se estudiarán con la columna vertebral.

Huesos del tronco

La columna verterbal está formada por una serie de huesos superpuestos, las vértebras, de las cuales hay 7 cervicales, 12 torácicas (dorsales), 5 lumbares, 5 sacras y 4 o 5 coccígeas. A pesar de que las vértebras presentan diferencias, en términos generales se les pueden distinguir las siguientes partes:

a) un cuerpo, que tiene la forma de un cilindro y ocupa la porción anterior.

b) un arco vertebral, detrás del cuerpo, formado por dos porciones laterales, los pedículos, que se continúan hacia atrás con la lámina. Al unirse el arco y el cuerpo se forma un espacio llamado agujero vertebral. Los agujeros vertebrales superpuestos forman el canal vertebral (conducto vertebral o raquídeo) donde se aloja la médula espinal y, entre un pedículo y otro, se forma el agujero intervertebral por donde pasan los nervios raquídeos.

c) siete salientes llamadas procesos (apófisis): entre el pedículo y la lámina hay un pro-

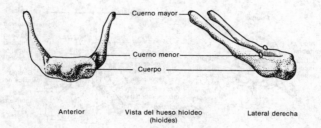

| Anterior | Vista del hueso hioideo (hioides) | Lateral derecha |

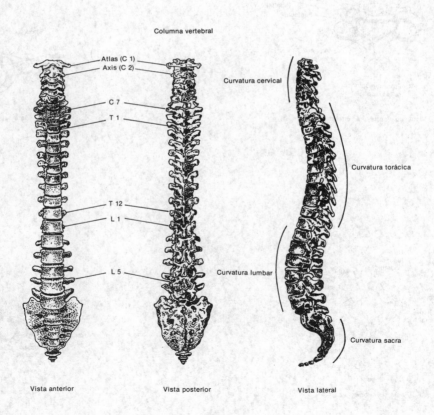

Fig. 12 Huesos del cuello y del tronco.

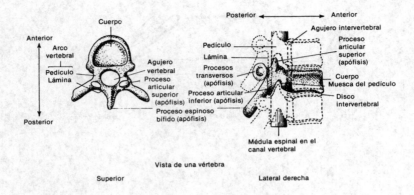

Vista de una vértebra

Superior   Lateral derecha

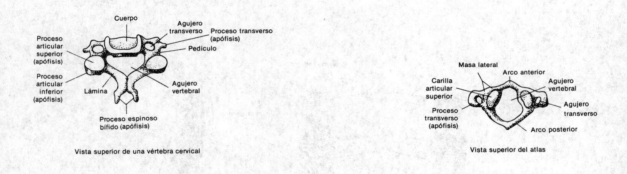

Vista superior de una vértebra cervical

Vista superior del atlas

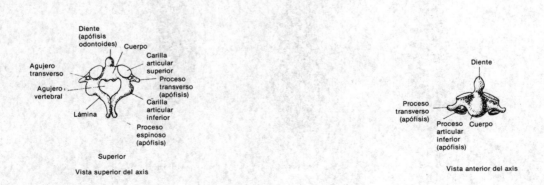

Superior

Vista superior del axis

Vista anterior del axis

Fig. 13 Partes de una vértebra.

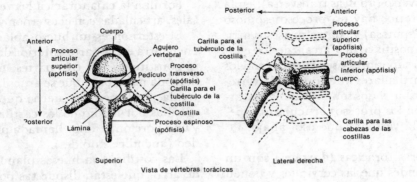

Vista de vértebras torácicas

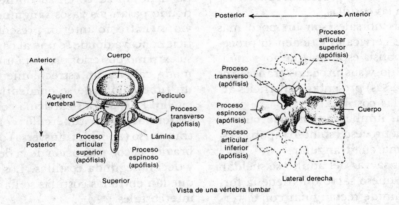

Vista de una vértebra lumbar

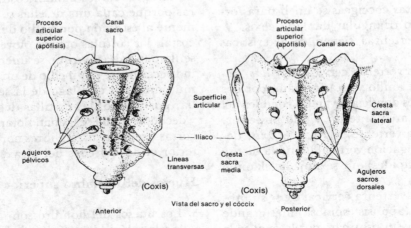

Vista del sacro y el cóccix

Fig. 14 Partes de una vértebra.

ceso transverso (apófisis transversa); en la parte posterior hay un proceso espinoso (apófisis espinosa) y cuatro procesos articulares (apósifis articulares), de los cuales dos son superiores y se articulan con los procesos articulares inferiores de la vértebra de arriba, y dos son inferiores y se articulan con los procesos articulares superiores de la vértebra que está abajo.

Las vértebras torácicas (dorsales) son un poco más grandes que las cervicales y tienen su proceso espinoso (apófisis espinosa) largo e inclinado hacia abajo y sus procesos transversos (apófisis transversas) presentan superficies articulares para las costillas.

Las vértebras dorsales son un poco más grandes que las cervicales y tienen su proceso espinoso (apófisis espinosa) largo e inclinado hacia abajo y sus procesos transversos (apófisis transversas) presentan superficies articulares para las costillas.

Las vértebras lumbares tienen su cuerpo más grande y su proceso espinoso (apófisis espinosa) de forma cuadrangular.

Las vértebras sacras del adulto se sueldan para formar el hueso sacro que tiene la forma de una pirámide rectangular con el vértice invertido, convexa hacia atrás y cóncava hacia adelante.

Las vértebras coccígeas se unen para formar un hueso triangular llamado coxis.

Algunas vértebras tienen características particulares:

La primera vértebra cervical, el *atlas*, tiene aspecto de anillo y está formada por dos masas laterales donde apoyan los cóndilos del occipital, un arco anterior y uno posterior.

La segunda vértebra cervical, el *axis*, tiene una prolongación vertical llamada diente (apófisis odontoides) que se aloja en el anillo del atlas.

La séptima vértebra cervical tiene su proceso espinoso (apófisis espinosa) más grande que las otras y sin bifurcar, por lo cual se le llama también, vértebra prominente.

Forman la caja torácica las vértebras dorsales, articuladas con el esternón y las costillas.

El esternón es un hueso aplanado que se encuentra en la parte anterior del tórax y está constituido por tres partes: una superior llamada manubrio, que se articula con las clavículas; una media o cuerpo que se une a las costillas por medio de los cartílagos costales y una porción inferior llamada proceso xifoideo (apéndice xifoides).

Las costillas son huesos planos, en forma de arco, que están dispuestas por pares. Están constituidas por un cuerpo, dos bordes y dos extremos; anterior y posterior. El cuerpo tiene un surco en su borde inferior por donde pasan los vasos sanguíneos y un nervio; su extremo anterior presenta una superficie cóncava donde se une al cartílago costal; su extremo posterior presenta una saliente llamada cabeza, un estrechamiento o cuello y un tubérculo, que se encuentra debajo del cuello. La cabeza se articula con los cuerpos vertebrales y el tubérculo con el proceso transverso (apófisis transversa) de cada vértebra dorsal con excepción de la decimoprimera y decimosegunda costillas. Los espacios que quedan entre las costillas se llaman espacios intercostales.

Los primeros siete pares (se cuentan de arriba hacia abajo) se llaman costillas verdaderas porque cada una de ellas se une directamente al esternón por medio de un cartílago costal; las costillas octava, novena y décima se llaman falsas porque se unen al esternón indirectamente por medio de un cartílago común unido al cartílago de la séptima costilla; por último, las costillas decimoprimera y decimosegunda se llaman flotantes, son muy cortas y se encuentran libres por su parte anterior en las paredes del tórax.

Huesos del miembro superior

Los huesos del hombro son dos: la clavícula y la escápula (omóplato) y forman el cinturón del miembro superior que une a los

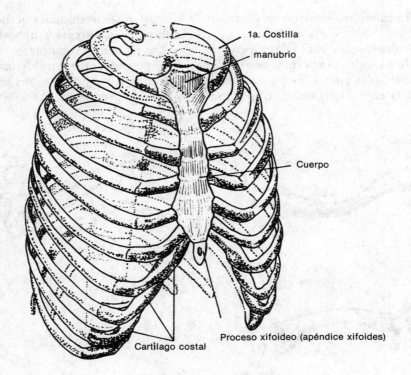

1a. Costilla

manubrio

Cuerpo

Proceso xifoideo (apéndice xifoides)

Cartílago costal

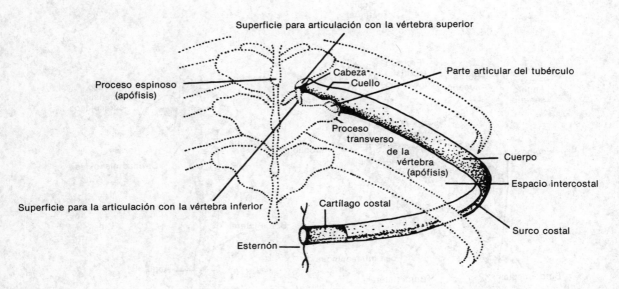

Superficie para articulación con la vértebra superior

Cabeza

Cuello

Parte articular del tubérculo

Proceso espinoso
(apófisis)

Proceso
transverso
de la
vértebra
(apófisis)

Cuerpo

Espacio intercostal

Superficie para la articulación con la vértebra inferior

Cartílago costal

Surco costal

Esternón

Costillas vistas desde arriba y atrás

Fig. 15 Huesos del tórax.

huesos de los miembros superiores libres, al tórax.

Las clavículas son dos huesos largos en forma de S itálica unidos al esternón por medio de sus extremidades esternales que son voluminosas y a la escápula (omóplato) por medio de sus extremidades acromiales que son aplanadas de arriba a abajo.

Las escápulas (omóplatos) son huesos planos, delgados, de forma triangular, colocados en la parte posterior del tórax; en su cara posterior presentan una saliente, la espina,

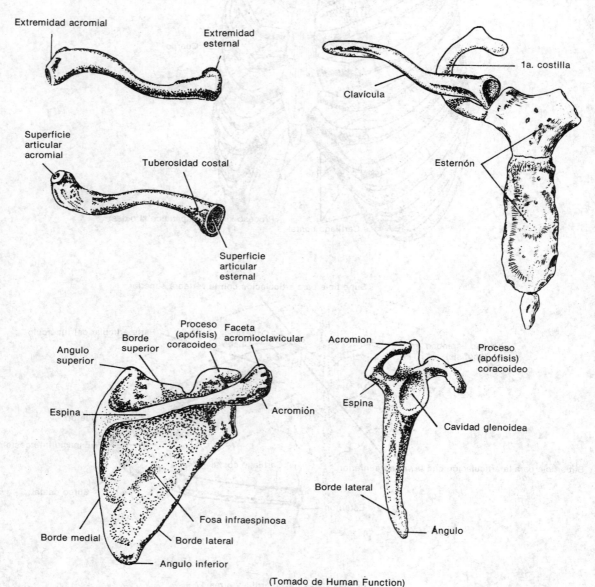

(Tomado de Human Function)

Fig. 16 Esqueleto del hombro.

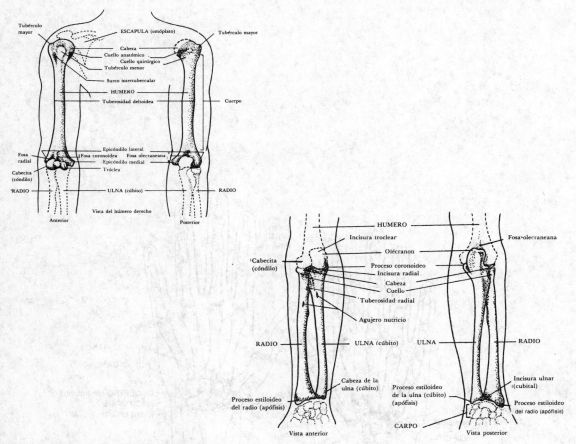

Fig. 17 Huesos del brazo y del antebrazo.

que se continúa hacia afuera en una prolongación llamada acromion. Debajo del acromion hay una cavidad, la cavidad glenoidea, donde se articula el húmero. En la parte lateral de su borde superior presentan una saliente llamada proceso coracoideo (apófisis coracoides).

El húmero constituye el esqueleto del brazo, es un hueso largo redondeado por arriba y triangular por abajo, está formado por una porción media llamada cuerpo y dos extremidades. En su extremidad proximal o superior presenta una porción redondeada llamada cabeza que se articula con la cavidad

glenoidea de la escápula (omóplato) que se une a la diáfisis o cuerpo por medio de una porción más estrecha llamada cuello anatómico, dos salientes, los tubérculos mayor y menor (troquín y troquiter) y abajo de éstos el cuello quirúrgico, llamado así porque se fractura con frecuencia. Su extremidad distal o inferior está constituida por dos salientes anteriores, llamadas tróclea y cabecita (cóndilo) respectivamente y una depresión posterior llamada fosa olecraneana donde se aloja el ulna (cúbito) cuando se extiende el antebrazo. Por medio de la cabecita (cóndilo) se articula con el radio y de la tróclea con el ulna (cúbito).

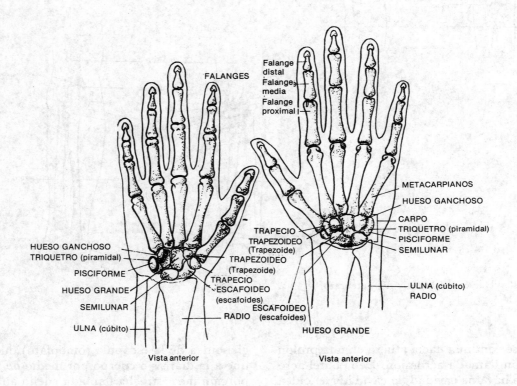

FALANGES

Falange distal
Falange media
Falange proximal

METACARPIANOS

HUESO GANCHOSO

CARPO
TRIQUETRO (piramidal)
PISCIFORME
SEMILUNAR

TRAPECIO
TRAPEZOIDEO (Trapezoide)

HUESO GANCHOSO
TRIQUETRO (piramidal)

PISCIFORME

HUESO GRANDE

SEMILUNAR

ULNA (cúbito)

TRAPEZOIDEO (Trapezoide)

TRAPECIO
ESCAFOIDEO (escafoides)

ESCAFOIDEO (escafoides)

RADIO

ULNA (cúbito)
RADIO

HUESO GRANDE

Vista anterior

Vista anterior

Fig. 18 Esqueleto de la mano.

Los huesos del antebrazo son el ulna (cúbito) y el radio.

El ulna (cúbito) es un hueso largo que se encuentra en la parte medial (interna) del antebrazo y está formado por un cuerpo y dos extremidades. Su extremidad proximal o superior es voluminosa y está constituida por una saliente superior llamada olécranon que es la prominencia del codo y una saliente anterior, el proceso coronoideo (apófisis coronoides); entre estas dos salientes queda una depresión donde se articula la tróclea del húmero; el proceso coronoideo (apófisis coronoides) tiene una pequeña depresión donde se articula con el radio. Su extremidad distal o inferior está constituida por una cabeza y una saliente llamada proceso estiloideo (apófisis estiloides). Se articula con el radio por afuera y con el piramidal por abajo.

El radio es un hueso largo que se encuentra en la parte lateral (externa) del antebrazo y está formado por un cuerpo y dos extremidades. Su extremidad proximal o superior está constituida por una cabeza de forma cilíndrica que se articula con la cabecita (cóndilo) del húmero y se une al cuerpo por medio de un cuello; por medio de la cabeza se articula también con el proceso coronoideo (apófisis coronoides) del ulna (cúbito). En su extremidad distal o inferior presenta una superficie articular con la que se articula con el escafoideo (escafoides) y el semilunar del carpo y una saliente llamada proceso estiloideo (apófisis estiloides).

El esqueleto de la mano tiene tres partes: el carpo o muñeca, el metacarpo y las falanges.

El carpo está formado por ocho huesos cortos dispuestos en dos hileras: la hilera proximal o superior formada por los huesos: escafoideo (escafoides), semilunar, triquetro (piramidal) y pisciforme, y la hilera distal o inferior formada por el trapecio, trapezoideo (trapezoide), el hueso grande y el hueso ganchoso. Se articulan con los huesos del antebrazo, con los metacarpianos y entre sí.

El metacarpo está formado por cinco huesos largos llamados metacarpianos, que se numeran del uno al cinco de afuera a adentro. Se articulan con los huesos del carpo y con las falanges proximales.

Las falanges de los dedos son catorce: tres para cada dedo, con excepción del pulgar que tiene dos. La falange que se articula con el metacarpiano se llama falange proximal, la que está enmedio, falange media o falangina y la que está más alejada, falange distal o falangeta.

Huesos del miembro inferior

El miembro inferior tiene un cinturón formado por los huesos coxales (ilíacos), que se articulan con el hueso sacro por atrás y entre sí por adelante, para formar el esqueleto de la pelvis.

El hueso coxal (ilíaco) es un hueso grande, parece una hélice torcida sobre su eje y en el recién nacido tiene tres partes: el ílion en la parte superior, el pubis hacia adelante y el isquion abajo y atrás; estas tres partes se unen posteriormente en el acetábulo o cavidad cotiloidea donde se articula el fémur. El ílion está en la parte superior, es ancho y forma la prominencia de la cadera; el isquion contribuye a formar la parte baja y posterior del acetábulo (cavidad cotiloidea), presenta una prolongación hacia abajo limitada por una tuberosidad, la tuberosidad isquiática, en donde el cuerpo descansa cuando el individuo se sienta; el pubis forma la porción inferior y anterior y presenta una prolongación que se une con el isquion y otra que contribuye a formar el resto del acetábulo (cavidad cotiloidea), se articula con el pubis del lado opuesto. Los huesos coxales se articulan con las caras laterales del sacro.

El fémur es el hueso del muslo, el más largo y pesado del cuerpo y está formado por un cuerpo y dos extremidades. En su extremidad proximal o superior presenta una porción redondeada llamada cabeza, una zona

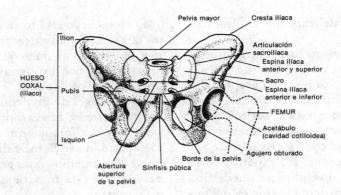

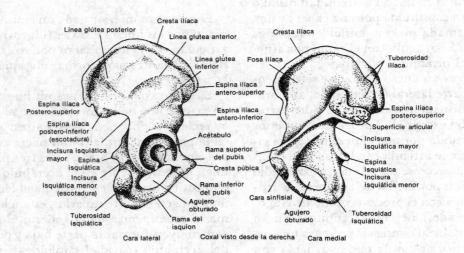

Fig. 19 Esqueleto de la pelvis.

angosta o cuello y dos salientes llamadas trocánter mayor y trocánter menor; por medio de la cabeza se articula con el coxal (ilíaco). Su extremidad distal o inferior está constituida por dos salientes redondeadas, los cóndilos que se articulan con la tibia.

La patela (rótula) es un hueso triangular con su base superior y su vértice inferior situado en la parte anterior de la rodilla, en su cara posterior presenta dos depresiones en las cuales se articulan los cóndilos del fémur.

El esqueleto de la pierna está constituido por la tibia y la fíbula (peroné).

La tibia es un hueso largo que se encuentra en la parte medial (interna) de la pierna. Está constituida por un cuerpo y dos extremidades; su extremidad proximal o superior presenta dos superficies articulares cóncavas

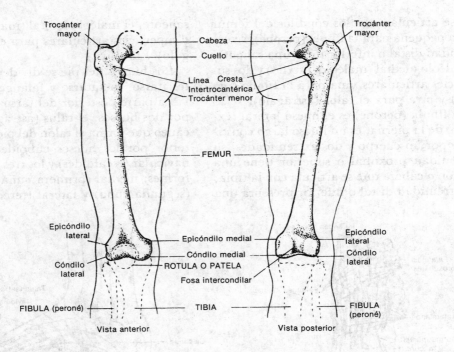

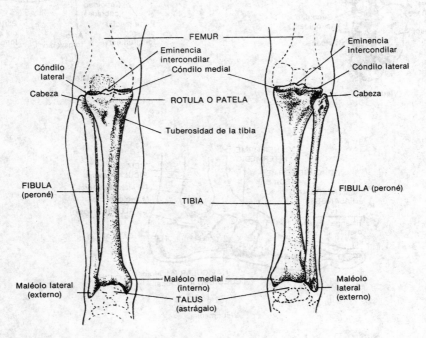

Fig. 20 Esqueleto del muslo y de la pierna.

que se articulan con los cóndilos del fémur y otra pequeña para la fíbula (peroné); su extremidad distal o inferior tiene una saliente, el maléolo medial (maléolo interno) y dos superficies articulares, una para la fíbula (peroné) y otra para el talus (astrágalo).

La fíbula (peroné) es el hueso lateral (externo) de la pierna, es un hueso largo constituido por un cuerpo y dos extremidades; su extremidad proximal o superior tiene una porción o cabeza que se articula con la tibia; su extremidad distal o inferior presenta una

saliente, el maléolo lateral (maléolo externo) y superficies articulares para el talus (astrágalo) y la tibia.

Los huesos del pie se dividen en tres partes: tarso, metatarso y falanges.

La parte posterior del tarso está formada por dos huesos: el talus (astrágalo) y el calcáneo que forma el talón del pie; la parte anterior por los huesos cuboideo (cuboides), navicular (escafoides) y los tres huesos cuneiformes: medial (primera cuña), intermedio (segunda cuña) y lateral (tercera cuña).

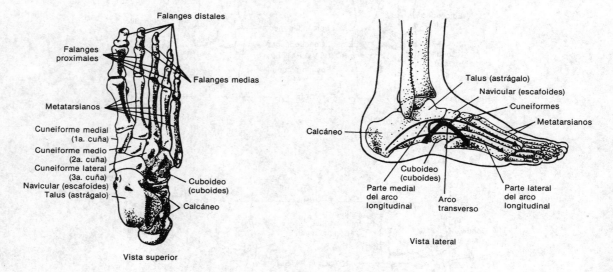

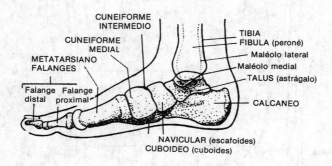

Fig. 21   Esqueleto del pie.

El metatarso está constituido por cinco huesos largos llamados metatarsianos numerados del uno al cinco empezando por el medial y acabando con el lateral.

Las falanges de los dedos son 14 para cada pie y su distribución es semejante a la de la mano. El dedo gordo tiene dos falanges y los demás dedos tienen tres (falange proximal, falange media y falange distal).

Funciones de los huesos

Sirven para sostener al organismo, darle forma y para proteger órganos importantes; así vemos que la cavidad craneana y la columna vertebral protegen al encéfalo y a la médula espinal respectivamente, que la caja torácica protege al corazón y los pulmones y que la caja pélvica protege a los órganos de la reproducción. Sirven como sitios de inserción a los músculos para que se pueda llevar a cabo el movimiento.

Entre las enfermedades más frecuentes de los huesos tenemos: raquitismo (deformación en los huesos por falta de vitamina D, necesaria para fijar o absorber el calcio), fracturas, infecciones (tuberculosis, osteomielitis), tumores, etcétera.

SINDESMOLOGIA O ARTROLOGIA

CAPITULO 11

Es la rama de la anatomía que estudia las articulaciones.

Una articulación es la unión de dos o más huesos próximos.

Las articulaciones se pueden clasificar en base a su estructura en: fibrosas, cartilaginosas y sinoviales. En base a su función en: inmóviles (sinartrosis), semimóviles (anfiartrosis) y móviles (diartrosis).

Articulaciones fibrosas

Se caracterizan porque las superficies articulares (superficies de los huesos que forman la articulación) se unen por tejido fibroso.

Cuando la capa de tejido fibroso es delgada se llaman también suturas, que pueden ser:

— Armónicas, cuando los bordes de los huesos son lineales, o lisos, por ejemplo, la articulación de los huesos nasales (propios de la nariz).
— Dentadas, cuando las superficies se ensam-

blan por medio de picos o espigas, por ejemplo, la sutura biparietal.
— Escamosas, cuando los huesos están cortados en bisel; por ejemplo, la articulación temporoparietal.
— Esquindelesis, cuando una superficie tiene la forma de una horquilla y la otra de un pico que se adapta a la misma; por ejemplo, la articulación del vómer con las maxilas (maxilares superiores).
— Gonfosis, cuando un pico entra en una cavidad cónica; por ejemplo, la unión de las piezas dentales con los alvéolos dentales.

Cuando la capa de tejido fibroso es gruesa se llaman sindesmosis; por ejemplo, la articulación tibiofibular, donde se unen las superficies distales (inferiores) de la tibia y la fíbula (peroné).

Articulaciones cartilaginosas

Tienen sus superficies articulares unidas por cartílago; pueden ser sincondrosis cuan-

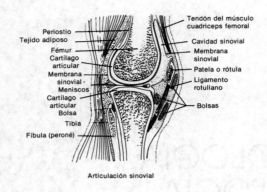

Periostio
Tejido adiposo
Fémur
Cartílago
articular
Membrana
sinovial
Meniscos
Cartílago
articular
Bolsa
Tibia
Fíbula (peroné)

Tendón del músculo
cuadriceps femoral
Cavidad sinovial
Membrana
sinovial
Patela o rótula
Ligamento
rotuliano
Bolsas

Articulación sinovial

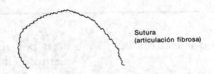

Sutura
(articulación fibrosa)

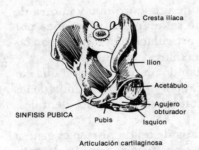

Cresta ilíaca

Ilion

Acetábulo

Agujero
obturador

SINFISIS PUBICA   Pubis   Isquion

Articulación cartilaginosa

Fig. 22 Tipos de articulaciones.

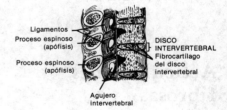

Ligamentos
Proceso espinoso
(apófisis)

Proceso espinoso
(apófisis)

DISCO
INTERVERTEBRAL
Fibrocartílago
del disco
intervertebral

Agujero
intervertebral

do hay cartílago hialino, como sucede en la unión de la diáfisis y la epífisis de los huesos largos cuando hay cartílago de crecimiento; y sínfisis cuando hay fibrocartílago; por ejemplo, en la sínfisis púbica que une a los dos huesos coxales (ilíacos) y las articulaciones que existen entre los cuerpos de las vértebras.

Articulaciones sinoviales

Se caracterizan porque tienen una cavidad articular o cavidad sinovial entre las superficies de los huesos que se articulan. Presentan las siguientes partes:

a) las superficies articulares o superficies de los huesos que forman la articulación, cubiertas por una capa de cartílago hialino.

b) entre las superficies articulares hay una cavidad sinovial o cavidad articular limitada por una cápsula articular que rodea como un manguito a las superficies articulares.

c) una membrana sinovial que tapiza las paredes de la cavidad sinovial y produce un líquido lubricante llamado líquido sinovial.

d) ligamentos o bandas de tejido fibroso que se fijan en los huesos y refuerzan la articulación.

e) en algunas articulaciones como la de la rodilla existen meniscos, que son piezas de fibrocartílago que ayudan a adaptar mejor las superficies articulares y a soportar el peso del cuerpo.

Articulaciones inmóviles o sinartrosis: Comprenden a las suturas.

Articulaciones semimóviles o anfiartrosis: Comprenden a las sindesmosis y las sínfisis.

Articulaciones móviles o diartrosis: Comprenden a las sinoviales y los movimientos que llevan a cabo dependen de la forma de las superficies articulares:

— De deslizamiento o artrodias cuando las superficies son planas, como en las articulaciones de los huesos del carpo.
— Enartrosis cuando las superficies son esféricas (una es cóncava y se adapta a la otra superficie que es convexa), por ejemplo, la articulación del hombro, que es la más móvil.
— Elipsoidales o condíleas cuando las superficies son ovoideas (una convexa dentro de la otra cóncava), por ejemplo, la articulación del temporal con la mandíbula (maxilar inferior) que permite a la mandíbula movimientos hacia adelante, atrás

y a los lados pero no de rotación.
— De encaje recíproco o en silla de montar, cuando una superficie cóncavo-convexa se adapta a una convexo-cóncava, como sucede en la articulación de la clavícula con el esternón, que tiene movimientos laterales y de adelante hacia atrás.
— Gínglimo, en bisagra o trocleares, cuando una superficie tiene el aspecto de polea y la otra se adapta a la garganta de la polea, por ejemplo, el codo y la rodilla.
— En pivote o trocoidea cuando una superficie queda como un anillo o parte de él y la otra queda dentro como un eje alrededor del cual gira el anillo; por ejemplo, la articulación del atlas y del axis y la articulación de las extremidades proximales (superiores) del radio y del ulna (cúbito).

El movimiento más simple que realizan las articulaciones sinoviales es el de deslizamiento, tal como puede observarse en las artrodias, en las cuales una superficie se mueve hacia adelante, atrás o a los lados sobre la otra. Tienen este tipo de movimientos las articulaciones de los huesos del carpo, del tarso y de las costillas con los procesos (apófisis) transversos y de las vértebras torácicas (dorsales).

Los movimientos de flexión, extensión, abducción y aducción aumentan o disminuyen el ángulo entre dos huesos. El movimiento de flexión disminuye el ángulo entre dos huesos; así, flexionamos el antebrazo sobre el brazo, la mano sobre el antebrazo, la pierna sobre el muslo, el pie sobre la pierna, la cabeza sobre el pecho, etcétera.

La extensión tiene lugar cuando se aumenta el ángulo entre dos huesos; por ejemplo, luego de una flexión, al regresar los huesos a su posición anatómica se produce una extensión. Para que la extensión sea posible, una de las superficies articulares debe tener la forma de una polea y la otra de una saliente.

Abducción es el movimiento que consiste en alejar el hueso de la línea media del cuerpo; por ejemplo, al separar los brazos o los mus-

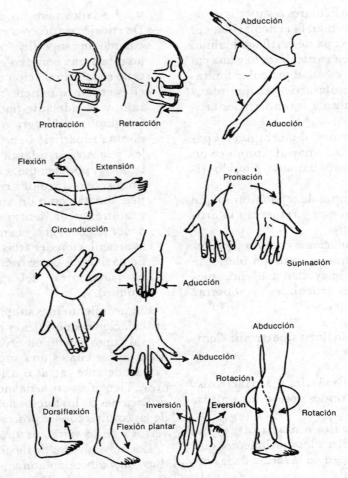

Fig. 23 Tipos de movimiento posibles en las diversas articulaciones sinoviales.

los del cuerpo. Separar los dedos de las manos o de los pies son también movimientos de abducción, aunque en estos casos la línea media no es la del cuerpo, sino la del dedo medio de la mano y la del segundo dedo del pie respectivamente. El movimiento de aducción, por lo contrario, consiste en acercar los huesos a la línea media del cuerpo.

Rotación es el movimiento del hueso alrededor de su propio eje; por ejemplo, la rotación del atlas alrededor del diente (apófisis odontoides) del axis (articulaciones trocoides).

La circunducción es la combinación de los movimientos de flexión, extensión, abducción, aducción y rotación; por ejemplo, los movimientos de la articulación del hombro.

Al mover la articulación de la muñeca para que la mano quede con el dorso hacia adelante hacemos el movimiento de pronación y al regresarla a la posición anatómica, el movimiento de supinación. Estos dos movimientos se deben al desplazamiento del ulna (cúbito) alrededor del radio.

Las articulaciones pueden sufrir enfermedades, como los esguinces, en los cuales se distiende violentamente la articulación pudiendo llegar a romperse los ligamentos; en la luxación además se desplazan las superficies articulares. La anquilosis es la abolición o limitación de los movimientos de una articulación móvil. Artritis es la inflamación de una articulación y puede ser aguda, como consecuencia de una infección o un traumatismo (violencia exterior) o crónica, como la artritis reumatoide. En México es muy frecuente la fiebre reumática (véase enfermedades más frecuentes) que se caracteriza entre otras cosas por producir artritis con el consiguiente dolor (artralgia).

SISTEMA MUSCULAR, MIOLOGIA

Miología es la parte de la anatomía que estudia los músculos. El tejido muscular constituye aproximadamente del 40 al 50% del peso del cuerpo; está formado por células alargadas llamadas fibras musculares que pueden ser de tres tipos:

1. Tejido muscular liso, que recibe este nombre porque originalmente con el microscopio de luz, en sus células fusiformes no se apreciaron estriaciones en su citoplasma, sino que se observaban lisas, con un núcleo central; pero en buenas preparaciones se ven fibras longitudinales: las miofibrillas. A simple vista, se ve de color blanco, y se encuentra en los vasos sanguíneos, el estómago, el intestino, los bronquios, los uréteres, las tubas uterinas (trompas de Falopio), el iris, etcétera; razón por la cual se le llama también músculo visceral. Este tipo de músculo recibe también el nombre de tejido muscular involuntario, porque con excepción del músculo liso que se encuentra en los esfínteres (de la vejiga y del ano) y que se regula voluntariamente, su actividad es independiente de un control consciente, quedando

bajo la influencia del sistema nervioso autónomo.

2. Tejido muscular estriado, que recibe este nombre porque sus células observadas mediante microscopio, presentan en su citoplasma bandas claras y obscuras transversales al eje longitudinal y varios núcleos periféricos; se le llama también músculo esquelético porque generalmente se fija en los huesos; una excepción es el esófago que tiene en su pared tejido estriado (involuntario) y voluntario porque puede contraerse voluntariamente casi siempre. Los músculos están cubiertos por una membrana llamada epimisio que emite prolongaciones que los dividen en fascículos; estas prolongaciones se llaman perimisio y, a su vez, emiten otras prolongaciones que separan a las células entre sí y reciben el nombre de endomisio. El epimisio, el perimisio y el endomisio son haces de fibra colágena que pueden continuarse con un tendón que permite al músculo fijarse al hueso o con una envoltura llamada aponeurosis.

3. Tejido muscular cardiaco, que tiene características de los dos tipos anteriores; ob-

Liso

Estriado

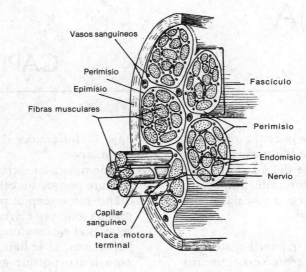

(a)

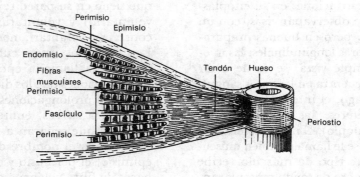

(b)

(a) Sección transversal de un músculo esquelético, (b) Sección longitudinal de un músculo estriado.

Fig. 24 Tejido muscular.

servado mediante el microscopio tiene fibras estriadas, pero con forma rectangular que a menudo se bifurcan; tienen un núcleo central aunque puede haber varios; la distribución de sus fibras es entrelazada en forma de sincicio (red) y se encuentra en el corazón. El músculo cardiaco es diferente de los anteriores debido a que, además de los estímulos nerviosos involuntarios, recibe estímulos automáticos de un tejido especializado que está en su interior. (Véase corazón).

Las propiedades fisiológicas del tejido muscular son:

1. Excitabilidad o irritabilidad, que le permite recibir y responder a los estímulos.
2. Contractilidad, por medio de la cual el músculo responde, generalmente acortándose y haciéndose más grueso, conservando el mismo volumen.
3. Extensibilidad, que le permite estirarse.
4. Elasticidad, que es la propiedad que le permite recuperar su forma original después de haberse contraído o extendido.

Una fibra muscular necesita para contraerse recibir un estímulo que le llega a través de los nervios; la contracción requiere de energía que se obtiene del ATP (trifosfato de adenosina) que se transforma en ADP (difosfato de adenosina). Cuando está en reposo el músculo, sintetiza ATP a partir del ADP, de P y de la energía proveniente de la glucosa y del oxígeno que les llega a través de los vasos sanguíneos. Si el oxígeno falta, los músculos producen ácido láctico, que al acumularse dan dolor y la sensación de fatiga muscular. El calcio también es muy importante para la contracción.

Contracción del músculo esquelético

Al recibir un estímulo, la fibra nerviosa libera una sustancia llamada acetilcolina que pasa el estímulo del nervio a la fibra muscular a través de la placa neuromuscular (unión del nervio con el músculo). En las fibras musculares hay estructuras llamadas miofibrillas, cada una de las cuales tiene dos filamentos, uno de actina, delgado y el otro de miosina, grueso y con una disposición especial determinada, estos dos filamentos se deslizan entre sí para producir el acortamiento de la fibra muscular; este proceso es el que requiere ATP y calcio para efectuarse normalmente.

Las fibras musculares obedecen a la ley del todo o nada; esto quiere decir que, al llegar un estímulo a la célula o no se contrae o se contrae. El estímulo que reune las características mínimas para producir una contracción muscular se llama estímulo umbral o liminal.

Tono muscular Es el estado de contracción fisiológica, o contracción parcial y sostenida que tienen los músculos. Como ya sabemos que un músculo tiene muchas fibras, el individuo no siente cansancio porque solamente se contraen algunas mientras las otras descansan; después algunas de las que estaban en relajación se contraen y en esta forma se mantiene la postura del cuerpo. En condiciones normales el tono muscular disminuye durante el sueño, aunque puede disminuir también por alguna alteración del nervio que lleva los estímulos al músculo; si tocamos a este músculo se va a sentir blando, a esto se le llama hipotonía muscular; si aumenta el tono muscular se siente más duro de lo normal, e incluso puede haber dolor (hipertonía muscular).

Fases de una contracción muscular

El lapso que transcurre entre la aplicación de un estímulo y la respuesta, se llama periodo de latencia; después viene un periodo de contracción y finalmente un periodo de relajación.

Existen dos tipos de contracción muscular: la isotónica y la isométrica. En la primera, el músculo se acorta aproximando sus extremos, por ejemplo, jala al hueso o la piel conservando su tono muscular; en cambio, en la contracción isométrica el músculo conserva su longitud pero aumenta el tono; en este caso no se observa movimiento.

Cuando un músculo recibe estímulos muy seguidos no se relaja y tiene una contracción sostenida que se llama contracción tetánica, por comparación con el tétanos en que la toxina de la bacteria actúa sobre la placa neuromuscular produciendo la contracción permanente.

Contracción del músculo liso

Es similar a la del músculo esquelético, aunque puede contraerse si está estirado o cortado; el mediador químico entre el sistema nervioso y el músculo liso depende del tipo de inervación que tenga en general; puede ser acetilcolina, adrenalina o noradrenalina.

Funciones de los músculos

Los músculos sirven para llevar a cabo el movimiento. Los músculos esqueléticos al contraerse ponen en movimiento a los huesos y a las articulaciones móviles y semimóviles, ayudan a mantener la postura del cuerpo y liberan calor que da la temperatura al cuerpo.

En los movimientos corporales, los huesos actúan como palancas y las articulaciones como punto de apoyo. La contracción del músculo produce una fuerza que se aplica sobre el hueso y la resistencia es el objeto que se levanta o el peso del cuerpo en movimiento. Existen tres tipos de palancas:

En las palancas de primer grado el punto de apoyo está entre la fuerza y la resistencia; por ejemplo, el punto de apoyo de la cabeza se encuentra en la articulación del atlas con el occipital; el peso de la parte anterior del cráneo y de la cara constituye la resistencia y, los músculos de la nuca cuando se contraen

representan la fuerza. El resultado es la extensión de la cabeza.

En las palancas de segundo grado la resistencia está entre el punto de apoyo y la fuerza o potencia por ejemplo, al ponernos de pie sobre las puntas de los dedos el punto de apoyo está en los dedos, la resistencia en la articulación del tobillo y la fuerza en los músculos de la pierna.

En las palancas de tercer grado la potencia está entre el punto de apoyo, y la resistencia. Este tipo de palanca es el más común en el organismo; por ejemplo, al flexionar el antebrazo sobre el brazo la resistencia está en el antebrazo, el punto de apoyo en la articulación del codo y la potencia en el músculo bíceps.

Para que los músculos puedan realizar un movimiento al contraerse es necesario que los músculos que hacen el movimiento contrario se relajen; por ejemplo, si se contraen los flexores, se relajan los extensores y viceversa.

En el organismo hay aproximadamente 700 músculos, razón por la cual sólo mencionaremos algunos de ellos:

Músculos del cráneo

Entre los músculos del cráneo se cuentan el occipital y el frontal, que están unidos por una aponeurosis. El frontal eleva las cejas, frunce la frente y jala al cuero cabelludo hacia atrás.

Músculos de la cara

Los músculos masticadores son: el temporal, el masetero, el pterigoideo lateral (pterigoideo externo) y el pterigoideo medial (pterigoideo interno).

Los músculos que dan expresión a la cara se fijan en los huesos o en la piel:

Alrededor de la órbita, el orbicular del ojo (orbicular de los párpados) permite cerrar el ojo; el orbicular de la boca (orbicular de los labios) cierra los labios, los comprime con-

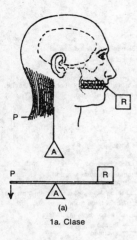

(a)

1a. Clase

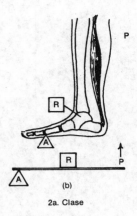

(b)

2a. Clase

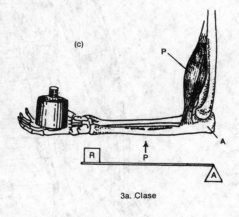

(c)

3a. Clase

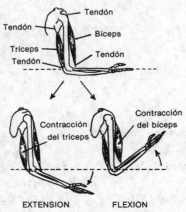

Tendón

Tendón

Bíceps

Tríceps

Tendón

Tendón

Tendón

Contracción del tríceps

Contracción del bíceps

EXTENSION

FLEXION

Para que el antebrazo se flexione el bíceps se contrae y se relaja el tríceps. En la extensión sucede lo contrario.

Fig. 25 Palancas.

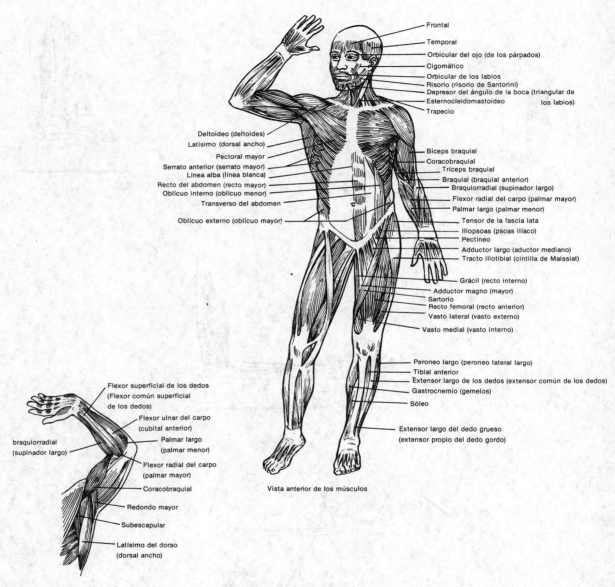

Frontal
Temporal
Orbicular del ojo (de los párpados)
Cigomático
Orbicular de los labios
Risorio (risorio de Santorini)
Depresor del ángulo de la boca (triangular de
Esternocleidomastoideo   los labios)
Trapecio

Deltoideo (deltoides)
Latísimo (dorsal ancho)
Pectoral mayor
Serrato anterior (serrato mayor)
Línea alba (línea blanca)
Recto del abdomen (recto mayor)
Oblícuo interno (oblícuo menor)
Transverso del abdomen

Oblícuo externo (oblícuo mayor)

Bíceps braquial
Coracobraquial
Tríceps braquial
Braquial (braquial anterior)
Braquiorradial (supinador largo)
Flexor radial del carpo (palmar mayor)
Palmar largo (palmar menor)
Tensor de la fascia lata
Iliopsoas (psoas ilíaco)
Pectíneo
Adductor largo (aductor mediano)
Tracto iliotibial (cintilla de Maissiat)

Grácil (recto interno)
Adductor magno (mayor)
Sartorio
Recto femoral (recto anterior)
Vasto lateral (vasto externo)
Vasto medial (vasto interno)

Peroneo largo (peroneo lateral largo)
Tibial anterior
Extensor largo de los dedos (extensor común de los dedos)
Gastrocnemio (gemelos)
Sóleo

Extensor largo del dedo grueso
(extensor propio del dedo gordo)

Vista anterior de los músculos

Flexor superficial de los dedos
(Flexor común superficial
de los dedos)
Flexor ulnar del carpo
(cubital anterior)
Palmar largo
(palmar menor)
braquiorradial
(supinador largo)
Flexor radial del carpo
(palmar mayor)
Coracobraquial
Redondo mayor
Subescapular
Latísimo del dorso
(dorsal ancho)

Fig. 26   Principales músculos del cuerpo (vista anterior).

tra los dientes, permite su protrusión y les da forma cuando hablamos.

El músculo corrugador de las cejas (superciliar) permite fruncir el ceño.

El cigomático mayor lleva la comisura de los labios hacia arriba y afuera como cuando nos reímos.

El elevador del labio superior eleva el labio superior.

El depresor del labio inferior hace descender el labio inferior.

El buccinador modifica las mejillas; por ejemplo, cuando soplamos o cuando succionamos.

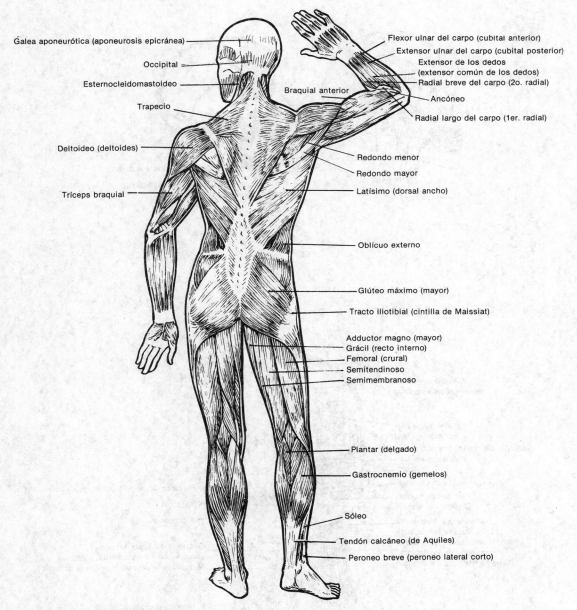

Galea aponeurótica (aponeurosis epicránea)

Occipital

Esternocleidomastoideo

Trapecio

Deltoideo (deltoides)

Tríceps braquial

Braquial anterior

Flexor ulnar del carpo (cubital anterior)

Extensor ulnar del carpo (cubital posterior)

Extensor de los dedos
(extensor común de los dedos)

Radial breve del carpo (2o. radial)

Ancóneo

Radial largo del carpo (1er. radial)

Redondo menor

Redondo mayor

Latísimo (dorsal ancho)

Oblícuo externo

Glúteo máximo (mayor)

Tracto iliotibial (cintilla de Maissiat)

Adductor magno (mayor)
Grácil (recto interno)
Femoral (crural)
Semitendinoso
Semimembranoso

Plantar (delgado)

Gastrocnemio (gemelos)

Sóleo

Tendón calcáneo (de Aquiles)

Peroneo breve (peroneo lateral corto)

Fig. 27   Principales músculos del cuerpo (vista posterior).

El músculo borla del mentón (o de la barba) eleva el labio inferior y la piel del mentón hacia arriba como cuando se hacen pucheros.

El músculo platisma (cutáneo del cuello) lleva las comisuras de los labios hacia abajo y atrás (expresión de tristeza), y eleva la piel del tórax.

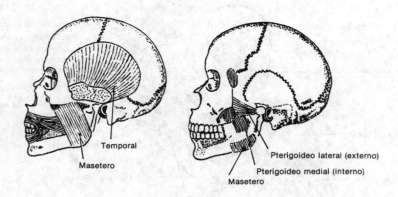

Temporal

Masetero

Pterigoideo lateral (externo)

Pterigoideo medial (interno)

Masetero

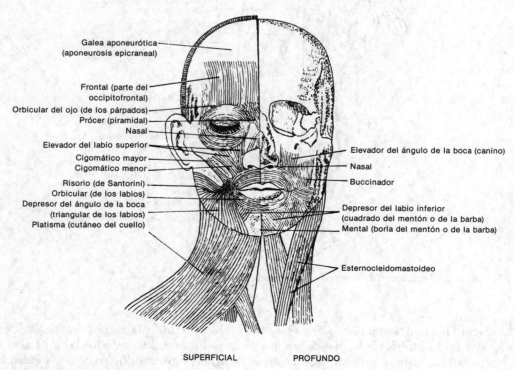

Galea aponeurótica
(aponeurosis epicraneal)

Frontal (parte del
occipitofrontal)

Orbicular del ojo (de los párpados)

Prócer (piramidal)

Nasal

Elevador del labio superior

Cigomático mayor

Cigomático menor

Risorio (de Santorini)

Orbicular (de los labios)

Depresor del ángulo de la boca
(triangular de los labios)

Platisma (cutáneo del cuello)

Elevador del ángulo de la boca (canino)

Nasal

Buccinador

Depresor del labio inferior
(cuadrado del mentón o de la barba)

Mental (borla del mentón o de la barba)

Esternocleidomastoideo

SUPERFICIAL   PROFUNDO

Fig. 28   Músculos de la cabeza.

El músculo risorio (risorio de Santorini) lleva las comisuras de los labios hacia afuera (expresión de tensión).

En la nariz se encuentran el músculo prócer (piramidal), que tiene acción contraria al frontal y los músculos que dilatan y cierran las aletas de la nariz (dilatador del ala de la nariz y mirtiforme).

Los músculos que mueven los globos oculares son: el recto superior (hacia arriba), el recto inferior (hacia abajo), el recto lateral o recto externo (hacia afuera), el recto medial o recto interno (hacia dentro), el oblicuo superior u oblicuo mayor (hacia abajo y afuera) y el oblicuo inferior u oblicuo menor (hacia arriba y afuera).

Los músculos que mueven la lengua son: el geniogloso (hacia abajo y adelante), el estilogloso (hacia arriba y atrás), el estilohioideo (hacia arriba y atrás) y el hipogloso (hacia abajo).

Los músculos que mueven la cabeza son:

El esternocleidomastoideo, que se encuentra en la parte anterior y lateral del cuello y al contraerse produce la rotación de la cabeza. Al contraerse ambos simultáneamente producen la flexión de la cabeza.

El semiespinoso rota la cabeza y la sostiene.

El esplenio de la cabeza y el longísimo (dorsal largo) extienden la cabeza.

En la región anterior del cuello están los músculos suprahioideos e infrahioideos; los primeros forman el piso de la boca y elevan al hueso hioideo (hioides), los infrahioideos hacen descender al hioideo (hioides).

Delante de la columna vertebral hay músculos rectos anteriores (mayor y menor) que flexionan a la cabeza; a los lados están los rectos laterales de la cabeza que inclinan la cabeza lateralmente cuando actúan de un solo lado.

Los músculos del abdomen son:

El recto anterior del abdomen que flexiona la columna vertebral; los oblicuos externo (oblicuo mayor) e interno (oblicuo menor) que inclinan la columna vertebral hacia los lados y comprimen el abdomen y, más profunda-mente, el transverso del abdomen que también lo comprime.

Los principales músculos que intervienen en los movimientos respiratorios son:

El diafragma, que tiene el aspecto de una cúpula convexa hacia arriba y separa al tórax del abdomen; cuando se contrae, desciende, aumentando el tamaño de la cavidad torácica.

Los músculos intercostales internos y externos elevan las costillas durante la inspiración aumentando las dimensiones del tórax; durante la espiración descienden las costillas y disminuyen las dimensiones del tórax.

El serrato anterior (serrato mayor), los serratos menores posteriores, superior e inferior y los pectorales mayor y menor, ensanchan al tórax durante la inspiración.

Los principales músculos que mueven la columna vertebral son:

El recto anterior del abdomen, hacia adelante; el cuadrado lumbar hacia los lados y el longísimo (dorsal largo) la extiende.

Los principales músculos que mueven al hombro son:

El subclavio, que lleva la clavícula hacia abajo.

El pectoral menor, que lo rota hacia arriba; el serrato anterior (serrato mayor), que lo dirige hacia adelante y arriba y el trapecio que mueve la escápula (omóplato).

Los principales músculos que mueven al brazo son:

El pectoral mayor, que lo flexiona, aduce y rota; el latísimo del dorso (dorsal ancho), que lo extiende, aduce y rota; el deltoideo (deltoides) y el supraespinoso que lo aducen; el infraespinoso que lo rota hacia afuera; el redondo mayor que lo extiende y rota hacia dentro y el redondo menor que lo rota hacia afuera.

El movimiento del antebrazo se debe, principalmente a los siguientes músculos:

El bíceps braquial y el braquial (braquial anterior) que lo flexionan y el tríceps braquial que lo extiende.

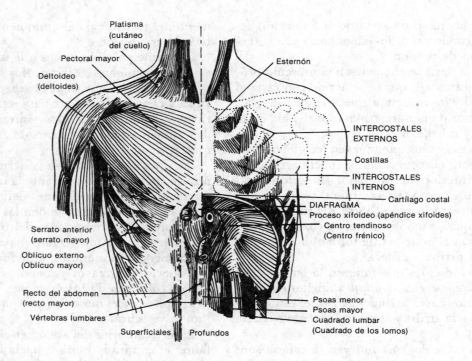

Fig. 29 Músculos empleados en la respiración.

La mano se mueve por medio de músculos flexores, extensores, pronadores, supinadores, abductores y aductores.

Los principales músculos que mueven al fémur son:

El psoas mayor y el ilíaco que lo flexionan y rotan; el glúteo máximo (glúteo mayor) lo extiende y lo rota hacia afuera; los glúteos medio (mediano) y mínimo (menor) lo abducen y rotan; el tensor de la fascia lata lo flexiona y abduce; los aductores lo aducen; el cuadrado femoral (cuadrado crural) lo rota hacia afuera y el obturador externo lo rota hacia los lados.

La rodilla se extiende por la acción del músculo cuadríceps femoral (cuadríceps crural) y se flexiona por medio de los músculos bíceps femoral (bíceps crural), semitendinoso, semimembranoso, grácil (recto interno) y sartorio; este último actúa cuando se cruza la pierna.

El pie se mueve por los músculos gastrocnemios (gemelos) y sóleo que lo flexionan, tibiales, peroneos, flexores y extensores de los dedos.

Entre las enfermedades más frecuentes de los músculos están las contusiones, las heridas y los desgarres producidos por algún movimiento brusco. El tétanos produce contracciones sostenidas y dolorosas de los músculos y es producido por la toxina de una bacteria. En forma indirecta se pueden atrofiar (disminuye su desarrollo) como consecuencia de una alteración nerviosa, como sucede en la poliomielitis, que afecta a los cuernos (astas) anteriores (motores) de la médula espinal.

SISTEMA NERVIOSO

El sistema nervioso percibe los cambios que hay en el interior y en el exterior del organismo a través de receptores especiales; estas modificaciones las capta el organismo las interpreta, las almacena y coordina, activando o inhibiendo la actividad de músculos, vasos sanguíneos o cualquier otra estructura corporal con el objeto de mantener constante la homeostasis.

El tejido nervioso está formado básicamente por dos clases de células: las neuronas y las células de neuroglia.

Las neuronas están formadas igual que cualquier célula, aunque se usan nombres específicos; al cuerpo celular se le llama pericarion o soma y a las prolongaciones del citoplasma dendritas o cilindro eje o axón, según sus características.

Un esquema de una neurona con fines didácticos muestra a las dendritas como prolongaciones cortas y ramificadas, pero no necesariamente es así, esto depende del tipo de neurona. El axón es una prolongación más gruesa, de longitud y diámetro variables (algunos axones se prolongan desde la médula espinal hasta los dedos de los pies). El axón de todas las neuronas está rodeado por una capa blanca formada por fosfolípidos llama-da vaina de mielina y por otra envoltura llamada neurilema. En el trayecto del axón hay zonas estrechas con poca mielina llamadas nodos de Ranvier. Los axones antiguamente llamados amielínicos son de color grisáceo por tener este compuesto en menor cantidad. Durante su trayecto el axón tiene una o dos ramas llamadas colaterales que, al igual que el axón, terminan en una serie de ramificaciones llamadas telodendron.

Según su estructura las neuronas pueden clasificarse en:

a) unipolares, que se caracterizan porque tienen una sola prolongación que se divide en una rama central que sirve como axón y una rama periférica que funciona como dendrita; por ejemplo, las de los ganglios de los nervios espinales (raquídeos).
b) bipolares, que tienen una dendrita y un axón, como sucede con las neuronas de la retina del ojo y del oído interno.
c) multipolares, que tienen varias dendritas y un axón y abundan en el encéfalo y la médula espinal.

De acuerdo a su función, las neuronas pueden ser:

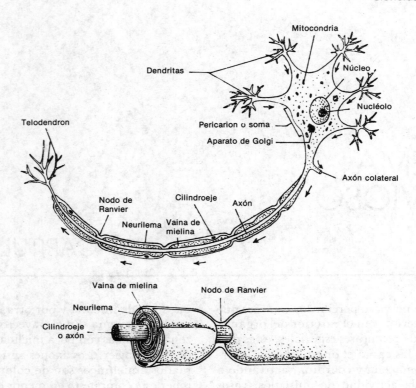

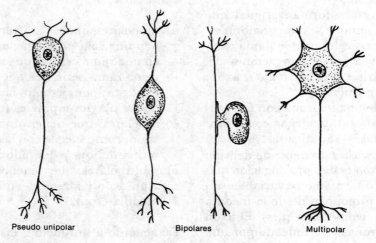

Fig. 30   Neuronas.

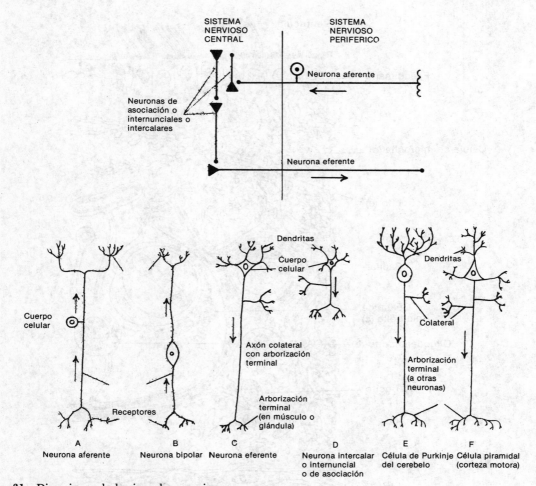

Fig. 31 Direcciones de los impulsos nerviosos.

a) sensitivas o aferentes, cuando llevan los impulsos de los receptores periféricos que están en la piel y los órganos de los sentidos al sistema nervioso central.

b) motoras o eferentes, cuando llevan los impulsos del sistema nervioso central a los efectores que pueden ser músculos, glándulas, u otros órganos.

c) de asociación o internunciales o intercalares, cuando llevan los impulsos de la neurona sensitiva a la neurona motora.

Las neuronas tienen las siguientes propiedades fisiológicas desarrolladas al máximo:

1. Excitabilidad o irritabilidad, que es la capacidad que tienen para responder a los estímulos y en este caso convertirlos en impulsos nerviosos.

2. Conductibilidad, por medio de la cual el estímulo pasa de una parte de la célula a otra, en este caso, de un sitio a otro de la neurona.

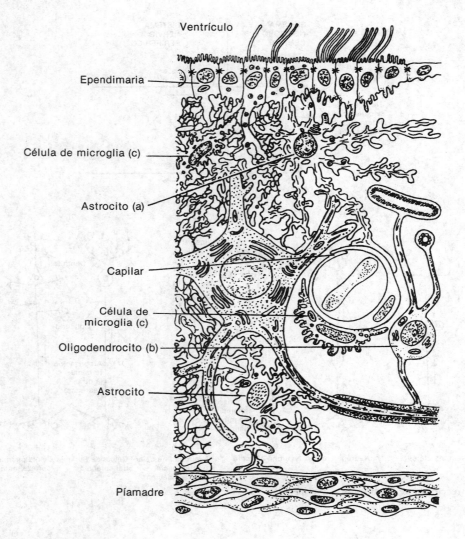

Fig. 32 Células de neuroglia.

3. Transmisibilidad, que permite que el impulso nervioso se transmita de una neurona a otra(s) neurona(s) o a otra estructura.

4. Plasticidad que es la propiedad del citoplasma para responder a un estímulo repetido en menos tiempo, es decir es la "memoria" celular.

Las células nerviosas del ser humano tienen la característica de que no se reproducen si se destruye su cuerpo celular, por lo que no pueden ser reemplazadas y si se mueren, se pierde la función.

Sinapsis Es la unión de dos neuronas que se lleva a cabo al ponerse en contacto las prolongaciones del axón de una neurona con las dendritas de otra. Las prolongaciones del telodendron tienen unas estructuras llamadas botones terminales en donde se encuentran unas pequeñas vesículas sinápticas que dejan salir una sustancia química transmisora, que puede ser la acetilcolina, adrenalina, histamina, nor-adrenalina, u otras sustancias.

Las células de neuroglia o células gliales se encuentran entre las neuronas, tienen prolongaciones y pueden ser:

a) astrocitos, que sirven de sostén a las neuronas del sistema nervioso central y sirven de relación entre las neuronas y los vasos sanguíneos.

b) oligodendrocitos, que son más pequeños, con menos prolongaciones y más cortas que las anteriores; también sirven de sostén en el sistema nervioso central.

c) células de microglia que son células con capacidad de fagocitar y protegen al sistema nervioso eliminando microorganismos o restos celulares.

El tejido nervioso a simple vista en cortes está formado por zonas de sustancia gris que al microscopio corresponde a los cuerpos de las neuronas y por sustancia blanca constituida por las prolongaciones de las neuronas y la mielina.

Cuando la sustancia gris se encuentra dentro del sistema nervioso central constituye unas estructuras llamadas núcleos y centros. Los centros regulan funciones específicas y los núcleos pueden dar origen a un nervio o a un tracto.

Cuando los cuerpos de las neuronas se agrupan fuera del sistema nervioso central constituyen ganglios.

Los nervios están formados por conjuntos de fibras (prolongaciones de las neuronas, axones o dendritas) que conducen los impulsos nerviosos en una sola dirección; si lo hacen de la periferia al centro se llaman sensitivos y si conducen el impulso del centro a la periferia se llaman motores. Si el nervio es sensitivo, todas sus fibras son sensitivas; si todas sus fibras son motoras, el nervio es motor, y si contiene fibras sensitivas y motoras el nervio es mixto.

Cuando las fibras nerviosas se agrupan en el sistema nervioso central constituyen tractos (vías) y pueden llevar impulsos hacia arriba (tractos o vías ascendentes), hacia abajo (tractos o vías descendentes) o conectar a las diferentes partes del sistema nervioso central.

Arco y acto reflejos

El arco reflejo es la unidad anatómica del sistema nervioso y el acto reflejo es el trabajo realizado, es decir, la unidad fisiológica del sistema nervioso.

En un arco reflejo encontramos las siguientes estructuras:

1. Un receptor, que es el elemento anatómico de la neurona sensitiva que capta el estímulo, lo transforma en impulso nervioso y lo transmite a:

2. Una neurona sensitiva o aferente que conduce el impulso nervioso del receptor a la neurona de conexión.

3. Una neurona de conexión, internuncial o de asociación que se encuentra en el sistema nervioso central que en ocasiones no existe; por ejemplo, en el reflejo rotuliano o patelar que puede observarse cuando aplicamos un golpe rápido en el tendón que está debajo de la patela (rótula).

4. Una neurona motora o eferente que conduce el impulso nervioso de la neurona de conexión al efector.

5. Un efector, que es el órgano que responde al estímulo y puede ser un músculo o una glándula.

Por lo tanto, hay arcos reflejos con dos y tres neuronas; los primeros se llaman también monosinápticos porque se llevan a cabo con una sinapsis; por ejemplo, en el reflejo rotuliano o patelar el impulso pasa de una neurona sensitiva a una neurona motora, regresa por el músculo efector que está en la parte anterior del muslo (cuadríceps femoral o cua-

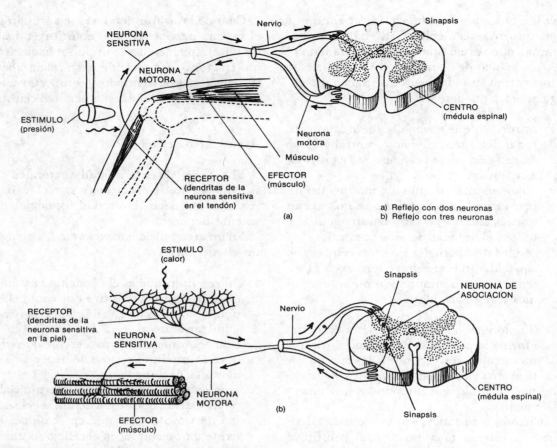

Fig. 33 Estructuras que integran un arco reflejo.

dríceps crural) que se contrae y extiende la pierna como respuesta.

Un ejemplo de arco reflejo con tres neuronas o bisináptico (porque en él se llevan a cabo dos sinapsis), puede observarse cuando tocamos algún objeto caliente y retiramos inmediatamente la mano.

Hay reflejos simples en los cuales participa únicamente la médula espinal como el reflejo rotuliano o patelar, cuando hacemos algún movimiento de flexión para alejarnos de estímulos que nos pueden perjudicar, o cuando nos rascamos (reflejo de rascado) ante alguna irritación.

Hay reflejos en los cuales intervienen estructuras más complejas como el tallo cerebral y el cerebelo; por ejemplo, cuando caminamos o corremos o lanzamos un grito al quemarnos o picarnos; y por último, hay reflejos en los cuales participa la corteza cerebral, por ejemplo, cuando nos curamos una herida o una quemadura.

Hay reflejos adquiridos o condicionados que se adquieren por medio del adiestramiento aunque algunos son funciones vegetativas y originalmente involuntarias; por ejemplo, cuando aprendemos a controlar el vaciamiento de la vejiga y del recto.

Clasificación del sistema nervioso

De acuerdo con su situación anatómica el sistema nervioso puede dividirse en sistema nervioso central (médula y encéfalo) y sistema nervioso periférico.

De acuerdo con su función el sistema nervioso puede dividirse en: sistema nervioso de la vida de relación y sistema nervioso de la vida vegetativa, o autónomo.

Sistema nervioso central Está constituido por la médula espinal y el encéfalo.

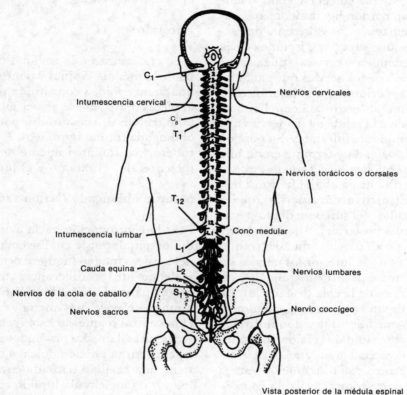

Vista posterior de la médula espinal

Corte transversal de la médula espinal

Fig. 34 Médula espinal.

Médula espinal

Es un órgano que se encuentra alojado en el canal vertebral (conducto vertebral o raquídeo), desde el agujero magno (agujero occipital) hasta la segunda vértebra lumbar; se continúa hacia arriba con el encéfalo. Tiene el aspecto de un cordón ligeramente aplanado de adelante hacia atrás y presenta dos ensanchamientos: uno superior o intumescencia cervical (engrosamiento cervical) que corresponde a la salida de los nervios que van a las extremidades superiores, y uno inferior o intumescencia lumbar (engrosamiento lumbar) que corresponde a la salida de los nervios que van a las extremidades inferiores. Su porción inferior es más delgada y termina en un hilo terminal. Presenta dos surcos medios que la recorren de arriba hacia abajo: la fisura mediana anterior (surco medio anterior), que es más pronunciada, y el surco mediano posterior (surco medio posterior). A los lados presenta la salida de los nervios espinales (raquídeos), y en su porción inferior los nervios salen formando una especie de manojo, la cauda equina (nervios de la cola de caballo). En su interior tiene un conducto, el canal central (canal del epéndimo) por donde circula el líquido cerebroespinal (cefalorraquídeo).

En la médula espinal la sustancia gris se encuentra en el centro y su distribución semeja a una H cuya parte central se llama comisura gris y las porciones verticales o cuernos (astas) se dividen en: dos cuernos (astas) anteriores y dos cuernos (astas) posteriores. La sustancia gris divide a la sustancia blanca en funículos (cordones, que son: uno anterior, uno medio y otro posterior de cada lado). Las funciones de la médula espinal son: conducir los estímulos en forma de impulsos nerviosos de la periferia al encéfalo por medio de los funículos posteriores (cada funículo o cordón tiene tractos o fascículos formados por fibras nerviosas ascendentes o sensitivas); conducir los estímulos del encéfalo a la periferia por medio de los funículos (cordones) anteriores que tienen tractos o fascículos formados por fibras nerviosas descendentes o motoras que llevan los impulsos a los nervios espinales (raquídeos). La médula espinal es una vía para los reflejos, que pueden ser simples o con participación de estructuras superiores del sistema nervioso central.

Encéfalo

Se encuentra en la cavidad craneal, arriba de la médula espinal y tiene el aspecto de una masa ovoidea constituida por el cerebelo y el cerebro que se apoya sobre un eje, el tallo cerebral constituido por la médula oblongada (bulbo raquídeo), el puente (protuberancia anular o puente de Varolio), el mesencéfalo, el tálamo y el hipotálamo.

Médula oblongada (bulbo raquídeo)

Es la continuación hacia arriba de la médula espinal, por la cual se encuentra arriba del agujero magno (agujero occipital) y abajo del puente (protuberancia anular). Su forma es parecida a la de la médula espinal, aunque un poco más ancha y corta. Su porción ventral o anterior está formada por dos estructuras llamadas pirámides que contienen tractos. En su porción dorsal o posterior contiene una cavidad llamada cuarto ventrículo, por donde circula líquido cerebroespinal (cefalorraquídeo). Al corte transversal se puede observar que la sustancia blanca y la gris tienen una distribución similar a la de la médula espinal en su porción inferior, pero se va perdiendo poco a poco en su porción superior.

Contiene núcleos de algunos nervios craneales: el IX, el X, el XI y el XII.

También contiene los centros cardiaco (regula el funcionamiento del corazón), respiratorio (regula la respiración), vasoconstrictor (regula el diámetro de los vasos sanguíneos) e interviene en los reflejos de deglución, tos, hipo, parpadeo y estornudo.

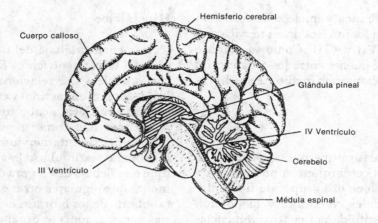

Cuerpo calloso

Hemisferio cerebral

Glándula pineal

IV Ventrículo

Cerebelo

III Ventrículo

Médula espinal

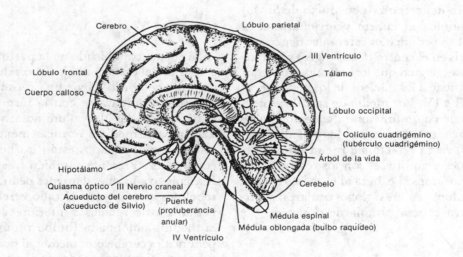

Cerebro

Lóbulo parietal

Lóbulo frontal

III Ventrículo

Cuerpo calloso

Tálamo

Lóbulo occipital

Colículo cuadrigémino
(tubérculo cuadrigémino)

Árbol de la vida

Hipotálamo

Cerebelo

Quiasma óptico   III Nervio craneal
Acueducto del cerebro
(acueducto de Silvio)   Puente
(protuberancia
anular)

Médula espinal

Médula oblongada (bulbo raquídeo)

IV Ventrículo

Fig. 35 Corte sagital del encéfalo.

La mayor parte de los tractos de sus pirámides se cruzan en el sitio donde se unen la médula oblongada (bulbo raquídeo) y la médula espinal pasando al lado contrario; este cruce se llama decusación de las pirámides, razón por la cual las áreas motoras y sensitivas del lado derecho controlan al lado izquierdo del cuerpo y viceversa.

Puente (protuberancia anular o puente de Varolio).

Se encuentra arriba de la médula oblongada (bulbo raquídeo), abajo del mesencéfalo y adelante del cerebelo; tiene forma cuadrilátera, alargada en su eje transversal. Contiene al cuarto ventrículo y al corte transversal se puede observar que está constituido por sustancia blanca y núcleos de sustancia gris. Contiene a los núcleos de los nervios craneales V, VI, VII y VIII. Como su nombre indica, sirve de puente entre los órganos con los que se relaciona por medio de sus fibras nerviosas.

Mesencéfalo

Es una estructura que une al puente y al cerebelo con el cerebro; en su porción anterior o ventral tiene dos grupos de fibras llamadas pedúnculos cerebrales y su porción dorsal está constituida por cuatro eminencias redondeadas, los colículos superiores e inferiores (tubérculos cuadrigéminos). En su interior se encuentra un conducto llamado acueducto del cerebro (acueducto de Silvio) que comunica al cuarto ventrículo con el tercero. Los pedúnculos cerebrales tienen sustancia gris en el centro (locus niger) y sustancia blanca, al igual que los colículos (tubérculos). Contiene a los núcleos de los nervios craneales III y IV. Por medio de sus fibras nerviosas tiene como función la conexión entre distintos centros nerviosos y los colículos (tubérculos) están relacionados con los impulsos visuales y auditivos, son los responsables de que movamos la cabeza al oír ruidos o mover los bulbos oculares (globos oculares) cuando nuestra cabeza cambia de posición.

Tálamo

Se encuentra arriba del mesencéfalo y a los lados de una cavidad llamada tercer ventrículo, en la base del cerebro; tiene forma ovoidea y está formado por dos masas de sustancia gris cubiertas por sustancia blanca. Funciona como estación de relevo y de interpretación de los impulsos, es decir, cuando recibe los impulsos sensitivos los selecciona y los envía al cerebro, con excepción de los impulsos olfatorios. Por medio del tálamo hacemos conscientes las sensaciones dolorosas.

Hipotálamo

Se encuentra abajo del tálamo y forma el piso del tercer ventrículo. Está formado por varios núcleos y se relaciona con la hipófisis (véase sistema endocrino) y el sistema nervioso vegetativo. Lleva a cabo funciones muy importantes, tales como: regular el funcionamiento del sistema nervioso vegetativo y de las vísceras; estimular a la glándula hipófisis (que está debajo de él) para que libere las hormonas que regulan a otras glándulas o el metabolismo de los hidratos de carbono, proteínas, grasas, iones y órganos sexuales; controlar la temperatura del cuerpo y regular el apetito, la sed, el sueño y el estado de alerta.

Cerebelo

Se encuentra ubicado en la parte posterior e inferior del cráneo, abajo del cerebro y atrás del tallo cerebral. Tiene una forma ovoidea que suele compararse con la forma de una mariposa con las alas voluminosas y extendidas, la parte media o vermis semeja a un gusano y a ambos lados están los hemisferios cerebelosos. Presenta también tres pares de fascículos o cordones llamados pedúnculos cerebelosos que lo unen al tallo cerebral. Los pedúnculos cerebelosos inferiores lo unen a la médula oblongada (bulbo raquídeo), los pedúnculos cerebelosos medios al puente (protuberancia anular) y los superiores al mesencéfalo. Su superficie tiene muchos surcos paralelos llamados fisuras cerebelosas.

Al hacer un corte transversal puede observarse la sustancia gris en la periferia formando una capa llamada corteza cerebelosa y núcleos dentro de la sustancia blanca; ambas sustancias parecen entrelazarse como si fueran las ramas de un árbol (árbol de la vida).

El cerebelo tiene como funciones mantener el equilibrio, la postura, el tono muscular y ayudar a la coordinación de los movimientos finos.

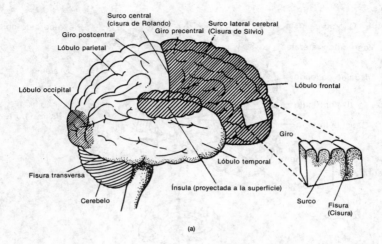

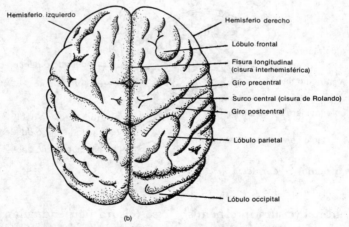

Lóbulos y fisura del cerebro (a) Vista lateral derecha. (b) Vista superior.
Como la ínsula no puede verse exteriormente, ha sido proyectada en la superficie.
El esquema intercalado en (a) indica las diferencias relativas entre un giro, un
surco y una fisura.

Fig. 36

Cerebro

Es el órgano más voluminoso del encéfalo
y se encuentra en la parte anterior y superior
del cráneo, arriba del tallo cerebral y arriba

y adelante del cerebelo; tiene forma ovoidea y
su superficie presenta salientes llamadas gi-
ros o circunvoluciones y surcos, algunos de los
cuales son más profundos y reciben el nombre de fisuras (cisuras). Las fisuras son:

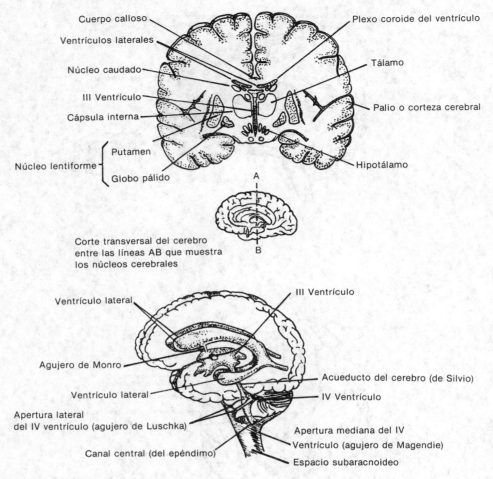

Cuerpo calloso
Ventrículos laterales
Núcleo caudado
III Ventrículo
Cápsula interna
Núcleo lentiforme
Putamen
Globo pálido
Plexo coroide del ventrículo
Tálamo
Palio o corteza cerebral
Hipotálamo

Corte transversal del cerebro
entre las líneas AB que muestra
los núcleos cerebrales

Ventrículo lateral
III Ventrículo
Agujero de Monro
Ventrículo lateral
Apertura lateral
del IV ventrículo (agujero de Luschka)
Canal central (del epéndimo)
Acueducto del cerebro (de Silvio)
IV Ventrículo
Apertura mediana del IV
Ventrículo (agujero de Magendie)
Espacio subaracnoideo

Fig. 37 Núcleos y ventrículos cerebrales.

a) la fisura longitudinal (cisura interhemisférica) que divide al cerebro en dos hemisferios cerebrales: derecho e izquierdo, unidos por un conjunto de fibras transversales llamado cuerpo calloso.

b) el surco central (cisura de Rolando)

c) el surco lateral (cisura de Silvio)

d) el surco occipital transverso (cisura perpendicular externa)

e) la fisura transversa

Los surcos lateral (cisura de Silvio), central (cisura de Rolando) y occipital transver-

so (cisura perpendicular externa) dividen a cada hemisferio en lóbulos: frontal, temporal, parietal y occipital. Existe otro lóbulo, el lóbulo de la ínsula, que se encuentra en el fondo del surco lateral (cisura de Silvio) y debajo de los lóbulos frontal, parietal y temporal, por lo que no puede verse desde el exterior.

En el interior de cada hemisferio hay una cavidad, el ventrículo lateral, por donde circula líquido cerebroespinal (cefalorraquídeo). Cada ventrículo lateral se comunica con el tercer ventrículo a través de un orificio llama-

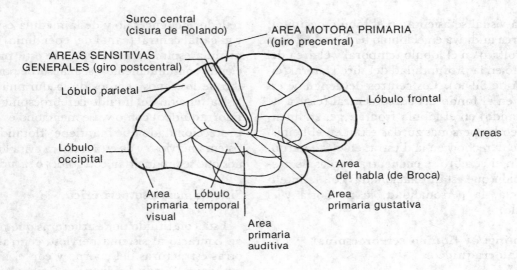

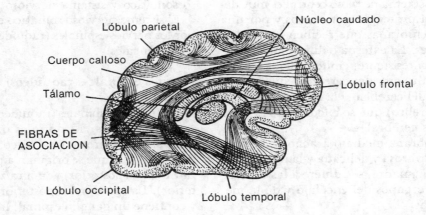

Fig. 38   Cerebro.

do agujero interventricular y éste a su vez se comunica con el cuarto ventrículo.

El cerebro está formado también por sustancia gris y blanca. La sustancia gris se encuentra formando una capa superficial llamada palio o corteza cerebral y núcleos cerebrales que se encuentran entre la sustancia blanca. La sustancia blanca está formada por fibras que siguen diferentes direcciones: las fibras de asociación llevan sus impulsos de una parte a otra del hemisferio; otras, las comisurales llevan impulsos de un hemisferio a otro

y las fibras de proyección, forman los tractos ascendentes y descendentes que llevan los impulsos al tallo cerebral y a la médula espinal.

La corteza cerebral se divide en áreas, cada una de las cuales cumple una función determinada: el área motora se encuentra en el lóbulo frontal, adelante del surco central (cisura de Rolando); el área sensitiva está atrás del surco central, en el lóbulo parietal y nos permite reconocer el tamaño, forma, peso y textura de los objetos, la posición de nuestro cuerpo e integrar los estímulos sensitivos; el área visual se asienta en el lóbulo occipital; el área auditiva en el lóbulo temporal; el área del olfato en el lóbulo temporal y el área del gusto en la profundidad del surco lateral (cisura de Silvio). Los centros del lenguaje están en el fondo del surco central (cisura de Rolando) en el lóbulo frontal; generalmente, en las personas zurdas están en el hemisferio derecho y en la diestras en el izquierdo.

En el cerebro se encuentran áreas de asociación que están relacionadas con la inteligencia, la personalidad, la memoria y el juicio.

Meninges y líquido cerebroespinal (cefalorraquídeo)

Como el sistema nervioso central es muy delicado, está protegido por huesos y por una serie de membranas que reciben el nombre de meninges. La externa o duramadre, es fibrosa y muy resistente; emite prolongaciones que son: la tienda del cerebelo, que separa al cerebro del cerebelo y la falce del cerebro (hoz del cerebro) que se encuentra entre los hemisferios cerebrales.

La membrana media o aracnoidea (aracnoides), es fibrosa y delicada y la membrana interior o piamadre, se adhiere a las superficies de los órganos del encéfalo y de la médula espinal.

Otra protección que tiene el sistema nervioso central es el líquido cerebroespinal (cefalorraquídeo), físicamente es claro, transparente, e incoloro, y está formado por agua, glucosa, proteínas, urea, sales minerales y leucocitos o glóbulos blancos; se forma en unas redes de vasos capilares llamados plexos coroideos que se encuentran en los ventrículos. Desde los ventrículos laterales circula hacia el tercer ventrículo, pasando por los agujeros interventriculares; continúa por el acueducto del cerebro (acueducto de Silvio) pasando al cuarto ventrículo y de aquí se dirige hacia el espacio subaracnoideo que está abajo de la membrana aracnoidea (aracnoides), al-

rededor del encéfalo y de la médula espinal y al canal central (canal del epéndimo) de la médula espinal. Este líquido se está produciendo constantemente y se reabsorbe por medio de los senos venosos de la duramadre.

La función del líquido cerebroespinal (cefalorraquídeo) como ya se mencionó es la de protección dado que mantiene "flotando" al sistema nervioso y de esta manera evita los daños que se producirían con golpes o sacudidas.

Sistema nervioso periférico

Está constituido por estructuras que ponen en contacto al sistema nervioso central con otras estructuras del cuerpo y con el medio ambiente. Puede dividirse en: sistema nervioso somático y sistema nervioso vegetativo.

El sistema nervioso somático está formado por los nervios espinales (raquídeos) y los nervios craneales.

Nervios espinales (raquídeos)

Los nervios espinales (raquídeos) son 31 pares: 8 cervicales, 12 dorsales o torácicos, 5 lumbares, 5 sacros y 1 coccígeo. Son nervios mixtos, por lo que se originan a partir de una raíz dorsal (posterior) y una raíz ventral (anterior). La raíz dorsal (posterior) es sensitiva y contiene un ganglio espinal; la raíz ventral (anterior) es motora y lleva los impulsos de la médula espinal a los diferentes músculos. Las dos raíces forman un tronco mixto que se divide a su vez en cuatro ramas que ya son mixtas: una dorsal o posterior que se dirige a los músculos y la piel del organismo, una rama ventral o anterior que va a unirse con otras ramas ventrales (anteriores) de otros nervios espinales (raquídeos) formando manojos de nervios llamados plexos, una rama meníngea que va a las meninges y una rama relacionada con el sistema nervioso vegetativo.

Los plexos son: el plexo cervical que se dirige a la parte posterior de la cabeza, al cuello y la parte superior de los hombros; el ple-

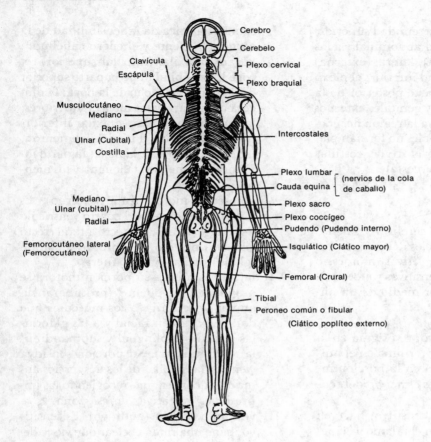

- Cerebro
- Cerebelo
- Plexo cervical
- Plexo braquial
- Clavícula
- Escápula
- Musculocutáneo
- Mediano
- Radial
- Ulnar (Cubital)
- Costilla
- Intercostales
- Plexo lumbar
- Cauda equina
- (nervios de la cola de caballo)
- Mediano
- Ulnar (cubital)
- Radial
- Plexo sacro
- Plexo coccígeo
- Pudendo (Pudendo interno)
- Femorocutáneo lateral (Femorocutáneo)
- Isquiático (Ciático mayor)
- Femoral (Crural)
- Tibial
- Peroneo común o fibular
- (Ciático poplíteo externo)

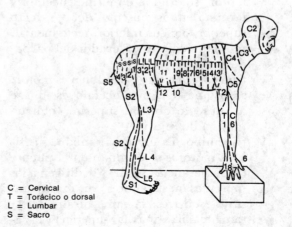

C = Cervical
T = Torácico o dorsal
L = Lumbar
S = Sacro

Fig. 39   Distribución de los nervios raquídeos.

xo braquial que va a la extremidad superior; el plexo lumbar a la pared abdominal y a las porciones medial (interna), lateral (externa) y anterior de la extremidad inferior; el plexo sacro que se dirige a la parte posterior de la extremidad inferior, ano y genitales externos y el plexo coccígeo que va a la región del cóccix o coxis. Las ramas dorsales no forman plexos porque se distribuyen entre las costillas formando los nervios intercostales.

Nervios craneales

Se originan en el tallo cerebral y salen o entran a través de los orificios del cráneo, distribuyéndose por pares sensitivos, motores o mixtos (contienen fibras sensitivas y motoras). Se reconocen también por medio de un número romano:

I   olfatorio. Es sensitivo; se origina en la mucosa de la nariz y termina en el bulbo olfatorio que está en la porción inferior del cerebro. Es el nervio del sentido del olfato.

II   óptico. También es sensitivo; nace en la retina y termina en el tálamo y el mesencéfalo. Es el nervio del sentido de la vista.

III   óculo motor (motor ocular común). Es motor, se origina en el mesencéfalo y termina en los músculos del ojo, recto superior, oblicuo inferior, recto medial, músculos ciliares y elevador del párpado superior.

IV   troclear (patético). También es motor; se origina en el mesencéfalo y se dirige al músculo oblicuo superior (oblicuo mayor) del ojo.

V   trigémino. Es un nervio mixto, sus fibras motoras se originan en el puente (protuberancia anular) y se dirigen a los músculos masticadores. Sus ramas sensitivas son tres: la rama oftálmica, la rama maxilar (maxilar superior) y la rama mandibular (maxilar inferior). La

rama oftálmica da la sensibilidad de la córnea, la frente y el cuero cabelludo; la rama maxilar (maxilar superior) recoge la sensibilidad de la parte superior de la mejilla, el techo de la boca, la mucosa de la nariz y los dientes superiores; la rama mandibular (maxilar inferior) da la sensibilidad a la piel del mentón, la región temporal, la boca, la parte inferior de la mejilla, la lengua y los dientes inferiores.

VI   abductor (motor ocular externo). Es motor, se origina en el cuarto ventrículo y se dirige al músculo recto lateral (recto externo) del ojo que mueve al bulbo (globo) ocular hacia afuera.

VII   facial. Es mixto, su porción motora se origina en el puente (protuberancia anular) y se dirige a los músculos que dan la expresión facial y a las glándulas salivales sublingual y submandibular (submaxilar). Su porción sensitiva viene de las papilas de los dos tercios anteriores de la lengua, recogiendo las impresiones gustativas de esa zona.

VIII   vestíbulo coclear (auditivo). Es sensitivo, tiene una rama coclear que viene del órgano espiral o de Corti del oído y una rama vestibular que viene del oído interno y terminan en el puente (protuberancia anular). La rama coclear permite la audición y la rama vestibular el equilibrio.

IX   glosofaríngeo. Es mixto; su porción motora se origina en la médula oblongada (bulbo raquídeo) y se dirige a la glándula salival parotídea (parótida) y a los músculos de la faringe; su porción sensitiva se origina en la mucosa de la faringe y del tercio posterior de la lengua y termina en la médula oblongada (bulbo raquídeo). Da sensibilidad y movimiento a la faringe y el sentido del gusto en el tercio posterior de la lengua.

X   vago (neumogástrico). Es mixto; sus fibras motoras se originan en la médula

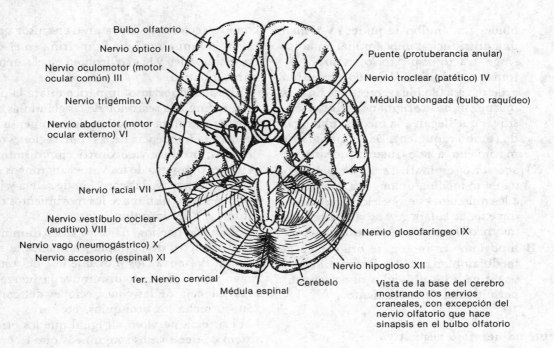

Bulbo olfatorio

Nervio óptico II

Nervio oculomotor (motor
ocular común) III

Nervio trigémino V

Nervio abductor (motor
ocular externo) VI

Nervio facial VII

Nervio vestíbulo coclear
(auditivo) VIII

Nervio vago (neumogástrico) X

Nervio accesorio (espinal) XI

1er. Nervio cervical

Médula espinal

Puente (protuberancia anular)

Nervio troclear (patético) IV

Médula oblongada (bulbo raquídeo)

Nervio glosofaríngeo IX

Nervio hipogloso XII

Cerebelo

Vista de la base del cerebro
mostrando los nervios
craneales, con excepción del
nervio olfatorio que hace
sinapsis en el bulbo olfatorio

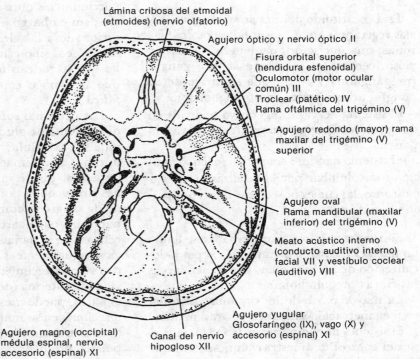

Lámina cribosa del etmoidal
(etmoides) (nervio olfatorio)

Agujero óptico y nervio óptico II

Fisura orbital superior
(hendidura esfenoidal)
Oculomotor (motor ocular
común) III
Troclear (patético) IV
Rama oftálmica del trigémino (V)

Agujero redondo (mayor) rama
maxilar del trigémino (V)
superior

Agujero oval
Rama mandibular (maxilar
inferior) del trigémino (V)

Meato acústico interno
(conducto auditivo interno)
facial VII y vestíbulo coclear
(auditivo) VIII

Agujero yugular
Glosofaríngeo (IX), vago (X) y
accesorio (espinal) XI

Vista de la base del cráneo
mostrando los orificios por
donde pasan estructuras
nerviosas, entre ellas los
nervios craneales

Agujero magno (occipital)
médula espinal, nervio
accesorio (espinal) XI

Canal del nervio
hipogloso XII

Fig. 40 Nervios craneales.

oblongada (bulbo raquídeo) y tienen una distribución muy amplia: en la faringe, tracto respiratorio, corazón, estómago, intestino delgado, intestino grueso, vesícula biliar, etcétera. En esos mismos sitios se originan las fibras sensitivas que llegan a la médula oblongada (bulbo raquídeo). Da sensibilidad y movimiento a las estructuras que inerva.

XI accesorio (espinal). Es motor; se origina en la médula oblongada y se dirige a los músculos esternocleidomastoideos, trapecio, de la faringe y de la laringe, permitiendo el movimiento de estos músculos.

XII hipogloso. Es motor, se origina en la médula oblongada (bulbo raquídeo) y se dirige a los músculos de la lengua, permitiendo su movimiento.

Sistema nervioso vegetativo

Está constituido por nervios y ganglios. Las vías vegetativas están constituidas por dos neuronas: una que se origina en el sistema nervioso central y se dirige a un ganglio (preganglionar) y otra que se dirige de un ganglio a las vísceras (postganglionar).

El sistema nervioso vegetativo se divide en dos grandes grupos: simpático y parasimpático.

El sistema nervioso simpático se llama también toracolumbar por la localización de sus neuronas, las cuales poseen sus fibras posganglionares largas.

El sistema nervioso parasimpático se llama también craneosacro o craneosacral por la localización de sus neuronas, que tienen largas sus fibras preganglionares.

La mayor parte de los órganos viscerales reciben inervación simpática y parasimpática.

El sistema nervioso vegetativo trabaja fuera del control de nuestra voluntad, aunque está relacionado con el sistema nervioso somático. En las sinapsis y puntos de contacto con los efectores se libera un transmisor químico: la simpatina o norepinefrina en el sistema simpático y la acetilconina en el sistema parasimpático.

El sistema nervioso simpático dilata la pupila, estimula la secreción de las glándulas sudoríparas, dilata los bronquios, aumenta la fuerza y la frecuencia de las contracciones del corazón, produce vasoconstricción disminuyendo el diámetro de los vasos sanguíneos de la piel, disminuye la secreción de saliva y jugos digestivos, disminuye los movimientos del estómago, del intestino, etc.

El sistema nervioso parasimpático disminuye el diámetro de la pupila, aumenta la secreción de saliva, los movimientos del estómago y del intestino, disminuye la fuerza y la frecuencia de las contracciones del corazón, estrecha los bronquios, etcétera.

El sistema nervioso, al igual que los otros sistemas, tiene vasos sanguíneos que le proporcionan los nutrientes y sustancias necesarias; sin embargo el paso de éstas, está condicionado a la selectividad no sólo del vaso sanguíneo, sino también de las células gliales que lo rodean formando en conjunto lo que se conoce como *barrera hematoencefálica*.

Las neuronas son muy sensibles a las modificaciones de glucosa y oxígeno; por ejemplo, si sus células dejan de recibir sangre durante aproximadamente cuatro minutos (este lapso puede variar), pueden sufrir lesiones irreversibles por la falta de oxígeno. Como la sangre es bombeada por el corazón, al haber un paro cardiaco, entre las primeras células que se dañan están las del sistema nervioso; igualmente, si un niño tiene problemas con su abastecimiento de sangre durante su vida intrauterina (dentro del útero) o durante el parto, puede presentar posteriormente alteraciones en su funcionamiento. Después del nacimiento son frecuentes las infecciones que pueden producir meningitis (inflamación de las meninges), encefalitis (inflamación del encéfalo), poliomielitis (infección en los cuer-

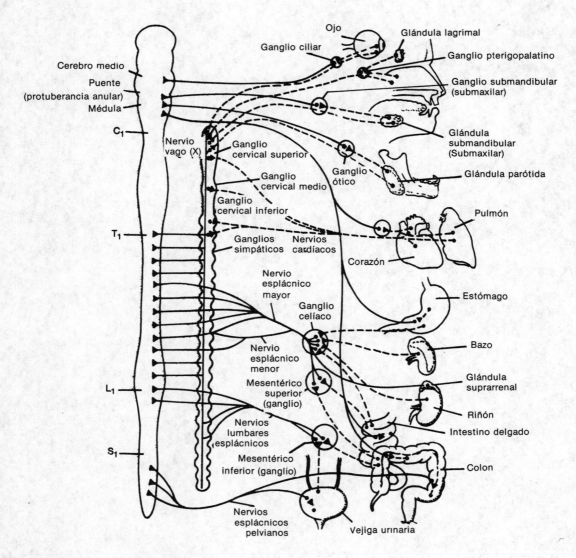

Fig. 41 Sistema nervioso vegetativo.

nos o astas anteriores de la médula espinal), traumatismos en el cráneo (craneoencefálicos), tumores o las consecuencias de la obstrucción de algún vaso sanguíneo del sistema nervioso (embolias, trombosis) o hemorragias.

ORGANOS
DE LOS SENTIDOS
Y PIEL

Los receptores de los estímulos son de tres tipos: *exteroceptores*, *visceroceptores* y *propioceptores*.

Los exteroceptores captan la información del medio externo que nos permite ver, oír, saborear, oler y sentir el contacto, la presión, la temperatura y el dolor en la piel.

Los visceroceptores se encuentran en las vísceras y los vasos sanguíneos, captando la información del medio interno; por medio de ellos sentimos dolor, fatiga, hambre, náuseas, o sed, etcétera.

Los propioceptores se encuentran principalmente en los músculos, tendones, articulaciones y el oído y nos permiten captar la posición, los movimientos y el equilibrio de las diferentes partes del cuerpo.

Sentido de la vista

Está constituido por el *bulbo (globo) ocular*, que se encuentra alojado en la órbita, tiene forma esférica y está formado por tres túnicas (capas) y sus estructuras transparentes y los órganos accesorios.

La túnica exterior es fibrosa, su porción anterior o *córnea* es transparente y carece de vasos sanguíneos; el resto, que es de color blanco, recibe el nombre de *esclera* (esclerótica).

La *túnica media o capa uveal* está formada por una membrana que en su porción anterior es de color variable, *el iris*, que en el centro tiene un orificio, *la pupila*, que al modificar su diámetro regula la entrada de los rayos luminosos. Hacia atrás el iris se continúa con el *cuerpo ciliar* y atrás de éste se encuentra una membrana de color café obscuro, *la coroidea* (coroides), que tiene muchos vasos sanguíneos y pigmento (melanina).

La *túnica interior* o *retina* no llega a la parte anterior del ojo y es la túnica (capa) nerviosa en la cual están las células fotorreceptoras los conos y los bastones. Los conos se encuentran menos protegidos en una depresión llamada *fosita central* (fóvea central) localizada en la zona central posterior de la retina llamada *mácula lútea*; por esta razón en esta zona se tiene la máxima agudeza visual, es decir que el cerebro sólo percibe nítidamente las imágenes que se forman en esta parte.

Los conos y bastones hacen sinapsis con neuronas bipolares y después con neuronas ganglionares que salen por la parte posterior del bulbo (globo) ocular formando el *nervio óptico*. El sitio por donde penetran los vasos sanguíneos y se inicia el nervio óptico se llama *disco del nervio óptico* (papila óptica); es un punto ciego, en él no hay visión porque no hay conos ni bastones.

En el interior del bulbo (globo) ocular hay varias estructuras transparentes; una de ellas es *la lente* (cristalino) que tiene el aspecto de una lente biconvexa y se une al cuerpo ciliar por la *zónula* que por tal motivo a veces se considera un ligamento. Entre la córnea y la lente (cristalino) hay un espacio lleno de un líquido llamado humor acuoso dividido en dos por el iris: una *cámara anterior* (entre la córnea y el iris) y una *cámara posterior* (entre el iris y la zónula), el humor acuoso circula entre las dos cámaras por el orificio pupilar. Atrás de la lente (cristalino) está la *cavidad ocular* ocupada por una substancia parecida a la clara de huevo llamada humor vítreo.

Los órganos accesorios (anexos) del bulbo (globo) ocular son los párpados, las cejas y las pestañas, la conjuntiva, las glándulas tarsales (de Meibomio) y la glándula lagrimal y los músculos (ya estudiados).

Los párpados están adelante del bulbo (globo) ocular; son dos: superior e inferior y están formados por una cubierta de piel por su cara anterior, también músculo, tejido fibroso denso, la lámina tarsal y una membrana mucosa llamada conjuntiva. La hendidura que queda entre los párpados se llama fisura o hendidura palpebral. En el borde libre de los párpados se encuentran los folículos pilosos (las pestañas), las glándulas sebáceas y sudoríferas (sudoríparas). Cerca del borde interno de los párpados están las glándulas tarsales: son glándulas sebáceas complejas que si se infectan crecen y son dolorosas, normalmente lubrican los bordes y evitan que se derramen las lágrimas.

La conjuntiva ocular es una mucosa delgada y transparente que cubre la parte anterior de la esclera (esclerótica) y la córnea y se continúa con la conjuntiva de los párpados.

La glándula lagrimal se encuentra en la porción lateral y superior de la órbita.

El bulbo (globo) ocular funciona como una cámara fotográfica automática, cuya forma es conservada por medio de la esclera (esclerótica). Su capa receptora (retina) se nutre por medio de nutrientes que difunden de la coroidea (coroides). Los estímulos llegan en forma de rayos luminosos que atraviesan la córnea, el humor acuoso, la pupila, la lente (cristalino), el humor vítreo y llegan a la retina donde los fotorreceptores (conos y bastones) los transforman en impulsos nerviosos que, atravesando las células bipolares y ganglionares, salen del bulbo (globo) ocular por el nervio óptico hacia el cerebro.

El iris regula la entrada de la luz, cuando hay mucha luz sus fibras musculares circulares se contraen disminuyendo el tamaño de la pupila. Cuando hay poca luz se contraen sus fibras musculares radiales aumentando el tamaño de la pupila.

La lente (cristalino) permite enfocar los objetos a diferentes distancias; por ejemplo, cuando fijamos la vista en un objeto cercano, el cuerpo ciliar que es un anillo de músculo liso se contrae y disminuye la tensión de la zónula que hace más prominentes las curvaturas de la lente, que se aplana al relajarse el músculo y permite la visión de un objeto lejano; nótese que la visión cercana implica contracción muscular y por lo mismo "cansa".

Una persona normal distingue los colores cuando hay suficiente luz por medio de los conos, en cambio cuando casi no hay luz utiliza los bastones y sólo distingue en blanco y negro. Los rayos luminosos convergen en la fosita central (fóvea central) y en consecuencia distingue los objetos con claridad (ojo emétrope).

Para captar la profundidad de los objetos, es decir la tercera dimensión, las imágenes de las dos retinas se enciman.

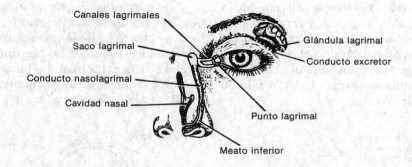

Canales lagrimales
Saco lagrimal
Conducto nasolagrimal
Cavidad nasal
Glándula lagrimal
Conducto excretor
Punto lagrimal
Meato inferior

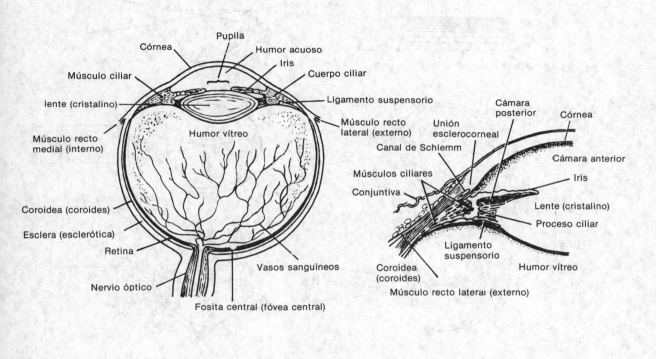

Córnea
Pupila
Humor acuoso
Iris
Cuerpo ciliar
Músculo ciliar
lente (cristalino)
Ligamento suspensorio
Músculo recto medial (interno)
Humor vítreo
Músculo recto lateral (externo)
Coroidea (coroides)
Esclera (esclerótica)
Retina
Nervio óptico
Vasos sanguíneos
Fosita central (fóvea central)

Cámara posterior
Córnea
Unión esclerocorneal
Canal de Schlemm
Cámara anterior
Iris
Músculos ciliares
Conjuntiva
Lente (cristalino)
Proceso ciliar
Ligamento suspensorio
Coroidea (coroides)
Humor vítreo
Músculo recto lateral (externo)

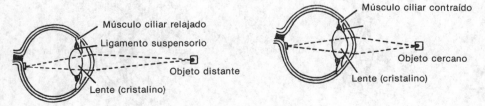

Músculo ciliar relajado
Ligamento suspensorio
Objeto distante
Lente (cristalino)

Músculo ciliar contraído
Objeto cercano
Lente (cristalino)

Modificaciones de la lente (cristalino)

Fig. 42 Sentido de la vista.

Los dos nervios ópticos se dirigen hacia atrás y algunas de sus fibras se cruzan al lado opuesto. A partir de este cruzamiento llamado quiasma óptico se inicia el *tracto óptico* (vía visual) que pasa a los colículos cuadrigéminos (tubérculos cuadrigéminos), el tálamo y la corteza cerebral.

Los párpados y la conjuntiva protegen al bulbo (globo) ocular del sudor, de las partículas extrañas y de la luz intensa, los párpados además esparcen las lágrimas. Las glándulas sebáceas lubrican los bordes de los párpados y las tarsales (de Meibomio) evitan además que se derramen las lágrimas; éstas

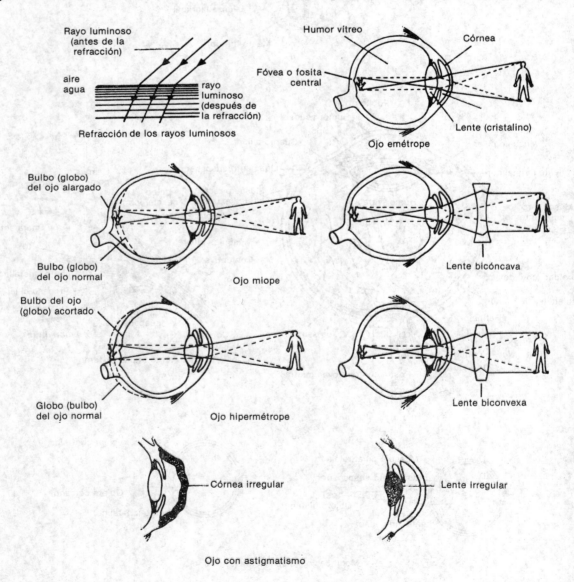

Fig. 43 Refracción de la luz por el sistema de lentes del ojo normal.

bañan la parte anterior del ojo, pasan a los canales lagrimales que se encuentran cerca del ángulo medial (interno), y de allí al saco lagrimal, una pequeña dilatación del conducto nasal que las lleva a la nariz. Las lágrimas mantienen húmedo y limpio al bulbo (globo) ocular.

Si el bulbo (globo) ocular se deforma alargándose de adelante hacia atrás o la lente (cristalino) es más gruesa que lo normal, las imágenes se forman delante de la retina y la visión lejana se torna borrosa; este defecto conocido por el nombre de miopía, se soluciona con el uso de lentes bicóncavas.

Cuando el bulbo (globo) ocular disminuye su diámetro anteroposterior o la lente (cristalino) es muy delgada, las imágenes se forman atrás de la retina y la visión cercana se torna borrosa; esta alteración se llama hipermetropía y se corrige con el uso de lentes biconvexas.

El astigmatismo se produce cuando la curvatura de la córnea o de la lente no es uniforme; los rayos luminosos convergen en dos puntos diferentes de la retina y la visión se torna borrosa o se distorsionan las imágenes. Esta alteración se corrige con el uso de lentes cilíndricas.

En la presbicia o presbiopía hay un defecto en la acomodación de la lente (cristalino) por la pérdida de elasticidad; los objetos lejanos se distinguen claramente pero los cercanos aparecen borrosos, este proceso es muy frecuente y se considera "normal".

Ciertas personas tienen dificultad para distinguir los colores especialmente el rojo; esta alteración llamada dicromatopsia o daltonismo afecta, generalmente, a personas del sexo masculino.

Otras enfermedades que afectan a los ojos son las cataratas (opacidad de la lente o cristalino) y la conjuntivitis (inflamación de la conjuntiva) que puede deberse a infecciones o a la presencia de sustancias irritativas en el medio ambiente.

Sentido del oído

El oído se encuentra en las partes laterales de la cabeza y se divide en tres partes: *oído externo, oído medio* y *oído interno.*

El oído externo está formado por el *pabellón de la oreja* y *el meato acústico externo* (conducto auditivo externo) que termina en la membrana timpánica.

El pabellón de la oreja está constituido por piel y cartílago; su parte superior se llama hélice (hélix) y la inferior lóbulo. El meato acústico externo (conducto auditivo externo) es un conducto que se encuentra entre la oreja y el tímpano y, en su porción externa, tiene pelos y glándulas ceruminosas. El tímpano es una membrana delgada que separa al oído externo del oído medio.

El oído medio es una cavidad que se encuentra entre el tímpano y el oído interno, del cual está separado por una lámina de hueso con dos orificios llamados ventana vestibular (oval) y ventana coclear (redonda). Se comunica con las células mastoideas del hueso temporal por medio de un espacio llamado antro mastoideo; se comunica también con la faringe por medio de otro conducto, la tuba auditiva (trompa de Eustaquio). En el interior del oído medio hay una cadena de huesos muy pequeños o huesecillos que debido a la forma que tienen reciben los nombres de *martillo, yunque* y *estribo*, articulados entre sí.

El oído interno está formado por el laberinto óseo que a su vez contiene en su interior el laberinto membranoso; entre ambos hay un líquido llamado perilinfa y adentro del laberinto membranoso hay otro líquido llamado endolinfa. Los dos laberintos tienen la misma forma y están constituidos por las siguientes partes: una porción central llamada vestíbulo, tres conductos que por su forma se llaman canales semicirculares y un conducto enrollado sobre un eje llamado modiolo; este conducto se llama *cóclea* (caracol) y si lo

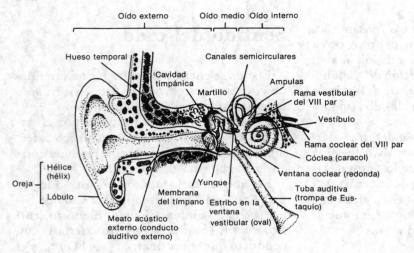

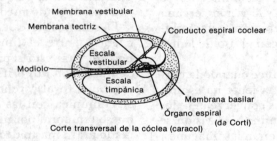

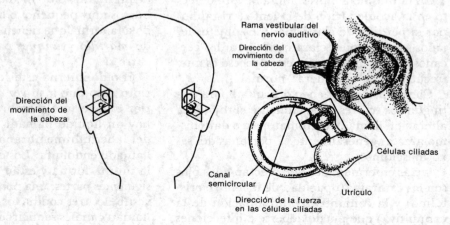

Fig. 44 Sentido del oído.

desenrollamos podemos observar que en su interior tiene una membrana que la recorre, la membrana basilar, en la cual está el *órgano espiral* (órgano de Corti).

Dentro del vestíbulo hay dos cavidades, llamadas *utrículo* y *sáculo*, que tienen cilios y unas piedritas de carbonato de calcio u *otolitos*. Está inervado por el VIII par craneal.

Los estímulos llegan al oído en forma de ondas sonoras, que, captadas por la oreja son conducidos por el meato acústico externo (conducto auditivo externo) hacia el tímpano; éste vibra y mueve la cadena de huesecillos que amplifican las ondas sonoras y mueven la ventana vestibular (ventana oval); comienzan a formarse ondas en la perilinfa que aumenta la presión sobre la endolinfa para estimular al órgano espiral (órgano de Corti). Este manda los impulsos a la rama coclear del VIII par craneal rumbo al área auditiva del cerebro que se encuentra en el lóbulo temporal.

Las glándulas ceruminosas y los pelos del meato acústico externo (conducto auditivo externo) sirven para proteger al resto del oído; las glándulas ceruminosas secretan una sustancia llamada cerumen que junto con los pelos detiene la entrada de polvo, bacterias y cuerpos extraños.

La tuba auditiva (trompa de Eustaquio) sirve para comunicar a la faringe con el oído medio e igualar la presión a ambos lados del tímpano; permite el paso del aire durante la masticación y la deglución (paso de líquidos o sólidos de la boca al esófago), por esta razón hay cambios en la presión externa como cuando viajamos o buceamos, sentimos molestias en el oído, esto se soluciona equilibrando las presiones por medio de la masticación o de la deglución, que permiten el paso de aire más fácilmente del oído medio a la faringe.

El oído interno ayuda también a mantener el equilibrio; esta función se realiza por medio de los otolitos, que se mueven cuando la cabeza cambia de posición y estimulan a los cilios del utrículo y el sáculo para que las dendritas que están en la base de las células ciliadas envíen los impulsos al cerebro a través de la rama vestibular del nervio vestíbulo coclear (auditivo).

La disminución de la agudeza auditiva (hipoacusia) o la falta de la misma (acusia) se pueden deber a muchas causas, una de ellas muy frecuente, es la infección del oído medio (otitis media) que puede romper la membrana timpánica. El ruido excesivo puede producir un trauma acústico de grado variable y por consecuencia disminuir la agudeza auditiva. (Véase higiene de la comunidad).

Sentido del gusto

Se encuentra en las papilas gustativas que se asientan en la superficie de la lengua, a la que dan aspecto rugoso, y la parte anterior del velo del paladar, dentro de las cuales se encuentran los receptores que son los calículos gustatorios (botones gustativos).

Las papilas son prolongaciones del tejido conjuntivo, cubiertas por epitelio escamoso estratificado y tienen diferentes formas: las más voluminosas tienen la forma de un cáliz y se llaman —caliciformes— (valladas); están distribuidas formando una V invertida en la parte posterior de la lengua. Las fungiformes tienen la forma de un hongo y abundan en la punta y en los bordes de la lengua. Las filiformes (en forma de hilos) se asientan en la parte anterior de la lengua.

Para poder estimular a los calículos gustatorios (botones gustativos), las sustancias sápidas deben disolverse en la saliva o en agua y la superficie de la lengua debe estar húmeda. Los cuatro sabores fundamentales son: ácido, salado, dulce y amargo. Los sabores no se perciben con la misma intensidad en toda la superficie de la lengua; los ácidos se distinguen más en los bordes, lo salado y lo dulce en la punta y lo amargo en la parte posterior de la lengua. Los nervios craneales que lle-

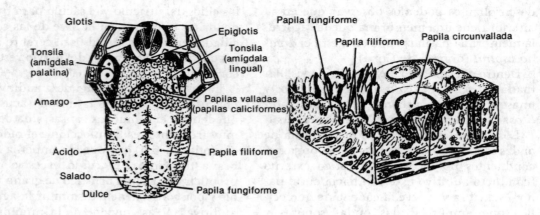

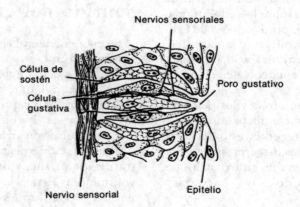

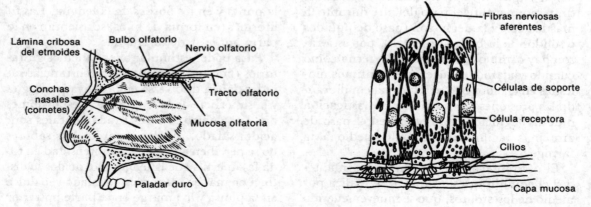

Fig. 45 Sentidos del gusto y el olfato.

van los impulsos al cerebro son el facial (VII) para los dos tercios anteriores y el glosofaríngeo (IX) para el tercio posterior de la lengua. El sentido del olfato está muy relacionado con el sentido del gusto; ciertos sabores no pueden distinguirse sin la ayuda del olfato. Por esta razón, cuando tenemos resfriado común, al no distinguir bien los olores, disminuye nuestro sentido del gusto.

Sentido del olfato

La porción superior del interior de la nariz se encuentra tapizada por una membrana mucosa que contiene a los receptores del olfato, que son las células olfatorias; los estímulos llegan a ellas en forma de partículas gaseosas (partículas odoríferas) que se disuelven y estimulan los pelos olfatorios de estas células. El impulso nervioso va por el nervio olfatorio al bulbo olfatorio y de aquí al cerebro. Las células olfatorias se adaptan con gran facilidad a los estímulos, razón por la cual nos "acostumbramos" con facilidad a los malos olores. Los olores pueden ser etéreos, aromáticos, fragantes, ambrosíacos, aliáceos, picantes, excitantes, repugnantes y fétidos.

Piel y sentido del tacto

La piel o cutis es un órgano que forma una cubierta protectora y flexible sobre el exterior del cuerpo. En los orificios de la superficie corporal como la boca, la nariz, el ano, la uretra y la vagina se continúa con las mucosas. La piel es más gruesa en las palmas de las manos, las plantas de los pies y la espalda y más delgada en los párpados; su color varía entre los individuos y aun en el mismo individuo, hay zonas más obscuras como los pezones, la aréola y los genitales externos.

Presenta pliegues en los sitios donde hay más movilidad y en su superficie se pueden observar unas pequeñas salientes o crestas cutáneas (crestas papilares) limitadas por surcos, como sucede en las yemas de los dedos y orificios que corresponden a la desembocadura de glándulas sudoríferas (sudoríparas) y sebáceas.

La piel está constituida por dos capas: *la epidermis* y *la dermis*.

La epidermis es la capa superficial, es un epitelio plano estratificado con queratina, y se divide en varias capas que son de la superficie hacia abajo: estrato córneo, estrato lúcido, estrato granuloso, estrato espinoso y estrato basal o germinativo.

El estrato córneo es la capa más superficial, está formado por células aplanadas, muertas, impregnadas de una sustancia llamada queratina que la hace impermeable al agua y otras sustancias y aumenta su función protectora; sus células se eliminan constantemente pero son substituidas por otras que proceden de las capas más profundas. Abajo del estrato córneo está el estrato lúcido, formado también por células muertas, planas, que contienen una sustancia llamada eleidina que es precursora de las escamas córneas de queratina. Más abajo está el estrato granuloso formado por células aplanadas con núcleos en proceso de degeneración; estas células contienen una sustancia la queratohialina precursora de la eleidina. Debajo del estrato granuloso se encuentra el estrato espinoso formado por capas de células poligonales (espinosas) que reciben este nombre por los complejos de unión que las mantienen adheridas entre sí y por último, el estrato basal, formado por una sola capa de células columnares que se reproducen constantemente; conforme se van produciendo células nuevas, las anteriores van siendo empujadas hacia la superficie, y van madurando, es decir, se van aplanando, y su núcleo degenera y la célula muere. En el espesor de la epidermis hay un pigmento llamado melanina producido y almacenado en unas células llamadas melanocitos. La cantidad y disposición de la melanina en la epidermis, es la causa del color de

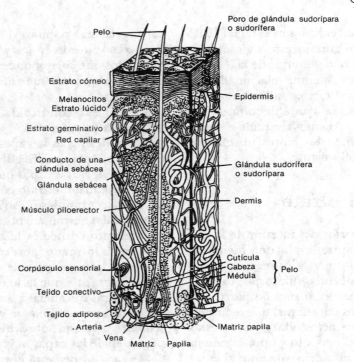

Poro de glándula sudorípara o sudorífera

Pelo

Estrato córneo

Melanocitos
Estrato lúcido

Estrato germinativo
Red capilar

Conducto de una glándula sebácea

Glándula sebácea

Músculo piloerector

Corpúsculo sensorial

Tejido conectivo

Tejido adiposo

Arteria

Vena

Epidermis

Glándula sudorífera o sudorípara

Dermis

Cutícula
Cabeza
Médula
} Pelo

Matriz papila

Matriz   Papila

Corte transversal

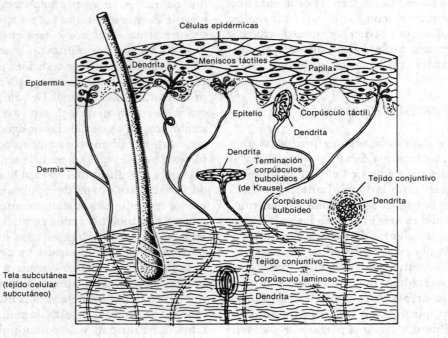

Células epidérmicas

Dendrita   Meniscos táctiles   Papila

Epidermis

Epitelio   Corpúsculo táctil

Dendrita

Dendrita
Terminación corpúsculos bulboideos (de Krause)

Tejido conjuntivo
Dendrita

Corpúsculo bulboideo

Dermis

Tela subcutánea (tejido celular subcutáneo)

Tejido conjuntivo
Corpúsculo laminoso
Dendrita

Fig. 46 Piel.

la piel; la piel blanca es más o menos rosada porque se puede ver la sangre de los vasos sanguíneos superficiales de la dermis.

La capa profunda de la piel se llama dermis, está formada por tejido conjuntivo dividido en dos capas: papilar y reticular.

La capa papilar está formada por pequeñas elevaciones llamadas papilas, en las cuales se encuentran vasos capilares, vasos linfáticos, corpúsculos táctiles y terminaciones nerviosas. La distribución de estas papilas no es uniforme en la superficie del cuerpo; en las yemas de los dedos forman las crestas cutáneas (crestas papilares) que dan origen a las huellas digitales.

La capa profunda de la dermis es la reticular, que contiene, al igual que las papilas numerosos vasos sanguíneos y fibras colágenas y elásticas.

Los órganos accesorios (anexos) de la piel son los pelos, las uñas, las glándulas sudoríferas (sudoríparas) y las glándulas sebáceas.

Los pelos se encuentran distribuidos en las diferentes partes del cuerpo: cejas, pestañas, cabellos y vellos. Un pelo tiene una parte libre, el tallo y una raíz que está en una cavidad o folículo piloso. La raíz se ensancha para formar un bulbo que está en contacto con una papila de la cual obtiene sus nutrientes. Las células que forman el pelo están en el bulbo. En cada folículo se insertan pequeños músculos involuntarios llamados piloerectores que se originan en la capa papilar de la dermis y se contraen cuando hace frío o con una emoción, irguiendo a los pelos y dan el aspecto de "carne de gallina".

Las uñas son una cubierta laminar, dura que se encuentra en el dorso de la falange distal de los dedos; tienen un cuerpo que es la porción que apreciamos a simple vista, una raíz que está en el espesor de la piel y una zona blanca con aspecto de media luna llamada lúnula. Las uñas crecen gracias a la multiplicación de células blandas del estrato germinativo de la raíz; las porciones que distin-

guimos a simple vista están constituidas por células muertas impregnadas de queratina.

Las glándulas sudoríferas (sudoríparas) tienen el aspecto de un tubo enrollado, cuyo conducto excretor desemboca en la superficie de la piel en un poro; producen el sudor.

Las glándulas sebáceas están formadas por varios acinos (unidades secretoras) y pueden desembocar en un folículo piloso o, directamente, en la superficie de la piel; no se encuentran en las palmas de las manos ni en las plantas de los pies. Su secreción es el sebo.

En la piel se encuentran los receptores del tacto: corpúsculos táctiles (de Meissner), laminosos (de Pacini), bulboideos (de Ruffini) y corpúsculos nerviosos terminales (terminaciones nerviosas libres) de neuronas sensitivas.

La piel tiene como funciones: cubrir y proteger al organismo, esto lo lleva a cabo por medio de la epidermis, los pelos, las uñas, y las glándulas sebáceas, cuya secreción forma una capa protectora sobre la piel y los pelos. Ayuda a mantener la temperatura del cuerpo; por ejemplo, con el calor aumenta la sudoración, el agua al evaporarse produce enfriamiento por pérdida de calor; cuando hace frío se contraen los músculos piloerectores irguiendo a los pelos y dando el aspecto de "carne de gallina" tratando de conservar la temperatura. Por medio de sus glándulas la piel cumple funciones excretoras, es decir, elimina sustancias de desecho; en ella se sintetiza la vitamina D cuando nos asoleamos y se reciben algunos estímulos como frío, calor, presión, dolor, etcétera.

Si observamos con cuidado la piel también constituye uno de los caracteres sexuales secundarios por sus características y por la particular distribución del pelo (véase adolescencia).

La piel puede sufrir muchas enfermedades: por microorganismos (tiñas), heridas, quemaduras, alérgicas (dermatitis por contacto), hereditarias (albinismo), de origen psicológico (neurodermatitis, vitíligo), etcétera; en la adolescencia es muy frecuente el acné.

SISTEMA ENDOCRINO

CAPITULO **15**

Está formado por las glándulas endocrinas, que se caracterizan porque vierten sus secreciones en la sangre, a diferencia de las glándulas exocrinas que vierten su secreción, por medio de un conducto, a las cavidades del cuerpo o al exterior; por ejemplo, las glándulas sudoríferas (sudoríparas), sebáceas, digestivas, lagrimales, mamarias, etcétera.

Las glándulas endocrinas son: *el hipotálamo, la hipófisis* (glándula pituitaria), *la glándula tiroidea* (glándula tiroides), *las glándulas paratiroideas* (paratiroides), *las suprarrenales, el páncreas, los ovarios, los testículos, el timo, el cuerpo pineal* (glándula pineal), *la placenta,* y nosotros incluiremos *el hígado, la mucosa gástrica y la mucosa intestinal.* Hay glándulas que producen secreción interna y externa, por lo que se consideran glándulas mixtas o heterocrinas; por ejemplo, el páncreas y el hígado.

Una secreción es una sustancia nueva que elaboran las células a partir de materiales obtenidos de la sangre o del líquido tisular. La secreción de las glándulas endocrinas recibe el nombre de *hormona* y participa junto con el sistema nervioso en la regulación y coordinación de las funciones del organismo.

Hipotálamo

Se encuentra en la base del cerebro, abajo del tálamo y arriba de la hipófisis (pituitaria) (véase sistema nervioso) y se le considera un transductor neuroendocrino, es decir, una estructura que traduce los impulsos nerviosos que le llegan a secreciones endocrinas. Tiene neuronas que sintetizan sustancias químicas llamadas neurosecreciones, liberadas hacia el sistema porta-hipofisiario, que es un conjunto de vasos sanguíneos que llevan las neurosecreciones al lóbulo anterior de la hipófisis (pituitaria), a la cual estimulan, con estas características: las neurosecreciones son consideradas hormonas hipotalámicas que actúan regulando la liberación de las hormonas hipofisiarias con gran especificidad; las más conocidas son las hormonas liberadoras de LH, de FSH, TSH, etcétera.

Hipófisis (pituitaria)

Se encuentra localizada en la silla turca del hueso esfenoidal (esfenoides) y se une al hipotálamo por medio del tallo infundibular. Mide aproximadamente 1.5 cm de diámetro

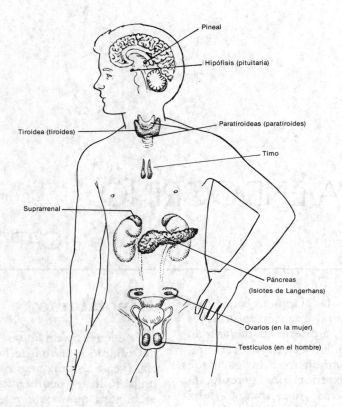

Pineal

Hipófisis (pituitaria)

Paratiroideas (paratiroides)

Tiroidea (tiroides)

Timo

Suprarrenal

Páncreas
(Islotes de Langerhans)

Ovarios (en la mujer)

Testículos (en el hombre)

Fig. 46B Principales glándulas endocrinas.

y está constituida por dos lóbulos: el lóbulo anterior o adenohipófisis y el lóbulo posterior o neurohipófisis.

El lóbulo anterior produce las siguientes hormonas*:

1. GH hormona del crecimiento (hormona somatotrófica) que permite el crecimiento de los tejidos por medio del aumento de la síntesis de proteínas; su efecto es muy

notable sobre el cartílago, de ahí que cuando está presente el disco epifisiario, la GH actúa sobre él aumentando la longitud del individuo.

2. TSH hormona tirotrófica, que regula la actividad de la glándula tiroidea (tiroides), así como su crecimiento.

3. ACTH (hormona adrenocorticotrófica) que regula el crecimiento y funcionamiento de la corteza suprarrenal.

4. FSH (hormona folículo-estimulante) que estimula a los ovarios y a los testículos. (Hormona estimulante de la espermatogénesis).

5. LH (hormona luteinizante) e ICSH (hormona estimulante de las células intersticiales) que estimulan a los ovarios y a los

---

* Nota: Dada la generalización en el uso de la terminología inglesa usaremos las iniciales de las hormonas hipofisiarias como se emplean en inglés, asimismo se dan los nombres más usados de las hormonas, ya que tienen numerosos sinónimos.

testículos respectivamente, para la producción de hormonas, estrógenos, progesterona y andrógenos.

6. LTH (hormona luteotrófica) cuya función no está bien determinada en el hombre.
7. Prolactina que inicia y estimula la secreción de la leche en las glándulas mamarias.

El lóbulo posterior de la hipófisis (pituitaria) almacena y libera las siguientes hormonas:

1. Oxitocina, que estimula las contracciones del músculo uterino durante el embarazo y el parto, así como la secreción de la leche.
2. ADH (hormona antidiurética); que regula la presión arterial y permite que el riñón reabsorba agua y sales para mantener el equilibrio hidroelectrolítico.

Como podemos observar, esta glándula estimula a otras (glándulas blanco), quienes a su vez producen hormonas que actúan en diversas partes del organismo (órganos blanco). Cuando la cantidad de las hormonas de la glándula blanco es suficiente en la sangre, deja de estimularlas y cuando disminuye, las estimula nuevamente; a estos mecanismos se les conoce como retroalimentación.

Dentro de las enfermedades más frecuentes tenemos la secreción excesiva de GH que cuando no ha terminado el proceso de osificación en los huesos largos provoca gigantismo; en cambio si aumenta la secreción en la edad adulta provoca una enfermedad llamada acromegalia, que consiste en el crecimiento anormal de los huesos cortos del cuerpo. La insuficiente secreción de esta hormona durante la infancia produce enanismo.

Si disminuye la secreción de ADH se presenta una enfermedad en la que se eliminan electrólitos y agua, dando los síntomas de la diabetes, pero sin estar alterado el metabolismo de la glucosa.

Glándula tiroidea (tiroides)

Se encuentra en la parte anterior del cuello y está formada por dos lóbulos que se unen entre sí por una porción más estrecha llamada istmo. Está formada por pequeñas unidades secretoras llamadas folículos tiroideos, en las cuales se produce la hormona tiroidea que regula el metabolismo de las células del resto del organismo. Para su buen funcionamiento necesita que haya yodo, el cual es un componente indispensable para la síntesis de la hormona tiroidea que puede ser de cuatro tipos, según la cantidad de yodo que contenga: mono, di, tri y tetrayodotironina; las más activas son la tri y la tetrayodotironina.

Si disminuye su secreción provoca el hipotiroidismo, que en la infancia recibe el nombre de cretinismo, el crecimiento del esqueleto se detiene, por lo que son de baja estatura, la cabeza es de mayor proporción de lo normal, el abdomen prominente, los músculos débiles, tienen mucho tejido adiposo, la lengua muy grande y principalmente tienen un gran retraso mental.

El hipotiroidismo en los adultos se manifiesta porque tienen disminuido el metabolismo, sus funciones son muy lentas, la temperatura de su cuerpo es baja, la piel y el cabello se ven secos, las uñas quebradizas, aumenta el tejido adiposo junto con un material que se deposita en el tejido conectivo (mixedema).

Cuando aumenta la secreción de esta hormona se produce la condición conocida como hipertiroidismo, los ojos se ven prominentes (a esto se le llama exoftalmos), el metabolismo se acelera, por lo que las personas tienen aumentada la temperatura de su cuerpo, son inquietas, su pulso está acelerado y son delgadas aunque coman mucho.

El bocio simple es el aumento de volumen de la glándula y generalmente, se debe a la falta de yodo en la dieta que provoca que la glándula crezca, tratando de compensar la deficiencia.

Recientemente se ha descrito otra hormona tiroidea, *la calcitonina* que participa con la paratohormona en la regulación de calcio y fósforo.

Glándulas paratiroideas (paratiroides)

Generalmente son cuatro, aunque pueden ser más o menos, están colocadas atrás de los lóbulos de la glándula tiroidea (tiroides) y miden del orden de 0.5 cm de diámetro. Producen la hormona paratiroidea o paratohormona que regula el metabolismo del calcio y del fósforo.

Cuando aumenta su secreción estimula a los osteoclastos (véase sistema óseo), con lo que se descalcifican los huesos; el calcio de éstos pasa a la sangre, aumentando su concentración. El calcio se puede acumular en algunos órganos como los riñones produciendo lesión o la formación de cálculos.

Cuando disminuye su secreción, baja la concentración de calcio en la sangre y esto aumenta la irritabilidad del sistema nervioso y los músculos, pudiendo aparecer convulsiones y espasmos en los músculos (contracciones involuntarias persistentes), conocidas como tetania por su semejanza con el tétanos.

Glándulas suprarrenales

Son dos pequeñas estructuras que se encuentran colocadas arriba de los riñones. La glándula derecha tiene forma triangular y la izquierda tiene forma semilunar; están rodeadas por una cápsula delgada y tienen dos porciones: la exterior se llama corteza y la interior médula.

La corteza es indispensable para la vida, produce hormonas llamadas *mineralocorti-* *coides, glucocorticoides* y *hormonas sexuales*: andrógenos principalmente.

Los mineralocorticoides regulan el metabolismo del agua y los electrólitos, sobre todo sodio y potasio (un electrólito es una solución que conduce electricidad por medio de iones con carga positiva o negativa); el mineralocorticoide más importante es *la aldosterona*, que actúa en los riñones haciendo que se reabsorban el sodio y el agua, es decir, permitiendo que regresen a la sangre.

El glucocorticoide más importante es *el cortisol* (hidrocortisona), que hace aumentar la cantidad de glucosa en la sangre para que pueda utilizarla el organismo. Esta hormona permite al organismo modular las reacciones ante las infecciones, hemorragias, temperaturas extremas, etcétera y en altas concentraciones disminuye la respuesta inflamatoria.

La médula secreta *epinefrina* y *norepinefrina* (adrenalina y noradrenalina) que tienen efectos parecidos a los del sistema nervioso simpático debido a que entre sus células (células cromafines) hay fibras del sistema nervioso vegetativo. En las situaciones de *stress*, es decir, ante situaciones de emergencia, estas hormonas aumentan la frecuencia cardiaca, los vasos sanguíneos de los músculos y del cerebro se dilatan (aumentan su diámetro), el bazo se contrae y envía sangre al torrente sanguíneo y el hígado transforma el glucógeno que tiene almacenado en glucosa, que manda a la circulación, para que el organismo tenga mayor fuente de energía con qué reaccionar.

Cuando aumenta la actividad de la corteza suprarrenal en el niño, produce desarrollo sexual precoz; en la mujer produce la aparición de caracteres sexuales secundarios masculinos. Cuando disminuye su actividad, se presenta una enfermedad llamada enfermedad de Addison; la persona se siente débil y apática, aumenta la pigmentación de su piel y mucosas, pierde peso y disminuye sus funciones sexuales.

Páncreas

Sus características como glándula exocrina se estudian en el sistema digestivo.

Como glándula de secreción interna o endocrina tiene unas estructuras llamadas *islotes de Langerhans* en donde se encuentran *células alfa* y *beta*. Las células alfa secretan el glucagon y las células beta la insulina.

La insulina permite que la glucosa pase de la sangre a las células, donde constituye la fuente energética más importante del organismo; en cambio el glucagon tiene efectos antagónicos a la insulina; fundamentalmente aumenta la glucosa en sangre (glicemia) al provocar conversión de glucógeno, almacenado en el hígado, en glucosa.

La falta de insulina en el organismo provoca la llamada *diabetes mellitus*, caracterizada porque las personas tienen mucha hambre, mucha sed, orinan mucho y pierden peso, ya que la glucosa de la sangre no puede pasar a las células de sus tejidos, y por lo mismo aumenta en la sangre.

Ovarios, testículos y placenta

Se estudiarán en el sistema reproductor.

Timo

Está localizado en el mediastino (cavidad limitada por los pulmones, el esternón, la columna vertebral, el diafragma y la base del cuello), y formado por dos lóbulos, integrados por varios lobulillos. Los lobulillos tienen una corteza y una médula; en esta última hay unas estructuras llamadas corpúsculos de Hassall. En el niño es muy voluminoso, pero después va disminuyendo de tamaño. Las células linfoides producidas en el timo son los linfocitos T, que adquieren al madurar en este órgano un antígeno específico en su membrana: el *Antígeno teta*.

Regula el aparato inmune (véase inmunidad), a través de secretar hormonas cuya función no está perfectamente bien estudiada. Actualmente se reconocen como hormonas tímicas: la timosina, timopoyetina, timostatina, hormona estimulante de los linfocitos, etcétera.

Cuerpo (glándula) pineal

Se llama también epífisis y se localiza en el techo del tercer ventrículo; se desconoce su función aunque se ha relacionado con el crecimiento y el desarrollo sexual en el varón. Deja de funcionar después del séptimo año de vida.

Hígado

El hígado es el gran laboratorio químico del organismo, sus funciones son múltiples, y tan variadas que es difícil clasificarlas y separarlas de las correspondientes a otros órganos y sistemas. La función secretora exocrina, así como parte de sus funciones en la regulación metabólica se verán al hablar del sistema digestivo. Su función de "filtración de sangre" se mencionará al hablar de las células retículo endoteliales fijas o células de Kupffer que revisten a los sinusoides hepáticos. Finalmente, el hígado vierte a la sangre numerosos compuestos como la albúmina, el fibrinógeno, enzimas, factores de la coagulación, etcétera, que cumplen con diferentes funciones en el organismo; así dentro de las proteínas secretadas está el *angiotensinógeno*, que al ser transformado como tal por la *renina* (secretada a su vez por el riñón) tiene un efecto importante en la regulación de la presión arterial.

Mucosa gástrica e intestinal

La mucosa gástrica e intestinal produce compuestos que estimulan la motilidad, el vaciamiento o la secreción de glándulas y reservorios de sustancias que participan en la digestión. Así pues, la *colecistoquinina* secretada por la mucosa duodenal provoca el vaciamiento de la vesícula biliar; la *secretina* que actúa sobre el páncreas estimulando su secreción, la *pancreozimina* que también favorece la salida del jugo pancreático, etcétera.

SISTEMA DIGESTIVO

CAPITULO 16

Para poder usar las sustancias nutritivas necesarias para su subsistencia, el hombre tiene que degradar los complejos compuestos que le van a servir de alimento, en otros más simples que de esta forma ya pueden ser absorbidos para su subsecuente aprovechamiento. Estas funciones de degradación y absorción se llevan a cabo en el sistema digestivo que está formado por un tracto, conducto o tubo que se divide en boca, faringe, esófago, estómago, intestino delgado, intestino grueso, ano y por los órganos accesorios: dientes, glándulas salivales, hígado, vesícula biliar y páncreas.

Boca

La boca se encuentra en la parte inferior de la cara y está circunscrita por la bóveda palatina, lengua, labios, mejillas, velo del paladar y faringe. Los arcos alveolodentales la subdividen en una porción anterolateral; el vestíbulo y la porción interior: cavidad oral.

Los labios y las mejillas están formados por músculo estriado, tejido conjuntivo y una mucosa. El paladar es duro en su porción anterior porque contiene las porciones horizontales de los huesos maxilas (maxilares superiores) y palatinos, y blando en su porción posterior porque está constituido por tejido muscular; tanto el paladar duro como el blando están cubiertos por una túnica mucosa.

La lengua forma parte del piso de la boca junto con el surco alvéolo lingual. Es un órgano músculo-mucoso. Su base o raíz se inserta por numerosos músculos al hioideo, a la mandíbula, y al proceso estiloideo del temporal; tiene un pequeño pliegue mucoso llamado frenillo que la une al piso de la boca por su cara inferior. En su porción superior, se encuentran *las papilas linguales* (gustativas) y dentro del epitelio que las cubre, los receptores del gusto llamados *calículos gustatorios* (botones gustativos).

En su porción posterior la boca se comunica con la faringe por medio de un orificio llamado istmo de las fauces, en la cual podemos observar una saliente que cuelga de la parte media del paladar blando, llamada *úvula*: a ambos lados de la úvula hay dos pliegues que se dirigen a los lados hacia la base de la lengua, son los *arcos palatoglosos* (pilares anteriores del velo del paladar) y dos pliegues que se dirigen hacia los lados y hacia la faringe, son los *arcos palatofaríngeos*

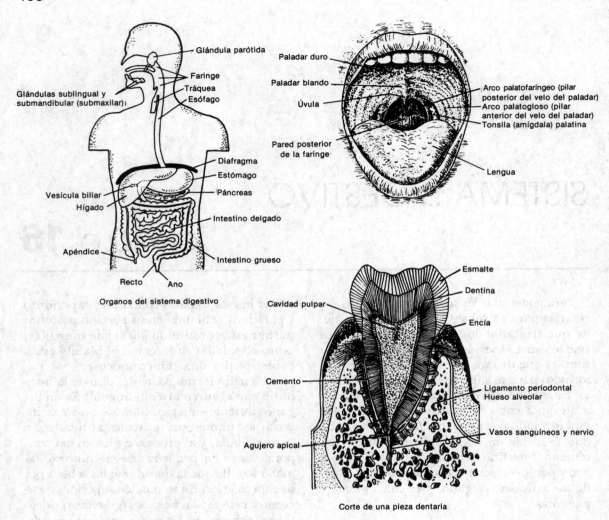

Glándula parótida

Faringe
Tráquea
Esófago

Glándulas sublingual y submandibular (submaxilar)

Diafragma
Estómago
Páncreas

Vesícula biliar
Hígado

Intestino delgado

Apéndice

Intestino grueso

Recto   **Ano**

Organos del sistema digestivo

Paladar duro
Paladar blando
Úvula

Arco palatofaríngeo (pilar posterior del velo del paladar)
Arco palatogloso (pilar anterior del velo del paladar)
Tonsila (amígdala) palatina

Pared posterior de la faringe

Lengua

Esmalte
Dentina
Cavidad pulpar
Encía

Cemento

Ligamento periodontal Hueso alveolar

Agujero apical

Vasos sanguíneos y nervio

Corte de una pieza dentaria

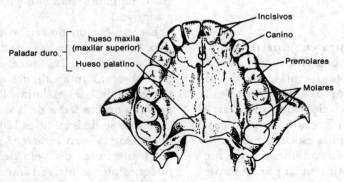

Incisivos
Canino

hueso maxila (maxilar superior)
Paladar duro
Hueso palatino

Premolares

Molares

Fig. 47 Sistema digestivo.

(pilares posteriores del velo del paladar). Entre los arcos palatogloso (pilar anterior del velo del paladar) y palatofaríngeo (pilar posterior) están las *tonsilas palatinas* (amígdalas).

Dientes

Dentro de los alvéolos dentales de la *maxila* (maxilar superior) y la *mandíbula* (maxilar inferior) están los dientes. Las partes de una pieza dentaria son:

a) *la corona*, que es la porción que sobresale de la encía
b) *el cuello*, que es una porción más estrecha a nivel de la encía
c) *la raíz*, que se aloja en el alvéolo dental (alvéolo dentario).

En el interior del diente se encuentra un espacio llamado *cavidad pulpar*, lleno de tejido conjuntivo con características embrionarias (pulpa), vasos sanguíneos, vasos linfáticos y nervios. La pared de la cavidad pulpar está formada por *la dentina*, semejante al hueso pero más densa y más dura. De la cavidad pulpar salen uno o dos conductos llamados canales de la raíz del diente por donde pasan los vasos que lo nutren y los nervios. La dentina de la corona está cubierta por una capa de *esmalte*, que es la sustancia más dura del organismo. La dentina de la raíz está cubierta por una capa de una sustancia llamada *cemento* y entre esta capa y el hueso se encuentra la membrana periodontal, que fija el diente al alvéolo del hueso.

Los dientes tienen diferente nombre según su forma y su función: en la parte anterior están los *incisivos* que tienen un borde en su porción libre y sirven para cortar y morder, a los lados están los *caninos* que tienen forma cónica y desgarran los alimentos y atrás están los *premolares y molares* que tienen generalmente dos raíces; sus superficies están ligeramente excavadas y sirven para triturar. El hombre tiene dos denticiones: la primera es la dentición temporal o de leche, las piezas dentarias empiezan a hacer erupción aproximadamente a los seis meses y termina alrededor de los dos años de edad, y está formada por 20 piezas.

La dentición permanente, formada por 32 piezas, hace erupción aproximadamente a los seis años y termina cuando aparecen los terceros molares (muelas del juicio), aunque en algunas personas estos últimos no llegan a hacer erupción.

En la cavidad bucal desembocan los conductos de las *glándulas salivales mayores*: dos *submandibulares* (submaxilares) y dos *sublinguales*. Las dos glándulas parotídeas (parótidas) están abajo y adelante de los oídos y su conducto excretor (de Stenon) desemboca en el interior de la mejilla a la altura del segundo molar superior. Las dos glándulas submandibulares (submaxilares) están en la parte posterior del piso de la boca y su conducto excretor desemboca abajo de la lengua. Las glándulas sublinguales están adelante de las submandibulares y también desembocan en el piso de la boca.

En la boca tienen lugar las funciones de ingestión, masticación e insalivación, que transforman a los alimentos en una papilla llamada bolo alimenticio; es decir, a través de ella introducimos los alimentos, los masticamos con las piezas dentarias ayudándonos de las mejillas, los labios y la lengua, y los mezclamos con la saliva que contiene una enzima llamada *amilasa salival* (ptialina) que comienza a desdoblar a los carbohidratos (a los polisacáridos los transforma en dextrinas y disacáridos).

La caries en las piezas dentarias es la disolución y desintegración del esmalte y dentina por la acción de bacterias que producen ácidos; son sumamente frecuentes y, además de que se pueden acompañar de una infección, dificultan la masticación.

Faringe

La faringe es un conducto común al sistema digestivo y al sistema respiratorio, se encuentra atrás de la boca y de la nariz, arriba del esófago y se comunica con la laringe y el oído medio. Tiene tres porciones: la más alta es la porción nasal (rinofaringe o nasofaringe) que se encuentra atrás de la nariz y se comunica con las tubas auditivas (trompas de Eustaquio), en su porción posterior tiene las tonsilas faríngeas (amígdalas faríngeas), más abajo está la segunda porción u oral (orofaringe) que se encuentra atrás de la boca, en ella se encuentran las tonsilas palatinas (amígdalas palatinas) y dos tonsilas (amígdalas) linguales que están en la base de la lengua. La tercera porción, inferior o laríngea (laringofaringe) desemboca en el esófago y en la laringe. Está constituida por tejido muscular y por membrana mucosa.

La faringe sirve para conducir los alimentos y el aire y como caja de resonancia para la voz. Cuando deglutimos, es decir, cuando los alimentos pasan de la boca al esófago, un cartílago en la laringe llamado epiglotis se mueve hacia abajo y forma una especie de tapa sobre la glotis enviando los alimentos al esófago e impidiendo que pasen a la laringe. La lengua empuja al bolo alimenticio contra el paladar para enviarlo al istmo de las fauces y para evitar que los alimentos pasen a la porción nasal; la úvula y el paladar blando se mueven para cerrar esta porción.

La enfermedad más frecuente de la faringe es la faringitis.

Disposición general del tracto digestivo

El esófago, el estómago, el intestino delgado y el grueso, tienen una estructura microscópica común compuesta por cuatro túnicas o capas: *la mucosa, la submucosa, la muscular externa* y *la serosa*. Desde luego, las características de cada una de ellas dependerán de la función específica que lleva a cabo cada órgano; por lo tanto describiremos brevemente la estructura general del tubo digestivo, para después sólo hacer referencia a las características relevantes de dicho órgano.

La mucosa está formada por tres capas: *el epitelio, la lámina propia* de tejido conjuntivo de sostén, y una capa de músculo liso denominada *muscularis mucosae*.

La submucosa está constituida por tejido conectivo laxo y elástico que da sostén a la mucosa y la une con la muscular externa. En su interior existen numerosos vasos sanguíneos que forman plexos, sus pliegues son el sostén de los que a su vez se observan en la superficie del tubo digestivo; también contiene células ganglionares que forman el plexo submucoso (de Meissner) que corresponde al sistema nervioso autónomo.

La muscular externa de manera característica está formada por dos capas de músculo liso. La interna, dispone sus fibras circularmente, mientras que la externa las presenta longitudinalmente. La muscular externa es la responsable principal de los movimientos peristálticos que permiten el tránsito de los alimentos a lo largo del tubo digestivo. La coordinación de las ondas peristálticas es proporcionada por el plexo mientérico (*de Auerbach*) que forma parte del sistema parasimpático.

La cuarta túnica es la más externa y corresponde a la serosa que es una cubierta de células planas en aquellas partes donde el tubo digestivo está libre y que constituye el peritoneo; en aquellos lugares donde el tubo se fija a estructuras vecinas, el tejido conjuntivo se funde con éstas y forma una *adventicia*.

Esófago

El esófago conecta a la faringe con el estómago. Se encuentra abajo de la laringofaringe, atrás de la tráquea, atraviesa al diafragma, penetra en el abdomen y se abre en el estómago en un orificio llamado cardias.

La mucosa protege con un epitelio plano estratificado y se secreta algo de moco por glándulas submucosas para facilitar el paso del alimento; en el esófago no se efectúan funciones de absorción ni digestión y su única función es conducir el bolo alimenticio al estómago.

Una enfermedad del esófago es la esofagitis, que puede ser producida por sustancias irritantes.

Estómago

El estómago se encuentra en la parte superior del abdomen, abajo del diafragma entre el esófago y el intestino delgado. Es una dilatación del tracto digestivo con forma de J o de gaita.

Sus partes principales son: el fondo, el cuerpo y el antro. El fondo es una porción redondeada que está arriba y a la izquierda, el cuerpo es la porción central y la porción más delgada e inferior se llama antro pilórico. Tiene dos curvaturas que lo recorren a lo largo, la superior, más pequeña, cóncava se llama curvatura menor y la inferior, más grande, convexa, se llama curvatura mayor. En la unión del esófago con el estómago hay un repliegue de la mucosa llamado cardias y en la unión del estómago con la primera porción del intestino delgado está el *píloro* que es un esfínter, es decir, gran número de fibras de la capa circular formando un "anillo".

La mucosa del estómago está formada por epitelio cilíndrico simple y que tiene además numerosas glándulas gástricas que secretan el jugo gástrico. Su capa (túnica) muscular externa tiene una tercera capa de fibras oblicuas por dentro de la capa de fibras circulares. Su túnica serosa forma parte del peritoneo y las capas anterior y posterior se unen a la altura de la curvatura menor para formar una

membrana que va hasta el hígado y recibe el nombre de *omento menor* (epiplón menor); a nivel de la curvatura mayor forma otra membrana llamada *omento mayor (epiplón mayor)* que cuelga delante de los intestinos.

Cuando el bolo alimenticio llega al estómago a través del cardias se producen movimientos peristálticos que lo mezclan con el jugo gástrico, que contiene ácido clorhídrico, moco, enzimas digestivas y el factor intrínseco que es necesario para absorber la vitamina B_{12}.

Las enzimas digestivas son: la pepsina que desdobla las proteínas en proteosas y peptonas, la renina que coagula la leche principalmente en los niños y la lipasa gástrica que comienza a separar las moléculas de las grasas. El bolo alimenticio en el estómago se transforma en un líquido llamado quimo. En resumen, en el estómago se inicia la digestión y la absorción de algunos compuestos.

Las alteraciones más frecuentes son las gastritis y la úlcera gástrica.

Intestino delgado

El intestino delgado se encuentra en la cavidad abdominal y comunica al estómago con el intestino grueso, por lo que empieza en el píloro y termina en un anillo muscular, la *válvula ileocecal*. Se divide en dos partes: una fija, el *duodeno* y una móvil, el *yeyuno-íleon*. De los siete metros que aproximadamente mide el intestino delgado, el duodeno tiene más o menos 25 cm de largo y 3 o 4 cm de diámetro y durante su trayecto describe varias curvaturas que lo dividen en cuatro porciones; en la segunda porción tiene un pequeño repliegue que forma el *ámpula de Vater*, donde desemboca tanto el conducto pancreático (conducto de *Wirsung*) como el conducto biliar común (colédoco) que conduce la bilis que viene de la vesícula biliar.

El yeyuno-íleon constituye el resto del intestino delgado, mide aproximadamente 6.5 m;

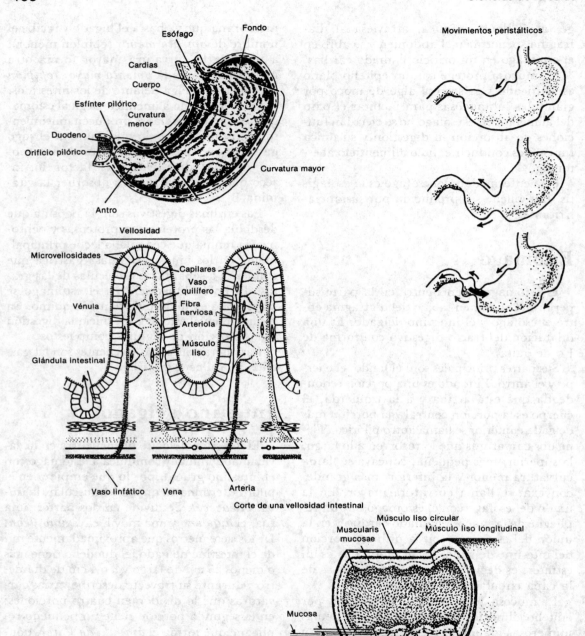

Fig. 48 Sistema digestivo.

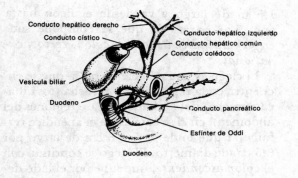

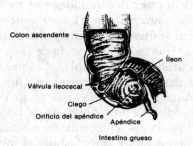

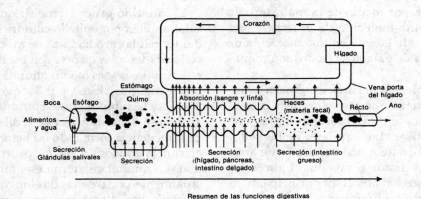

Fig. 49 Sistema digestivo.

presenta una serie de flexuosidades llamadas asas intestinales.

El intestino delgado está diseñado sobre todo para completar la digestión y absorber las sustancias nutritivas que requiere el organismo. Para cumplir con esta última función el epitelio de la mucosa es cilíndrico con microvellosidades, la misma mucosa tiene proyecciones digitiformes que reciben el nombre de vellosidades intestinales; además para aumentar la superficie de absorción la submucosa forma pliegues semilunares llamados *plicas circulares* (de *Kerkring*). La mucosa tiene también numerosas glándulas llamadas criptas que secretan enzimas.

Cuando pasa el quimo al duodeno se pone en contacto con la bilis que llega a través del conducto biliar común (colédoco), con el jugo pancreático que llega a través del conducto pancreático (de *Wirsung*) y con el jugo intestinal y por medio de movimientos pendulares el quimo se mezcla con estos componentes, se transforma en quilo y se ponen en contacto las partículas alimenticias con la mucosa.

La bilis emulsiona a las grasas, es decir, las descompone en glóbulos pequeños para que puedan ser desdobladas por medio de la lipasa pancreática. El jugo pancreático, contiene numerosas enzimas: destacan la tripsina que continúa la digestión de las proteínas hasta aminoácidos simples, la lipasa pancreática desdobla a las grasas en glicerol y ácidos grasos y la amilasa pancreática termina de desdoblar a los hidratos de carbono; a las dextrinas las descompone en maltosa, sacarosa y lactosa para que después el jugo intestinal descomponga a la maltosa en dos moléculas de glucosa por medio de la maltasa; a la sacarosa en una molécula de glucosa y una de fructosa y a la lactosa en una molécula de glucosa y otra de galactosa (todos son monosacáridos).

Los movimientos peristálticos hacen avanzar al quilo para que las vellosidaes intestinales lleven a cabo la absorción de las sustancias nutritivas. Los capilares de las vellosidades absorben los monosacáridos y los aminoácidos y los llevan al hígado; el glicerol y los ácidos grasos son absorbidos principalmente por los vasos quilíferos que pasan al conducto torácico que transporta la linfa del cuerpo para que se mezcle con la sangre antes de llegar al corazón.

La enfermedad más frecuente del intestino delgado es la enteritis, que generalmente está producida por microorganismos.

Intestino grueso

Como su nombre lo indica, es de mayor calibre que el intestino delgado; se encuentra en el abdomen y la pelvis, mide alrededor de 1.5 m de largo y va desde el íleon hasta ano. Las partes de que se compone son: *ciego* y *apéndice ileocecal, colon, recto* y *canal anal*.

El ciego es una especie de bolsa que se encuentra en la región ilíaca derecha (fosa ilíaca derecha) del abdomen (véase regiones del abdomen), en él se encuentra el apéndice vermicular que mide de 7 a 8 cm de largo por 0.5 cm de diámetro. El ciego se continúa con el *colon ascendente*, que sube por el lado derecho hasta el hígado, luego se dirige hacia el bazo formando el *colon transverso* y de allí desciende formando el *colon descendente*, describe una curvatura en forma de S, llamada *colon sigmoideo* y cuando llega a la línea media desciende formando el *recto* que se continúa con el *canal anal* que termina en el ano.

El intestino grueso tiene su mucosa revestida también por epitelio cilíndrico con abundantes células productoras de moco, no forma vellosidades y las criptas son escasas; la *muscularis mucosae* es menos abundante y ausente en algunos sitios, por lo que la lámina propia y la submucosa se confunden. El plexo venoso de la submucosa se dilata con mucha frecuencia formando las hemorroides que elevan la mucosa y hacen protrusión en el ano. La muscular externa está formada principalmente por tres bandas longitudinales de músculo liso, llamadas *tenias del colon*.

En el intestino grueso se reabsorbe agua y se forma el bolo fecal o heces que avanzan por medio de movimientos peristálticos hasta el recto, de donde son vaciadas por la defecación. El contenido del intestino grueso no puede regresar en condiciones normales al intestino delgado porque lo impide la válvula ileocecal.

Entre las enfermedades más frecuentes del intestino grueso están la apendicitis (inflamación del apéndice), y la colitis (inflamación del colon) ya sea por parásitos como las amibas, por la ingestión de sustancias irritantes o producida por tensión emocional.

Hígado

El hígado es el gran laboratorio químico del organismo, sus funciones se cuentan por cientos. Es una glándula que se encuentra en la porción superior derecha del abdomen abajo del diafragma y es el órgano más voluminoso del organismo (en el adulto pesa hasta 1 500 gm). Es de color rojo vinoso por la gran cantidad de sangre que contiene y está formado por cuatro lóbulos: los dos principales son el derecho y el izquierdo en la cara superior, en la inferior están dos lóbulos pequeños llamados lóbulos cuadrado y lóbulo caudado (de *Spiegel*). Está cubierto por el peritoneo y además presenta una envoltura independiente del recubrimiento peritoneal: la *cápsula de Glisson* que penetra junto con los vasos sanguíneos y le da sostén a las células hepáticas. Junto con este árbol conjuntivo corren ramas de la vena porta, la arteria hepática, así como los linfáticos y los conductos biliares, constituyendo en conjunto estos cuatro elementos un *espacio porta*.

Microscópicamente el hígado está formado por *lobulillos* que constan de varios *espacios porta* (usualmente cinco o seis) unidos por tejido conjuntivo y cuyos vasos sanguíneos drenan en una vena que se encuentra en el centro de dicho lobulillo; las células hepáticas o *hepatocitos* forman cordones o láminas que corren del tejido conjuntivo de los espacios porta a la vena central o *centrolobulillar*. Los vasos sanguíneos que se forman entre el espacio porta y la vena centrolobulillar son capilares modificados y se encuentran revestidos por células epiteliales y por células retículoendoteliales con capacidad fagocítica (de *Kupffer*). Las venas centrolobulillares finalmente drenan en la cava inferior.

Las funciones del hígado caen generalmente dentro de alguna de las siguientes categorías:

1. Almacenamiento. Como en el caso de grasa, algunas vitaminas como la A, la B_{12} algunos minerales como el fierro y carbohidratos en forma de *glucógeno*; cuando todas estas sustancias se encuentran en exceso, el hígado, es capaz de almacenarlas y regresarlas a la circulación cuando disminuyen o son requeridas por otro tejido.

2. Transformaciones y conjugaciones. Las sustancias que deben llegar a nuestras células deben a su vez ser las más adecuadas para su buen funcionamiento, así pues el hígado es responsable de eliminar o transformar dichas sustancias manteniendo una composición adecuada de la sangre: por ejemplo, metaboliza el amoniaco que es muy tóxico en urea, la cual es eliminada a su vez por los riñones, transforma carbohidratos en aminoácidos y viceversa; por medio de la bilis, transforma los quilomicrones provenientes del intestino en los distintos componentes de las grasas; degrada y excreta algunas hormonas como los esteroides, así como numerosos fármacos y drogas. Cabe resaltar que la hemoglobina liberada por la destrucción de los glóbulos rojos viejos es transformada en la bilis y otros pigmentos que son excretados en la orina dándole su color característico.

3. Síntesis. El hígado produce numerosas proteínas de la sangre cuya función puede ser muy variada: fibrinógeno y protrombina para la coagulación, albúmina para el mantenimiento de la presión oncótica de la sangre, etcétera.

Las enfermedades más frecuentes del hígado son la hepatitis producida por virus y la cirrosis de origen alcoholonutricional.

Vesícula biliar

Es un órgano que se encuentra abajo del hígado, tiene el aspecto de una bolsa y presenta un conducto llamado *cístico*, que se une con el *conducto hepático* para formar un conducto biliar común, llamado conducto *colédoco* que desemboca en el duodeno (en el ámpula de Vater).

Está constituida por una túnica mucosa y una túnica media formada por tejido muscular y fibroso; su túnica exterior es el peritoneo (véase tejidos).

Sirve para concentrar, almacenar la bilis y cuando llega el quimo al duodeno se contrae dejando salir su contenido por el conducto cístico.

Este órgano se puede inflamar (colecistitis) casi siempre por la formación de cálculos en su interior (colelitiasis).

Páncreas

Es una glándula mixta localizada en el abdomen, detrás del estómago y tiene el aspecto de martillo. Se le consideran tres partes principales: una voluminosa llamada cabeza que está hacia el lado derecho, una porción media llamada cuerpo y una porción estrecha llamada cola. Está constituido por grupos de células glandulares llamadas acinos que producen el jugo pancreático que sale por el conducto pancreático (de *Wirsung*). Entre los acinos se encuentran grupos de células que forman los islotes de Langerhans, ya mencionados en el sistema endocrino.

Las enfermedades del páncreas más frecuentes son la pancreatitis y los tumores.

SISTEMA CIRCULATORIO O ANGIOLOGICO

Está constituido por el sistema vascular sanguíneo formado por la sangre, el corazón y los vasos sanguíneos y por el sistema vascular linfático formado por la linfa, los vasos linfáticos, los linfonodos (ganglios linfáticos) y los órganos linfáticos.

Las células o elementos figurados de la sangre y la linfa se forman y destruyen en el tejido hematopoyético, que puede ser linfoide y mieloide.

El tejido linfoide se encuentra constituido por el timo, bazo, linfonodos y tejido linfático periférico; da origen a los linfocitos y anticuerpos.

El tejido mieloide se encuentra en la médula ósea y da origen al resto de los elementos sanguíneos como leucocitos granulosos, eritrocitos, plaquetas, etcétera.

Tanto el tejido linfoide como el mieloide tienen células reticuloendoteliales fijas con capacidad fagocítica que destruyen bacterias o elementos sanguíneos viejos o dañados, actuando así como filtros de la sangre o la linfa, según sea el caso.

Sistema vascular sanguíneo

Sangre

Es un tejido fluido que constituye el medio interno que relaciona a todo el organismo. Circula por los vasos sanguíneos y el corazón; su aspecto es el de un líquido viscoso (más denso que el agua y pegajoso) y se encuentra en el organismo en un promedio del 8% del peso corporal (4.5 a 5 litros en un adulto). Está formada por un líquido llamado plasma y por los elementos figurados: los eritrocitos o glóbulos rojos, los leucocitos o glóbulos blancos y los trombocitos o plaquetas.

El plasma es un líquido claro, formado por agua, proteínas, nitrógeno proteico, sustancias nutritivas, enzimas, hormonas, gases (oxígeno y bióxido de carbono) y electrólitos. Contiene tres clases de proteínas: albúmina y fibrinógeno que son producidas por el hígado, y globulinas. El nitrógeno no proteico está constituido por sustancias que no son proteínas pero que resultan del metabolismo de las proteínas, como son la urea, el ácido úrico, la creatina, la creatinina y las sales de amonio. Las sustancias nutritivas provienen del sistema digestivo y son absorbidas por los vasos sanguíneos para distribuirlos a todas las células del cuerpo, son grasas, aminoácidos que provienen de las proteínas y la glucosa que proviene de los hidratos de carbono. Los electrólitos (Na, K, Ca, Mg, Cl, PO_4 SO_4 y HCO_3) sirven para que tengan lugar algunas reacciones celulares y son necesarios para ciertas funciones, como transmisión de impulsos, reacciones enzimáticas, etcétera. La albúmina se relaciona con la tensión oncótica de la sangre (tensión que origina el paso de partículas y solventes entre soluciones coloidales, es decir, aquellas que tienen un solvente y partículas diminutas suspendidas); las globulinas están relacionadas con los mecanismos de defensa del organismo (anticuerpos) y el fibrinógeno con la coagulación de la sangre.

Los elementos figurados son:

1. Eritrocitos o glóbulos rojos, son células de color amarillento, con la forma de un disco bicóncavo, sin núcleo y contienen un pigmento, la hemoglobina.

Los eritrocitos se forman constantemente en la médula ósea de los huesos; en el adulto sólo en el cráneo, las costillas, el esternón, los cuerpos vertebrales y las epífisis del fémur y del húmero; cumplen con esta función mediante un proceso llamado eritropoyesis; viven aproximadamente 120 días y cuando envejecen son destruidos por las células reticuloendoteliales del hígado, la médula ósea y el bazo. La cantidad de eritrocitos que contiene la sangre de una persona normal varían según su edad y sexo en un adulto es de 4 500 000 a 5 500 000/μl (microlitro o milímetro cúbico).

Cuando se destruyen o se pierde mayor cantidad de eritrocitos que lo normal, la médula ósea se estimula para reponerlos, produciendo y liberando a la circulación mayor cantidad.

Los eritrocitos sirven para transportar el oxígeno por medio de la hemoglobina y la disminución de su número o de la hemoglobina se conoce como anemia y se debe, a muchas causas como una nutrición deficiente en hierro o a la falta de vitamina B_{12}. El aumento de eritrocitos se llama policitemia y puede presentarse en condiciones normales cuando la persona vive en un lugar de gran altitud, donde hay menor cantidad de oxígeno.

2. Leucocitos o glóbulos blancos, son más grandes que los eritrocitos y pueden tener diferentes aspectos: los neutrófilos, eosinófilos y basófilos tienen núcleos con lóbulos y gránulos en su citoplasma. Los linfocitos tienen núcleo más o menos esférico y los monocitos tienen núcleo irregular; ninguno de estos dos tipos tienen gránulos citoplásmicos.

Los neutrófilos, eosinófilos, basófilos y monocitos se forman en la médula ósea, los linfocitos son producidos además por el tejido linfático y pueden ser destruidos por el hígado, el bazo, la médula ósea, o morir en los tejidos periféricos donde llevan a cabo muchas de sus funciones.

Hay en promedio de cinco mil a diez mil leucocitos/μl de sangre y gracias a sus propiedades sirven como defensa para combatir básicamente a los agentes infecciosos, una de ellas, la diapédesis, les permite atravesar las paredes de los vasos sanguíneos, por medio de movimientos parecidos a los de las amibas cuando entran bacterias al organismo; otra propiedad, la fagocitosis, les permite englobar a las bacterias o sustancias tóxicas. Cuando hay una lesión los vasos sanguíneos se dilatan, llega más sangre a la zona afectada produciendo enrojecimiento, dolor, calor y aumento de volumen, respuesta conocida como inflamación y que favorece la acumulación de leucocitos en la zona afectada; cuando además hay bacterias, se forma pus, que no es más que muchos leucocitos con bacterias fagocitadas.

Los linfocitos están relacionados con la producción de anticuerpos porque se transforman en células plasmáticas y producen anticuerpos, son los llamados linfocitos B. Los llamados linfocitos T son producidos en el timo y están relacionados con la inmunidad celular.

La disminución y el aumento del número de leucocitos se llaman leucopenia y leucocitosis respectivamente. Normalmente sólo circulan leucocitos maduros, pero cuando se producen en forma acelerada se pierde el control y se observan algunos con aspecto inmaduro.

3. Los trombocitos o plaquetas son fragmentos del citoplasma de células, son pequeños, sin núcleo, y producidos por un tipo especial de célula de la médula ósea, llamado megacariocito; viven aproximadamente una semana y son destruidos por el bazo o la misma médula.

Normalmente hay de 150 000 a 450 000 μl de sangre, su función es la de ayudar a la formación del coágulo cuando se rompen o lesionan los vasos sanguíneos.

Hemostasia y coagulación

Para llevar a cabo sus funciones, la sangre tiene que mantenerse líquida, circulando dentro de los vasos sanguíneos. Para cumplir con estas condiciones, la sangre está en un equilibrio dinámico con respecto de los mecanismos que impiden la pérdida excesiva de sangre cuando se rompe un vaso: *hemostasia* y *coagulación*, y los mecanismos que inhiben estos procesos con el objeto de mantenerla líquida: *anticoagulantes*.

Cuando por alguna circunstancia se rompe un vaso sanguíneo, se presenta la pérdida de sangre o *hemorragia*, es entonces cuando de manera inmediata se desencadenan los eventos que restituyen la integridad del vaso afectado. Estos mecanismos pueden ser tisulares, vasculares e intravasculares, y al conjunto de todos ellos que actúan coordinadamente se le llama *hemostasia*, de tal manera que cuando se lesiona un vaso sanguíneo, inmediatamente ocurre retracción y vasoconstricción que disminuyen el flujo por el vaso y el tamaño de la lesión. La tensión del tejido circundante, que aumenta con la pérdida de sangre, detiene la salida de ésta y mientras tanto la lesión vascular y tisular echó a andar los mecanismos de coagulación que terminan formando un tapón de fibrina que sella finalmente el orificio de la pared del vaso; posteriormente la pared vascular es reparada y finalmente el coágulo es disuelto.

La coagulación es una sucesión de eventos muy complejos que se han descrito como una "cascada" de transformaciones bioquímicas, esto es que una vez iniciada no se pueden detener.

Existen más de 15 factores que intervienen en la coagulación, algunos de ellos, como el calcio, es indispensable para que se lleve a cabo; aquí resumiremos la secuencia que consiste en:

Liberación de *tromboplastina* del tejido lesionado o activación de la del plasma que actúa sobre la *protrombina* convirtiéndola en *trombina*; ésta, cataliza a su vez la conversión de *fibrinógeno* a *fibrina*, que es una fina red de fibras en las que quedan atrapados elementos sanguíneos; la fibrina, junto con las plaquetas que se aglutinan son las partes fundamentales que refuerzan y consolidan el tapón hemostático; aún más, las plaquetas posteriormente también, retraen el coágulo formado.

Los inhibidores fisiológicos de la coagulación son principalmente la *antitrombina*, *antitromboplastina* y la *heparina*. Salvo esta última, el papel de las otras no está bien dilucidado.

Cuando las paredes de los vasos sanguíneos tienen alteraciones como placas de colesterol en su interior, en estos casos la sangre puede coagularse sin que se rompan las paredes de los vasos; al coágulo así formado se le llama *trombo* y la enfermedad recibe el nombre de trombosis, afectándose la circulación de la sangre. Si el trombo se desprende forma un émbolo que arrastrado por el torrente sanguíneo puede llegar a obstruir algún otro vaso; la enfermedad resultante se llama embolia. La hemofilia es una enfermedad en que, por carencia de alguno de los factores de la coagulación, el coágulo se forma muy lentamente o no se forma, con la consiguiente pérdida de sangre cuando hay una lesión. Esta

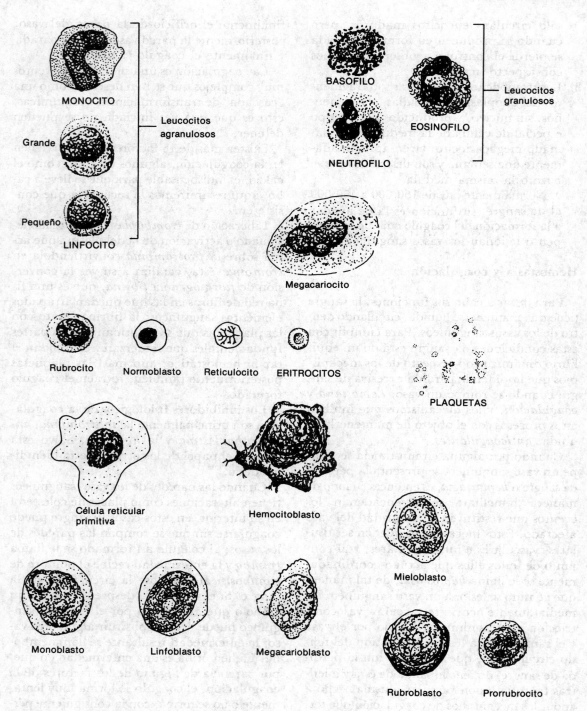

Fig. 50 Elementos de la sangre.

enfermedad genética está ligada al sexo, y la alteración está en uno de los cromosomas X, de aquí que las mujeres solamente la transmiten y son los hombres los que la padecen.

La sangre tienen como funciones: transportar oxígeno, bióxido de carbono, sustancias nutritivas, sustancias de desecho, hormonas, enzimas, células que nos protegen y mantener la integridad de los vasos por medio de la coagulación, etcétera.

Grupos sanguíneos y factor Rh

En 1900 Landsteiner describió la presencia de antígenos específicos en las membranas de los eritrocitos. La identificación de antígenos sanguíneos dio lugar a los grupos sanguíneos y al factor Rh. El sistema más conocido para determinar el grupo sanguíneo es el A, B y O, que distingue cuatro grupos: A, B, AB y O. En un principio se consideró que existía el receptor universal o el donador universal, pero en la actualidad estos conceptos cada vez son menos utilizados, debido a que las transfusiones de sangre se han venido limitando porque pueden transmitir enfermedades como la hepatitis y el SIDA, o producir reacciones alérgicas por incompatibilidad con otros sistemas de grupos sanguíneos. En cualquier caso, la persona debe recibir de preferencia sangre de su mismo grupo y si no se tiene a la mano, puede recibir sangre O; las personas del grupo AB pueden recibir de cualquier grupo, aunque, como se ha señalado, es preferible la sangre de su grupo.

En 1940 Landsteiner y Wiener descubrieron que el 85% de los seres humanos tenía un antígeno semejante al de la sangre del Macacus Rhesus y le llamaron factor Rh; actualmente la frecuencia del antígeno varía según la raza de que se trate.

Corazón

Es un órgano hueco que se encuentra en el mediastino (cavidad limitada por los pulmones, el esternón, la columna vertebral, el diafragma y la base del cuello), tiene el tamaño aproximado de un puño cerrado y la forma de un cono truncado, con su vértice hacia abajo y a la izquierda y su base dirigida hacia arriba, atrás y a la derecha.

El interior del corazón está dividido en cavidades: las dos superiores o *atrios* (aurículas), están separadas entre sí por un tabique llamado septo interatrial (tabique interauricular); las dos cavidades inferiores o *ventrículos* están separadas entre sí por medio de un tabique llamado septo interventricular (tabique interventricular).

Entre los atrios (aurículas) y los ventrículos están los orificios atrioventriculares (auriculoventriculares), en cuyos bordes se fijan unas estructuras llamadas valvas atrioventriculares (válvulas auriculoventriculares) que permiten que la sangre pase de los atrios (aurículas) a los ventrículos pero impiden que regrese porque están unidas a músculos y cuerdas tendinosas que hay en el interior del corazón. La valva atrioventricular derecha se llama *tricúspide* porque está formada por tres hojas (válvulas) de tejido fibroso; la valva atrioventricular izquierda se llama *mitral* o *bicúspide* porque tiene dos hojas (válvulas).

De los ventrículos salen dos arterias, del lado izquierdo sale la arteria aorta que queda separada del ventrículo por medio de una *valva aórtica* y del ventrículo derecho sale la arteria pulmonar separada del ventrículo por la *valva pulmonar*. El atrio derecho (aurícula derecha) tienen dos orificios donde desembocan la vena cava superior y la vena cava inferior y el atrio izquierdo (aurícula izquierda) tiene cuatro orificios donde desembocan las venas pulmonares.

El corazón tiene también, como cualquier órgano, sus vasos sanguíneos propios que le llevan oxígeno y sustancias nutritivas y recogen bióxido de carbono y sustancia de desecho; son las *arterias y venas coronarias del corazón*.

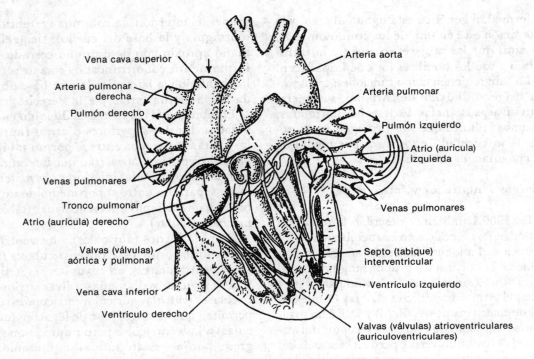

Vena cava superior

Arteria pulmonar derecha

Pulmón derecho

Venas pulmonares

Tronco pulmonar

Atrio (aurícula) derecho

Valvas (válvulas) aórtica y pulmonar

Vena cava inferior

Ventrículo derecho

Arteria aorta

Arteria pulmonar

Pulmón izquierdo

Atrio (aurícula) izquierda

Venas pulmonares

Septo (tabique) interventricular

Ventrículo izquierdo

Valvas (válvulas) atrioventriculares (auriculoventriculares)

Las flechas indican la dirección que lleva la sangre

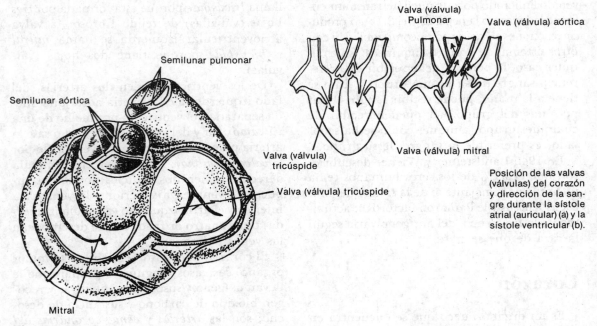

Semilunar pulmonar

Semilunar aórtica

Valva (válvula) tricúspide

Valva (válvula) tricúspide

Mitral

Valva (válvula) Pulmonar

Valva (válvula) aórtica

Valva (válvula) mitral

Posición de las valvas (válvulas) del corazón y dirección de la sangre durante la sístole atrial (auricular) (a) y la sístole ventricular (b).

Fig. 51 Corazón.

El corazón está constituido por tres capas: la más gruesa es la capa media muscular llamada miocardio, la capa interior, formada por células epiteliales planas llamada endocardio y la capa exterior es una membrana fibroelástica llamada pericardio. El pericardio esta formado por dos capas, una exterior fibrosa y la interior serosa que a su vez tiene dos hojas: la hoja visceral o epicardio y la hoja que tapiza la cara interna de la capa fibrosa o parietal; entre estas dos hojas se encuentra una pequeña cantidad de líquido lubricante que evita que se rocen las dos hojas durante las contracciones del corazón.

El corazón bombea la sangre contrayendo los atrios (aurículas) para que pase a los ventrículos; éstos se contraen y envían la sangre al organismo a través de las arterias. La fase de contracción se llama *sístole* y la fase en que los músculos están relajados y las cavidades se llenan de sangre se llama *diástole*.

Un ciclo cardiaco tiene:

1. un periodo de relajación
2. un periodo de llenado rápido de los ventrículos, que ocurre aproximadamente en el primer tercio de la diástole
3. un periodo de diástole o diastasis (segundo tercio de la diástole)
4. periodo de contracción de los atrios (aurículas) que ocurre en el último tercio de la diástole
5. un periodo de contracción isométrica
6. un periodo de vaciamiento de los ventrículos
7. protodiástole
8. un periodo de relajación isométrica

El ciclo cardiaco se repite entre 60 y 80 veces por minuto. Además de que los músculos necesitan recibir estímulos a través del sistema nervioso, el corazón tiene su propio sistema de generar y conducir sus impulsos a través de células musculares modificadas para este fin:

El *nódulo sinoatrial* (senoauricular, SA o marcapaso) que se encuentra en el atrio derecho genera los impulsos, aunque recibe influencia del sistema nervioso vegetativo y de hormonas como la epinefrina; de aquí pasa el impulso al *nódulo atrioventricular* (auriculoventricular) que está en la parte baja del tabique interatrial y continúa por el *fascículo atrioventricular* (haz de *His*) para distribuirse desde el tabique interventricular o septo interventricular a la superficie de los ventrículos y finalmente por el *plexo subendocárdico* (de *Purkinje*).

En cada ciclo cardiaco el corazón bombea alrededor de 70 ml de sangre, por lo que si hay 70 ciclos por minuto, bombeará durante ese lapso aproximadamente cinco litros de sangre que es la cantidad aproximada que tenemos en el organismo.

Además del sistema nervioso vegetativo existen quimiorreceptores y barorreceptores que ayudan también a regular la frecuencia cardiaca en función de los componentes químicos de la sangre y la presión arterial respectivamente por ejemplo, en la arteria carótida interna hay una pequeña dilatación, llamada seno carotídeo, que tiene barorreceptores; cuando aumenta la presión de la sangre, los estimula y el impulso va a la médula oblongada (bulbo raquídeo) y de allí al centro cardioinhibidor, que es parasimpático, haciendo que disminuya el volumen y la presión de la sangre por vasodilatación; a este mecanismo se le llama reflejo del seno carotídeo. Si disminuye la presión no se estimula el centro cardioinhibidor y predomina el centro cardioacelerador.

La frecuencia cardíaca está relacionada con la edad, el sexo, y otros factores, es mayor en los niños, en el sexo femenino, y cuando estamos ante alguna situación de stress o reacción de alarma que consiste en un conjunto de reacciones que preparan al individuo para la defensa o el ataque; entre estas reacciones está el aumento de la frecuencia y la fuerza de contracción del corazón.

Entre las enfermedades frecuentes del corazón están los infartos y las infecciosas (pericarditis, endocarditis y miocarditis), pero

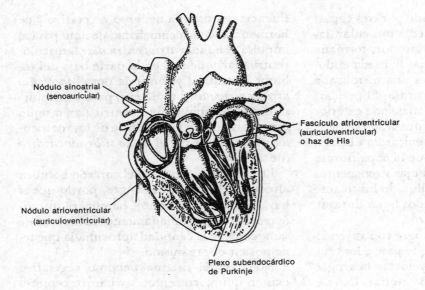

Nódulo sinoatrial
(senoauricular)

Fascículo atrioventricular
(auriculoventricular)
o haz de His

Nódulo atrioventricular
(auriculoventricular)

Plexo subendocárdico
de Purkinje

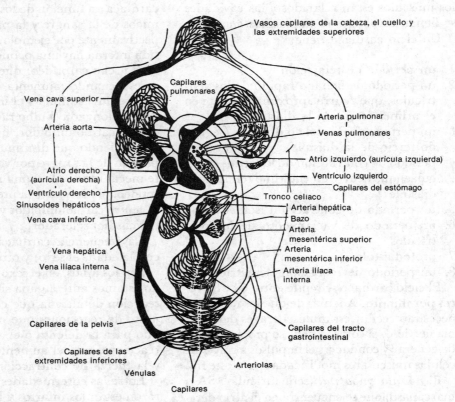

Vasos capilares de la cabeza, el cuello y
las extremidades superiores

Capilares
pulmonares

Vena cava superior

Arteria aorta

Arteria pulmonar

Venas pulmonares

Atrio izquierdo (aurícula izquierda)

Ventrículo izquierdo

Capilares del estómago

Atrio derecho
(aurícula derecha)

Ventrículo derecho

Sinusoides hepáticos

Vena cava inferior

Tronco celiaco

Arteria hepática

Bazo

Arteria
mesentérica superior

Arteria
mesentérica inferior

Arteria ilíaca
interna

Vena hepática

Vena ilíaca interna

Capilares de la pelvis

Capilares de las
extremidades inferiores

Capilares del tracto
gastrointestinal

Vénulas

Arteriolas

Capilares

Fig. 52 Sistema de conducción del corazón y circulación de la sangre.

sobre todo en México es muy frecuente la fiebre reumática, que se presenta cuando la persona ha tenido infecciones frecuentes en las tonsilas o amígdalas producidas por el estreptococo beta hemolítico; esta enfermedad con participación inmunológica daña con mucha frecuencia a la valva (válvula) bicúspide o mitral.

La presencia de un soplo cardiaco (sonido de soplo percibido por auscultación del corazón) requiere que se haga una valoración adecuada para investigar si es o no de importancia, es decir, si existe valvulopatía (enfermedad de las válvulas del corazón) o no.

Vasos sanguíneos

Los vasos sanguíneos son los conductos que conducen a la sangre, y se dividen en arterias, venas y capilares.

Las arterias son conductos que llevan la sangre del corazón a los tejidos, están constituidas por tres túnicas (capas), la interior formada por tejido endotelial, tejido conjuntivo areolar y tejido elástico; la túnica media es de tejido muscular liso con fibras elásticas y la túnica exterior o adventicia formada por tejido conjuntivo fibroso. Esta constitución permite que se contraigan o dilaten disminuyendo o aumentando su diámetro, a esto se le llama vasoconstricción y vasodilatación respectivamente. Si se corta una arteria la sangre sale en forma de chorro intermitente que corresponde con los latidos del corazón.

Las venas son conductos que llevan la sangre de los tejidos al corazón; están constituidas por las mismas capas que las arterias, pero en la media tienen menor cantidad de tejido muscular y de tejido elástico y la adventicia es más gruesa; por lo mismo soportan menos presión; otra diferencia importante es que en su trayecto presentan válvulas que facilitan el regreso de la sangre al corazón.

Los capilares son conductos sumamente delgados que se entrelazan formando redes entre las arterias y las venas; están constituidos por una sola capa de células epiteliales planas (endotelio), que les permite ser muy permeables al paso de sustancias nutritivas y oxígeno a los tejidos y el regreso a la sangre del bióxido de carbono y sustancias de desecho.

Principales arterias del organismo

La aorta sale del ventrículo izquierdo para describir un trayecto ascendente, luego una curvatura llamada arco aórtico (cayado de la aorta) y después desciende constituyendo la aorta descendente hasta llegar a la altura de la cuarta vértebra lumbar, donde se divide en dos ramas llamadas arterias ilíacas comunes (ilíacas primitivas) que a su vez se dividen en ilíaca externa que va a los miembros inferiores y en ilíaca interna que va al útero, la próstata y los músculos glúteos.

De la aorta ascendente salen las arterias coronarias

Del arco aórtico (cayado de la aorta) salen:

a) el tronco braquiocefálico que se divide en una carótida común derecha (carótida primitiva derecha) que lleva la sangre a la mitad derecha de la cabeza y el cuello y una arteria subclavia derecha que va al miembro superior derecho.
b) la carótida común izquierda (carótida primitiva izquierda) que lleva la sangre a la mitad izquierda de la cabeza y el cuello.
c) la arteria subclavia izquierda que lleva la sangre a la extremidad superior izquierda.

De la porción descendente de la aorta torácica salen las arterias:

a) intercostales que van a los músculos intercostales del tórax y a la pleura
b) las arterias frénicas superiores e inferiores que van al músculo diafragma

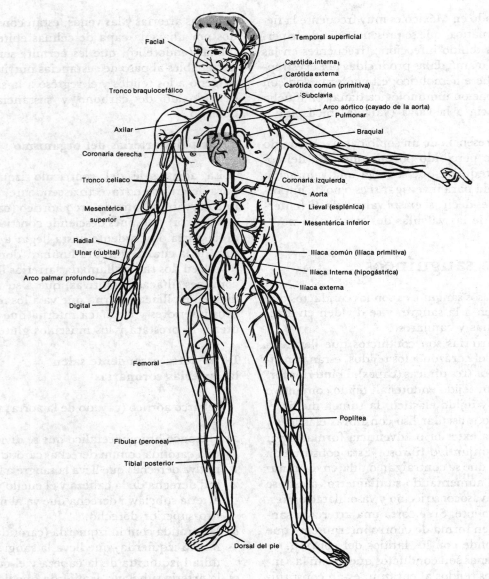

Facial
Temporal superficial
Carótida interna
Carótida externa
Carótida común (primitiva)
Subclavia
Tronco braquiocefálico
Arco aórtico (cayado de la aorta)
Pulmonar
Axilar
Braquial
Coronaria derecha
Tronco celíaco
Coronaria izquierda
Aorta
Mesentérica superior
Lieval (esplénica)
Mesentérica inferior
Radial
Ulnar (cubital)
Ilíaca común (ilíaca primitiva)
Ilíaca interna (hipogástrica)
Arco palmar profundo
Ilíaca externa
Digital
Femoral
Poplítea
Fibular (peronea)
Tibial posterior
Dorsal del pie

Fig. 53 Principales arterias del organismo.

c) las arterias bronquiales que van a los bronquios

d) las arterias esofágicas que se dirigen al esófago

De la aorta abdominal salen las siguientes ramas:

a) el tronco celíaco que tiene tres ramas fundamentales: la arteria hepática que se dirige al hígado, la arteria gástrica izquierda que se dirige al estómago y al esófago y la arteria lieval (esplénica) que se dirige al bazo, al páncreas, al estómago y al epiplón *b*) la arteria mesentérica superior que se dirige al intestino delgado, al ciego, al colon ascendente y al colon transverso

c) la arteria mesentérica inferior que se dirige al colon transverso, descendente, sigmoides y al recto

d) las arterias suprarrenales que van a las glándulas suprarrenales

e) las arterias renales que van a los riñones

f) las arterias testiculares y ováricas que van a los testículos o a los ovarios.

Antes de que la arteria subclavia pase a la axila sale una rama que va al cerebro llamada arteria vertebral. La arteria vertebral derecha y la arteria vertebral izquierda se unen para formar la arteria basilar que va al cerebro y el cerebelo y, que a su vez se une con las carótidas internas derecha e izquierda para formar un círculo arterial cerebral (polígono de *Willis*).

En los miembros superiores las arterias subclavias pasan por las axilas (arterias axilares) y por el brazo (arterias braquiales o humerales). Al llegar al codo la arteria se divide en dos ramas, una ulnar (cubital) y otra radial que en la palma de la mano se unen entre sí para formar los arcos palmares superficial y profundo; de estos arcos se originan las arterias digitales que van a los dedos.

En los miembros inferiores la arteria ilíaca interna de cada lado da nacimiento a ramas que van a los músculos glúteos, el lado medial (interno) de cada muslo, la vejiga urinaria, el recto, la próstata, el útero y la vagina.

La arteria ilíaca externa se dirige al muslo, en donde recibe el nombre de arteria femoral; de aquí salen ramas que van a los genitales, los músculos del muslo y la pared abdominal. Cuando la arteria femoral llega a la parte posterior de la articulación de la rodilla se llama arteria poplítea, que se dirige por la parte posterior de la pierna con el nombre de arteria tibial posterior para dividirse posteriormente en arterias plantares. Debajo de la rodilla salen también la arteria peronea o fibular que va por el lado externo de la pierna y la arteria tibial anterior que va por la porción dorsal del pie y se une después con las arterias plantares.

Venas principales

Tenemos venas superficiales que podemos ver bajo la piel y venas profundas.

Venas de la cabeza y el cuello

Entre las capas de la duramadre hay una especie de canales llamados senos venosos que recogen la sangre del encéfalo; estos senos desembocan en las venas yugulares internas que reciben la sangre de la cara y el cuello al mismo tiempo que pasan por atrás de las clavículas para unirse con las venas subclavias formando las venas braquiocefálicas.

Afuera de las venas yugulares internas están las yugulares externas que recogen la sangre de la glándula parótida, la parte profunda de la cara, la región posterior del cráneo y se dirigen a las venas subclavias.

En el tronco las venas braquiocefálicas que se forman al unirse las venas subclavias y yugulares internas se unen para formar la vena cava superior.

Hay tres venas ácigos que están comunicadas con la vena cava inferior y recogen la sangre del tórax.

La vena cava inferior es la vena más grande del cuerpo, se forma al unirse las venas ilíacas comunes que recogen la sangre de los miembros inferiores y del abdomen.

En los miembros superiores la sangre regresa de los arcos dorsales por las venas profundas radial, ulnar (cubital), braquial (humeral), axilar y subclavia; estas venas son profundas y se unen o anastomosan con venas superficiales: la vena cefálica que viene por la porción lateral del antebrazo y la vena basílica que viene por el lado medial (interno) del antebrazo; esta última se continúa

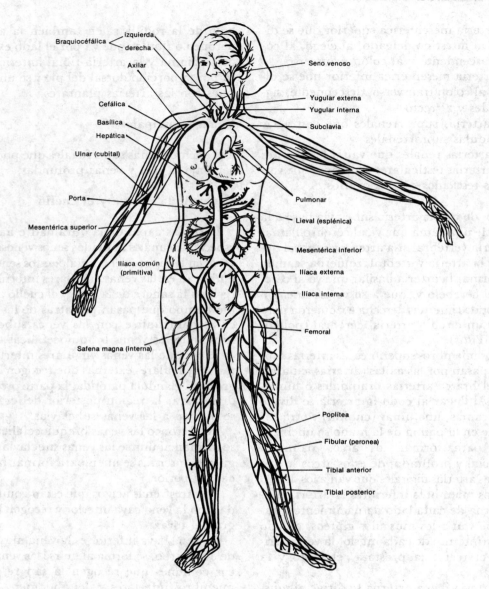

Braquiocefálica { izquierda
                  derecha

Axilar

Cefálica

Basílica

Hepática

Ulnar (cubital)

Porta

Mesentérica superior

Ilíaca común
(primitiva)

Safena magna (interna)

Seno venoso

Yugular externa
Yugular interna

Subclavia

Pulmonar

Lieval (esplénica)

Mesentérica inferior

Ilíaca externa

Ilíaca interna

Femoral

Poplítea

Fibular (peronea)

Tibial anterior

Tibial posterior

Fig. 54   Principales venas del organismo

como vena axilar, se une con la cefálica y toma el nombre de vena subclavia.

Las dos venas subclavias (derecha e izquierda) se unen con las yugulares internas formando las venas braquiocefálicas.

Las venas del miembro inferior son la safena magna (safena interna) y la safena par-

va (safena externa); la primera viene del arco venoso del dorso del pie, pasa por la parte medial o interna de la pierna y del muslo y desemboca en la vena femoral que es continuación de la poplítea, la cual a su vez se formó de la unión de las venas profundas tibial anterior y tibial posterior. La safena parva (externa) se inicia también en el pie y desemboca en la vena poplítea.

La vena femoral, que es continuación de la vena poplítea, después de pasar por la región inguinal se llama vena ilíaca externa; luego se une con la vena ilíaca interna que lleva la sangre de la pelvis, genitales externos, glúteos y parte medial (interna) del muslo para formar la vena ilíaca común (ilíaca primitiva) que se une con la del otro lado para formar la vena cava inferior.

Presión arterial

La sangre circula por los vasos sanguíneos desde los sitios donde la presión es alta, hacia los sitios de presión baja, es decir, desde las arterias hacia los vasos capilares y de éstos a las venas; en estas últimas, el paso de la sangre es facilitado por medio de la contracción de los músculos esqueléticos cercanos, por la respiración, porque al respirar se atrae la circulación hacia el tórax y por las válvulas presentes en algunas venas.

La presión de la sangre se debe a:

1. El diámetro del vaso sanguíneo; mientras más estrecho es un vaso, va a ofrecer mayor resistencia al paso de la sangre (resistencia periférica).
2. Elasticidad de la pared de los vasos, que puede aumentar o disminuir. Normalmente las arterias se distienden durante la sístole del ventrículo, regresando luego a su posición original.
3. El flujo sanguíneo, que es la cantidad de sangre que pasa por los vasos.

Como ya se mencionó la presión de la sangre está regulada también por barorreceptores, que pueden estar en la arteria aorta, y otros en las venas cavas y el atrio derecho (aurícula derecha).

La presión arterial es la presión que ejerce la sangre en los vasos sanguíneos y se mide con un aparato llamado esfigmomanómetro o baumanómetro. Este aparato nos permite conocer la presión sistólica que mide la fuerza con que la sangre es impulsada hacia las arterias por la contracción de los ventrículos y la presión diastólica que mide la fuerza de la sangre en las arterias durante la diástole, por lo cual nos da información sobre la resistencia de los vasos sanguíneos. Las cifras registradas se anotan separadas por una barra diagonal; en términos generales puede ser de 110/60, o 120/70, dependiendo de la edad, sexo, etcétera. Arriba de 140/90 la persona tiene hipertensión arterial y abajo de estas cifras tiene hipotensión arterial.

Cuando aumenta la presión de la sangre, el corazón tiene que trabajar más para vencer esa resistencia y por lo mismo, necesita mayor cantidad de oxígeno; si no lo obtiene pueden presentarse complicaciones u otras enfermedades, además de que se pueden romper los vasos capilares más frágiles; si esto sucede en el cerebro la persona sufre una hemorragia cerebral.

Conforme avanza la edad las arterias pierden su elasticidad y muchas veces, en la pared se van depositando lípidos y sales de colesterol, que van disminuyendo el diámetro interior; a esta alteración se le llama ateroesclerosis.

Pulso

Durante el ciclo cardiaco la sangre circula por las arterias, que se expanden y regresan a su estado normal, dando origen al pulso que puede sentirse en las arterias cercanas a la superficie del cuerpo o sobre algún tejido duro; por ejemplo, en la muñeca haciendo presión sobre el hueso radio, en el cuello a lo largo de los músculos esternocleidomastoideos, etcétera. La frecuencia del pulso es la frecuencia del corazón, su promedio es de 60 a 80 pulsaciones por minuto; si aumenta la frecuencia hay taquicardia y si disminuye hay bradicardia.

Circulación de la sangre

Existen dos tipos de circulación: mayor o sistémica y menor o pulmonar.

La circulación mayor o sistémica se inicia con el paso de la sangre del ventrículo izquierdo a la arteria aorta; esta arteria, como ya vimos, se divide en arterias cada vez más delgadas conforme se va alejando del corazón al mismo tiempo que va emitiendo ramas cada vez más delgadas, que en los tejidos se ramifican en vasos microscópicos: los vasos capilares que llevan a las células el oxígeno y las sustancias nutritivas y recogen bióxido de carbono y sustancias de desecho. Antes de salir de los tejidos los capilares se unen para formar pequeñas venas que se reúnen con otras conforme se acercan al corazón hasta formar dos grandes venas: la cava superior y la cava inferior que desembocan en el atrio (aurícula) derecho, de donde la sangre pasa luego al ventrículo derecho.

La circulación menor o pulmonar se inicia en el ventrículo derecho. La sangre sale por la arteria pulmonar que se divide en ramas y se dirige a los alvéolos pulmonares donde se lleva a cabo la hematosis u oxigenación de la sangre; regresa después al corazón por las venas pulmonares que desembocan en el atrio (aurícula) izquierdo, de aquí pasa al ventrículo izquierdo y se vuelve a repartir por todo el organismo por medio de la circulación general o sistémica.

Sistema linfático

Está formado por la linfa, los vasos linfáticos, los linfonodos, o nódulos linfáticos (ganglios linfáticos), las tonsilas o amígdalas, el timo y el bazo.

Linfa

Es el líquido tisular modificado no contiene glóbulos rojos ni plaquetas y los leucoci-

tos que transporta son principalmente linfocitos; tiene menor cantidad de oxígeno y la linfa que sale del intestino tiene muchos lípidos (que se absorbieron por medio de los vasos quilíferos de las vellosidades intestinales durante la digestión).

Vasos linfáticos

Son conductos que transportan la linfa, se forman en los espacios tisulares que hay entre las células a partir de los capilares linfáticos que son parecidos a los capilares sanguíneos pero tienen uno de sus extremos ciego (cerrado), en su trayecto se unen para formar vasos linfáticos cada vez más gruesos hasta que forman dos conductos principales el conducto torácico y el conducto linfático derecho o conducto torácico derecho (gran vena linfática) o conducto linfático derecho).

El conducto linfático derecho (gran vena linfática) recoge la linfa de la parte superior derecha del cuerpo y desemboca en la vena subclavia derecha. El conducto torácico empieza en una dilatación que está a la altura de la segunda vértebra lumbar llamada cisterna del quilo (cisterna de *Pecquet*), recibe la linfa del resto del cuerpo y desemboca en la vena subclavia izquierda.

Los vasos linfáticos mayores tienen una constitución semejante a la de las venas, sus paredes son más delgadas y suelen tener mayor diámetro que los vasos sanguíneos; además, presentan en su trayecto a los linfonodos (ganglios linfáticos).

Linfonodos o nódulos linfáticos (ganglios linfáticos)

Son estructuras ovaladas pequeñas, miden entre 1 mm y 25 mm de largo; tienen una pequeña depresión llamada hilio por donde pasan los vasos y están divididos en pequeños espacios llamados senos linfáticos, ocupados por tejido linfoide.

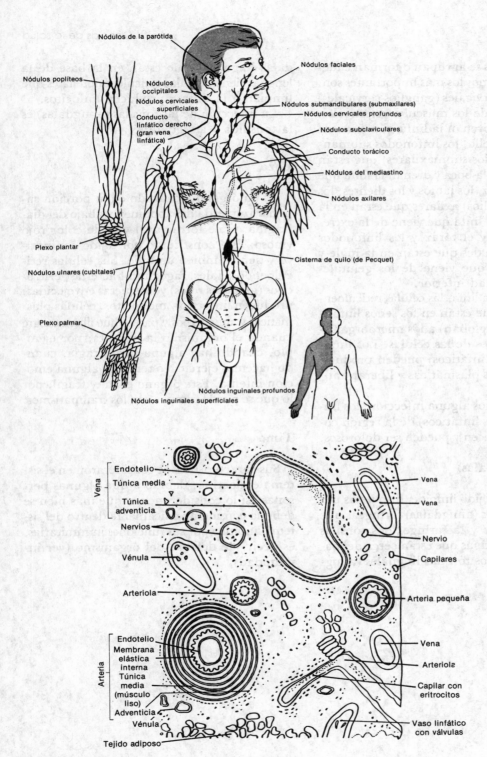

Fig. 55 Principales vasos y nódulos (ganglios) linfáticos.

Labels in the figure:

Nódulos de la parótida
Nódulos poplíteos
Nódulos occipitales
Nódulos cervicales superficiales
Conducto linfático derecho (gran vena linfática)
Nódulos faciales
Nódulos submandibulares (submaxilares)
Nódulos cervicales profundos
Nódulos subclaviculares
Conducto torácico
Nódulos del mediastino
Nódulos axilares
Plexo plantar
Nódulos ulnares (cubitales)
Plexo palmar
Cisterna de quilo (de Pecquet)
Nódulos inguinales profundos
Nódulos inguinales superficiales

Vena
Endotelio
Túnica media
Túnica adventicia
Nervios
Vénula
Arteriola
Arteria
Endotelio
Membrana elástica interna
Túnica media (músculo liso)
Adventicia
Vénula
Tejido adiposo
Vena
Vena
Nervio
Capilares
Arteria pequeña
Vena
Arteriola
Capilar con eritrocitos
Vaso linfático con válvulas

Los linfonodos se agrupan o forman cadenas en el organismo; los más importantes son: los linfonodos cervicales (ganglios cervicales) que están cerca de los músculos esternocleidomastoideos y drenan la linfa que viene de la cabeza y el cuello, los linfonodos submandibulares (ganglios submaxilares) que están abajo del piso de la boca y drenan la linfa que vienen de la nariz, los labios y los dientes; los linfonodos (ganglios) axilares que están en la axila y drenan la linfa que viene de la extremidad superior y el tórax y los linfonodos (ganglios) inguinales que están en la ingle y drenan la linfa que viene de los genitales y de la extremidad inferior.

Cuando llega la linfa, las células reticuloendoteliales fijas que están en los senos linfáticos fagocitan (engloban) a los microorganismos y los desechos de las células. Los linfonodos (ganglios linfáticos) pueden producir linfocitos, células plasmáticas y liberar anticuerpos.

Cuando tenemos alguna infección, los linfonodos (ganglios linfáticos) de la región correspondiente crecen y pueden ser dolorosos.

Tonsilas (amígdalas)

Son masas de tejido linfoide, dispuestas por pares: dos tonsilas (amígdalas) faríngeas que están en la nariz y la faringe, dos tonsilas (amígdalas) palatinas que están cerca del paladar blando y dos tonsilas linguales (amígdalas linguales) que están en la base de la lengua; tienen células reticuloendoteliales que limpian a la linfa y producen linfocitos.

La infección de las tonsilas (amígdalas) es la tonsilitis o amigdalitis.

Bazo

Es un órgano localizado en la porción superior izquierda del abdomen y abajo del diafragma, tiene forma oval y es de color rojo vinoso. Está constituido por tejido conjuntivo y tiene también un hilio. Sus células reticuloendoteliales, fagocitan bacterias, eritrocitos (glóbulos rojos) y plaquetas envejecidas, producen linfocitos, monocitos, células plasmáticas y anticuerpos y parece que libera sangre cuando el organismo la necesita; por ejemplo, cuando hay alguna hemorragia, cuando hacemos ejercicio o tenemos alguna emoción intensa. Este órgano es muy frágil, por lo que se puede romper con los traumatismos.

Timo

Sus características se consideraron en el sistema endocrino, debido a que algunas personas así lo consideran, aunque más bien se debería considerar únicamente dentro del sistema linfático por sus funciones inmunitarias, es decir, de defensa del organismo (ver inmunidad).

SISTEMA RESPIRATORIO

Está constituido por la nariz, la faringe, la laringe, la tráquea, los bronquios, los bronquiolos y los pulmones.

Nariz

Se encuentra abajo de la base del cráneo y arriba del paladar; tiene una porción exterior y una porción interior.

La porción exterior se localiza en la parte central de la cara, abajo y en medio de las órbitas oculares, arriba de la boca y entre las mejillas; tiene forma piramidal y está formada por los huesos nasales (propios de la nariz) y cartílago y sus aberturas anteriores e inferiores se llaman *nares* (narinas).

La porción interior de la nariz está formada por los huesos etmoidal (etmoides) que forma el techo, las maxilas (maxilares superiores) y los palatinos que forman el piso; sus paredes laterales están constituidas por el etmoidal (etmoides), la maxila (maxilar superior) y las conchas inferiores (cornetes inferiores). Su porción posterior se comunica con la nasofaringe por medio de sus orificios posteriores llamados *coanas*. Los huesos de la porción interior limitan a las cavidades nasales (fosas nasales) derecha e izquierda que están separadas entre sí por el septo nasal (tabique de la nariz). Cada cavidad nasal (fosa nasal) está dividida en tres porciones llamadas meato superior, medio e inferior por las *conchas* (cornetes).

La porción exterior de la nariz está cubierta por músculos y piel y está tapizada, al igual que los demás órganos del sistema respiratorio, exceptuando los pulmones, por una mucosa ciliada.

Las cavidades nasales (fosas nasales) están comunicadas con los senos paranasales, que son cavidades que se encuentran en los huesos frontal, maxila (maxilar superior), esfenoidal (esfenoides), etmoidal (etmoides).

La nariz tiene como funciones filtrar, humedecer y calentar el aire que respiramos; sirve también para dar resonancia a la voz y recibir en su porción posterior los estímulos olfatorios. El aire se calienta y humedece al pasar por los meatos.

La inflamación de la mucosa de las cavidades nasales (fosas nasales) se llama rinitis y puede ser alérgica o producida por microorganismos. La inflamación de los senos paranasales es la sinusitis.

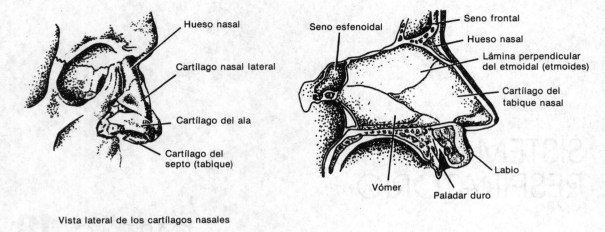

Vista lateral de los cartílagos nasales

Septo (tabique) nasal

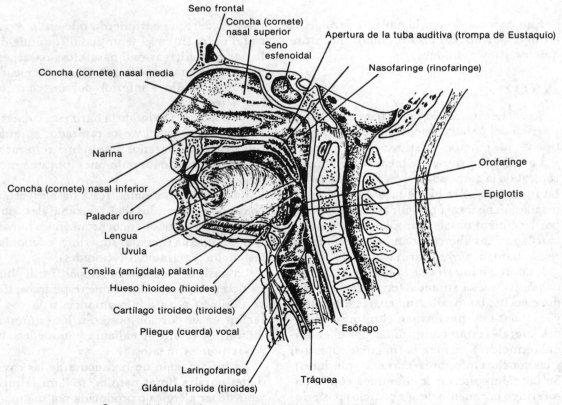

Corte sagital de la cabeza mostrando el interior de las fosas nasales, faringe y laringe

Fig. 56   Sistema respiratorio.

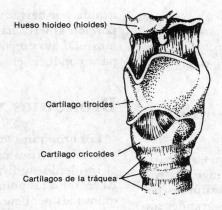

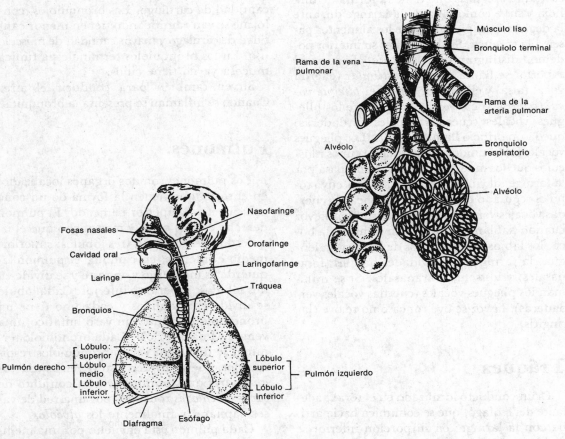

Fig. 57 Sistema respiratorio.

Faringe

Ya se estudió en el sistema digestivo, considerando que es un órgano común a los dos sistemas.

Laringe

Es un órgano que se encuentra en la parte anterior del cuello, entre la faringe y la tráquea, cuyas paredes están constituidas por cartílagos, de los cuales los más grandes son el *cartílago tiroideo* (tiroides) que forma la manzana de Adán, el *cartílago cricoideo* (cricoides) que tiene la forma de un anillo y el *cartílago epiglotis* que tiene la forma de una hoja y sirve como tapa de la laringe durante la deglución impidiendo que los alimentos pasen a la tráquea. Si observamos su interior podemos distinguir dos pares de pliegues: el superior se llama *pliegue vestibular* (cuerda vocal falsa) y el inferior forma el *pliegue vocal* (cuerda vocal verdadera). Entre los pliegues vocales (cuerdas vocales verdaderas) queda un orificio llamado *glotis*. Los pliegues vocales están unidos por cartílago a unos músculos que los mueven; cuando el aire pasa por la laringe, al vibrar, produce sonidos cuyo tono es regulado por los pliegues vocales (cuerdas vocales verdaderas). Para producir la voz cuando hablamos intervienen también la boca, los labios, los músculos de la cara, la lengua, la faringe, las cavidades nasales (fosas nasales) y los senos paranasales. Si se inflaman los pliegues vocales (cuerdas vocales verdaderas), la voz se oye ronca o no se oye (laringitis).

Tráquea

Es un conducto localizado en el tórax, adelante del esófago, que se comunica hacia arriba con la laringe; en su porción inferior se divide en dos ramas o bronquios. Está cons-tituida por herraduras cartilaginosas con su porción abierta hacia el esófago, por tejido muscular liso y tejido conjuntivo elástico. Sirve para conducir el aire.

Bronquios y bronquiolos

Los bronquios son dos: el derecho es corto y se dirige verticalmente al pulmón derecho y el izquierdo se dirige al pulmón izquierdo. Al entrar a los pulmones se dividen en bronquios más pequeños que a su vez se subdividen para formar los bronquiolos, que también se dividen hasta formar los bronquiolos terminales. Los bronquios son similares a la tráquea en su constitución, pero con menor cantidad de cartílago. Los bronquiolos, conforme se van ramificando tienen menor cantidad de cartílago y mayor cantidad de músculo liso. En los bronquiolos terminales la túnica mucosa ya no tiene cilios.

Sirven también para conducir el aire. Cuando se inflaman se presenta la bronquitis.

Pulmones

Los pulmones son dos órganos localizados en el tórax que tienen la forma de un cono con su vértice superior truncado. El pulmón derecho es más corto y más ancho que el izquierdo y se divide en tres lóbulos: superior, medio e inferior; en cambio, el pulmón izquierdo es más largo y angosto y se divide en dos lóbulos: superior e inferior. Cada lóbulo se divide en lobulillos y cada uno tiene un bronquiolo terminal, un vaso linfático, una vénula y una arteriola. Cada bronquiolo terminal se divide en varios bronquiolos respiratorios, que se dividen a su vez en *conductos alveolares* que terminan en un conjunto de *sacos alveolares* rodeados por una red de vasos capilares y finalmente los *alvéolos*.

Cada pulmón está envuelto por una membrana serosa llamada *pleura* compuesta por dos hojas: la hoja parietal está unida a las paredes de la cavidad torácica y la hoja visceral está adherida a los pulmones. Entre las dos hojas hay una pequeña cantidad de líquido lubricante que evita la fricción cuando se realizan los movimientos respiratorios.

En los pulmones se lleva a cabo la respiración externa. Pueden afectarse por microorganismos como los que causan la tuberculosis y la neumonía.

Respiración

Comúnmente se considera que la respiración es el conjunto de movimientos mediante los cuales el aire entra y sale del sistema respiratorio, pero en realidad, la respiración es una función que sirve para proporcionar oxígeno y eliminar bióxido de carbono de las células y puede dividirse en respiración externa, que se efectúa en los pulmones, con el aire exterior y respiración interna, que es el intercambio de gases entre los capilares y los tejidos del cuerpo.

El paso del aire por el tracto respiratorio (vías respiratorias) desde las cavidades nasales (fosas nasales) hasta los bronquiolos se llama *ventilación*; el aire entra durante la inspiración y sale durante la espiración.

La inspiración es un proceso activo que se lleva a cabo por la contracción de los músculos respiratorios; el diafragma desciende y los otros músculos jalan y rotan a las costillas hacia afuera aumentando las dimensiones del tórax; la pleura visceral se adhiere a la pleura parietal y aumenta el volumen de los pulmones para dar cabida al aire.

La espiración es un proceso pasivo que se produce cuando los músculos respiratorios se relajan disminuyendo las dimensiones del tórax y el volumen de los pulmones, provocando así la salida del aire.

El número de respiraciones por minuto (frecuencia respiratoria) es de 16 a 20 en el adulto y en los niños es mayor. Una respiración comprende una inspiración y una espiración.

En una respiración completa circulan aproximadamente 500 ml de aire, de los cuales 150 ml se quedan en la nariz, la faringe, la laringe, la tráquea y los bronquios; estos órganos constituyen el espacio muerto, llamado así porque esta cantidad de aire no llega a los sacos alveolares.

Existe también una pequeña cantidad de aire que nunca puede salir de los sacos alveolares, incluso cuando se someten a la presión atmosférica (que los debería colapsar en su totalidad); es el *aire mínimo*, cuya presencia se puede demostrar colocando un fragmento de pulmón en agua. Si existe aire mínimo, el fragmento flota y esto indica que la persona respiró.

Si hacemos una inspiración profunda podemos introducir más aire que el que introducimos normalmente; este aire recibe el nombre de reserva inspiratoria; la cantidad de este aire de reserva oscila alrededor de 3000 ml.

Si hacemos una espiración profunda después de haber hecho una inspiración normal podemos expulsar 1 100 ml de aire, además de los 500 ml, porque tenemos un volumen de reserva espiratoria.

Después de hacer una espiración profunda todavía queda aire en los sacos alveolares; este resto se llama volumen residual y aproximadamente es de 1 200 ml.

El volumen de ventilación (500 ml) junto con el volumen de reserva inspiratoria (3 000 ml) y el volumen de reserva espiratoria (1 100 ml) nos dan la capacidad vital que es de 4 600 ml aproximadamente.

Respiración externa

Consiste en el intercambio de bióxido de carbono y oxígeno entre los sacos alveolares y la sangre. El aire inspirado contiene aproximadamente un 20% de oxígeno y el aire espirado contiene aproximadamente 16%; nuestro organismo retiene aproximadamente el 4% del aire y elimina bióxido de carbo-

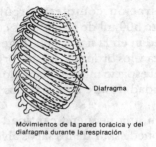

Diafragma

Movimientos de la pared torácica y del
diafragma durante la respiración

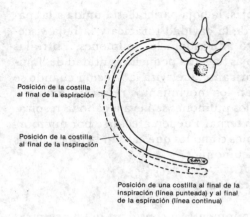

Posición de la costilla
al final de la espiración

Posición de la costilla
al final de la inspiración

Posición de una costilla al final de la
inspiración (línea punteada) y al final
de la espiración (línea continua)

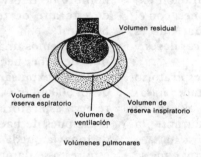

Volumen residual

Volumen de
reserva espiratorio

Volumen de
reserva inspiratorio

Volumen de
ventilación

Volúmenes pulmonares

Fig. 58 Respiración.

no y vapor de agua a la temperatura del cuerpo que oscila entre 36.5 y 37 grados centígrados.

Respiración interna

Una vez que se ha llevado a cabo la respiración externa, la sangre regresa al corazón por las venas pulmonares que desembocan en el atrio (aurícula) izquierdo, pasa al ventrículo izquierdo y de aquí llega a los tejidos.

El oxígeno pasa al líquido tisular y de éste a las células, de la misma manera que el bióxido de carbono pasa de las células al líquido tisular y de éste a la sangre.

Es importante recordar que la sangre no libera todo el oxígeno en los tejidos y tampoco todo el bióxido de carbono en los pulmones, porque éste es tan importante para la vida como el oxígeno, ya que es un componente indispensable del equilibrio ácido básico (pH) del plasma.

SISTEMA URINARIO

CAPITULO 19

Está formado por dos riñones, dos uréteres, una vejiga urinaria y una uretra. Sirve para eliminar sustancias de desecho y las sales y mantener el equilibrio de los líquidos del organismo.

Riñones

Son dos órganos que se encuentran colocados a los lados de la columna vertebral, a la altura de las últimas costillas y atrás del peritoneo parietal, por lo cual se consideran órganos retroperitoneales. Tienen forma parecida a la de un frijol y son de color pardo rojizo; cada riñón mide aproximadamente 11.5 cm de largo, 5 a 6 cm de ancho y 3 cm de espesor y en su borde cóncavo, que está dirigido hacia la columna vertebral, presenta una escotadura llamada hilio, a través de la cual pasan el uréter, los vasos sanguíneos, linfáticos y los nervios. Está rodeado por tejido adiposo y una envoltura fibrosa que lo mantienen en su sitio, por lo que si una persona obesa adelgaza rápidamente el riñón puede descender de su lugar (ptosis renal).

En un corte longitudinal del riñón se observan dos capas: una exterior llamada corteza y un interior llamada médula formada por ocho a diez estructuras triangulares o pirámides renales, cuyo vértice apunta hacia una cavidad llamada pelvis renal.

La unidad anatomofuncional del riñón se llama *nefrona* y está constituida por las siguientes estructuras:

a) un *glomérulo* o *corpúsculo renal* (corpúsculo de Malpighi) formado por una *cápsula glomerular* (cápsula de Bowman) en cuyo interior se encuentra una red de vasos capilares en íntima relación con células epiteliales formando un ovillo.

b) un conjunto de pequeños tubos (túbulos) llamado tubo renal, que son la continuación de los glomérulos y formados por: un tubo contorneado proximal, una rama descendente de Henle, el asa de Henle propiamente dicha, una rama ascendente de Henle y un tubo contorneado distal que desemboca en un tubo colector. Los tubos colectores desembocan en la pelvis renal.

Los riñones reciben una gran cantidad de sangre que, a diferencia de otros órganos, entra y sale del corpúsculo glomerular por ar-

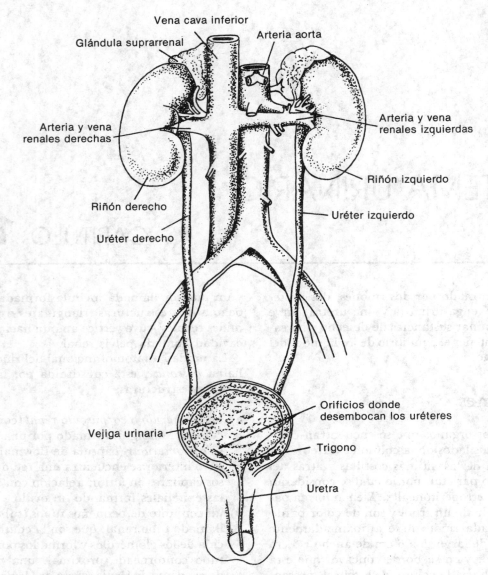

Fig. 59 Organos del sistema urinario.

teriolas (arterias muy pequeñas) en lugar de entrar por arteriolas y salir por vénulas (véase capítulo de Angiología), pasa a los capilares que están alrededor de los túbulos y regresa por venas.

Las nefronas regulan la concentración, el volumen y el pH de la sangre, y eliminan de

los riñones sustancias de desecho formando la orina; para su estudio, podemos considerar tres procesos: filtración, resorción y excreción.

Cuando la sangre entra al glomérulo se filtra; los elementos figurados y las proteínas no pueden, por su tamaño, atravesar el "filtro

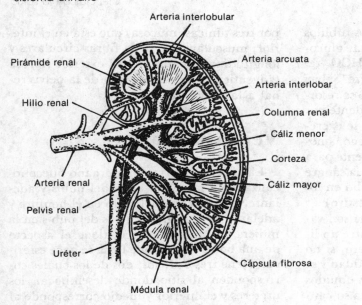

Arteria interlobular

Pirámide renal

Hilio renal

Arteria renal

Pelvis renal

Uréter

Médula renal

Arteria arcuata

Arteria interlobar

Columna renal

Cáliz menor

Corteza

Cáliz mayor

Cápsula fibrosa

Corte coronal del riñón

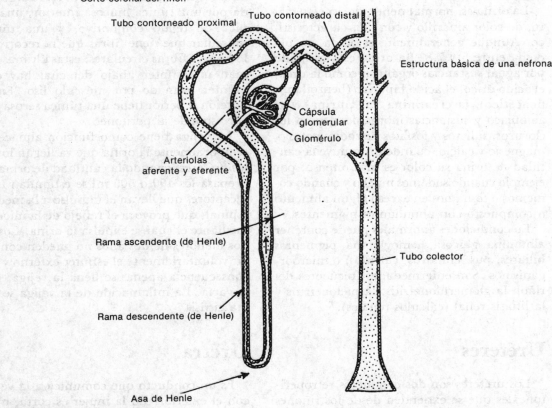

Tubo contorneado proximal

Tubo contorneado distal

Estructura básica de una néfrona

Cápsula glomerular

Glomérulo

Arteriolas aferente y eferente

Rama ascendente (de Henle)

Tubo colector

Rama descendente (de Henle)

Asa de Henle

Fig. 60 Sistema urinario.

capilar" del glomérulo; después, los túbulos reabsorben en forma selectiva agua, glucosa, aminoácidos, Na, K, Ca, Cl y HCO$_3$ regresándolos posteriormente a la sangre. Si hay demasiada glucosa en la sangre, no se resorbe toda, sino que se elimina el excedente por la nefrona. A través de la nefrona se excretan sustancias como el K, ion hidrógeno, amoniaco, creatinina, etcétera, básicamente para controlar la hidratación y el pH de la sangre (la excreción también se lleva a cabo en los pulmones, la piel y el sistema digestivo).

La cantidad y la calidad de orina son variables, normalmente se elimina entre un litro y litro y medio en 24 horas; pero, si no tomamos líquidos disminuye su cantidad y se concentra; si, en cambio, tomamos líquidos en abundancia o hace frío, aumenta su cantidad y se diluye.

La orina es, normalmente, de aspecto claro, de color amarillo y olor característico. Aunque generalmente es ácida, su pH oscila entre 5 y 7.8. La orina está formada por agua, sustancias orgánicas como la urea, el ácido úrico, el ácido hipúrico (benzoilaminoacético), la creatinina, las purinas y el amoniaco y sustancias inorgánicas como los cloruros, sulfatos y fosfatos de sodio, potasio, magnesio y calcio; cuando disminuye la cantidad de orina su color es más intenso; por ejemplo cuando sudamos mucho y cuando comemos o tomamos en exceso algún alimento o compuesto con abundantes pigmentos.

En condiciones anormales puede contener albúmina, glucosa, hemoglobina, pigmentos biliares, pus, cilindros, cálculos, o microorganismos. Son enfermedades frecuentes del riñón la glomerulonefritis, la pielonefritis y la litiasis renal (cálculos renales).

Uréteres

Los uréteres son dos conductos retroperitoneales que se extienden desde los riñones hasta la vejiga urinaria y están constituidos por tres túnicas: mucosa, que está en el interior; muscular, que tiene fibras circulares y longitudinales y una túnica exterior fibrosa (adventicia). Llevan la orina de la pelvis renal a la vejiga urinaria.

Vejiga urinaria

La vejiga urinaria es un órgano hueco localizado en la pelvis, atrás del pubis y adelante y por encima del recto en el hombre y adelante de la vagina y atrás del pubis en la mujer. Cuando está vacía tiene el aspecto de una bolsa y cuando se llena se hace esférica. Tiene tres orificios, dos de los cuales corresponden al sitio donde desembocan los uréteres y el inferior y medio corresponde al sitio donde se inicia la uretra; está constituida por una túnica mucosa interior, una túnica de tejido conjuntivo, y una túnica muscular que tiene fibras que la recorren a lo largo y fibras circulares; estas últimas forman un esfínter abajo del cual hay otro esfínter formado por músculo liso. En su porción superior tiene una túnica serosa que corresponde al peritoneo.

La vejiga tiene como función almacenar temporalmente la orina que va llegando por los uréteres; cuando la cantidad de orina sobrepasa los 400 o 500 ml se estimulan unos receptores que llevan el impulso a la médula espinal, que provoca el reflejo de la micción mediante el cual se expulsa la orina. Los niños menores de dos años no pueden controlar voluntariamente el esfínter externo y por consecuencia apenas se llena la vejiga, ésta se vacía. La inflamación de la vejiga se llama cistisis.

Uretra

Es un conducto que comunica a la vejiga con el exterior. En la mujer es corta, mide aproximadamente 4 cm de longitud y termina en un orificio llamado orificio uretral externo (meato urinario) que se encuentra entre el clítoris y el orificio vaginal. En el hombre es más larga, mide alrededor de 20 cm y tiene tres porciones: prostática, que atraviesa la próstata y se dirige al piso de la pelvis; tiene orificios donde desembocan los conductos eyaculares del sistema reproductor y conductos pequeños de la próstata; membranosa, que se encuentra en el piso de la pelvis, atrás de la sínfisis del pubis y esponjosa o peneana, que es la más larga de las tres partes, se encuentra en el cuerpo esponjoso del pene y termina en el orificio uretral externo (meato urinario). En la uretra esponjosa desembocan los conductos de las glándulas bulbouretrales (de Cowper) del sistema reproductor.

La uretra está constituida por tres túnicas: una interior mucosa, otra intermedia de tejido esponjoso muy vascularizado y una túnica exterior muscular.

En la mujer sirve para conducir la orina de la vejiga urinaria al exterior y en el hombre tiene también funciones reproductoras porque da paso también al esperma a partir de los orificios de salida de los conductos eyaculadores.

La inflamación de la uretra se llama uretritis y es frecuentemente una consecuencia de enfermedades de transmisión sexual.

SISTEMA REPRODUCTOR: FEMENINO Y MASCULINO

CAPITULO 20

Sistema reproductor femenino

Está formado por genitales internos: dos gónadas femeninas u ovarios, las tubas uterinas (trompas de Falopio), el útero, la vagina y los genitales externos que son una serie de estructuras que constituyen el pudendo femenino (vulva).

A partir de la pubertad el organismo femenino sufre modificaciones: se desarrollan los órganos reproductores y se inician los ciclos sexuales o menstruales, con los que aparece la menstruación y una serie de modificaciones cíclicas en todo el organismo. La menstruación se manifiesta por el escurrimiento de un líquido serosanguinolento con tejido necrótico (muerto) a través de la vagina.

Los ciclos menstruales son muy variables en las diferentes mujeres e incluso en cada mujer (de 21 a 45 días) aunque con fines prácticos y de enseñanza, se considera que se repiten aproximadamente cada veintiocho días, a partir de la primera menstruación llamada menarca o menarquía (véase adolescencia) hasta su cese definitivo o menopausia, aunque se pueden interrumpir como en el caso del embarazo.

Para comprender estas modificaciones cíclicas es necesario recordar que el hipotálamo empieza a producir en un momento dado factores liberadores (GnRH) a través de descargas pulsátiles que estimulan la hipófisis (pituitaria) y ésta a su vez produce las hormonas folículo estimulante (FSH) y luteinizante (LH) que estimulan a los ovarios. La FSH estimula al ovario durante la primera parte del ciclo, en cambio la LH empieza a producirse después de la menstruación y alcanza su nivel máximo durante la ovulación, que se estudiará más adelante.

Ovarios

Así como el hombre tiene dos gonadas que son los dos testículos, la mujer también tiene dos gónadas que son los ovarios, son glándulas localizadas en la pelvis, a los lados del útero que se mantienen en su posición por medio de ligamentos: el ligamento ancho del útero, un pliegue del peritoneo llamado mesoovario, el ligamento ovárico que une al ovario con el útero y el ligamento suspensorio que lo une a la pelvis.

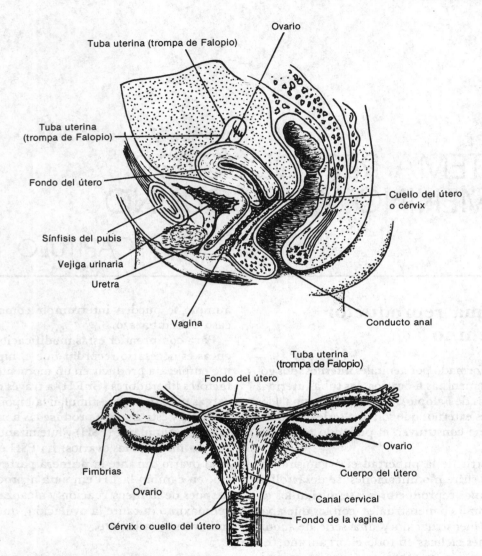

Fig 61   Organos del sistema reproductor femenino.

Los ovarios tienen la forma y el tamaño de una almendra, su superficie exterior es lisa en la niña, presenta cicatrices en la mujer adulta (consecuencia de la ovulación) y rugoso en la anciana. Tienen las siguientes tres capas: una superficial o corteza, cubierta por epitelio simple llamado epitelio germinativo, debajo del cual está el estroma cortical formado por tejido conjuntivo; entre las células del tejido conjuntivo se encuentran los óvulos rodeados de células foliculares. La porción superficial del estroma se condensa formando una túnica albugínea que se pone en contacto con el epitelio germinativo. La porción central, llamada médula contiene tejido conjuntivo y vasos sanguíneos principalmente. Entre la quinta y sexta semanas de la vida embrionaria, las células germinales se di-

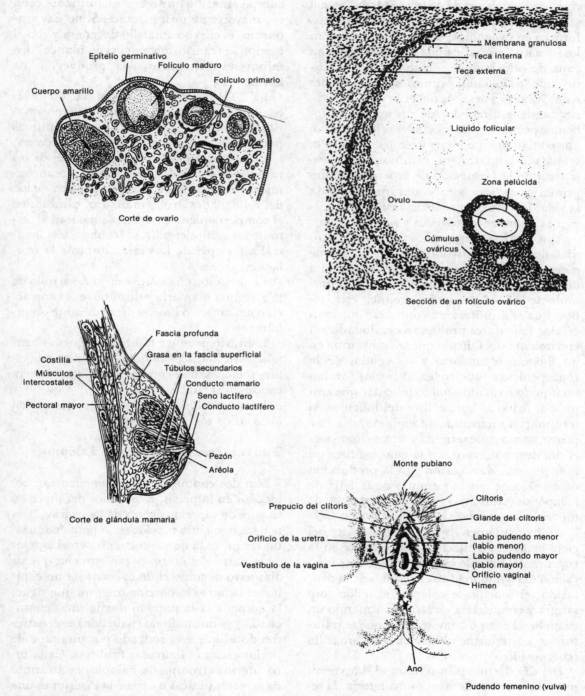

Epitelio germinativo

Folículo maduro

Folículo primario

Cuerpo amarillo

Corte de ovario

Membrana granulosa

Teca interna

Teca externa

Líquido folicular

Zona pelúcida

Ovulo

Cúmulus ováricus

Sección de un folículo ovárico

Fascia profunda

Grasa en la fascia superficial

Túbulos secundarios

Costilla

Conducto mamario

Músculos intercostales

Seno lactífero

Pectoral mayor

Conducto lactífero

Pezón

Aréola

Corte de glándula mamaria

Monte pubiano

Clítoris

Prepucio del clítoris

Glande del clítoris

Orificio de la uretra

Labio pudendo menor (labio menor)

Labio pudendo mayor (labio mayor)

Vestíbulo de la vagina

Orificio vaginal

Himen

Ano

Pudendo femenino (vulva)

Fig. 62 Sistema reproductor femenino.

rigen desde su lugar de origen (endodermo del saco vitelino) a las gónadas, crecen y se transforman en ovogonias; éstas a su vez, forman los ovocitos primarios que se rodean de una capa de células de tejido conjuntivo constituyendo los folículos primarios (primordiales o de Graaf jóvenes). Al nacer la niña, el ovario contiene alrededor de un millón de folículos primarios, de los cuales sólo maduran aproximadamente cuatrocientos durante la etapa reproductiva; en cambio, en el sexo masculino la formación de espermatozoides primarios se lleva a cabo durante casi toda la vida. Los ovarios producen óvulos y las hormonas sexuales (estrógenos y progesterona).

Aproximadamente en los primeros cuatro días del ciclo menstrual (el primer día de menstruación se cuenta como el primer día del ciclo), un folículo primario bajo el estímulo de la FSH empieza a producir estrógenos, que se estudiarán a continuación, y sus células foliculares proliferan ocasionando el crecimiento del folículo que se transforma en un folículo secundario y las células de la zona pelúcida (que rodea al óvulo) forman un líquido llamado líquido folicular que empuja al óvulo al borde libre del folículo. Al terminar la menstruación empieza una fase preovulatoria, que termina aproximadamente el día decimotercero, en la cual madura un folículo secundario, aumenta la producción de estrógenos por el estímulo de la FSH de la hipófisis (pituitaria) y al final de esta fase, la hipófisis incrementa la producción de LH.

Aproximadamente el día decimocuarto del ciclo ocurre la ovulación, que consiste en la ruptura del folículo con la consiguiente liberación del óvulo maduro. Después de la ovulación, el folículo se colapsa, el tejido roto sangra y comienza a cicatrizar formando un coágulo, el cuerpo hemorrágico, que se transforma posteriormente en cuerpo amarillo (cuerpo lúteo).

Del día decimoquinto hasta el día vigésimo octavo ocurre la fase postovulatoria, la secreción de LH estimula el desarrollo del cuerpo amarillo que secreta cantidades cada vez mayores de progesterona. Si no hay embarazo, el cuerpo amarillo degenera y con el tiempo se transforma en cuerpo blanco, disminuyendo lentamente la producción de hormonas.

La LTH favorece la transformación de las células foliculares en células del cuerpo amarillo (luteínicas) y estimula a estas últimas para que secreten estrógenos y progesterona.

Los estrógenos son los responsables de los caracteres sexuales secundarios: ensanchamiento de la pelvis y la cadera, la distribución del vello, el desarrollo mamario, cambios en el comportamiento, etcétera, preparan al resto de los genitales para la fecundación, neutralizan el pH de la vagina durante la ovulación, etcétera.

La progesterona influye en el desarrollo de la glándula mamaria y disminuye la contracción del músculo liso del útero durante el embarazo.

El ovario produce también pequeñas cantidades de andrógenos que, aparentemente están relacionados con la modulación de la conducta sexual.

Las alteraciones más frecuentes que sufren los ovarios son los quistes.

Tubas uterinas (trompas de Falopio)

Son dos conductos que se encuentran colocados en la pelvis, a los lados del útero en su porción superior y cerca de los ovarios. Tienen las siguientes porciones: la porción intersticial, que es la que se encuentra en el espesor de la pared del útero, es tan estrecha que su diámetro es como el de la cerda de un cepillo; el istmo es la porción angosta que sigue; la ampolla es la porción media, más ensanchada y el infundíbulo (pabellón) es el extremo distal que está rodeado por una serie de prolongaciones llamadas fimbrias. Cada tuba uterina (trompa de Falopio) está formada por tres túnicas o capas: la exterior es una membrana serosa, la media está constituida

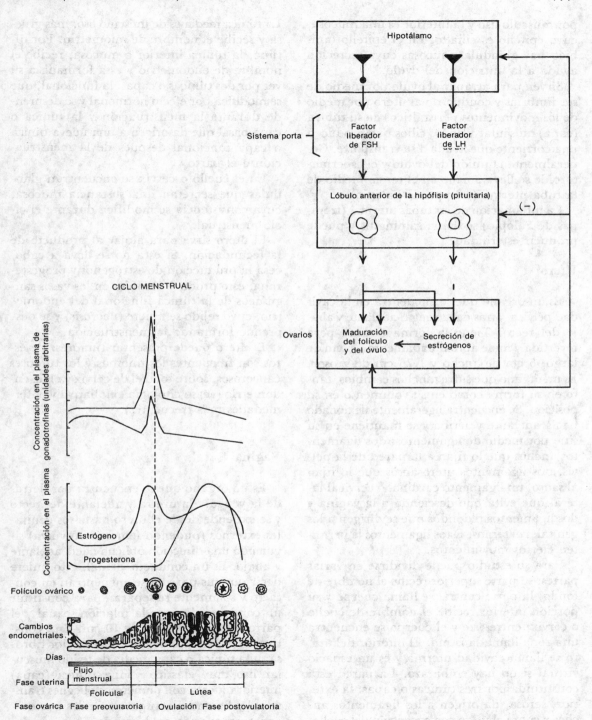

Fig. 63 Ciclo menstrual.

por músculo liso y la interior es una mucosa, cuyo epitelio es ciliado. En el epitelio también hay glándulas mucosas cuya secreción ayuda a la nutrición del óvulo.

Sirven para atrapar al óvulo por medio de sus fimbrias y conducirlo al útero por medio de los movimientos peristálticos de su túnica (capa) muscular y de los cilios que producen una corriente que ayuda a su transporte. Generalmente la unión del óvulo y el espermatozoide se lleva a cabo en el tercio medio de la tuba uterina (trompa de Falopio).

La inflamación de las tubas uterinas (trompas de Falopio) se llama salpingitis y puede producir esterilidad.

Utero

Es un órgano que se encuentra en la cavidad pélvica, atrás de la vejiga, adelante y abajo del recto. Tiene la forma de una pera invertida y mide aproximadamente 7.5 cm de largo, 5 cm de ancho y 1.75 cm de grosor. Es un órgano que sufre muchos cambios, tanto en su forma como en su volumen o en su posición. Se encuentra ligeramente flexionado hacia adelante y arriba y se mantiene en su sitio por medio de ligamentos: dos ligamentos anchos que lo fijan a la pared de la pelvis, dos ligamentos uterosacros que lo fijan al sacro, un ligamento cardinal o cervical lateral que evita que descienda a la vagina y dos ligamentos redondos que se dirigen a los genitales externos. Estos ligamentos le permiten ciertos movimientos.

Para su estudio puede dividirse en varias partes: su parte superior recibe el nombre de fondo, la parte central se llama cuerpo y su porción inferior recibe el nombre de cuello o cérvix; entre éste y el cuerpo se encuentra una zona llamada istmo. El interior del útero se llama cavidad uterina y es un espacio virtual si no hay embarazo. La pared está constituida por tres túnicas o capas: la exterior, serosa, da origen a los ligamentos anchos y cubre al útero con excepción del cuello.

La túnica media es de músculo liso, más gruesa y recibe el nombre de miometrio. Por último, la túnica interior o mucosa, recibe el nombre de endometrio y está formada a su vez por dos túnicas o capas: la funcional, que se modifica por efecto hormonal y se desprende durante la menstruación y la túnica o capa basal que da origen a una nueva túnica o capa funcional después de la menstruación o el parto.

En el cuello o cérvix se encuentran glándulas que secretan una sustancia mucosa, cuya consistencia se modifica durante el ciclo menstrual.

El útero sirve para alojar al producto de la fecundación. Si ésta no se lleva a cabo, cesa la producción de estrógenos y progesterona; esto produce cambios en los vasos sanguíneos de la túnica funcional del endometrio, cuyo tejido se muere (necrosis) y se desprende formando la menstruación.

El útero puede presentar tumores, de éstos son frecuentes los miomas y los tumores cancerosos, sobre todo el de cérvix y el de endometrio (véase citología exfoliativa y enfermedades más frecuentes).

Vagina

Es un órgano que se encuentra por detrás de la vejiga y la uretra y adelante del recto y se extiende desde el útero hasta los genitales externos (pudendo femenino o vulva) siguiendo una dirección oblicua hacia adelante y abajo. Es un conducto virtual, esto quiere decir que sus paredes se encuentran en contacto y solamente se separan para constituir un conducto durante la relación sexual y el parto. Mide alrededor de 10 cm. Está constituida por una túnica o capa exterior fibrosa, una túnica o capa media de tejido muscular liso muy elástico y una túnica (capa) interior mucosa con numerosos pliegues transversales llamados arrugas vaginales que desaparecen cuando se distiende.

El diámetro de la vagina puede controlarse voluntariamente por medio de la contracción de los músculos colocados en el piso de la pelvis o perineo (periné), llamados bulbocavernoso, isquiocavernoso, perineales superficial y profundo, pubococcígeo, esfínter de la uretra y esfínter anal externo. En la capa mucosa hay receptores y terminaciones nerviosas así como numerosos vasos sanguíneos; estos últimos se congestionan de sangre durante la excitación sexual y, al parecer, permiten así la aparición de una sustancia lubricante.

La vagina sirve para conducir el flujo menstrual al exterior, recibir al pene durante la relación sexual y como vía de paso al producto durante el parto.

La inflamación de la vagina es la vaginitis y puede ser producida por microorganismos o sustancias irritantes.

Pudendo femenino (vulva)

Se encuentra en el piso de la pelvis o perineo (periné) y está constituido por el conjunto de genitales externos, que son:

Los labios pudendos mayores (labios mayores), dos pliegues homólogos del escroto, que se dirigen del monte pubiano (monte de Venus) hacia abajo y atrás; están formados por piel y tejido adiposo, contienen glándulas sebáceas y sudoríferas (sudoríparas) y están cubiertos por vello en su parte exterior después de la pubertad.

El monte pubiano (monte de Venus) es una prominencia de tejido adiposo colocada encima del pubis, que se cubre de vello durante la pubertad.

Los labios pudendos menores (labios menores) son dos pliegues semejantes a los mayores, se encuentran adentro de éstos y se unen en la parte anterior limitando al clítoris; su constitución es como la de los labios pudendos mayores (labios mayores) pero no se cubren de vello, tienen menor cantidad de glándulas sudoríferas (sudoríparas) y mayor cantidad de glándulas sebáceas; su contenido de vasos sanguíneos también es mayor, razón por la cual cambian de aspecto durante la excitación sexual (piel sexual).

El clítoris es una masa cilíndrica pequeña (homóloga del pene) situada en la parte anterior de los labios pudendos menores (labios menores); está constituida también por un cuerpo, un glande y cubierta por prepucio; su tejido es eréctil, tiene vasos sanguíneos y nervios y sufre grandes modificaciones durante la relación sexual.

Los bulbos vestibulares son dos masas alargadas colocadas a los lados de la parte baja de la vagina, homólogos del cuerpo esponjoso del pene.

Las glándulas vestibulares mayores (glándulas de Bartholin), están colocadas a uno y otro lados del orificio de la vagina, cada una tiene un conducto que se abre entre el himen y el labio pudendo menor (labio menor), son homólogas de las glándulas bulbouretrales (de Cowper) del hombre y secretan una sustancia lubricante.

Las glándulas vestibulares menores (mucosas del vestíbulo) desembocan a los lados del orificio uretral y también secretan moco.

El vestíbulo de la vagina es un espacio limitado por los labios pudendos menores (labios menores), en el cual se encuentran el orificio uretral externo (meato urinario), el orificio de la vagina y la desembocadura de las glándulas vestibulares. En la mayoría de las vírgenes el orificio de la vagina está cerrado parcialmente por un anillo membranoso llamado himen, que generalmente se rompe durante la primera relación sexual produciendo en ocasiones un pequeño sangrado; pero hay ocasiones en que es sumamente elástico permitiendo la penetración del pene en la vagina sin romperse. El tipo de himen más frecuente es el semilunar, pero puede ser cribiforme, tabicado e incluso puede estar imperforado, en cuyo caso es necesario hacer una pequeña operación para que pueda salir al exterior el flujo menstrual.

Glándulas mamarias

Son dos glándulas que se encuentran en la parte anterior del tórax y se fijan a los músculos pectorales por medio de una capa de tejido conjuntivo. La glándula mamaria está rodeada de tejido adiposo y cubierta por la piel: constituyendo la mama, la cual en su parte central tiene al pezón: una prominencia cilíndrica de color más obscuro y de aspecto rugoso en cuyo alrededor se encuentra una zona también de color obscuro llamada aréola.

Cada glándula está formada por 15 a 20 compartimientos llamados lóbulos, separados por tejido adiposo. En cada lóbulo existen compartimientos más pequeños, llamados lobulillos, formados por tejido conjuntivo que contienen a las células que producen la leche, llamadas alvéolos, dispuestas en racimos. Cuando existe la secreción láctea, pasa a través de una serie de conductos mamarios (galactóforos) que desembocan en una prominencia llamada pezón. Antes de llegar al pezón los conductos mamarios (galactóforos) tienen una cavidad, llamada seno lactífero (galactóforo), donde se almacena la leche que sale por medio de los conductos lactíferos (galactóforos).

Las glándulas mamarias femeninas se desarrollan a partir de la pubertad y funcionan como tales solamente durante la lactancia. Durante el embarazo las glándulas se preparan al recibir el estímulo de los estrógenos y la progesterona; estas hormonas disminuyen al final del embarazo y la hormona prolactina estimula a las células de la glándula. La succión estimula a la hipófisis (pituitaria) por medio del hipotálamo.

Las glándulas mamarias pueden sufrir infecciones, principalmente durante la lactancia (mastitis). Independientemente de la lactancia, pueden presentar quistes o tumores.

Placenta

Es un órgano que únicamente existe dentro del útero durante el embarazo, al finalizar éste, tiene el aspecto de un disco. Sus medidas están en relación con el peso del producto (del niño), aunque en términos generales mide de 15 a 20 cm de diámetro y 3 cm de espesor; pesa entre 500 y 600 gr. Tiene una cara o porción materna por la cual se fija al útero y una porción fetal, donde se inserta el funículo (cordón) umbilical, cubierta por una membrana mucosa brillante, más o menos transparente llamada amnios, a través de la cual se ven numerosos vasos sanguíneos. Cuando se desprende, después de su expulsión en su cara materna se pueden observar unas estructuras de color vinoso (de 12 a 16) llamadas cotiledones.

Su formación se explicará más adelante.

Al principio del embarazo produce una hormona llamada gonadotrofina coriónica (CGT) y posteriormente estrógenos y progesterona. Relaciona al producto con la madre y funciona como el equivalente del sistema digestivo, respiratorio y urinario del producto, además mantiene el embarazo y desarrolla las glándulas mamarias.

Menopausia

Se llama menopausia al cese definitivo de la menstruación, esto ocurre entre los 45 y 50 años de edad; los ovarios ya no responden a los estímulos de la hipófisis (pituitaria) y los cambios hormonales producen ocasionalmente que la mujer sienta los llamados bochornos (oleadas de calor), sudoración abundante, dolor de cabeza e inestabilidad emocional. Después de la menopausia la mujer puede continuar con sus funciones sexuales, puesto que únicamente desaparece su capacidad reproductora, ahora, con la ventaja de que puede tener relaciones sexuales con la tranquilidad de que ya no va a presentarse un embarazo.

Sistema reproductor masculino

El sistema reproductor masculino está formado por dos gónadas masculinas o testículos, las vías espermáticas, el pene, la próstata y las glándulas bulbouretrales (de Cowper).

Testículos

Son dos glándulas de forma ovoidea, miden de 3.5 a 5 cm de largo y de 1.5 a 2.5 cm de ancho. Durante la mayor parte de la vida fetal se encuentran localizados en la cavidad abdominal, pero aproximadamente dos meses antes del nacimiento descienden al escroto. Cada testículo está alojado en un compartimiento del escroto; generalmente, el testículo izquierdo desciende un poco más que el derecho. Están cubiertos por varias envolturas, de la superficie hacia adentro:

a) El escroto, que es una prolongación de la piel de la pared abdominal en forma de bolsa, abajo del pene
b) El dartos que contiene fibras elásticas, conjuntivas y musculares lisas y forma, en la línea media, un tabique que separa a los dos testículos
c) Una túnica celular subcutánea
d) Una túnica aponeurótica
e) Una túnica muscular
f) Una túnica fibrosa profunda
g) Una túnica vaginal que es una membrana serosa

El escroto además de alojar a los testículos los protege y, gracias a la musculatura del dartos les proporciona una temperatura constante ligeramente inferior a la del resto del cuerpo para que puedan funcionar adecuadamente; cuando hace frío se contraen las fibras musculares del dartos, acercando los testículos al abdomen y el escroto se ve más grueso y rugoso; cuando hace calor sucede lo contrario, es decir, los aleja.

Los testículos están constituidos por una capa exterior de tejido fibroso llamada túnica albugínea. El interior del testículo está constituido por compartimientos llamados lobulillos testiculares, cada uno de los cuales tiene uno o más conductos enrollados llamados *túbulos seminíferos*. Entre los túbulos seminíferos se encuentran las células de Leydig que producen las hormonas masculinas (andrógenos), como la testosterona. En el interior de los túbulos seminíferos se encuentran las células espermáticas que proliferan y maduran para formar los espermatozoides y las células de Sertolli; estas últimas dan sostén y son los mediadores de las sustancias que les llegan a los precursores de los espermatozoides.

Cuando el niño nace con los testículos alojados en la cavidad pélvica, se dice que padece *criptorquidia*, anormalidad que necesita vigilancia médica, porque si los testículos no llegan a descender puede producirse esterilidad, debido básicamente a que los espermatozoides no pueden sobrevivir en la temperatura del resto del cuerpo y tienen más peligro de padecer algún cáncer posteriormente.

Al llegar a la pubertad el hipotálamo estimula a la hipófisis (pituitaria) para que produzca las hormonas FSH e ICSH que estimulan a los testículos para que éstos secreten hormonas sexuales: andrógenos y una pequeña cantidad de hormonas femeninas. El andrógeno más importante es la testosterona, responsable de la aparición de los caracteres sexuales secundarios: mayor desarrollo de los huesos y, músculos, cambio de la voz, la distribución del vello, cambios en el comportamiento, etcétera.

La FSH actúa sobre los túbulos seminíferos para que se lleve a cabo la *espermatogénesis* (se estudiará posteriormente), por esta razón en el hombre se denomina hormona estimulante de la espermiogénesis (ESH). Produce también la ICSH (hormona estimulante de las células intersticiales) que actúa en las

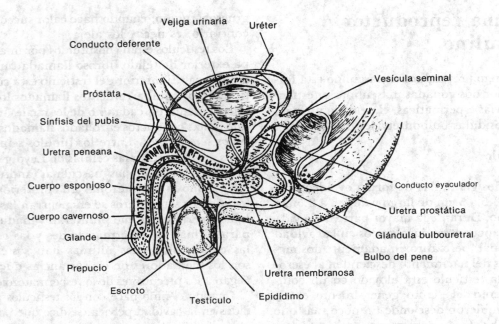

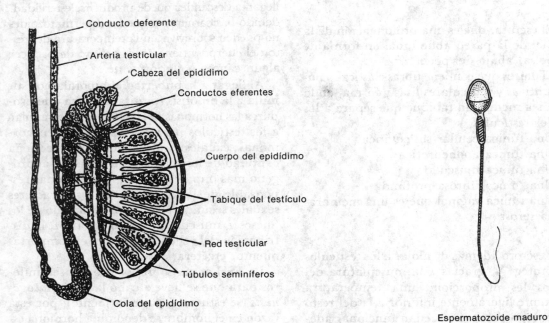

Fig. 64. Organos del sistema reproductor masculino.

células intersticiales de Leydig; éstas responden produciendo andrógenos.

Los espermatozoides ya formados, se dirigen a las vías espermáticas.

Vías espermáticas

Están constituidas por los tubos rectos, la *rete testis*, los conductos eferentes, el epidídimo, el conducto deferente, las vesículas seminales y los conductos eyaculadores.

Tubos rectos (red testicular) y conductos eferentes

En el interior del testículo, los túbulos seminíferos que en su origen son tortuosos, se vuelven rectos (tubos rectos) y empiezan a converger para formar una especie de red, la rete testis o red testicular; de aquí vuelven a converger para formar los conductos eferentes los cuales desembocan en el epidídimo. Conducen a los espermatozoides.

Epidídimo

Son dos conductos, uno derecho y otro izquierdo, que se encuentran arriba de cada testículo; cada epidídimo desciende a lo largo del borde superior del testículo, describe una curva y asciende para continuarse con el conducto deferente.

Cada epidídimo está rodeado por una cubierta fibrosa y contiene un tubo muy delgado y muy largo (aproximadamente 6 m de longitud) pero con muchas curvaturas formado por epitelio columnar, que descansa sobre una delgada membrana basal y una lámina propia que contiene músculo liso.

El epidídimo tiene como función almacenar a los espermatozoides antes de la eyaculación (emisión súbita del esperma); en este sitio los espermatozoides terminan su maduración, es decir, adquieren la movilidad que les permitirá fecundar al óvulo.

Conducto deferente

Como su nombre lo indica, es un conducto, continuación del epidídimo, que asciende a lo largo del testículo y del epidídimo hacia la ingle, donde pasa a través del canal inguinal para dirigirse hacia la vejiga; a esta altura se une al conducto eyaculador, el cual desemboca en la uretra prostática.

Junto al conducto deferente se encuentran la arteria testicular, nervios del sistema nervioso vegetativo, venas que recogen la sangre de los testículos, vasos linfáticos y el músculo cremáster que eleva a los testículos durante la estimulación sexual; a todo este conjunto de estructuras se le llama funículo espermático (cordón espermático).

El conducto deferente está constituido por epitelio pseudoestratificado y por tres capas de tejido muscular. Al igual que el resto de las vías espermáticas, su superficie interior presenta algunos pliegues, en los cuales pueden quedar "almacenados" algunos espermatozoides. Tiene como función conducir a los espermatozoides.

Vesículas seminales

Son estructuras localizadas atrás de la vejiga y adelante del recto, tienen el aspecto de una bolsa alargada y su extremidad anterior se funde con el conducto deferente para dar origen al conducto eyaculador. Están constituidas igual que los conductos deferentes y producen un líquido viscoso.

Conductos eyaculadores

Son dos conductos paralelos, situados en el centro de la próstata, que se extienden desde las vesículas seminales hasta la uretra prostática. Conducen el esperma.

Pene

Es un órgano eréctil (que tiene la propiedad de hacerse turgente y rígido) situado

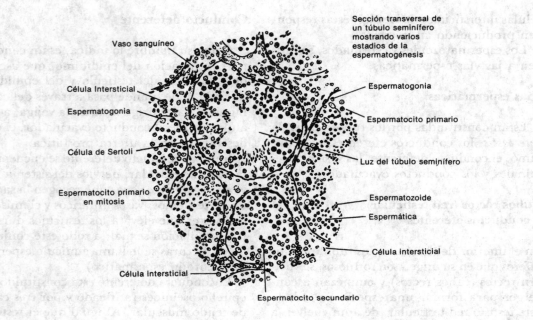

Sección transversal de
un túbulo seminífero
mostrando varios
estadios de la
espermatogénesis

Vaso sanguíneo

Célula Intersticial

Espermatogonia

Célula de Sertoli

Espermatocito primario
en mitosis

Célula interstticial

Espermatogonia

Espermatocito primario

Luz del túbulo seminífero

Espermatozoide

Espermática

Célula interstticial

Espermatocito secundario

Control hormonal de la función testícular

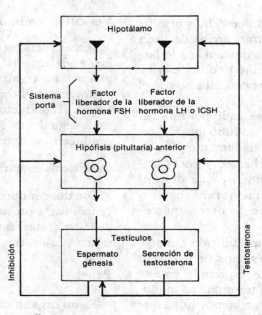

Hipotálamo

Factor
liberador de la
hormona FSH

Factor
liberador de la
hormona LH o ICSH

Sistema
porta

Hipófisis (pitultaria) anterior

Testículos

Espermato
génesis

Secreción de
testosterona

Inhibición

Testosterona

Fig. 65 Sistema reproductor masculino.

por encima del escroto y por delante de la sínfisis del pubis; está formado por una porción proximal llamada cuerpo y una porción distal llamada glande. El glande se encuentra cubierto por una piel delgada que puede retraerse, llamada prepucio. En la parte inferior o uretral el glande se une al prepucio por el frenillo. La parte más saliente del glande recibe el nombre de corona. En el espacio que queda entre la corona y el prepucio del glande se encuentran unas glándulas que producen una secreción grasosa, de olor característico, llamada esmegma, que tiene efectos carcinógenos (puede favorecer la aparición de cáncer).

El interior del pene se encuentra ocupado por tres cuerpos cilíndricos de tejido eréctil que lo recorren a lo largo: dos de ellos, los cuerpos cavernosos están colocados en la mitad dorsal del órgano y un cuerpo más delgado en la porción uretral, llamado cuerpo esponjoso, más largo que los otros, que termina dilatándose en el glande; en el interior del cuerpo esponjoso se encuentra localizada la uretra.

Todos los órganos del sistema reproductor tienen vasos sanguíneos, pero aquí el riego sanguíneo es de dos tipos: las ramas de la arteria dorsal que aseguran la nutrición de los tejidos y la de otras arterias de mayor calibre que llevan sangre al pene permitiendo que llegue gran cantidad de sangre a los cuerpos cavernosos; éstos se expanden y comprimen las venas disminuyendo considerablemente la cantidad de sangre que sale del pene; éste, aumenta su volumen y se pone rígido, produciéndose la erección, necesaria para la relación sexual.

Tiene funciones urinaria (micción) y reproductora, es el órgano copulador y se introduce en la vagina para depositar el esperma.

La erección impide la micción durante la relación sexual. Cuando dejan de contraerse los músculos isquiocavernosos y bulbocavernosos que permiten los cambios circulatorios

mencionados, se reanuda la circulación normal y el pene recupera su estado normal.

El tamaño del pene es motivo de preocupación o de orgullo en algunos hombres; cuando está flácido mide por término medio 10 cm de longitud y 9 cm de circunferencia y cuando está erecto mide alrededor de 15 cm de largo y 12 cm de circunferencia. Hay personas que creen que hay una relación directa entre el tamaño del pene y la satisfacción producida durante la relación sexual; esto es falso, pues la vagina de la mujer es un conducto virtual que se adapta al pene y la estimulación surge del roce del pene contra las paredes de la abertura exterior de la vagina.

Algunos hombres tienen el prepucio muy largo y estrecho; esta anormalidad llamada *fimosis* dificulta el aseo, razón por la cual tanto el esmegma como la orina, pueden producir irritación en el glande; en estos casos se practica una operación llamada circuncisión que deja libre al glande.

Próstata

Es una glándula que rodea el cuello de la vejiga y una porción de la uretra, tiene el tamaño y la forma de una castaña y secreta un líquido alcalino que se mezcla con el esperma al momento de la eyaculación; al llegar a una edad avanzada esta glándula puede aumentar de volumen produciendo dificultad para orinar. Es un sitio frecuente de cáncer.

Glándulas bulbouretrales (de Cowper)

Son dos glándulas que se encuentran abajo de la próstata y a los lados de la uretra, tienen el tamaño y la forma de un chícharo y su conducto desemboca en la uretra. Producen una pequeña cantidad de líquido lubricante que se vierte en la uretra.

Esperma o semen

Es una mezcla de espermatozoides y secreciones de las vesículas seminales, próstata y glándulas bulbouretrales (de Cowper) tiene aspecto lechoso (secreción prostática, que es la más abundante) y mucosa (secreciones de las vesículas seminales y de las glándulas bulbouretrales (de Cowper) y su pH es ligeramente alcalino, lo cual le permite, además de servir de medio de transporte para los espermatozoides, neutralizar el medio ácido de la vagina. En cada eyaculación salen aproximadamente 2 o más ml de semen que contiene alrededor de 100 000 000 de espermatozoides por ml. Un hombre que eyacula menos de 50 000 000 por ml puede tener problemas de fertilidad y los que contienen menos de 20 000 000 por ml son estériles.

ELEMENTOS SEXUALES, FECUNDACION Y NIDACION

CAPITULO 21

Para formar un nuevo ser es necesaria la unión de las células sexuales o gametos: espermatozoide y óvulo. Todas las células humanas contienen 46 cromosomas, con excepción de los gametos que contienen 23 cada uno.

La *gametogénesis* es el proceso que dará lugar a los gametos, y se lleva a cabo tanto en el hombre: *espermatogénesis*, como en la mujer: *ovogénesis*; ambas se inician con una etapa de proliferación de las células primordiales de los gametos: *ovogonias* en la mujer y *espermatogonias* en el hombre, las cuales se multiplican por medio de mitosis y algunas de ellas crecen hasta convertirse en *ovocitos primarios* o *espermatocitos primarios* respectivamente. Cada una de estas células contiene 44 autosomas y 2 cromosomas sexuales. Entre éste y el siguiente estadio se lleva a cabo la reducción cromática por medio de la *meiosis* o *división meiótica*.

En la ovogénesis a partir del ovocito primario se da origen a un *ovocito secundario* con 23 cromosomas y a un *glóbulo polar* que rara vez se divide y que no tiene ninguna función. Dicho ovocito secundario se divide nuevamente dando origen a otra célula con 23 cromosomas y a un segundo glóbulo polar también carente de importancia fisiológica. La célula resultante de estas dos divisiones *meióticas* al madurar da origen al *óvulo* con 22 autosomas y un cromosoma sexual X.

En la espermatogénesis no existe eliminación de células como en el caso de los glóbulos polares. Partiendo del espermatocito primario con 44 autosomas y dos cromosomas sexuales, uno X y otro Y se originan por medio de la *meiosis* dos *espermatocitos secundarios* con 22 autosomas cada uno y con diferente cromosoma sexual: X o Y. Los dos espermatocitos secundarios por medio de la división meiótica dan origen a cuatro *espermátides* que ya no se dividen y maduran hasta convertirse en espermatozoides los cuales tendrán 22 autosomas cada uno y dos de ellos el cromosoma X y los otros dos el cromosoma Y.

Al llevarse a cabo la fecundación, el óvulo aporta 22 autosomas y un cromosoma X y el espermatozoide 22 autosomas y el cromosoma sexual X para dar origen a una mujer, o el Y que da origen a un varón, restituyéndose en el *cigoto* la fórmula cromosómica somática de 44 autosomas más los dos cromosomas sexuales, XX o XY.

El espermatozoide está constituido por:

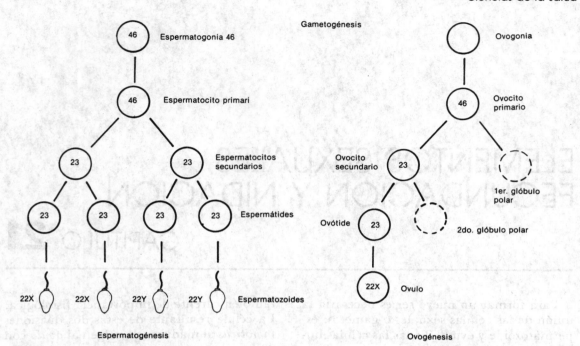

Gametogénesis

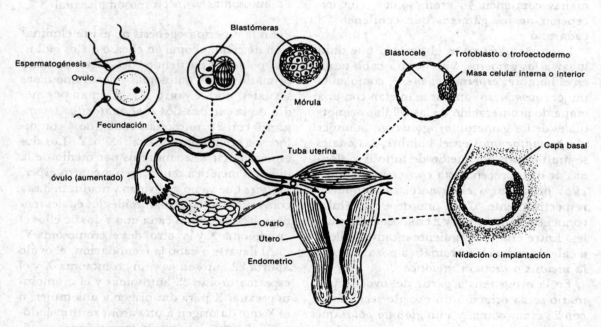

Fecundación, nidación e implantación

Fig. 66 Maduración de los elementos sexuales, fecundación y nidación o implantación.

a) una parte voluminosa llamada cabeza, que contiene al núcleo con el material cromosómico y una parte anterior llamada acrosoma que produce una enzima llamada hialuronidasa que ayuda a su entrada en el óvulo durante la fecundación.

b) una porción estrecha o cuello.

c) una pieza intermedia o cuerpo que contiene numerosas mitocondrias, las cuales le proporcionan energía.

d) una cola larga y delgada que no es más que un flagelo que le permite desplazarse rápidamente por medio de sus movimientos ondulatorios.

Si se observa el corte transversal de un túbulo seminífero se puede distinguir las espermatogonias en la periferia; conforme maduran las células se dirigen al centro del túbulo.

Una vez eyaculado el espermatozoide tiene una vida promedio de 48 a 72 horas. Es importante recordar que para salir al exterior el espermatozoide pasa a través del túbulo seminífero, continúa por el epidídimo, conducto deferente, conducto eyaculador y finalmente por la uretra; durante su recorrido se mezcla con secreciones de la próstata, de las vesículas seminales y de las glándulas bulbouretrales (de Cowper) para formar el esperma o semen que sale durante la eyaculación. Los espermatozoides son producidos continuamente y en cada eyaculación salen alrededor de 100 000 000 de espermatozoides por ml eyaculándose de 2 a 3 ml.

El óvulo o gameto femenino es una célula grande, esférica, que almacena gran cantidad de sustancias nutritivas, sin movilidad, que se encuentra dentro del folículo ovárico.

Conforme va madurando el óvulo, crece también el folículo, hasta que se rompe dejando en libertad al óvulo; esto, que ocurre casi siempre a la mitad del ciclo menstrual, se llama ovulación. El óvulo maduro queda en la cavidad peritoneal y es atrapado por las fimbrias del infundíbulo de la tuba uterina (pabellón de la trompa de Falopio); de aquí

es transportado hacia el útero por medio de los movimientos de los cilios de las células epiteliales y de las contracciones peristálticas de los músculos de la tuba (trompa). Una vez liberado, el óvulo tiene de 24 a 48 horas de vida.

Fecundación

Durante el coito se depositan en la vagina de 200 a 300 millones de espermatozoides que tienen que enfrentar una multitud de problemas: la vagina tiene un medio ácido y los espermatozoides necesitan estar en un medio alcalino, razón por la cual muchos mueren; los que sobreviven, tienen que ascender rápidamente por medio de los movimientos de sus colas a través de las barreras que ofrecen los genitales, tales como la densidad y la viscosidad del moco que se encuentra en el cuello del útero (el moco se hace más fluido en los días fértiles para facilitar el paso de los espermatozoides) y los pliegues del interior de los órganos genitales.

Los espermatozoides que lograron llegar al útero se dirigen hacia las tubas uterinas (trompas de Falopio), la mitad va hacia la tuba (trompa) vacía y solamente la otra mitad, que ya se redujo a algunos cuantos, se dirige a la tuba (trompa) ocupada por el óvulo.

Los espermatozoides que llegan al sitio donde está el óvulo son ya muy pocos; los más fuertes y mejor dotados lo rodean y tratan de perforarlo. Parece ser que existe un lugar llamado cono de atracción de Fol que facilita la entrada de uno y se cierra después.

La unión del óvulo con el espermatozoide recibe el nombre de *fecundación* y se lleva a cabo en el tercio medio de la tuba uterina (trompa de Falopio); solo entra la cabeza del espermatozoide que es la que contiene el material cromosómico y se constituye una sola célula llamada *cigoto o huevo* formada, como ya se dijo anteriormente, por 23 cromo-

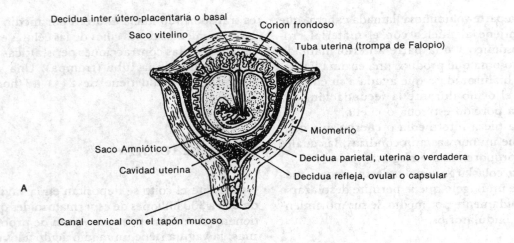

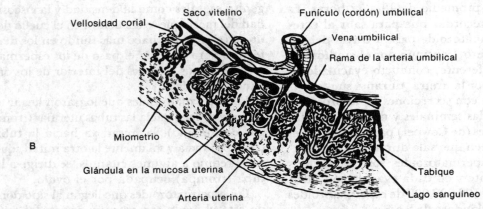

Fig. 67-A Relación de las estructuras en el útero al final de la 7a. semana de embarazo.
B Corte de placenta mostrando las porciones materna y fetal.

somas provenientes del núcleo del óvulo (pronúcleo femenino) y 23 del núcleo del espermatozoide (pronúcleo masculino).

En el momento de la fecundación se lleva a cabo la determinación del sexo genético; el hombre tiene 22 pares de cromosomas llamados autosomas y un par de cromosomas sexuales constituido por un cromosoma X y un cromosoma Y. Cuando se lleva a cabo la di-

visón meiótica de las células sexuales, cada una recibe únicamente un cromosoma sexual: una recibe el cromosoma X y la otra el cromosoma Y. La mujer tiene 22 pares de autosomas y un par de cromosomas iguales XX. Si un espermatozoide con un cromosoma X fecunda a un óvulo se formará un individuo del sexo femenino, y si el espermatozoide con cromosoma Y fecunda al óvulo se formará un individuo del sexo masculino XY. Como puede apreciarse, el sexo del individuo está determinado por el padre.

Nidación o implantación

Durante su recorrido, el huevo o cigoto, se nutre de las sustancias presentes en la tuba uterina (trompa de Falopio) y de su citoplasma; estas sustancias se agotan, razón por la cual, el cigoto tiene que fijarse en el endometrio para continuar su nutrición; este proceso, llamado *nidación* o *implantación*, se lleva a cabo en la parte alta del útero en la mayor parte de los casos. Cuando la implantación es baja, puede ocasionar problemas posteriores, generalmente aborto.

Desde el momento de la fecundación, el huevo sufre cambios que estudiaremos en el capítulo siguiente. Cuando llega al útero, está constituido por una capa superficial de células llamada trofoblasto y una masa celular interna. Las células del trofoblasto se desarrollan, perforan al endometrio (tienen la capacidad de destruir sus células superficiales) y rompen algunos vasos sanguíneos que le servirán de nutrición lo cual produce un pequeño sangrado llamado de implantación.

Desde el momento de la fecundación el endometrio se transforma: crece, se congestiona de sangre y recibe el nombre de decidua o caduca. La decidua tiene tres zonas:

a) la que tapiza al útero, con excepción del sitio donde se implantó el huevo, que recibe el nombre de decidua parietal, uterina o verdadera.
b) la que cubre al huevo y se llama decidua refleja, ovular o capsular.
c) la que queda entre el huevo y la pared del útero, llamada inter útero-placentaria o basal y que no es propiamente decidua o caduca, sino que corresponde a la base de la placenta.

FORMACION DE LA PLACENTA Y DESARROLLO EMBRIONARIO

En el transcurso del embarazo, al crecer el huevo, las deciduas parietal y capsular se unen formando una membrana que aísla el interior del útero de los órganos genitales inferiores; de esta manera, el producto de la concepción queda aislado de posibles alteraciones externas. La decidua inter útero-placentaria o basal se congestiona, se llena de vasos sanguíneos, algunos de los cuales se unen entre sí formando lagos sanguíneos y constituyen la porción uterina (materna) de la placenta. La porción fetal de la placenta está constituida por las vellosidades coriales que son las prolongaciones de las células del trofoblasto que penetraron en el endometrio.

Cada vellosidad tiene numerosos vasos sanguíneos que se unen hasta formar dos arterias y una vena y se dirigen al embrión a través del funículo (cordón) umbilical. Las vellosidades absorben oxígeno y sustancias nutritivas de los lagos sanguíneos de la madre y los llevan al embrión a través de la vena umbilical; el bióxido de carbono y las sustancias de desecho del producto llegan a través de la arteria umbilical a los lagos maternos. Como se puede observar, no hay mezcla entre la sangre materna y la sangre del producto, constituyéndose así la llamada barrera placentaria; sin embargo, ciertos virus y sustancias pueden atravesarla.

Inmediatamente después de la fecundación el huevo o cigoto se divide en dos células llamadas *blastómeras*; luego, en 4, 8, 16 y así sucesivamente hasta formar un conjunto de células íntimamente unidas que recibe el nombre de *mórula*. Cada blastómera tiene características de diferenciación muy amplias, porque de aquí se van a formar todos los tejidos y órganos.

Las células continúan dividiéndose y se distribuyen en una capa periférica llamada trofoblasto y un conjunto de células en el interior llamada masa celular interna o embrioblasto. Entre el trofoblasto y el embrioblasto se forma una cavidad llena de líquido o *blastocele*. En este estadio, llamado *blástula*, blastocisto o vesícula blastodérmica, llega a la cavidad uterina, aproximadamente siete días después de la fecundación. Las células del trofoblasto tienen diferente función que las del embrioblasto; las primeras nutren a la masa celular interna, intervienen en el proceso de nidación o implantación y, posteriormente, dan origen a las vellosidades coriales que constituyen parte de la placenta.

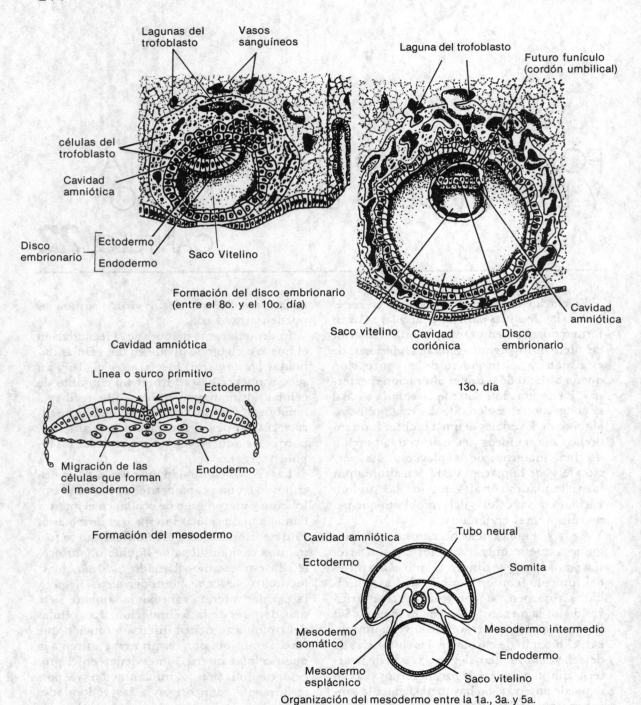

Lagunas del trofoblasto

Vasos sanguíneos

células del trofoblasto

Cavidad amniótica

Disco embrionario [Ectodermo / Endodermo]

Saco Vitelino

Formación del disco embrionario (entre el 8o. y el 10o. día)

Laguna del trofoblasto

Futuro funículo (cordón umbilical)

Cavidad amniótica

Saco vitelino

Cavidad coriónica

Disco embrionario

13o. día

Cavidad amniótica

Línea o surco primitivo

Ectodermo

Migración de las células que forman el mesodermo

Endodermo

Formación del mesodermo

Cavidad amniótica

Ectodermo

Tubo neural

Somita

Mesodermo somático

Mesodermo intermedio

Endodermo

Saco vitelino

Mesodermo esplácnico

Organización del mesodermo entre la 1a., 3a. y 5a. semanas

Fig. 68 Desarrollo embrionario.

El embrioblasto o masa celular interna organiza sus células constituyendo el disco embrionario; esto sucede entre el octavo y el décimo días de implantación.

Ahora la blástula o blastocisto se va a transformar en gástrula: en el disco embrionario se forman inicialmente dos capas de células: una está constituida por células columnares y recibe el nombre de *ectodermo*; la otra, formada por células más pequeñas, cúbicas, recibe el nombre de *endodermo*. El ectodermo queda separado de la pared del trofoblasto por una cavidad llena de líquido llamada cavidad amniótica que, posteriormente crece y se extiende hasta rodear al embrión. Del otro lado del endodermo, el blastocele forma una cavidad que es el saco vitelino. Aproximadamente el decimocuarto día, los extremos del disco embrionario se juntan y comprimen al saco vitelino dando origen al intestino primitivo o arquenterón.

Al final de la segunda semana se forma entre la capa del trofoblasto y las células del saco vitelino, otra cavidad, la cavidad coriónica, también llena de líquido, que se extiende haciendo que el conjunto formado por el disco embrionario, el saco vitelino y la cavidad amniótica queden suspendidos, unidos al trofoblasto por un pequeño pedículo que posteriormente se transforma en el funículo umbilical (cordón umbilical), que une al embrión con la placenta.

Al principio de la tercera semana aparece en el disco embrionario una estructura, la notocorda que condiciona la migración de células para que formen una tercera capa de células: el mesodermo.

Cada capa germinativa contribuye al desarrollo morfogenético del embrión:

Del ectodermo deriva todo el sistema nervioso (a partir del tubo neural que es un engrosamiento que se forma en la región dorsal y recorre longitudinalmente al embrión), la epidermis, el pelo, las uñas, glándulas sudoríferas (sudoríparas) y sebáceas, las células receptoras de los órganos de los sentidos, la lente (cristalino) del ojo, el epitelio de la cavidad nasal, bucal, anal y el esmalte de los dientes. En términos generales estas estructuras sirven para proteger otros tejidos, para percibir y dar respuesta a los estímulos y enlazar el medio interno con el medio externo.

En el mesodermo, al final de la tercera semana, aparecen a los lados del tubo neural unas estructuras dispuestas por pares llamadas somitas. Las células emigran de las somitas a la parte anterior del tubo neural formando el mesénquima, que se va a diferenciar formando tejido conjuntivo; algunas somitas forman la capa profunda de la piel (dermis) y otras forman masas de tejido llamadas miotomos que constituyen los músculos del cuerpo. El mesodermo origina así al tejido muscular, cartílago, hueso, tejido adiposo, tejido hematopoyético, el epitelio de los riñones, uréteres, la pleura, el peritoneo y el pericardio (cavidades esplácnicas o celómicas), el epitelio de las gónadas y sus conductos y el epitelio de la corteza suprarrenal. Estas estructuras tienen como funciones futuras el soporte y el movimiento, la circulación, la distribución de sustancias nutritivas, la eliminación de sustancias de desecho y la reproducción.

El endodermo crece para cubrir el saco vitelino; durante la cuarta semana se forman dos espacios: la cavidad celómica delimitada por el mesodermo que da origen a las cavidades torácica y abdominal y el intestino primitivo que se formó del saco vitelino. Persiste una parte del saco vitelino afuera del embrión que contiene los vasos sanguíneos del funículo (cordón) umbilical. El intestino primitivo da origen al tracto gastrointestinal que en un principio está cerrado; pero, después se abre. Del endodermo derivan también estructuras del tracto gastrointestinal como son el hígado, la vesícula biliar, los conductos biliares y el páncreas; pulmones, laringe, tráquea, bronquios, tuba auditiva (trompa de Eustaquio), tonsilas (amígdalas), el epitelio de las glándulas tiroidea (tiroides), paratiroideas (paratiroides) y componentes epiteliales del

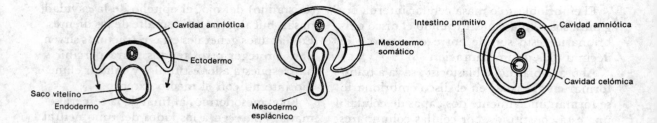

4a. Semana (formación de la cavidad celómica y del intestino primitivo)

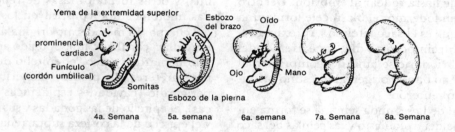

Modificaciones embrionarias

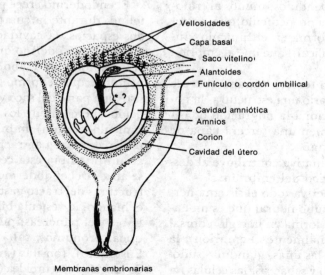

Membranas embrionarias

Fig. 69 Desarrollo embrionario.

timo; el epitelio de la parte inferior de la vagina, de la uretra, etcétera. Estas estructuras sirven para llevar a cabo la respiración externa, la fonación y la eliminación de las sustancias de desecho.

Al finalizar el primer mes, el producto mide aproximadamente cinco mm de longitud; se empieza a formar su columna vertebral, el corazón y las yemas que más tarde darán lugar a las extremidades. Comienzan a formarse los sistemas.

Al finalizar el segundo mes, el producto mide aproximadamente tres cm y pesa 10 gr. su cuerpo se redondea porque comienzan a desarrollarse los músculos y los huesos; los miembros superiores e inferiores ya están diferenciados y se distinguen los dedos. Los órganos internos continúan desarrollándose, tienen una estructura llamada surco urogenital que dará origen a las gónadas y una pequeña elevación llamada tubérculo genital, que va a formar el glande del pene o el clítoris, según sea el caso. La cara ya tiene aspecto humano aunque sus ojos se encuentran muy separados y sus párpados cerrados, unidos.

Al finalizar el tercer mes, el producto mide aproximadamente 7.5 cm y pesa alrededor de 30 gr; sus ojos están casi completamente desarrollados pero los párpados continúan fusionados. Se forma el puente de la nariz y se observan los pabellones auriculares (de la oreja); comienzan a formarse los dientes y los pliegues vocales, y ya pueden percibirse los latidos del corazón con aparatos de ultrasonido. Los riñones empiezan a funcionar. A pesar de su aspecto humano la cabeza es, proporcionalmente, muy grande.

Al finalizar el cuarto mes mide de 15 a 20 cm y pesa de 120 a 200 gr; aparecen cejas, pestañas y pelo en la cabeza. La piel se ve rosada y comienza a cubrirse de un vello muy fino llamado lanugo que desaparecerá entre el octavo y el noveno mes. El producto comienza a mover sus articulaciones.

Al finalizar el quinto mes, el producto mide de 25 a 30 cm y pesa entre 225 y 500 gr; una capa de grasa llamada vérnix caseosa producida por las glándulas sebáceas empieza a depositarse sobre su cuerpo, esta capa cumple una función protectora; su cuerpo se ve erguido y comienza el reflejo de succión.

Al finalizar el sexto mes, el producto mide entre 27.5 y 35 cm y pesa entre 560 y 700 gr; abre los párpados aunque la pupila aún está cubierta por una membrana opaca que desaparecerá tiempo después.

Al finalizar el séptimo mes mide entre 31 y 42.5 cm y pesa entre 1 050 y 1 360 gr; si nace en este momento tiene buenas posibilidades de vivir; ya puede diferenciar sabores, llorar, respirar y deglutir. Los testículos comienzan el descenso hacia el escroto.

Al finalizar el octavo mes mide entre 32.5 y 45 cm y pesa entre 2 038 y 2 265 gr; su piel se ve menos arrugada porque debajo de ella se está depositando tejido adiposo; los testículos ya descendieron.

Al finalizar el noveno mes, el producto mide 50 cm y pesa entre 3 000 y 3 500 gr, se le cayó el lanugo, desapareció la vérnix caseosa, las uñas cubren los extremos de sus dedos y tiene mayor cantidad de tejido adiposo.

Durante los tres primeros meses, el producto de la concepción se llama embrión; en esta etapa es cuando se lleva a cabo la embriogénesis, es decir, el desarrollo de tejidos y órganos adultos a partir de tejidos embrionarios. Después del tercer mes, el producto se llama feto; en esta etapa sus tejidos y órganos crecen y maduran.

EMBARAZO, MODIFICACIONES MATERNAS

CAPITULO 23

Cuando una mujer tiene relaciones sexuales y nota que la menstruación no se presenta (tiene amenorrea) lo primero que debe pensar es que está embarazada. El embarazo es el periodo comprendido desde la fecundación del óvulo hasta el parto, que en términos generales dura aproximadamente 280 días, diez meses lunares (ciclos de 28 días), nueve meses solares (de 30 días) o cuarenta semanas, por lo que, si la ovulación ocurrió el día decimocuarto del ciclo menstrual anterior, al esperar la menstruación tiene aproximadamente dos semanas de fecundada; sin embargo, con este dato aislado no puede hacerse un diagnóstico de embarazo, porque la amenorrea puede tener diversas causas; por ejemplo tensión emocional, trastornos de las glándulas de secreción interna, etcétera.

Con fines prácticos, el embarazo se divide en trimestres.

Primer trimestre

El primer dato que, generalmente se presenta es la amenorrea, aunque algunas mujeres tienen como ya se mencionó, sangrado de implantación que es escaso y de corta duración. La amenorrea se debe a que inmediatamente después de que el trofoblasto erosiona al endometrio comienza a producir una hormona llamada gonadotrofina coriónica (GCH) que estimula la producción de progesterona del ovario; la hipófisis o pituitaria deja de producir las hormonas foliculoestimulante y luteinizante y su lugar es tomado por la GCH que es la que estimula a los ovarios. Al comienzo del embarazo el cuerpo amarillo persiste para producir estrógenos y progesterona, que sostienen al endometrio; posteriormente la placenta continúa produciéndolos.

Las manifestaciones que puede presentar la mujer son de presunción y de probabilidad: puede presentar además de la amenorrea, náuseas (generalmente se presentan por la mañana), vómitos, mareos y aumento en la secreción de saliva, aunque no siempre se presentan. Aproximadamente durante la octava semana las mamas que la mujer sentía congestionadas presentan oscurecida la aréola. El pezón además de estar oscurecido es más irritable, aumenta su erectibilidad, aparecen los tubérculos de Montgomery (debido al aumento en el desarrollo de las glándulas sebáceas) y se dilatan las venas que lo irrigan. El útero cambia su forma, se va haciendo esférico, aumenta el espesor de sus paredes y esto provoca en la mujer estreñimiento y deseos frecuentes de orinar. Si el médico explora a la mujer durante la sexta semana de embarazo, va a encontrar que la vagina ha tomado coloración violácea (signo de Chadwick), que está más húmeda, y que el cuello y el istmo del útero están reblandecidos.

En este trimestre aparece el calostro, un líquido amarillento que puede extraerse exprimiendo la mama.

Segundo trimestre

Aproximadamente durante la vigésima semana de embarazo se pigmenta la zona que rodea a la aréola y aparece la aréola secundaria. El útero continúa creciendo y a través de la pared abdominal pueden sentirse sus contracciones; éstas, que son intermitentes y no producen dolor, se llaman contracciones de Braxton Hicks. hay manifestaciones de certeza asociadas a la actividad fetal: a los cuatro meses o cuatro meses y medio se sienten los movimientos del feto y pueden auscultarse los latidos de su corazón con una frecuencia de 120 a 150 por minuto; ya puede identificarse el contorno fetal, es decir, se pueden palpar partes del producto, tales como la cabeza, la columna vertebral, la pelvis y partes más pequeñas como codos, hombros, manos y pies.

Durante este trimestre aumentan el metabolismo basal (gasto mínimo de energía que es necesario para mantener las funciones en estado de reposo completo) y la cantidad de grasa en la sangre y disminuye la concentración de proteínas; puede eliminar glucosa por la orina en condiciones normales porque sus riñones han sufrido modificaciones funcionales y requiere de un buen aporte de calcio y hierro, sobre todo cuando se están constituyendo el esqueleto y la sangre del producto.

Esta etapa es la más agradable para la mujer, porque si hubo náuseas, vómitos o mareos, ya desaparecieron. La mujer tiene buen apetito, nota que su cintura y abdomen aumentan de volumen, su postura se modifica y la piel continúa su proceso de pigmentación; puede aparecer el cloasma que es un aumento en la pigmentación en la frente, mejillas, nariz y labio superior, y se acumula tejido adiposo con facilidad.

Tercer trimestre

El producto y el útero continúan creciendo, lo cual puede provocar cuarteaduras en la capa profunda de la piel del abdomen que dejan cicatrices llamadas vívices. El corazón de la mujer cambia de posición porque el útero lo empuja hacia arriba y trabaja más porque tiene que bombear mayor cantidad de sangre. Las venas de los miembros inferiores pueden tener dificultad al conducir la sangre que regresa al corazón porque el útero puede hacer cierta compresión y esto puede favorecer la aparición de várices y hemorroides. Los riñones también trabajan más porque tienen que eliminar las sustancias de desecho de la madre y del producto. Hay problemas con el vaciamiento de la vejiga: puede haber dificultad para orinar, o bien, incontinencia, es decir, sale un poco de orina al toser, reír o al hacer algún esfuerzo.

Al final del embarazo la mujer puede tener ciertas dificultades para respirar, porque el útero empuja al diafragma hacia arriba y éste comprime a los pulmones, las glándulas mamarias se preparan para la secreción de leche y pueden producirse cambios en el carácter.

Diagnóstico del embarazo

Cuando la mujer tiene los síntomas y signos que se han mencionado se puede hacer el diagnóstico; sin embargo, ella deseará saber si está o no está embarazada a los pocos días de la amenorrea, sobre todo si ha o no ha tenido las manifestaciones subjetivas. Existen pruebas que pueden realizarse a los diez días de la fecha en que se esperaba su menstruación:

1. Pruebas biológicas.

Hace algunos años se hacían estas pruebas basándose en el principio de que la mujer, al comenzar el embarazo, producía una gran cantidad de hormona gonadotrofina coriónica. En 1927 se utilizaron ratas impúberes (reacción de Ascheim-Zondek), más tarde conejas (reacción de Friedman), en 1930 Hogben utilizó el sapo bufo Arenarum Hensel macho. Estos animales presentaban cambios en sus organismos cuando se les inyectaba orina de embarazada.

2. Pruebas terapéuticas.

Están basadas en el funcionamiento del organismo femenino y consisten en la inyección de diferentes medicamentos que producen cambios en el endometrio; si no hay embarazo la menstruación se presenta a los cuatro o cinco días siguientes; sin embargo, puede suceder que no haya embarazo y la menstruación no se presente. Hasta hace algunos años se pensaba que no lesionaban al producto, pero recientemente se ha observado que le pueden producir malformaciones, masculinización o feminización.

3. Pruebas inmunológicas.

Son las que, por su rapidez y confiabilidad se utilizan en la actualidad. Existen varias, aunque las más aceptables son las de inhibición de aglutinación. Se pone en contacto la gonadotrofina coriónica con la orina de la mujer, o la fracción beta de la gonadotrofina con el suero; cuando hay aglutinación la prueba es negativa y si no hay aglutinación es positiva.

4. Exámenes de gabinete.

Puede hacerse el diagnóstico por medio del ultrasonido pélvico.

Conforme avanza el embarazo, el diagnóstico se hace con más facilidad. En caso necesario, después de los seis meses puede hacerse un estudio radiológico, para diagnosticar diferentes anomalías o variantes de lo normal, por ejemplo si hay embarazo múltiple, y al final del embarazo el médico debe determinar la situación (si el producto está longitudinal, transversal u oblicuamente), la actitud (la relación que guardan las diferentes partes del producto); por ejemplo, si la cabeza está flexionada o extendida, normalmente tiene todos sus segmentos flexionados formando una especie de ovillo para ocupar el menor espacio, y por último, la presentación, es decir, cuál es la parte del producto que va a salir primero. La presentación es, en la mayor parte de los casos, cefálica (la cabeza), aunque puede ser pélvica o podálica cuando el feto está invertido o bien transversa cuando está en sentido transversal.

EMBARAZO GEMELAR

Un nacimiento múltiple ocurre cada 80 o 90 nacimientos: Los gemelos cada 80 o 90 nacimientos, los trillizos una vez en 80×80 (6,400) o en 90×90 (8,100) y los cuatrillizos una vez en $80 \times 80 \times 80$ (512,000) o en $90 \times 90 \times 90$ (729,000), etcétera.

Se ha observado que la edad de la madre, la herencia y factores raciales tienen gran significado en el embarazo múltiple que proviene de más de un óvulo, pues ocurren con más frecuencia en mujeres de aproximadamente 30 años de edad, en familias en las cuales, al parecer, la herencia se transmite a través de los parientes femeninos y en la raza negra.

El embarazo gemelar se caracteriza porque en la cavidad uterina se desarrollan dos productos en lugar de uno. Puede ser de dos tipos: cuando proviene de un óvulo y cuando proviene de dos óvulos.

Embarazo gemelar monovular, monocigótico o univitelino

Proviene de un solo óvulo cuyas dos primeras blastómeras se separan e independizan en su desarrollo. En caso de que la masa celular no logre una separación completa se presenta el caso de los gemelos siameses o gemelos unidos.

El embarazo monocigótico es poco frecuente (33%) y los productos resultantes son idénticos. El peso y la talla son inferiores a los de un producto único, son del mismo sexo, tienen el mismo grupo sanguíneo y las huellas plantares y digitales son muy parecidas; sin embargo, un producto puede ser de mayor peso y talla que el otro. El producto más pequeño se llama feto transfusor y el producto más grande, feto transfundido.

La placenta es única, grande, común para los dos productos y los dos cordones umbilicales se insertan en ella, razón por la cual los dos productos tienen la misma circulación. Existe un solo corion, sin embargo puede haber:

a) un solo amnios (para los dos productos)
b) dos amnios (uno para cada producto).

Embarazo gemelar biovular, dicigótico o bivitelino

Proviene de dos óvulos fecundados por diferentes espermatozoides, por lo que los pro-

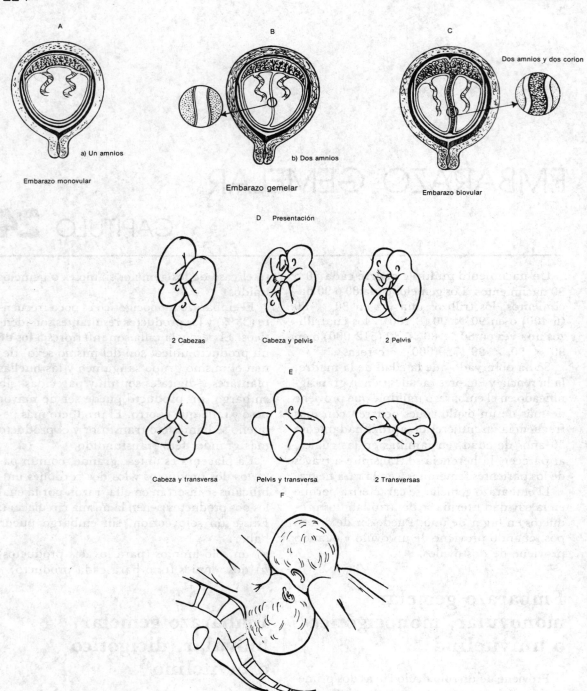

A

a) Un amnios

Embarazo monovular

B

b) Dos amnios

Embarazo gemelar

C

Dos amnios y dos corion

Embarazo biovular

D   Presentación

2 Cabezas

Cabeza y pelvis

2 Pelvis

E

Cabeza y transversa

Pelvis y transversa

2 Transversas

F

"Engatillamiento"

Fig. 70 Embarazo gemelar.

ductos pueden ser del mismo sexo o diferente. El parecido físico que pueden tener estos gemelos es similar al que tienen en dos hermanos de embarazos diferentes; pueden tener grupos sanguíneos diferentes y sus huellas plantares y digitales también son diferentes.

Este tipo de embarazo es mucho más frecuente; cada producto tiene su propia placenta y ambas placentas son independientes una de la otra, pueden estar localizadas en la misma zona del útero dando la falsa impresión de una placenta grande o pueden estar localizadas en diferentes partes del útero. De cada placenta sale un funículo (cordón) umbilical y cada producto tiene sus propias membranas, por lo tanto hay dos corion y dos amnios.

Diagnóstico

Al hacer el interrogatorio pueden obtenerse datos de antecedentes familiares de embarazo gemelar. La mujer puede referir náuseas y vómitos más intensos, mayor sensación de pesantez en la parte inferior del vientre, mayor crecimiento del mismo y trastornos circulatorios más acentuados. Al hacer la exploración física el volumen del útero no corresponde a la edad del embarazo (es mucho mayor); se palpan tres o cuatro polos fetales (corresponden a las cabezas y a las pelvis) en lugar de dos como ocurre en el embarazo único. Cuando se lleva a cabo la auscultación se escuchan dos focos fetales, es decir, latidos fetales en sitios diferentes y si la frecuencia de los focos fetales es diferente, se puede asegurar que se trata de un embarazo gemelar.

Por medio de la ultrasonografía pélvica se puede confirmar el diagnóstico tempranamente. Las diferentes combinaciones que pueden tener las presentaciones de los gemelos son las siguientes:

dos cabezas	38%
cabeza y pelvis	35%
dos pelvis	10%
cabeza y transversa	5%
dos transversas	1%

Evolución

La evolución del embarazo gemelar es similar a la del embarazo único, aunque cursa con mayor riesgo tanto para la madre como para el producto. Generalmente el parto se presenta antes de la fecha esperada (parto prematuro) debido a que el útero tiene mayor volumen. Durante los primeros meses el aborto es más frecuente, sobre todo en el caso del embarazo univitelino.

En el momento del parto hay distocias con más frecuencia (una distocia es cualquier anormalidad que rompa la armonía entre los factores que intervienen en el trabajo de parto) debido a que el útero ha estado más distendido que en el embarazo único. Se expulsa el primer producto en la presentación que tenía y el útero permanece en reposo durante unos 20 o 30 minutos para después continuar el trabajo de parto. En algunos casos se presenta el engatillamiento de los productos, cuando la cabeza de un producto queda junto al cuello del otro y la cabeza del segundo obstruye la salida del primero; en este caso hay que hacer maniobras especiales para tratar de desengatillarlos, de lo contrario el primer producto muere.

El alumbramiento es más largo, puede salir primero una placenta y después la otra, o bien las dos juntas simultáneamente. Puede haber hemorragias debido a que el útero no siempre se contrae bien como consecuencia de la distensión tan exagerada que tenía, lo que aumenta la morbilidad y la mortalidad tanto en la madre como en el producto.

PROBLEMAS DURANTE LA GESTACION

A pesar de que el embarazo o gestación es un proceso fisiológico que generalmente se desarrolla sin contratiempos, pueden presentarse algunas alteraciones, como consecuencia de la incapacidad de adaptación a una nueva homeostasis por alguna causa. Dentro de éstos se encuentran el embarazo ectópico o extrauterino, la hiperemesis gravídica, la pre eclampsia, la eclampsia, el aborto, las complicaciones infecciosas, cardiacas y endocrinas. Se pueden presentar hemorragias durante el último trimestre del embarazo debidos a que la placenta se encuentra mal insertada (placenta previa) o a que se desprende prematuramente.

Las malformaciones congénitas pueden ser compatibles con la evolución del embarazo, al igual que la iso-inmunización por factores sanguíneos, sobre todo por factor Rh.

Pueden haber también alteraciones en el funículo (cordón) umbilical, en la cantidad de líquido amniótico (poli-hidramnios cuando se encuentra en cantidad excesiva y oligohidramnios cuando existe en menor cantidad de lo normal), etcétera. Existen muchos problemas más; sin embargo, se van a explicar brevemente sólo los más importantes. Respecto al aborto, este tema se tratará en otra unidad por sus implicaciones sociales.

Embarazo extrauterino

Se caracteriza porque el huevo se implanta y se desarrolla fuera de la cavidad uterina; se le llama también embarazo ectópico y dependiendo del sitio donde se implanta el huevo puede ser:

a) Tubario El huevo se implanta en la tuba uterina (trompa de Falopio)
b) Ovárico El huevo se implanta en el ovario
c) Abdominal El huevo se implanta en la cavidad peritoneal (cavidad abdominal que está tapizada por una membrana llamada peritoneo).

La frecuencia del embarazo extrauterino es de 2.5 a 3%. De las diferentes variedades, el más frecuente en un 96 a 98% de los casos es el embarazo tubárico ampular, es decir, cuando el huevo se implanta en la ampolla, y el más raro es el ovárico.

Las causas del embarazo extrauterino o ectópico pueden ser todas aquellas que impiden que el huevo se implante y desarrolle antes de llegar a la cavidad uterina, tales como las infecciones locales agudas o crónicas de los genitales y sus secuelas (consecuencias) que producen obstrucción parcial en la luz (el interior) de la tuba (trompa), permiten que pase el espermatozoide y que fecunde al óvulo, pero impiden que el huevo regrese por la misma debido a que tiene mayor diámetro. Recientemente se ha encontrado que el uso del dispositivo intrauterino puede favorecerlo.

Otras causas pueden ser: la alteración de los movimientos peristálticos de la tuba (trompa) y las lesiones de su mucosa que hace desaparecer los cilios del epitelio dificultando así el transporte del huevo. Las lesiones con productos químicos con fines antisépticos o criminales en la cavidad uterina pueden producir quemaduras en la desembocadura de la tuba uterina (trompa de Falopio), las cuales al cicatrizar causan una obstrucción. Otra causa puede ser el crecimiento excesivamente rápido del huevo. La endometriosis (afección en la cual se encuentra tejido parecido al endometrio fuera del útero) es una causa bastante frecuente de embarazo ectópico, debido a que el huevo durante su recorrido encuentra en la tuba (trompa) las condiciones óptimas para su nidación o implantación.

Cuando el huevo se implanta en la porción intersticial de la tuba (trompa) puede ir a la cavidad uterina, o bien, al aumentar de volumen muere, porque la tuba (trompa) no se puede distender; esto mismo sucede si se implanta en la ampolla o en el ovario; pero, si se lleva a cabo en la cavidad abdominal el producto puede sobrevivir y en caso de que muera puede permanecer en la cavidad abdominal momificado o calcificado.

Cuando se inicia el embarazo extrauterino, el útero tiene las modificaciones características del embarazo debido a la actividad hormonal del trofoblasto. Si el embarazo intersticial pasa a la cavidad uterina se produce el aborto. Cuando se rompe la tuba (trompa) hay dolor en la parte baja del vientre, sangrado por vía vaginal y puede haber estado de *shock* (disminuye la presión arterial, aumenta la frecuencia del pulso, sudoración, etcétera).

El embarazo abdominal solamente da datos en los últimos trimestres o en la segunda mitad del embarazo, cuando se palpan con muchísima facilidad las partes fetales y no se encuentran contracciones de Braxton-Hicks (contracciones intermitentes e indoloras del útero durante todo el embarazo). Si se hace un estudio radiológico llamado histerosalpingografía se observa que el material de contraste llena toda la cavidad uterina, lo que no sucede en un embarazo normal o intrauterino en el cual se observa una sombra arriba del cuello uterino en forma de media luna cóncava hacia arriba; lo que indica que la sustancia radiopaca ha penetrado entre las membranas que rodean al producto y la pared del útero.

En caso de no hacerse el diagnóstico la mujer puede experimentar dolores de parto, pero el cuello uterino no se dilata. A las pocas horas el producto muere con lo que desaparecen los dolores y los movimientos fetales.

El tratamiento del embarazo extrauterino es quirúrgico: dependiendo de su localización, se abre la tuba (trompa) y se saca el contenido, se quita el huevo tratando de respetar el ovario y en el embarazo abdominal, si el producto está vivo se hace una operación llamada laparotomía que consiste en abrir la cavidad abdominal, las membranas que rodean al producto (amnios y corion) y extraer el producto.

Gestosis o toxemia del embarazo

Con estos nombres se designa a un conjunto de padecimientos que complican el embarazo, que derivan del mismo embarazo y desaparecen con él. Se piensa que se presentan como resultado de una falta de adaptación biológica completa entre el huevo y el organismo de la madre y pueden ser desde un exceso en la secreción de saliva (sialorrea), vómitos leves (emesis gravídica), vómitos graves (hiperemesis gravídica) hasta la pre eclampsia y la eclampsia.

La pre eclampsia y la eclampsia se presentan en el último trimestre del embarazo y son más frecuentes en primigestas (mujeres que se embarazan por primera vez) y en las mujeres jóvenes.

En la pre eclampsia aparece edema (aumento de volumen por retención de líquidos), hipertensión arterial (aumento de la presión arterial) y albuminuria (eliminación de albúmina a través de la orina). El edema aparece por las mañanas, puede disminuir o aumentar en el transcurso del día y va precedido de una retención de líquidos que es subclínica (aumento súbito de peso). La presión arterial de más de 150/90 debe tomarse en consideración al igual que una albuminuria mayor de 1 gr por litro de orina. Puede haber alteraciones visuales e incluso ceguera completa.

Cuando aumenta la temperatura, hay dolor de cabeza, alteraciones visuales, zumbidos, mareos, aceleración del pulso, dolor en la parte alta del abdomen, ligera coloración amarillenta de la piel y alteraciones en la oxigenación de la sangre, la mujer necesita internarse en un hospital porque necesita reposo, vigilancia constante, diuréticos que le ayuden a eliminar el agua que está reteniendo su organismo y dieta sin sal. Si se observa que a pesar del tratamiento el cuadro clínico progresa, hay que interrumpir el embarazo; esto puede llevarse a cabo por medio de la inducción del parto o de la operación cesárea.

La eclampsia se caracteriza por la aparición de crisis convulsivas y estado de coma. No se conocen las causas de la toxemia, pero

entre las alteraciones que predisponen a la eclampsia están las deficiencias alimenticias (sobre todo de proteínas, complejo B y vitamina C), las intoxicaciones alimentarias, algunas agresiones microbianas como los abscesos dentarios, apendicitis crónica, amigdalitis o tonsilitis crónica o infecciones urinarias, enfermedades endocrinas, hay personas que consideran que a nivel de la placenta se desprenden sustancias tóxicas.

El número promedio de crisis convulsivas es de 12 a 15 y la mujer puede recuperarse espontáneamente o morir en estado de coma. Si la eclampsia aparece antes del término del embarazo generalmente hay parto prematuro. El producto puede nacer vivo o morir durante las convulsiones o el coma. La mortalidad materna es de 3 a 10% y la mortalidad fetal entre 20 y 40%. Los productos pueden sufrir asfixia durante las convulsiones y quedar con lesiones en el hígado o en los riñones, por lo que el único tratamiento es la interrupción del embarazo.

Infecciones agudas

Las infecciones agudas pueden producir el aborto y el parto prematuro, debido a que las toxinas de los gérmenes y el aumento de la temperatura corporal estimulan las contracciones uterinas.

Por otra parte, estas infecciones pueden determinar anomalías en el desarrollo fetal y alteraciones en los vasos sanguíneos de la placenta: el virus del sarampión atraviesa la barrera placentaria y puede producir la muerte del producto en un 50 a 75% de los casos cuando la infección ocurre en el primer trimestre de la gestación. La rubéola puede producir alteraciones en el producto tales como cardiopatías (enfermedades del corazón), cataratas, sordomudez o retraso mental en un 25 a 35% de los casos. La tifoidea causa entre un 40 a 60% de mortalidad fetal.

La blenorragia o gonorrea contraída antes del embarazo o durante el mismo puede producir secuelas (obstrucción de las tubas uterinas [trompas de Falopio] o procesos adherenciales de los órganos genitales). Durante el embarazo la infección de los órganos genitales se puede reactivar y durante el parto el gonococo puede afectar al recién nacido cuando pasa por la vagina, produciéndole una enfermedad llamada oftalmía blenorrágica del recién nacido y causarle ceguera.

Las infecciones o infestaciones (parasitosis) vaginales, se favorecen durante el embarazo, principalmente la moniliasis (producida por un hongo: *Candida albicans*) debido a que en el epitelio vaginal aumenta la cantidad de glucógeno. Este hongo puede infectar al producto durante el parto, al igual que en los casos de que la mujer padezca condiloma acuminado o herpes genital (véase enfermedades de transmisión sexual en el capítulo de problemas sociales).

Infecciones crónicas

La sífilis adquirida antes de la fecundación es más peligrosa que cuando se adquiere en fecha cercana al parto o cuando se trata de sífilis latente (Véase enfermedades de transmisión sexual), debido a que puede provocar abortos después de cuatro o cinco meses de gestación. Una sífilis antigua, es decir, adquirida años antes puede producir partos con productos muertos o productos con estigmas sifilíticos (signos de sífilis congénita).

Durante el parto las contracciones del útero pueden ser poco eficaces, el producto puede estar macerado y la placenta puede tener adherencias anormales que dificultan su expulsión.

La tuberculosis pulmonar parece aumentar ligeramente la incidencia de abortos y partos prematuros, aunque parece ser que no es debido a la infección, sino a las condiciones biológicas y sociales (mala nutrición, exceso de trabajo, falta de recursos para adquirir y aplicarse los medicamentos), durante el parto la enfermedad puede dificultar las contracciones del útero, por lo que el parto puede ser prolongado. El bacilo de la tuberculosis no atraviesa la barrera placentaria, pero puede infectar a la placenta.

Infecciones urinarias

La uretero-pielitis (infección del uréter y de la pelvis renal) es más frecuente durante el embarazo; generalmente, es producida por el Colibacilo. Se piensa que hay causas predisponentes, tales como una uretra corta, aseo deficiente en la región perianal (alrededor del ano) o la orina residual, es decir, cuando la orina de la vejiga urinaria no se vacía totalmente durante la micción, y el acentuamiento de los acodamientos de los uréteres que dificulta el tránsito de la orina y favorece la infección que se manifiesta por fiebre, dolor a nivel de la zona de los riñones y los uréteres y orina de aspecto turbio en la que se identifican los gérmenes.

Cardiopatías y embarazos

Cardiopatía es una enfermedad que afecta al corazón. El 92% de las cardiopatías son consecuencia de la fiebre reumática; un 3% es de origen congénito y el 5% restante tiene diferentes orígenes.

En condiciones normales, durante el embarazo aumenta la cantidad de sangre circulante, el corazón bombea mayor cantidad de sangre, aumenta la presión venosa en los miembros inferiores y la circulación venosa se hace más difícil. Estas modificaciones usualmente no perturban a un corazón sano; pero, si la mujer tiene una cardiopatía debe someterse a una vigilancia médica más frecuente y, si es necesario, debe internarse en un hospital, ya que la sobrecarga del corazón llega a poner en peligro a la madre o al producto.

Diabetes y embarazo

En la mujer diabética no sometida a control médico son frecuentes el aborto, y el parto prematuro. Los productos son más grandes que lo normal y esto puede ocasionar dificultades en el momento del parto. En este tipo de asociación se observa mayor frecuencia de pre eclampsia, eclampsia e infecciones urinarias. Se ha observado también que en productos de mujeres diabéticas hay, frecuentemente, malformaciones congénitas y muerte dentro del útero al final del embarazo.

Isoinmunización materno-fetal por factores sanguíneos

Cuando una mujer Rh negativo ha tenido con anterioridad un hijo Rh positivo, un aborto o transfusión sanguínea previa y concibe un hijo de padre Rh positivo, el hijo puede heredar el factor Rh positivo, es decir, tener el antígeno Rh. La sangre Rh positiva del hijo, al pasar a la madre, hace que ésta forme anticuerpos contra el factor Rh del hijo; éstos al atravesar la placenta, entran al organismo del producto, destruyen sus glóbulos rojos (eritrocitos) y dan lugar a la aparición en el organismo del hijo de una serie de alteraciones que se conocen con el nombre de eritroblastosis fetal o enfermedad hemolítica del

recién nacido. Al proceso que origina la eritroblastosis fetal se le llama isoinmunización maternofetal al factor Rh.

La transmisión hereditaria del factor Rh tiene muchas posibilidades, dependiendo de que los padres sean homocigotos o heterocigotos con respecto a la presencia o ausencia del factor Rh. Cuando la sangre de la madre produce anticuerpos contra los eritrocitos (glóbulos rojos) del producto, el hígado de éste aumenta anormalmente su actividad tratando de formar más glóbulos rojos y se puede dañar. Los eritrocitos (glóbulos rojos) destruidos (hemólisis) liberan la hemoglobina que contienen, la cual es metabolizada normalmente transformándose en bilirrubina que al aumentar por el exceso de destrucción de los eritrocitos, se deposita en los tejidos apareciendo icteria (coloración amarillenta de la piel y las mucosas). En los casos graves el producto sufre contracciones musculares, convulsiones y puede quedar con parálisis cerebral o morir.

Para evitar este problema, toda embarazada debe conocer su grupo sanguíneo y Rh y si existen los antecedentes de hijo Rh positivo o aborto, se debe hacer una exanguíneotransfusión que consiste en substituir la sangre del producto Rh positiva por sangre Rh negativa para evitar la hemólisis, consecuencia de la reacción de los anticuerpos anti Rh de la madre contra los eritrocitos Rh positivos del hijo.

En la actualidad se puede prevenir la eritroblastosis fetal si se administra a la madre globulina gamma anti Rh después del parto; así, cada embarazo sucesivo es como si fuese el primero y las posibilidades de sensibilización son más bajas.

En los casos ya sensibilizados, cuando no se puede administrar la globulina gamma anti Rh se pueden practicar transfusiones fetales intrauterinas en caso de que aumente mucho la cantidad de anticuerpos Rh en la sangre de la madre antes de que el producto llegue a las 36 semanas y sea viable.

Embarazo molar

Es aquel en el cual ocurre una degeneración quística de las vellosidades coriales que dan lugar a la formación de lo que se llama mola hidatiforme. Es más frecuente entre las multíparas (mujeres que han tenido varios hijos) y se presenta un caso por cada 1000 a 3000 embarazos.

Se piensa que el embarazo molar se debe a alteraciones en la circulación de los vasos sanguíneos de las vellosidades coriales; esto da lugar a la formación de una gran cantidad de vesículas que unidas entre sí por medio de pequeños pedículos (uno para cada vesícula) forman racimos semejantes a los de las uvas, ya que además, tienen líquido en su interior y su pared es semitransparente. Cada vesícula mide entre 0.5 y 1.5 cm de diámetro. La mola es parcial cuando la degeneración se produce sólo en algunas vellosidades coriales y es total, cuando degeneran todas las vellosidades coriales. Puede haber molas con embrión y molas sin embrión.

En la mayor parte de los casos de embarazo molar las náuseas y los vómitos que suelen presentarse en el primer trimestre del embarazo son más intensos; a partir del primero o segundo mes del embarazo la mujer presenta hemorragia continua por vía vaginal o escurrimiento de líquido sanguinolento, pero sin dolor. Puede haber pre eclampsia y eclampsia, y asociarse con quistes en los ovarios.

A la exploración física, el útero casi siempre se encuentra de mayor tamaño de lo normal, se siente blando y si se hace una determinación de gonadotrofina coriónica, ésta se encuentra muy aumentada, pues en un embarazo normal se encuentran de 2,500 a 25,000 unidades y en el embarazo molar se encuentran de 60,000 a 120,000 unidades.

Generalmente el embarazo molar termina en un aborto molar expulsándose el contenido del útero parcial o totalmente; este embarazo puede dar lugar a una degeneración maligna de las vellosidades coriales llamada coriocarcinoma, que es uno de los tumores más malignos que se conocen, por lo que es necesario que la mujer se someta a vigilancia médica periódica durante doce meses posteriores al aborto, durante los cuales se debe determinar la gonadotrofina coriónica. Es importante que en este lapso se evite un nuevo embarazo.

Recomendaciones

Como se puede observar, a pesar de que el embarazo es un estado fisiológico, puede poner en peligro la vida de la madre y del producto, de aquí surge la importancia de que la embarazada se someta a un control médico durante esta etapa. En caso de que se presenten los siguientes datos, debe acudir inmediatamente al hospital.

— Ruptura de las membranas que rodean al producto (corion y amnios) que se manifiesta por la salida de líquido amniótico a través de la vagina.
— Hipomotilidad fetal (el producto disminuye sus movimientos)
— Hemorragia vaginal
— Actividad uterina anormal.

PARTO

Es el acto fisiológico mediante el cual la mujer desaloja del útero al producto de la concepción, ya viable a través de la vagina. Un producto viable es aquél que puede sobrevivir fuera del organismo materno; generalmente se dice que esta viabilidad se alcanza después de los 6 meses de vida, aunque hay productos que sobreviven antes de esta fecha.

El parto puede ser eutócico cuando se desarrolla por sí solo, cuando los mecanismos por los cuales se efectúa no sufren perturbación. Si se alteran estos mecanismos, el parto se llama distócico.

Se han propuesto teorías para explicar las causas que desencadenan el parto, aunque en última instancia se ignora quién inicia el proceso:

a) A finales del embarazo, la placenta disminuye bruscamente su producción de estrógenos, pero sobre todo de progesterona. Los estrógenos hacen sensible al útero a la acción de otra hormona, la oxitocina, que es producida por el lóbulo posterior de la hipófisis (pituitaria) y estimula al músculo uterino para que se contraiga.

b) La placenta empieza a envejecer desde 2 o 3 meses antes del parto, se rompen algunas zonas de ella, se liberan sustancias que actúan como extrañas al organismo y sufre cambios degenerativos, calcificaciones, infartos, etcétera.

c) El útero se encuentra muy distendido, sus paredes se han adelgazado mucho y ya no puede distenderse más.

d) El líquido amniótico empieza a disminuir entre el sexto y el séptimo mes, permitiendo que el producto estimule al útero en forma mecánica.

La fecha probable del parto no siempre se puede determinar, porque la fecha de la ovulación es variable; sin embargo, puede utilizarse la regla de Nägele: se suman siete días a la fecha en que comenzó la última menstruación y se restan tres meses; por ejemplo si empezó el 14 de agosto: 14 VIII + 7 = 21 − 3 meses = 21 de mayo.

Los factores que intervienen en el trabajo de parto son:

1. Las fuerzas expulsivas que dependen de la madre; por ejemplo las contracciones involuntarias del útero, éstas son intermitentes, regulares, al principio son cada 20' y duran alrededor de 30", pero poco a po-

co se van haciendo más frecuentes, más duraderas y más intensas, hasta presentarse en forma casi continua. Otras fuerzas expulsivas son voluntarias y ayudan a las anteriores, como son los esfuerzos de pujo, para esto la mujer hace una inspiración profunda, contiene su respiración y contrae tanto los músculos del abdomen como el músculo diafragma; con esto aumenta la presión sobre el útero. Los músculos elevadores del ano intervienen en forma secundaria, sobre todo durante la expulsión.

2. El conducto del parto: la pelvis es la cavidad ósea que se localiza entre el abdomen y los miembros inferiores, necesita tener la forma y las dimensiones adecuadas para que pueda pasar el producto. Está formada por los huesos coxales (ilíacos), el hueso sacro y el hueso cóccix (coxis), unidos entre sí por medio de articulaciones. Durante el embarazo la articulación del pubis (sínfisis púbica) se ensancha y se hace más móvil, y las articulaciones que unen al sacro con los coxales (ilíacos) también aumentan un poco su movilidad con el objeto de aumentar la dimensión del conducto del parto. El producto tiene que pasar después a través del piso de la pelvis, la vagina, el perineo (periné) y el pudendo femenino (vulva).

3. Los elementos del tránsito son aquellos que van a ser expulsados: el producto, los anexos ovulares (amnios, corion y funículo o cordón umbilical) y el líquido amniótico. El paso del producto en la mayoría de los casos está influenciado por la cabeza, los hombros y la cadera.

Mecanismo y fases del parto

El mecanismo del parto es el conjunto de movimientos que tiene que realizar el produc-

to en el curso del parto, comprende 3 tiempos principales: encajamiento, descenso y desprendimiento.

En la mayoría de los casos el producto está en situación longitudinal, con la cabeza hacia abajo (presentación cefálica), flexionada (de vértice) y la espalda hacia la izquierda y adelante; lo primero que hace el producto para encajarse es aumentar la flexión de su cabeza y orientarla para que el diámetro mayor de su cabeza quede a la altura del diámetro mayor de la pelvis. Una vez que se ha encajado, desciende por el conducto del parto y al llegar al piso de la pelvis se va a desprender; para esto tiene que girar para colocar su cabeza abajo de la sínfisis del pubis (la parte posterior de la cabeza), a este movimiento se le llama rotación interna. Después extiende su cabeza apoyando la nuca abajo del pubis, una vez que ha salido la cabeza viene un movimiento que se llama de restitución o sea que gira para quedar en la posición que tenía originalmente, pero ahora tienen que salir los hombros y para esto hace un movimiento de rotación externa, es decir, gira para que los hombros queden en la misma dirección que tiene el pudendo femenino o vulva, sale el hombro anterior y después el hombro posterior. Por último sale el resto del cuerpo.

El parto se puede dividir en 3 fases:

a) dilatación
b) expulsión
c) fase placentaria o alumbramiento

Las escuelas latinas consideran que el alumbramiento o fase placentaria ya no corresponde al parto.

Antes de que se inicie el trabajo de parto hay mujeres que sienten una sensación de aligeramiento en la parte superior del vientre, porque el producto ya está empezando a acomodarse, esto mismo hace que aparezcan molestias en la parte baja del vientre; empiezan a presentarse algunas contracciones doloro-

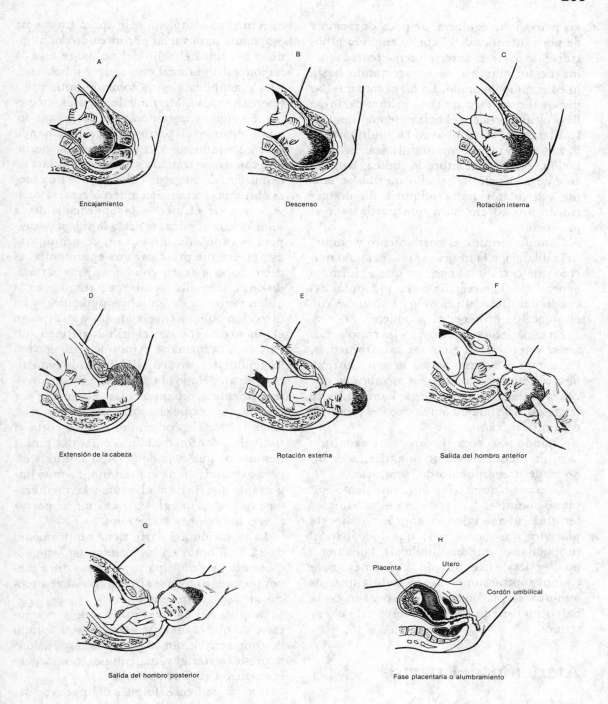

Fig. 71 Mecanismo del parto.

sas pero son irregulares, de poca duración y de poca intensidad. El cuello empieza a borrarse, es decir, si anteriormente tenía la forma de un cilindro, se va acortando hasta quedar como un anillo. En las primíparas (las personas que van a tener su primer parto) se lleva a cabo primero el borramiento y después la dilatación, en cambio en las multíparas se llevan a cabo en forma simultánea. La dilatación, como su nombre lo indica, consiste en que el borde del cuello uterino se empieza a dilatar hasta adquirir un diámetro de 9 o 10 cm para que pueda salir el producto.

Cuando termina el borramiento y empieza la dilatación la mujer expulsa el tapón mucoso que cerraba al cuello y que se formó a expensas de la secreción de las glándulas del cuello del útero al inicio del embarazo con el objeto de proteger al producto.

En el periodo de dilatación las contracciones se van haciendo cada vez más frecuentes, duraderas e intensas y casi siempre al final de este periodo se rompen las membranas que rodeaban al producto y que se llama bolsa de las aguas, sale líquido amniótico y el producto continúa su camino.

Cuando se acerca el periodo de expulsión la mujer siente necesidad de pujar, ayudando al desprendimiento del producto.

La etapa placentaria o alumbramiento empieza cuando se ha expulsado el producto y termina cuando salen los anexos ovulares (la placenta, las membranas que rodeaban al producto y el cordón umbilical). Poco tiempo después de la expulsión la mujer empieza a sentir contracciones dolorosas durante unos minutos, la placenta se ha despegado de la pared uterina que ya se retrajo y sale al exterior.

Atención del parto

Cuando la mujer llega a la clínica en trabajo de parto, el médico debe hacer un exa-men médico completo, se le aplica un enema evacuante para vaciar el contenido del intestino, se rasura el vello del pubis, se asea la región vulvoperineal con agua y jabón estériles y se aplica alguna solución antiséptica (mercurocromo, Merthiolate, Benzal, etcétera). Se vigila constantemente para estar seguros de que el parto está evolucionando satisfactoriamente y cuando llega el periodo expulsivo se traslada a la mujer a la sala de expulsión, donde se le coloca sobre una mesa obstétrica en posición ginecológica, se vuelve a repetir el aseo y la aplicación de la solución antiséptica, se vacía la vejiga y se espera la expulsión. En el caso de primíparas es conveniente practicar una episiotomía, es decir, hacer un corte con unas tijeras partiendo de la horquilla (comisura formada por la unión posterior de los labios pudendos) y en dirección oblicua (hacia afuera y atrás), con el objeto de agrandar el orificio perineo vulvar, en esta forma se evita que se desgarren los tejidos del perineo y del pudendo femenino (vulva), debido al paso de la cabeza; y posteriormente se repara mediante la sutura por planos, que recibe el nombre de episiorrafia. Cuando sale el producto el médico corta el funículo o cordón umbilical entre dos pinzas después de que deja de percibir latidos y espera la expulsión de la placenta. Es muy importante que revise la placenta y las membranas, que estén íntegras para evitar hemorragias o infecciones posteriores.

La duración del parto tiene un promedio de 12 a 16 horas en las primigestas y de 6 a 8 horas en las multíparas; en éstas dura menos porque sus tejidos ofrecen menor resistencia al paso del producto.

Después del parto el médico debe cerciorarse de que el útero se encuentre en estado de contracción, que el pulso, la respiración, la presión arterial y los genitales inferiores se encuentren en buen estado.

Inmediatamente después del parto se debe vigilar que el recién nacido se encuentre en buenas condiciones, se le aspiran las secreciones mucosas de la nariz y de la boca, se liga el funículo o cordón umbilical con una cinta especial y se le coloca un collar o pulsera para identificarlo. Los demás aspectos se estudiarán en Higiene Maternoinfantil.

Después del alumbramiento viene el puerperio, etapa en la cual el organismo inicia el regreso a las condiciones que presentaba antes del embarazo y dura entre 6 y 8 semanas.

Parto distócico

Cuando se altera alguno de los factores que intervienen en el trabajo de parto se presenta una distocia, puede suceder que el producto venga en presentación de cara, de pelvis o de hombros, que las contracciones uterinas tengan alguna anormalidad, que el cuello uterino, la vagina, el pudendo femenino (vulva), el perineo (periné) o la pelvis ósea no sean normales. En cada caso la conducta a seguir dependerá de la distocia, si la persona se encuentra en trabajo de parto se hacen maniobras especiales para ayudar a salir al producto. Si ya descendió y está sufriendo se puede hacer una aplicación de fórceps; éste es un instrumento en forma de pinza que sirve para tomar la cabeza del producto y ayudarlo a salir. La persona que aplica el fórceps debe tener mucho cuidado para no lastimar al producto.

Cesárea

Es una operación por medio de la cual se extrae al producto del interior del útero, está indicada cuando a la madre se le practicó cesárea con anterioridad, en la toxemia gravídica que no responde al tratamiento médico, cuando hay alguna distocia por ejemplo la rigidez del cuello uterino que impide su dilatación, estrechez anormal de la vagina, tu-

mores, alteración de la pelvis ósea, desproporción feto-pélvica, es decir, que la cabeza del producto es más voluminosa y no va a poder pasar por la pelvis ósea, presentación viciosa del producto, como cuando viene de cara, de frente o de hombro, cuando hay sufrimiento fetal, embarazo prolongado, isoinmunización materno fetal, anormalidades en el cordón (funículo) umbilical o se trata de un producto valioso (la mujer se embarazó después de mucho tiempo por ejemplo). Sin embargo se ha abusado de este procedimiento quirúrgico por su comodidad.

Hay 2 tipos de cesárea abdominal: la cesárea corporal o clásica y la segmentaria. La cesárea corporal fue la primera que se realizó y consiste en hacer un corte longitudinal en el cuerpo del útero para extraer el producto; pero en la actualidad se prefiere la segmentaria, se hace el corte en el segmento inferior del útero y tiene la ventaja de que hay menor sangrado, cicatriza mejor y en el caso de que se presente una infección la repercusión es menor. La incisión en la piel puede ser vertical u horizontal, en la cesárea de tipo Kerr el corte del segmento inferior es horizontal ligeramente cóncava hacia arriba y en la de Beck es vertical.

Parto psicoprofiláctico

Se basa en que el parto, como el comer, hablar o cualquier otra actividad, son una función natural que bajo condiciones normales no se acompañan de dolor. Desde luego su aplicación depende de la educación que se le da a la embarazada utilizando los reflejos condicionados: la mujer comprende cómo es el mecanismo del parto, participa activamente porque sabe qué está sucediendo, aprende a controlar las modificaciones que va sufriendo su organismo y se olvida de los conceptos negativos, por ejemplo, "el parto es muy doloroso".

El método psicoprofiláctico no utiliza medicamentos. Hace algunos años el dolor que sufría la mujer durante el trabajo de parto se controlaba por medio de medicamentos que podían disminuir o suprimir la conciencia del dolor, o que impedían la transmisión de las sensaciones dolorosas al cerebro; algunas de estas sustancias requieren de una persona especializada para su aplicación y otras evitan que la mujer participe en uno de los aspectos más importantes de su vida. Pero todas ellas tienen mayor o menor efecto sobre el producto, de ahí que se aconseja evitarlas.

La primera lección se dirige a la pareja, para que compartan las experiencias, esto se puede lograr asistiendo al curso con la mujer o estudiando en casa con ella, verificando los resultados obtenidos por la mujer cuando hace los ejercicios, observando con ella las manifestaciones de vida de su hijo, como son sus movimientos, escuchando sus latidos del corazón y analizando las contracciones del útero.

La segunda lección sirve para explicarle a la pareja cómo se lleva a cabo la fecundación y qué cambios va sufriendo el producto en los primeros 3 meses de vida. La mujer aprende a realizar ejercicios respiratorios que le ayudarán, posteriormente, a mejorar el estado de sus músculos abdominales, de su columna vertebral y la circulación venosa de sus piernas.

Durante la tercera lección continúa la explicación del desarrollo del producto desde el cuarto mes hasta que llega a término y las modificaciones que va a sufrir el organismo de la madre. Se verifica también el avance en la realización de los ejercicios que debió haber practicado.

La cuarta lección se utiliza para enseñar los principios del método: Pavlov descubrió que el cerebro regula al sistema nervioso y que de él depende nuestro equilibrio funcional, que tenemos reflejos con los que nacemos, pero que podemos asociar el estímulo con palabras, una contracción uterina no implica dolor. Pavlov llamó estímulos a las informaciones que nos llegan tanto del medio ambiente externo como de nuestro medio interno; cuando llegan al cerebro, éste los recibe, los analiza y reacciona. Cuando hay estímulos externos desfavorables, el cerebro capta estímulos que vienen de nuestro organismo, pero que no debían haber sido captados y que por el contrario, si la persona se siente bien ante los estímulos externos es posible que los estímulos que provienen del interior de nuestro organismo no lleguen al cerebro. Cuando la mujer tiene contracciones uterinas durante el trabajo de parto va a sentir dolor, pero ella va a hablar de contracciones y no de dolores.

La quinta lección hace énfasis en el músculo diafragma, que divide al tórax del abdomen, cuando inspiramos, el diafragma desciende y se aplana haciendo presión sobre el contenido abdominal y por lo tanto sobre el útero. En esta lección también se explica a la mujer que cuando se hace una espiración forzada intervienen otros músculos.

En la sexta lección la mujer aprende a relajar y a controlar los músculos de su organismo, esto es muy importante porque durante el parto solamente va a utilizar los músculos necesarios, por ejemplo durante el periodo expulsivo va a relajar los músculos del piso de la pelvis y a contraer los músculos abdominales.

Por medio de la séptima lección va a aprender a responder adecuadamente durante las contracciones, para oxigenarse bien.

En la octava lección aprende a ayudar durante la expulsión del producto.

Por último en la novena lección se miden los conocimientos que ha adquirido.

Este método no siempre es efectivo en su totalidad, la preparación que lleva la mujer puede ser incompleta, las influencias del medio ambiente pueden ser desfavorables y hacer que se desespere, olvidándose de relacionar la teoría con la práctica y al cuerpo físico con la mente; en muchos casos es muy importante la presencia de la pareja y del instructor.

En los casos normales el parto se lleva a cabo sin problemas a menos que coincida con algún trastorno, por lo que el entrenamiento del parto psicoprofiláctico no debe impedir u oponerse a la realización de una cesárea si es necesario.

CONSTITUCION PSIQUICA DEL INDIVIDUO

El hombre es único en todas sus características, es una entidad, pero toma sus decisiones en forma aislada cuando realiza sus actividades a pesar de que necesita relacionarse con sus semejantes.

Al decir que el hombre es único, se toma en consideración que cada individuo tiene su propia personalidad, entendiendo ésta como el conjunto de cualidades psíquicas heredadas (temperamento) y adquiridas (carácter).

El temperamento es la predisposición de reaccionar de una manera determinada que tiene el individuo, se le considera inmodificable, porque forma parte de la constitución genética. Existen diferentes clasificaciones del temperamento, las más utilizadas son las de E. Kretschmer, W.H. Sheldon y C.G. Jung.

Kretschmer distingue dos tipos principales de temperamento:

a) el temperamento ciclotímico que se caracteriza, por la tendencia a alternar estados de ánimo: por ejemplo, júbilo y depresión, sin una causa externa; a pesar de los rápidos cambios en su estado afectivo, pueden ser tranquilos. Se impresionan mucho con estímulos del medio ambiente y, en general, son cordiales, muy activos y con capacidad de organización, aunque tienen etapas de apatía. Son prácticos, sociables, realistas y comprensivos.

b) El temperamento esquizotímico se caracteriza porque el individuo tiende a la disociación, desorganización y desorientación mental, generalmente se encierran en sí mismos, son reservados, tímidos, se sienten ofendidos con facilidad pero ocultan sus sentimientos; pueden aparentar indiferencia y difícilmente hacen amistades. Son fríos, distantes y teóricos.

Kretschmer encontró que las personas de temperamento ciclotímico tienen en muchos casos un biotipo pícnico: estatura mediana, huesos sólidos, cara ancha y redondeada, tórax ancho, abdomen voluminoso, extremidades cortas, manos cortas y anchas y hombros angostos. En cambio el temperamento esquizotímico se relaciona con los biotipos leptosomático, atlético y displástico. El biotipo leptosomático o asténico se caracteriza porque el individuo es alto, delgado, de cabeza estrecha y alargada, nariz prominente y afilada, cuello largo, tórax estrecho, abdomen aplanado, extremidades largas y delgadas, poca musculatura y poco tejido adiposo. El biotipo atlético tiene estatura elevada, mandíbula ancha, tórax ancho y fuerte, pelvis estrecha, abdomen plano y marcado desarrollo muscular. El biotipo displástico puede deberse a trastornos glandulares; por ejemplo, cuando hay poca actividad de las glándulas sexuales, el gigantismo, el enanismo, etcétera.

Sheldon clasificó a los individuos en tres tipos:

a) ectomórfico: altos, delgados, inteligentes, con tendencias obsesivas.
b) mesomórfico: con músculos y huesos bien desarrollados, inclinados a las actividades físicas, impulsivos y prácticos.
c) endomórficos: gruesos, con inclinación a la vida social, con cambios en su estado afectivo.

Jung dividió al temperamento en introversión y extroversión.

En los introvertidos, su realidad deriva de acciones y reacciones de su mundo interior: pensamientos, emociones, sensaciones, etcétera se caracterizan porque tienden al aislamiento y tienen dificultad para expresar sus emociones; en cambio, los extrovertidos dan la importancia a objetos materiales y a las personas, son prácticos, activos y expresan sus emociones con facilidad.

La conducta del individuo puede explicarse en diferentes formas: Mc Dougal dice que la conducta tiene como base los instintos. Maslow habla de necesidades: a) necesidades fisiológicas como el hambre, la sed y la respiración para mantener en equilibrio el medio interno, b) necesidades de seguridad como son la conservación de la integridad del cuerpo, amor, aceptación y necesidad de pertenecer a un grupo y c) necesidades creadoras de autorrealización y de expresión.

Carácter

Este término significa "algo que permanece y perdura, marca, o señal distintiva". Es diferente del temperamento porque incluye la constitución y el temperamento modificado por la experiencia.

Freud habla de una energía erótica o líbido. Para Freud todas las sensaciones placenteras del niño son de naturaleza erótica y esta energía se localiza en diferentes sitios:

a) Carácter oral En la fase oral temprana el lactante se gratifica cuando succiona. Posteriormente se presenta la fase oral tardía cuando muerde. Las personas que quedan en esta etapa tienen la idea de que todo les va a salir bien en la vida, que siempre van a encontrar personas que las van a cuidar. Estas personas son pasivas, optimistas y confiadas.
b) Carácter anal Se caracteriza por la satisfacción que provoca la expulsión del contenido fecal (anal temprana) y por la satisfacción de retener la materia fecal (anal tardía). El niño sabe que la expulsión y la retención del bolo fecal llaman la atención de los padres: si no controlan la defecación producen su enojo y si retienen mucho tiempo la materia fecal, les produce preocupación. Se da cuenta de que si se somete a los deseos de sus padres puede hacer que lo halaguen. Las personas que se quedan en esta etapa posteriormente se caracterizan por una limpieza exagerada, detallismo, meticulosidad, resistencia a separarse de cualquier posesión; son sádicas (gozan viendo o haciendo sufrir a los demás) crueles, hostiles, celosas e inaccesibles.
c) La etapa o carácter genital se presenta entre los tres y nueve años; el niño siente atracción por el padre del sexo opuesto (complejo de Edipo en el niño y de Electra en la niña). En esta etapa el niño ya es capaz de desarrollar sentimientos de afecto hacia los demás. Viene después una etapa de latencia (no hay expresión sexual) que termina con la pubertad donde ya se manifiesta claramente el instinto sexual.

Son capaces de experimentar atracción heterosexual.

La teoría de la líbido de Freud ha sido muy debatida porque la enfoca únicamente al sexo.

Fromm define al carácter como la forma en que la energía humana es modelada en la adaptación dinámica de necesidades humanas al modo peculiar de existencia de una sociedad dada. El carácter resulta de la interacción que existe entre la constitución biológica y el ambiente social.

Fromm está de acuerdo con Freud en que hay una naturaleza impulsiva en las tendencias del carácter; pero a diferencia de éste cree que el elemento compulsivo se debe a las formas de relación que se establecen en cada individuo como satisfacción de su necesidad de relacionarse y que las actitudes de las personas son las que van a ser determinantes.

Para Freud la etapa genital es la normal y Fromm acepta este término siempre y cuando se lo use en forma *simbólica*, es decir, siempre que la productividad del individuo se lleve a cabo en cualquier aspecto, sin ninguna alteración de tipo emocional.

Según Fromm la formación del carácter se lleva a cabo a partir de la necesidad del ser humano de vincularse consigo mismo y con los demás. Para vincularse consigo mismo necesita seguir un proceso de asimilación y para vincularse con los demás un proceso de socialización, porque no puede vivir solo. El ambiente jamás es el mismo para dos individuos. Fromm distingue cinco formas de orientación, aunque en realidad el carácter de una persona generalmente tiene combinación de todas o algunas de estas orientaciones a pesar de que siempre predomine alguna.

1. Orientaciones improductivas:

a) Carácter receptivo. La persona espera que todo lo que necesita o desea venga del exterior, ya sea objetos materiales, conoci-

mientos o amor. No hacen esfuerzo para alcanzar lo que desean, todo lo esperan, para ellos amor significa ser amado, conocer significa recibir conocimientos. Si se sienten solos no saben qué hacer; son cordiales, optimistas, confiados y les gusta la comida y la bebida razón por la cual tienden a compensar su ansiedad y su depresión comiendo y bebiendo.

b) Carácter explotador. Al igual que el receptivo, el explotador considera que las necesidades o deseos están en el exterior, pero se diferencian en que buscan la forma de obtenerlos incluso por medio del engaño o la violencia. No tienen ideas originales, buscan a las personas por lo que pueden obtener de ellas, son envidiosos, cínicos, suspicaces. Sobrevaloran lo que otros tienen y subestiman lo que tienen.

c) Carácter acumulativo o atesorador. El individuo se caracteriza por la tendencia a acumular y ahorrar, no solamente dinero sino sentimientos y conocimientos, son incapaces de crear. Amar es posesión. Piensan que el pasado fue mejor, no tienen fe en el futuro. No toleran que las cosas estén fuera de su sitio, son excesivamente limpios, porque sienten que en esta forma se separan del mundo exterior.

d) Carácter mercantilista. Las personas se valoran sobre la base de su éxito, no le encuentran sentido a la vida, son oportunistas, vacías y se sienten como autómatas.

2. Orientación productiva:

El individuo utiliza sus capacidades, se siente con libertad y usa la razón, se ve a sí mismo como es, comprende al mundo a través del amor y la razón. El amor productivo tiene cuatro características: cuidado, responsabilidad, respeto y conocimiento. La persona puede estar sola cuando es necesario, es capaz de prestar atención a los demás, se siente a gusto consigo misma.

En el proceso de socialización se pueden distinguir las siguientes orientaciones caracterológicas:

1. Masoquismo La persona se siente insignificante, inferior a los demás, es incapaz de ser independiente por lo que necesita depender para sentirse relacionada, es leal, necesita asociarse y busca generalmente a un sádico.
2. Sadismo Fromm distingue tres clases de sadismo:

a) el individuo hace que las personas dependan de él, tiene poder sobre ellas.
b) explota, roba y extrae de las personas que dependen de él.
c) hace sufrir a los demás, o goza viéndolos sufrir, ya sea física o mentalmente.

El sádico vive en simbiosis con el masoquista; esto generalmente sucede entre un receptivo y un explotador.

3. Automatismo Se origina en la indiferencia, es propio del mercantilista que vive cambiando, sus relaciones con los demás son muy superficiales.
4. Destructividad La persona no se relaciona, la destructividad se refiere a las posibles amenazas que se le presentan, por lo que se aíslan; es característica del carácter acumulativo.
5. Productividad El hombre productivo hace uso de sus capacidades como la de amar, la de pensar independientemente y la de utilizar su razón, por lo que estas personas son capaces de relacionarse con los demás pero conservando su autonomía.

Las orientaciones no se presentan tal y como están descritas porque los diferentes temperamentos y los diferentes caracteres originan un número infinito de variaciones en la personalidad, por lo que cada ser humano es diferente de los demás, tiene su modo

de ser, de sentir, de pensar y de resolver sus problemas.

La personalidad está determinada por la herencia y por el medio ambiente. Dos personas con la misma dotación genética tendrán diferente personalidad si se desarrollan en diferentes medios, porque las personas aprenden el lenguaje, costumbres, normas y manera de enfrentarse a la vida de acuerdo con su grupo sociocultural. Dentro de cada grupo social hay subgrupos que dependen de la familia, el sexo, la ocupación y la religión, cada uno de los cuales tiene sus propios valores.

En la formación de su personalidad el individuo tiene necesidades que satisfacer, pero tiene que adaptarse a los requisitos sociales de su grupo; en muchas ocasiones tiene que sufrir fracasos para ir satisfaciendo sus aspiraciones. Las operaciones de la personalidad son: distinción entre estímulos que vienen del exterior y del interior del organismo y armonización entre los impulsos y tendencias con la situación ambiental para que el individuo satisfaga poco a poco sus necesidades hasta llegar a su meta deseada desarrollando sus potencialidades.

Los aspectos más importantes en el desarrollo de la personalidad son los siguientes:

1. Desarrollo del yo y del sentimiento de identidad: significa que el individuo se va a crear una imagen de sí mismo. El niño al nacer no se diferencia de los sujetos o de los objetos que lo rodean. Lo primero que conoce del yo es que las partes de su cuerpo son de él y que son diferentes de los objetos que lo rodean. Aproximadamente a los tres años de edad diferencia el yo del tú. El yo unifica sus actos, sus ideas, sus memorias, permitiendo que el niño tenga una imagen de sí mismo.
2. Desarrollo de una concepción significativa del mundo: El niño siente que necesita encontrar un lugar en el mundo, se orienta en relación con los objetos y las personas que lo rodean, empieza a escoger los ob-

jetos que le gustan para jugar. Cuando empieza a caminar el mundo se ensancha para él. Aproximadamente a los tres años empieza a distinguir lo que es de lo que se imagina. Hacia los cuatro años trata de descubrir el porqué de las cosas, su pensamiento se va haciendo lógico y deja de ser mágico, ya los objetos no tienen vida, empieza a diferenciar entre lo animado y lo inanimado y esto va progresando hasta los 7 a 10 años, cuando ya razona.

3. Desarrollo de la conciencia y del sentido moral: La conciencia moral surge de la confrontación de los impulsos y tendencias del individuo con las normas sociales, fundamentalmente lo que aprende de las imágenes paternas. Cuando la autoridad que ejercen los mayores sobre el niño es muy rígida, arbitraria o contradictoria el niño bloquea su espontaneidad y puede desarrollar una conciencia tiránica o bien rechazar las normas. En cambio, una autoridad justa y adecuada a las potencialidades del niño hace que su conciencia se desarrolle con base en sus propias experiencias.

4. Desarrollo de la autonomía y de la individualidad: El niño en el primer año de vida se relaciona con los padres en forma receptiva; si sus necesidades fisiológicas y afectivas son satisfechas, siente confianza. A los tres años el niño se ve forzado a hacer actos que le resultan desagradables: comienza a enfrentar la autoridad de los padres, a consecuencia de lo cual se puede volver terco tratando de reafirmar su poder y su autonomía o bien acepta la autoridad paterna y se somete.

A los siete años aprende a considerar que las necesidades de otras personas son tan importantes como las suyas. Al empezar a romper vínculos con los padres progresa hacia la autonomía; si logra madurar se va a dar cuenta de que a pesar de su autonomía se debe relacionar con todos los seres humanos a través de la razón y del amor.

La infancia es importantísima en el desarrollo psicológico. Durante su transcurso el niño se adapta tanto a situaciones favorables como desfavorables y aprende a vivir dentro de su familia donde debe encontrar la satisfacción de sus necesidades: alimento, ropa, afecto, respuestas, valores y metas.

EL HOMBRE COMO INDIVIDUO SOCIAL

Un grupo social se puede definir como un número de personas cuyas relaciones se basan en un conjunto de papeles y posiciones sociales relacionados, que comparten ciertos valores y creencias y que son suficientemente conscientes de sus valores semejantes y de sus relaciones recíprocas y capaces de diferenciarse a sí mismos frente a los demás. Las características del grupo social son:

a) interacción
b) valores y creencias compartidas y semejantes
c) conciencia particular de grupo

Grupos primarios

El grupo primario se caracteriza porque tiene relaciones estrechas e íntimas, por ejemplo, el grupo de juego, los amigos, la familia y en algunas ocasiones los vecinos. A diferencia de la familia cuya existencia y organización está institucionalizada, en los otros grupos las relaciones son espontáneas y personales. Del conjunto de obligaciones, expectativas, normas y valores compartidos surge el sentido de identidad colectiva, de lealtad, porque el individuo se identifica con los otros

miembros; los lazos que mantienen al grupo son afectivos. Para los miembros el grupo es un fin; una vez formado el grupo puede subsistir mientras proporcione satisfacciones personales a sus miembros.

El grupo primario influye en el desarrollo de la personalidad, proporciona al individuo afecto, seguridad e intimidad, sirve también para llevar a cabo un control social porque al individuo le interesa la opinión de las personas y se va a ajustar a las normas del grupo para obtener su aprobación y respeto; por esta razón, el grupo primario sirve de moderador entre el individuo y la sociedad en que vive.

El el desarrollo de la vida social los grupos primarios se desarrollan, persisten algún tiempo y pueden cambiar; por ejemplo, cuando algún miembro lo abandona y llegan otros. Hay grupos que duran, como los de los compañeros de escuela, los profesionales o los de vecinos. El destino del grupo varía según el tipo de sociedad, si las personas cambian de residencia, de empleo o de nivel social va a tener cambios constantes. Cuando los individuos se casan, entran a clubes, mejoran condiciones o desarrollan nuevos intereses puede suceder que su grupo primario ya no les satisfaga y traten de buscar otro.

La familia

La familia es la unidad básica en la estructura de la sociedad que se caracteriza por ser:

1. Un producto de la naturaleza, porque por medio de ella se continúa la especie.
2. Un producto de la sociedad, tanto en su estructura como en su dinámica, porque cada sociedad crea su propio tipo de familia.
3. Un paso de lo animal a lo humano, porque hay diferencias entre los animales y los humanos; por ejemplo, en cuanto al incesto, los tabúes, etcétera.

Desde el punto de vista biológico la familia se plantea como:

— la unidad de procreación para la continuación de la especie (en pocas ocasiones se aprueba que los hijos nazcan fuera del matrimonio).
— la unidad que brinda protección física y biológica.
— la unión por lazos de consanguinidad.

Desde el punto de vista psicológico:

— es la unidad de protección emocional y afectiva.
— es en ella donde se manifiestan las primeras emociones.
— en su seno se adquieren los elementos centrales de la personalidad. Las circunstancias que rodean a los individuos particularmente en los primeros años de la vida, dejan huellas que más tarde influyen en la salud y la enfermedad.
— forma los roles sexuales

Desde el punto de vista social:

— es la unidad que establece relaciones sociales con otras unidades sociales, con otras familias y con otros individuos de la sociedad; por ejemplo, la escuela.
— en el seno de la familia empieza la socialización.

Desde el punto de vista económico:

— es la unidad de producción, consumo y reproducción de la fuerza de trabajo.

Culturalmente:

— es la unidad donde los hijos reciben el contenido de la cultura.
— sirve para que el individuo adquiera los valores, la destreza y el conocimiento.

Hay muchos conceptos respecto a lo que es una familia:

— "Los padres y los hijos, ya sea que vivan juntos o no".
— "Cualquier grupo de personas estrechamente relacionadas por la sangre" (padres, hijos, tíos, tías, primos, etcétera).
— "Todas aquellas personas que descienden de un ancestro común".
— "El grupo de personas que forman un hogar bajo una cabeza".
— "Adultos de ambos sexos, donde dos mantienen una relación sexual socialmente aprobada, y uno o más hijos, propios o adoptados de los adultos que habitan sexualmente".
— "Un sistema durable de interrelaciones humanas que opera como una banda de transmisión de la cultura y que presta a la sociedad servicios que le aseguran su supervivencia, facilita la reproducción de la especie y el mantenimiento físico de sus miembros, la localización social y la socialización de los niños".

En muchas sociedades se considera que debe haber matrimonio y que debe haber hijos; en otras, el matrimonio no se considera consumado sino hasta que nacen los hijos; por ejemplo, en Irán.

Existen diferentes tipos de familias en las diversas sociedades:

1. Nuclear elemental formada por padre, madre e hijos; este tipo de familia es transitorio porque crece cuando nacen los hijos, disminuye cuando éstos se casan y crean sus propios hogares y desaparece cuando muere la pareja de casados.

2. Familia extensa, que incluye más de una unidad nuclear, es decir, que en ella hay varias generaciones: abuelos, hijos casados o solteros, hijos políticos y nietos.
3. Familia compuesta en la cual puede haber poligamia o poliandria. En la poligamia el hombre es esposo y padre de varias familias nucleares y en la poliandria (que es muy rara) la mujer es esposa de varios hombres, este tipo de familia no es aceptado en la sociedad occidental.

La autoridad puede recaer en el hombre (familia patriarcal), en la mujer (matriarcal) o en ambos (familia igualitaria), aunque en la práctica la autoridad depende de cada situación particular.

Otra clasificación de los tipos de familia es la siguiente:

— Rígida tradicional Se caracteriza porque no puede modificar las reglas que considera adecuadas: la autoridad máxima es el padre, por lo que la mujer obedece; las relaciones de autoridad están escalonadas de acuerdo a la edad de los miembros, por lo que los más jóvenes tienen que obedecer a los de mayor edad. Hay desconfianza hacia el mundo exterior y conflicto para relacionarse con otros estratos sociales o grupos que tienen diferentes valores y normas de conducta, por lo que las relaciones interpersonales son exclusivas de la familia. El elemento productivo económico es el hombre, la mujer es proveedora asistencial, es decir, se dedica a atender el hogar. La relación sexual es permitida sólo dentro del matrimonio y con fines reproductivos; la virginidad y la fidelidad conyugal son obligatorias para la mujer pero no para el hombre, el primogénito es importante. Cuando crecen los hijos hay conflictos porque no se acepta que ellos tengan otras necesidades e ideas, por lo que pueden surgir dos alternativas: se so-

meten llenos de frustración o se rebelan en forma drástica.
— La familia rígida en transición se caracteriza porque va modificando los roles tradicionales: la madre va teniendo autoridad, el primogénito ya no es tan importante; a pesar de que se relaciona con otros grupos sociales tiene desconfianza, la escuela se considera importante como medio de ascenso social, la relación sexual sólo se acepta en relación estable, por lo que se empieza a aceptar la unión libre.
— Familia igualitaria, que se caracteriza porque hombre y mujer tienen las mismas oportunidades de desarrollo personal, todos los miembros de la familia, independientemente de su sexo y de su posición dentro de la misma tienen derecho a una distribución equitativa del trabajo y funciones y a una conveniente satisfacción de sus necesidades, consideran que no debe existir opresión ni represión y que todos los integrantes tienen derecho a ser respetados, sin perder los valores humanos. Modifica las reglas establecidas conforme van creciendo los hijos.
— Familia laxa, en donde los roles de sus integrantes son contradictorios, hay conflicto de autoridad y no existen valores.

Evolución de la familia

1. Lo primero que sucede es la elección de la pareja, considerando aspectos biológicos, psicológicos y sociales. Biológicamente se toma en consideración la apariencia física y la edad (para algunas personas no tiene importancia y para otras sí).

Psicológicamente hay caracteres que se buscan; por ejemplo, una persona sádica (que goza haciendo sufrir) buscará a una persona masoquista (que le gusta sufrir).

Socialmente, hay personas que consideran que deben buscar a su pareja dentro de su mismo nivel y otras que piensan que esto no es necesario.

2. Una vez elegida la pareja viene el noviazgo, durante el cual hay una interacción personal, familiar y social; de esta interacción puede surgir la aceptación o el rechazo. Es importante considerar que tanto en esta etapa como en las otras la pareja va cambiando dentro de una sociedad cambiante.

3. El matrimonio puede variar, puede ser religioso, civil o ambos, boda en secreto, rapto, boda impuesta, etcétera. El tipo de matrimonio puede repercutir en la familia así formada.

4. En la adaptación a la vida matrimonial puede haber problemas biológicos, psicológicos (de afecto o rechazo) y sociales, porque la pareja puede vivir sola, con los padres, puede suceder que trabajen los dos o solamente uno de ellos.

5. El nacimiento de los hijos determina nuevos cambios en los individuos, porque se pueden hacer más o menos responsables, se van a modificar los hábitos y más tarde, cuando los hijos empiezan a ir a la escuela van a presentarse nuevas situaciones, al igual que cuando cambia el nivel de enseñanza o los hijos salen reprobados. Cuando se casan los hijos puede haber crisis o simplemente se puede afectar la dinámica de la pareja.

6. La pareja queda sola, nuevamente.
Situaciones que se dan en el seno de la familia:

— se aprende a obedecer y desobedecer
— aceptación a la dominación o por el contrario, desobediencia y rebelión
— se puede dar la productividad y la responsabilidad o la negación de las mismas: flojera
— cariño, afecto, o negación del afecto y/o violencia
— aceptación o rechazo

— solidaridad de la pareja o individualismo
— situación de respeto a las tradiciones o hacer innovaciones
— integración o desintegración familiar
— seguridad o inseguridad emocional
— estabilidad o inestabilidad
— flexibilidad o rigidez
— disciplina o rebeldía
— alentamiento o intimidación
— vida y muerte.

Consecuencias o manifestaciones patológicas que puede tener la familia:

a   Biológicas:
— las enfermedades transmisibles son más frecuentes en familias numerosas de nivel socioeconómico bajo
— las enfermedades no transmisibles como las degenerativas pueden tener predisposición familiar, como el cáncer y las enfermedades metabólicas como la diabetes
— los accidentes tienen una elevada morbilidad dentro del hogar; en el trabajo se ha observado que las personas casadas sufren más accidentes, esto se debe quizás a que padecen más presiones emocionales.

b) Psicológicas:
— se ha observado que si hay antecedentes de suicidio en una familia hay más posibilidades de que esto se repita. Hay enfermedades como la psicosis maníaco-depresiva y la esquizofrenia que tienen tendencias hereditarias.

c) Sociales:
— desintegración de la familia por abandono de alguno de los padres, ya sea real o no manifiesto; por ejemplo, cuando están físicamente pero no conviven con los demás, cuando las parejas se separan o se divorcian.
— la delincuencia juvenil, la farmacodependencia y el alcoholismo pueden tener su origen en la familia.

Grupos secundarios

Son las asociaciones, grupos religiosos, sindicatos, corporaciones de negocios, fábricas, oficinas de gobierno, etcétera. Dentro de estos grupos se pueden distinguir tres tipos generales:

1. La asociación, que se forma por individuos que buscan alguna finalidad semejante o defienden intereses comunes; por ejemplo, los sindicatos, las organizaciones de veteranos, los clubes, las sociedades profesionales y los partidos políticos.

   Este tipo de grupo se hace más frecuente a medida que la sociedad se desarrolla y aumenta la división del trabajo; cuando aparecen nuevos intereses los individuos se van integrando en nuevos grupos con diferentes clases de organización.

2. Los grupos étnicos formados por individuos que comparten una tradición cultural (creencias, religión, lenguaje, etcétera). En un país los individuos se asocian con aquellos que comparten su cultura, aunque la vinculación no siempre es la misma.

3. Las clases sociales que con frecuencia están relacionadas con el grupo étnico. La posición de clase implica valores, creencias y manera de actuar semejantes.

Estos tres grupos secundarios se encuentran dentro de otro más amplio que es la comunidad que se define por su localización física (urbana, suburbana, rural y pueblo pequeño).

Básicamente hay dos tipos de sociedades: comunal y asociativa.

La sociedad comunal es pequeña, en ella la familia es muy importante, las relaciones son más íntimas y hay más solidaridad de grupo.

La sociedad asociativa se observa en las grandes ciudades donde hay división del trabajo, las relaciones son superficiales, impersonales, transitorias; en este tipo de sociedad la familia no es tan importante como el individuo en sí, las costumbres son menos importantes, hay muchos grupos, por lo que el individuo es básico.

CRECIMIENTO Y DESARROLLO DEL NIÑO

El término *crecimiento* ha sido empleado en general para determinar aquellos aspectos de la maduración que pueden quedar reducidos a las medidas del individuo; en cambio, el *desarrollo* implica los cambios en la función de los órganos del cuerpo. A pesar de que tienen diferente significado, en muchas ocasiones no es posible separarlos y se emplea la expresión *crecimiento* y *desarrollo* en un sentido unitario. El crecimiento se lleva a cabo por medio del aumento del número de células y por el aumento de su volumen; y el desarrollo está dado por la capacidad que tienen para llevar a cabo sus funciones. Existen cuatro leyes que rigen el crecimiento y desarrollo del ser humano:

1a. Viola enunció la siguiente ley: "El aumento de la masa corporal está en relación inversa con el grado de evolución morfológica".

2a. Godín enunció la "ley de la alternancia en el crecimiento", que dice que el organismo siempre aumenta en una sola dirección a la vez.

3a. Pende enunció la ley que dice que "existe una actividad rítmica y equilibrada entre las dos constelaciones hormónicas morfogenéticas"; con esto quiere decir que hay un grupo de glándulas que favorece el anabolismo y la formación de sustancias de reserva y que hay otro grupo de glándulas que favorece el catabolismo y el consumo de las reservas que actúan en forma armónica, desde la vida fetal hasta la edad adulta condicionando el desarrollo y el crecimiento.

4a. Escudero dice que "la posibilidad, el ritmo y la forma del crecimiento están supeditados a las características de la alimentación" porque el crecimiento y el desarrollo no son adecuados cuando hay desnutrición.

El recién nacido mide alrededor de 50 cm de longitud y tiene un peso promedio entre 3 y 3.5 kg. En relación con su tronco la cabeza es más grande que la del adulto y sus miembros más cortos. La cara es pequeña en relación con el cráneo, su mandíbula casi no se ha desarrollado, la tuba auditiva (trompa de Eustaquio) es más corta y las tonsilas (amígdalas) están muy desarrolladas. Sus labios tienen desarrollada la parte media que recibe el nombre de cojinete de succión. Su tórax tiene contorno casi circular, el corazón

Tabla No. 1   Antropometría infantil

PESO Y TALLA

	Niños				Niñas			
Edad	Valores normales de peso (g)			Talla normal promedio (cm)	Valores normales de peso (g)			Talla normal promedio (cm)
	Inferior	Medio	Superior		Inferior	Medio	Superior	
Al nacer	2900	3250	3600	50.0	2750	3100	3450	49.5
1 mes	3935	4390	4845	54.3	3690	4070	4450	53.2
2 meses	4710	5240	5770	57.9	4400	4850	5295	56.7
3 meses	5475	6075	6675	61.1	5110	5615	6120	59.7
4 meses	6080	6725	7370	63.6	5675	6225	6775	62.1
5 meses	6800	7285	7970	65.9	3265	6880	7455	64.4
6 meses	7080	7800	8520	67.9	6765	7490	8035	66.3
7 meses	7500	8235	8970	69.3	7150	7820	8490	67.9
8 meses	7935	8690	9445	70.8	7570	8275	8980	69.5
9 meses	8300	9070	9840	72.0	7950	8680	9410	70.9
10 meses	8640	9430	10220	73.3	8275	9025	9775	72.1
11 meses	8950	9760	10570	74.5	8585	9350	10115	73.4
1 año	9255	10080	10905	75.6	8886	9630	10475	74.6
2 años	11615	12625	13635	87.2	11385	12360	13335	86.0
3 años	13470	14720	15970	95.0	13345	14520	15695	94.3
4 años	15235	18705	18175	101.5	14790	16690	17540	101.4
5 años	16980	18700	20420	107.6	16850	18700	20535	107.6
6 años	18715	20840	22965	113.7	18665	20830	22995	113.6
7 años	20795	23420	26045	119.5	20740	23330	25920	119.5
8 años	22925	26110	28295	125.5	22810	25980	28150	125.0
9 años	25475	28250	33926	130.4	25340	29055	32770	130.1
10 años	28080	32460	36840	135.5	28125	32780	37435	135.9
11 años	31205	36160	41115	140.6	32500	38425	44345	142.8
12 años	35050	40660	46270	146.0	37950	45020	52090	149.5
13 años	39880	46200	52550	152.5	42495	49780	56905	154.9

FUENTE: *Ramos Galván, Somatometría médica. Archivo Investigación Médica. Vol. 6, Supl. 1. Oficina Editorial de Investigación Científica del IMSS, México.*

tiene posición casi horizontal y su abdomen es prominente porque sus músculos abdominales son débiles, duerme casi todo el tiempo y despierta solamente para alimentarse.

Las características del niño se modifican conforme crece y se desarrolla.

Respecto al crecimiento existen tablas referentes al peso, la talla, las circunferencias de la cabeza y del tórax. En términos generales aumenta 6 kg de peso en el primer año,

3 kg en el segundo año y después aumenta a un promedio de 2 kg por año.

La talla aumenta 20 cm promedio en el primer año, 12 cm en el segundo, 8 cm durante el tercero, 6 cm durante el cuarto y después aumenta 5 cm por año. Tanto en la talla como en el peso hay que tomar en cuenta raza, sexo, características genéticas, etcétera.

La dentición temporal se inicia entre los seis y los ocho meses y termina entre los dos y los tres años. La dentición definitiva empieza entre los seis y los siete años y termina casi siempre al final de la adolescencia.

El desarrollo neuromuscular es el siguiente:

En el primer mes de vida el recién nacido reacciona en forma generalizada a los estímulos, empieza a fijar la vista sobre los objetos y llora cuando se siente molesto.

Entre los dos y cuatro meses empieza a sonreír, sigue objetos con la vista, oye las voces, empieza a sostener su cabeza y trata de alcanzar objetos, aparece el lenguaje en forma de balbuceo, reconoce a su madre y se arrulla.

Entre el cuarto y sexto mes rueda sobre sí mismo, se sienta con algún apoyo, se mete la mano en la boca, juega con su mano y ríe en voz alta.

Entre los seis y siete meses se mantiene sentado sin ayuda, su mano puede hacer prensión y asir los objetos, reconoce a los extraños, balbucea y trata de imitar sonidos.

Entre el octavo y el décimo mes se puede voltear, empieza a sentarse solo, empieza a comprender el significado de ciertos sonidos, extiende los brazos y grita para llamar la atención, se arrastra, gatea y se puede poner de pie con ayuda, señala con el índice, busca a los adultos, expresa sus emociones, reconoce los nombres que oye con frecuencia, utiliza los dedos pulgar e índice para coger objetos pequeños e inicia juegos imitativos.

Entre los diez y los doce meses se mantiene de pie apoyándose en algún mueble, busca a los niños y a los juguetes.

De los doce a los quince meses camina solo, repite palabras, abre cajas, reconoce sus objetos y obedece órdenes sencillas.

De los quince a los dieciocho meses sube escaleras, explora cajones y muebles, pide ayuda cuando se encuentra en apuros; generalmente tiene un vocabulario de diez a quince palabras.

De los dieciocho a los veinticuatro meses corre, sube y baja escaleras, garabatea espontáneamente y al final de esta etapa es capaz de trazar una línea horizontal y empieza a controlar sus esfínteres durante el día.

Al cumplir los dos años termina la primera infancia y empieza la segunda infancia o edad preescolar.

A los dos años nombra animales y objetos que le son familiares, corre, sube y baja escaleras, abre las puertas, ayuda a que le quiten la ropa, dice frases, y construye oraciones con sujeto, verbo y complemento, puede construir torres con dos o tres piezas, dobla papeles, le gustan los cuentos ilustrados, sus juegos son aún solitarios y ya controla bien sus esfínteres.

A los tres años sabe reconocer si es niño o niña, conoce su apellido, intenta cantar, bailar y saltar, ayuda a que lo vistan, se desabrocha la ropa, se lava las manos y puede empezar a cepillarse los dientes, se puede subir a un triciclo y dirigirlo, puede utilizar la cuchara para comer.

A los cuatro años brinca, puede usar tijeras para recortar dibujos, puede tirar lejos una pelota, se viste y desviste casi sin ayuda, juega con varios niños e imita en juegos el papel de los adultos.

A los cinco años puede saltar alternando los pies, sostenerse en un pie, contar hasta diez, reconocer objetos en dibujos y trazar figuras con líneas oblicuas como los triángulos.

A los seis años identifica vocales, distingue lo que es bonito y lo que es feo para él en una serie de dibujos, puede describir los objetos, de algún dibujo que se le presente.

Desde los seis años hasta la pubertad, transcurre la etapa escolar, en esta etapa el crecimiento es constante, aunque más lento.

El crecimiento del tejido nervioso, en términos generales, es más acelerado en los primeros años de la vida. El tejido linfoide crece rápidamente hasta los doce años y después disminuye; en cambio, el sistema reproductor se desarrolla básicamente a partir de la pubertad. El tejido adiposo aumenta en los primeros meses de vida, después tiende a disminuir hasta la pubertad y en esta etapa de

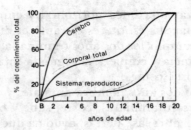

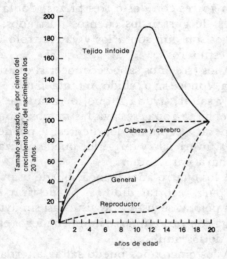

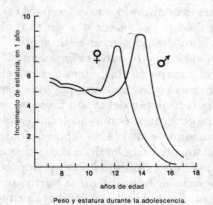

Peso y estatura durante la adolescencia.

Fig. 72 Curvas de crecimiento de los principales componentes del cuerpo.

la vida nuevamente aumenta para disminuir posteriormente. Generalmente las niñas alcanzan la pubertad primero que los niños.

Entre los factores que influyen en el crecimiento y desarrollo se pueden considerar los siguientes:

Raza Los antropólogos han encontrado diferencias físicas entre grupos raciales, en algunos casos estas diferencias se deben a costumbres tanto sociales como alimenticias.

Factores endocrinos El buen funcionamiento de las glándulas endocrinas o de secreción interna son determinantes en el crecimiento y el desarrollo, principalmente las glándulas hipófisis y tiroides.

Sexo. El crecimiento y el desarrollo son diferentes en los niños y en las niñas.

Nutrición Cuando hay deficiencias en la nutrición el crecimiento es menor y el desarrollo no siempre es el adecuado.

Enfermedades Ciertas enfermedades crónicas pueden demorar el crecimiento normal del niño. Hay otras enfermedades que alteran el crecimiento de alguna parte del cuerpo; por ejemplo, la poliomielitis, la secreción defectuosa de hormonas que puede hacer que el crecimiento sea exagerado, insuficiente o desproporcionado y que la maduración se adelante o se atrase. Hay enfermedades producidas por la falta de alguna vitamina; por ejemplo, la falta de vitamina D puede ocasionar raquitismo que afecta al crecimiento y produce deformaciones en el organismo.

Clima Se han observado diferencias en el ritmo de crecimiento y en la maduración de los niños según las condiciones geográficas o climatológicas. Como regla general, los individuos que nacen y viven cerca del ecuador son de menor estatura que los de regiones septentrionales quienes inician su pubertad catorce a dieciseis meses después que los primeros.

Actividad. El crecimiento y el desarrollo normales están muy relacionados con la actividad tanto física como mental del niño.

El desarrollo mental y emocional dependen de los cuidados que reciba el niño. Al nacer es un ser indefenso, que depende totalmente de los demás, nace con determinado temperamento, es decir, con una forma de reaccionar ante los estímulos y con impulsos instintivos con los que busca satisfacer sus necesidades; pero estos impulsos van a ser moldeados poco a poco por las normas que le dicta el ambiente sociocultural; el niño va a tener experiencias que formarán su carácter. Como resultado de todo esto adquiere una personalidad que evoluciona conforme va respondiendo a los cambios del medio ambiente. Si progresa en el proceso de adaptación se va logrando la madurez a través de la cual se adquieren nuevas potencialidades.

Para que el desarrollo de la personalidad sea adecuado, los padres deben relacionarse en forma adecuada con el niño y satisfacer sus necesidades básicas:

1. Fisiológicas Necesita de una alimentación suficiente, completa y equilibrada, adecuada a su edad, aseo, protección contra el clima y sueño y descanso durante el tiempo necesario. Ya se dijo que el recién nacido duerme durante mucho tiempo y que solamente despierta para alimentarse; pero, conforme va creciendo y desarrollándose disminuye sus horas de sueño.

2. Afectivas Necesita vivir dentro de una familia donde le den valores y metas. La actitud de los padres o de las personas que están con él es muy importante para su desarrollo; necesita recibir amor productivo, que significa cuidado, interés, conocimiento, aceptación y respeto para que adquiera confianza en ellos y en su hogar. Necesita también, que se interesen en él, en lo que hace, en lo que logra, en sus fracasos y que se respete su individualidad, sus intereses y sus deseos. El rechazo, la indiferencia o la sobreprotección fomentan en el niño la inseguridad y la dependencia hacia los demás.

3. Educativas Durante su aprendizaje el niño debe ser guiado por sus padres, aunque gradualmente dependerá menos de ellos para desarrollar sus potencialidades y su voluntad. Si los padres actúan de acuerdo a sus propios intereses lograrán que el niño se sienta débil e impotente, que se vuelva hostil y rebelde, o por el contrario, que los admire ciegamente al grado de no poder independizarse, porque va a perder su espontaneidad y su voluntad. Se debe favorecer el desarrollo de sus potencialidades hacia la libertad y la productividad.

En el desarrollo psicológico del niño son muy negativos algunos aspectos como el rechazo, la posesividad, el dominio, la sumisión y la fijación incestuosa.

El rechazo puede o no manifestarse; hay padres que aparentemente aceptan al niño, pero se desinteresan afectivamente de ellos. La posesividad se caracteriza porque los padres se olvidan de que el hijo tiene su personalidad separada, lo sobreestiman, lo protegen exageradamente tratando de que no se relacione fuera del hogar. Los padres dominantes tratan que el hijo sea como ellos, lo protegen exageradamente, intentan resolver sus problemas y le piden a cambio afecto, sumisión y respeto, consideran al hijo como un objeto y lo hacen sentirse incapaz de ser independiente. La sumisión se caracteriza por consentimiento exagerado; los padres que actúan así acostumbran satisfacer todos los deseos de sus hijos por lo que posteriormente éstos no pueden soportar las frustraciones. La fijación incestuosa se refiere a que la madre o el padre, según sea el caso, hace que el niño fije su sexualidad en él, posteriormente este hijo no va a poder establecer relaciones afectivas y eróticas fuera del hogar.

Los adultos angustiados crean en el niño un ambiente de inseguridad.

ADOLESCENCIA, EDAD ADULTA, CLIMATERIO Y TERCERA EDAD

CAPITULO 30

Adolescencia

Que viene del latín *adolecere*: crecer, es la etapa de la vida del individuo que se inicia con la pubertad, culmina en la aptitud fisiológica para la reproducción y termina cuando el individuo está preparado física, emocional y socialmente para responsabilizarse por sí mismo y desempeñar su papel social de adulto.

Las modificaciones fisiológicas y psicológicas que ocasiona la adolescencia no siempre van relacionadas, por lo que es difícil determinar en qué edad se presenta, aunque en términos generales en el hombre se inicia entre los 11 y 12 años y en la mujer alrededor de los nueve y diez años. Aunque no se sabe las causas que la inician, generalmente la pubertad aparece más tempranamente en climas cálidos pero también intervienen otros factores como la raza, el grado de nutrición y el estado de salud o enfermedad.

El periodo de la adolescencia hasta hace algunos años tendía a ser más corto y en muchas sociedades tribales no existe, porque el niño pasa a ser adulto cuando llega a la pubertad, dando lugar incluso a ritos de iniciación.

Hasta hace algunos años la simple adquisición de vello en el pubis era considerada como signo de pubertad; sin embargo, la pubertad en sentido fisiológico se refiere al crecimiento rápido y a la maduración de las gónadas (testículos y ovarios), los otros órganos genitales y a la capacidad reproductiva.

Los primeros cambios se manifiestan en el crecimiento, que se acelera notablemente. En el sexo femenino la pubertad ocurre entre los 9 y medio y los 13 años y en el sexo masculino entre los 11 y los 12 años. Paralelamente a este aumento de estatura aumenta el peso, aunque el incremento de éste es mayor proporcionalmente y se empieza a modificar la configuración del cuerpo: las extremidades crecen con más rapidez que el tronco y los rasgos de la cara adquieren el aspecto de adulto, por alguna razón desconocida el hipotálamo empieza a producir las hormonas liberadoras que estimulan a la glándula hipófisis para que a su vez ésta produzca las hormonas gonadotróficas que van a estimular a las gónadas, para que éstas a su vez produzcan las hormonas respectivas.

En el hombre los testículos empiezan a producir andrógenos, principalmente testosterona que provoca la aparición de los caracteres sexuales secundarios: vello en el pubis, las axilas y la cara. El vello del pubis aparece primero como un vello muy fino que poco a poco se va haciendo más grueso y oscuro; la distribución del vello pubiano depende de características raciales, aunque generalmente va desde el ombligo hasta el pubis, la base del pene, el escroto, el perineo y el ano. Cuando aparece el vello en la axila se observa que aumenta la actividad de las glándulas sudoríparas. En la cara empieza a salir el vello en el labio superior y en la mandíbula. En muchos casos al aumentar la actividad de las glándulas sebáceas se agrega una infección y puede aparecer acné. El hombre presenta también aumento en la cantidad de vello en las extremidades y en el tórax. Las cejas se desarrollan más.

La laringe crece generalmente cuando el pene ha alcanzado su máximo desarrollo; uno de sus cartílagos, llamado cartílago tiroides, crece mucho formando la "manzana de Adán" y se modifica el tono de la voz, que se hace grave.

Aproximadamente a los diez años de edad aumentan el tamaño y el peso de los testículos porque aumenta el tamaño y el peso de los túbulos seminíferos; después crecen las células de Sertoli y aumentan y crecen las células intersticiales de Leydig que producen la testosterona, aproximadamente un año después empiezan a crecer la próstata, las vesículas seminales, las glándulas bulbouretrales y el pene. El escroto aumenta su superficie por lo que presenta surcos y aumenta su pigmentación.

Más o menos un año después del crecimiento del pene ocurre la primera eyaculación y entre los 11 y los 16 años empiezan a aparecer las poluciones nocturnas (véase Educación sexual).

Paralelamente al crecimiento y a los cambios en las proporciones del cuerpo aumenta el tamaño de los huesos y los músculos; los hombros se ensanchan y disminuye el tejido adiposo que está debajo de la piel.

En las mujeres el crecimiento se acelera notablemente entre los nueve y medio y los trece años.

Entre los ocho y los trece años comienza el desarrollo mamario que generalmente es anterior a la aparición del vello pubiano, que aparece como un vello muy fino, de color claro, y posteriormente se va haciendo más grueso y oscuro; cubre los genitales externos y se puede extender a los muslos. Su distribución es similar a la de un triángulo de base superior. Aparece el vello en las axilas, aumenta la actividad de las glándulas sudoríparas y sebáceas y se producen modificaciones en los órganos genitales: el útero crece y empieza a responder al estímulo de los ovarios que producen estrógenos y progesterona, por el efecto de las hormonas gonadotróficas. La mucosa vaginal sufre estos mismos cambios y aparece la primera menstruación o menarca. En muchos casos las primeras menstruaciones se presentan antes de que haya maduración y liberación de óvulos.

Las proporciones del cuerpo también se modifican, la pelvis se ensancha y el tejido adiposo aumenta, dándole aspecto redondeado a las diferentes regiones de su cuerpo pero principalmente a la cadera y a las mamas. El tejido muscular también se desarrolla, pero menos que en el hombre.

Tanto en el hombre como en la mujer disminuye la frecuencia cardiaca y respiratoria, aunque la respiración se hace más profunda que en el niño porque la caja torácica está más desarrollada; la presión arterial aumenta, debido a que el sistema circulatorio está más desarrollado.

Los cambios psicológicos se presentan más tarde que los biológicos:

1. Aceptación de los cambios físicos y de la sexualidad.

Ante las modificaciones de su organismo el adolescente puede manifestarse preocupado, interesado o indiferente. Generalmente se llena de dudas e inquietudes, se preocupa por lo que los demás piensan de él, sobre todo si los cambios de peso, estatura o configuración sobrepasan a los que ocurren en sus compañeros de grupo; teme también, tener un aspecto que no esté a la altura de las exigencias sociales y empieza a sentir atracción sexual, por lo que las palabras, los objetos, los valores adquieren un significado sexual. Biológicamente ya está maduro para la reproducción y puede sentir temor o ir al otro extremo y tener relaciones sexuales, ya sea por curiosidad, presiones de sus compañeros, por diversión, para no sentirse solo, tener afecto, mostrar independencia, buscar autonomía o para comunicarse cálidamente.

2 . Siente la necesidad de un nuevo concepto del yo y de una nueva identidad, porque entra a un mundo que parece no estar hecho para él; se siente grande para realizar algunas actividades y chico para otras. Al no encontrar su lugar, integra su propio grupo con personas iguales a él, con los mismos gustos y los mismos problemas. Sus sentimientos cambian y pueden variar mucho; desde sentirse mal, desesperarse, volverse muy susceptible, hasta sentir una alegría inmensa; desde buscar la soledad hasta tratar de relacionarse con muchas personas; desde la superficialidad hasta la preocupación por la vida. Trata de encontrarse a sí mismo y encontrar su camino en la vida; sueña despierto e imagina su futuro porque sabe que necesita encontrar un lugar en la sociedad. Busca relaciones amorosas inestables porque tiene miedo de perder la libertad que comienza a obtener. También se identifica con modelos y levanta ídolos que cambia con frecuencia.

3 . Siente la necesidad de encontrar un nuevo significado a su existencia, cambia su marco de referencia familiar por otro externo al hogar, el mundo de los valores y las ideas ahora debe ser otro, se pregunta sobre la religión y puede rechazarla o caer en el dogmatismo, lucha entre la rigidez moral y la búsqueda del placer; puede ir desde la sumisión a los patrones sociales hasta la rebeldía total.

4 . Necesita sentirse autónomo, razón por la cual se rebela contra la autoridad, necesita ponerse a prueba constantemente, tiene conflictos con sus padres porque por un lado quiere independizarse, pero por el otro desea seguir bajo su protección.

Conforme resuelve estos problemas se adapta al medio familiar y social.

La adolescencia es una etapa en la que el individuo puede caer en la depresión que se manifiesta en diferentes áreas: pérdida del apetito, insomnio, disminución de la líbido o deseo sexual, fatigabilidad, sentimientos negativos hacia sí mismo y conductas destructivas (exponerse al peligro, por ejemplo a la velocidad excesiva). Los fracasos escolares, los padres carentes de afecto o sumamente exigentes, y la falta de firmeza en el carácter del individuo pueden aumentar la depresión y ser la causa de problemas como el tabaquismo, el alcoholismo, la farmacodependencia, la prostitución y el suicidio.

Edad adulta, climaterio y tercera edad

La edad adulta es aquella en la cual el individuo se incorpora a las actividades que implican un compromiso con la comunidad y en las que se ejerce, por tanto, una influencia clave para la dirección y el rumbo de cada sociedad.

El ingreso a la vida adulta es más temprano en el medio rural que en el urbano, sin embargo el Código Civil para el Distrito Federal establece en su artículo 646 que la mayoría de edad se alcanza cuando el individuo adquiere el derecho a voto, la posibilidad de administrar sus bienes, de comprometerse en matrimonio sin requerir el consentimiento de sus padres, etcétera.

En esta etapa de la vida el individuo debe definir su escala de valores y planear su vida como una afirmación de su autonomía; sin embargo se pueden dar dos situaciones: el individuo cae en la generatividad, es decir, se dedica a crear, generar, experimentar sensaciones placenteras y ampliar su vida personal y social o por el contrario, se estanca y se conforma.

En muchos individuos la edad cronológica no corresponde con sus características biopsicosociales, por lo que es sumamente difícil distinguir esta etapa de la vida y las subsecuentes (hay personas jóvenes que semejan ancianos y ancianos que semejan jóvenes). Por otra parte, el envejecimiento es un fenómeno vital común a todos los seres vivos, que empieza a presentarse en algunas células desde el inicio de la vida, por ejemplo en las células de la piel que se están renovando constantemente. Las células nerviosas del cerebro, aunque se empiezan a perder desde la infancia, manifiestan deterioro a edad avanzada.

Alrededor de los 30 años el individuo puede notar la aparición de las primeras canas y arrugas, que seguirán aumentando con el irremisible paso del tiempo, su piel empieza a perder lozanía y poco a poco va a ir perdiendo su aspecto juvenil, sin embargo el individuo trata de mantener su *status* afectivo, su ajuste marital y su *status* económico. En la mujer aumenta el interés sexual, en cambio en el hombre puede empezar a descender; por otra parte, al disminuir la rapidez de su respuesta sexual puede proporcionar mayor placer a su pareja y prolongar su propio placer.

Alrededor de los 45 años la mujer puede pasar por una etapa difícil que es el climaterio, los ovarios ya no responden al estímulo que envía la hipófisis (pituitaria) y disminuye la producción de estrógenos y progesterona, se presenta la menopausia (cese de la menstruación), empieza a declinar la belleza juvenil, disminuye la turgencia de la piel,

se pierde la firmeza de las formas del cuerpo, hay tendencia al aumento de peso, aparecen los llamados "bochornos" que consisten en oleadas de calor y puede tener nerviosismo, irritabilidad o insomnio. Si se agrega el hecho de que generalmente los hijos están atravesando por la adolescencia y empiezan a alejarse del hogar y los padres se encuentran enfermos o fallecen, la mujer puede llegar a tener estados de angustia, reacciones depresivas, apatía, inestabilidad emocional y sentimientos de minusvalía.

A esta edad el hombre se puede encontrar en la cumbre de su desempeño profesional, aunque se puede angustiar también al notar cambios en su potencia sexual.

A partir de esta etapa las expectativas hacia el futuro pueden tambalearse, por lo que la higiene mental cobra gran importancia, al permitir que se revisen y valoren críticamente, al hacer sentir a la pareja que se pueden desarrollar nuevas potencialidades, que la menopausia puede aumentar la libertad sexual al desaparecer el temor al embarazo y que se puede aumentar la capacidad para dedicarse a otras personas y encontrar nuevas satisfacciones en los logros de los hijos.

La tercera edad o etapa de madurez permanente ha cobrado gran importancia en los últimos años, debido a que el progreso científico y tecnológico ha llevado a un aumento en la esperanza de vida. Día con día aumenta la cantidad de personas que sobrepasan los 60 años.

El IMSS y el ISSSTE señalan una edad mínima de 65 años con un mínimo de 500 semanas laboradas para otorgar el seguro de vejez y de 60 años para edad avanzada.

En la vejez se manifiestan con más notoriedad las enfermedades y procesos degenerativos que se iniciaron desde años atrás: los huesos pierden calcio, se va perdiendo el sentido del oído, del gusto, del olfato, la lente (cristalino) del ojo pierde su capacidad de acomodación y hay dificultad para enfocar objetos a diferentes distancias, el pelo se adelgaza, aparecen manchas en la piel, los movimientos se vuelven torpes y se pueden sufrir accidentes con más facilidad, los vasos sanguíneos se endurecen, la digestión es más difícil, etcétera. Respecto al funcionamiento cerebral, aunque va decayendo, no necesariamente todas las personas padecen psicosis seniles.

A pesar de que han destacado algunos hombres y mujeres por realizar actividades a edad avanzada, como Goethe, Miguel Angel, Picasso, Kant, etcétera, la sociedad, empezando por la familia, margina a los individuos de la tercera edad: se les interna en algún asilo o se les ignora porque se les considera "objetos inservibles", que ya dieron lo mejor de sí mismos, se les asigna determinados días y lugares para pagarles una pensión mínima, se les niega la posibilidad de otro tipo de trabajo, se les considera improductivos, por lo que les sobra tiempo y no saben en qué ocuparlo, sobre todo en el caso del hombre que no colabora cuidando a los niños o en las labores domésticas, y además se les reprime sexualmente aun cuando deben y están en posibilidad de funcionar como pareja, pues aunque su respuesta sexual es lenta o incluso puede haber problemas con la erección, pueden recurrir a la masturbación y las caricias para expresar su sexualidad.

Las principales causas de mortalidad en personas de 65 y más años de edad son las enfermedades del corazón, los tumores malignos, las enfermedades que afectan a los vasos sanguíneos del cerebro, la *diabetes mellitus*, la influenza y las neumonías, la bronquitis crónica, el enfisema y el asma, los accidentes, las infecciones intestinales, la cirrosis hepática y las enfermedades del riñón, la mayoría de estas causas de mortalidad se pueden prevenir con un estilo de vida adecuado o diagnóstico cuando apenas se inician si el individuo se somete periódicamente a exámenes médicos, por lo que una tercera edad sana se debe cultivar desde la juventud. Hay personas mayores de 60 años que se encuentran en mejor estado de salud que algunas que tienen la mitad de su edad. Una dieta desequilibrada, la falta de ejercicio físico, el tabaco y el alcohol contribuyen a la aparición de enfermedades propias de esta etapa de la vida.

Algo importante es la jubilación, por lo cual el individuo se debe preparar desde unos 10 años antes. Una vez jubilado debe seguir practicando ejercicio, cuidar su alimentación y ejercitar su capacidad intelectual mediante actividades de esparcimiento; todo esto sin llegar a la fatiga.

La pérdida de la pareja puede significar el fin de toda una vida, de la propia existencia e incluso el fin del mundo al cual se pertenece, por lo que en esta etapa la higiene mental sigue ocupando un lugar muy importante. Es frecuente el suicidio, cuando esta etapa de la vida puede ser productiva y feliz, ya que el individuo tiene más tiempo que el resto de la gente para destinarlo a actividades que antes no podía realizar por falta de tiempo. La tercera edad debe transcurrir en un mar de satisfacción personal que nace del haber vivido una vida plena, con experiencias ricas, enseñanzas, tristezas y alegrías; en esto influyen el entorno y las relaciones con personas más jóvenes o contemporáneas, los hábitos y las enfermedades que se haya padecido.

La sociedad debe cambiar su actitud para dar a las personas de la tercera edad no sólo el derecho a vivir, sino a disfrutar los nuevos años de libertad conquistados, a comportarse hasta el último momento en una forma adecuada, digna y feliz, tomando en consideración que si bien no son individuos sanos, sí se encuentran llenos de experiencias, de recuerdos y con una capacidad física y humana suficiente para seguir enfrentando la vida de una forma satisfactoria y productiva.

ESTADISTICA MEDICA

CAPITULO 31

Croxton y Cowden definen a la estadística como "el método científico que se usa para recolectar, elaborar, analizar e interpretar datos respecto a características susceptibles de ser expresadas numéricamente, de un conjunto de hechos, personas o cosas".

Yule y Kendall dicen que la estadística es "el método científico que sirve para la elucidación de datos cuantitativos que se deben a muchas causas".

Mainland dice que "la estadística es el método científico que se ocupa del estudio de la variación".

La estadística cada vez adquiere mayor importancia en todos los campos de la actividad humana y la biología y en especial la medicina no son excepción; la estadística nos permite medir, expresando con números, los hechos, es decir conocer cuantitativamente todo lo concerniente a un fenómeno dado. Así pues, la estadística tiene como funciones: colectar, presentar e interpretar información numérica, pero además dicha información debe ser: pertinente, comparable, confiable, completa y actualizada.

Método estadístico

Es el conjunto de procedimientos desarrollados para ordenar y analizar los datos numéricos afectados por una o múltiples causas; proporciona las técnicas para llevar a la práctica aquellas etapas del método científico que requieren recolección y análisis de información. Idealmente comprende las siguientes etapas:

A. Planificación del estudio
B. Ejecución

A. Planificación

Consiste en el establecimiento de un plan de investigación; en esta etapa se debe pensar en forma ordenada lo que se va a realizar.

1. Se deben plantear los objetivos que se pretenden alcanzar, que generalmente, son preguntas basadas en el problema que se trata de resolver. Pueden ser preguntas surgidas de una investigación anterior o bien hipótesis que se plantean con base en determinado fenómeno. La hipótesis se debe plantear con exactitud, especificando qué se quiere probar, cómo se va a resolver el problema, cómo se va a llevar a cabo la investigación, la medición, el tiempo y los recursos con que se cuenta.
Los objetivos deben ser claros y precisos, deben justificarse y se debe manifestar la importancia de su evaluación.

2. Es importante definir la población que se va a estudiar, es decir, el conjunto de individuos, personas, animales o cosas que constituyen los objetos de la investigación. Los individuos, objeto de estudio, se llaman también *unidades de observación*.

3. Procedimientos para recolectar la información. Se debe precisar si las fuentes de información son primarias, es decir, si se va a obtener por medio de encuestas o experimentos, o si la fuente de información es secundaria, o sea que se va a obtener en forma indirecta por medio de registros o publicaciones.

Los experimentos son situaciones creadas artificialmente donde se controlan, hasta donde es posible, los distintos factores que pueden intervenir, y sólo se modifican una o unas de las pocas variables que intervienen, permitiendo el estudio de dichas variables.

Las encuestas se pueden llevar a cabo recolectando los datos de toda la población, como sucede con el censo de población, o bien recolectando los datos de una parte de la población que recibe el nombre de muestra. Las encuestas son muy útiles a la Salud Pública; pueden hacerse por medio de cuestionarios o entrevistas personales que recogen información más flexible.

Si se elige una muestra, ésta debe ser representativa de la población total. El tamaño de la muestra se calcula con fórmulas matemáticas de acuerdo a lo que se quiere estudiar y al error que se pueda tolerar; debe especificarse el tamaño de la muestra, o sea cuántas unidades de observación va a contener y la forma en que se van a elegir; generalmente se seleccionan en forma aleatoria.

4. El procedimiento que se va a utilizar para el registro de los datos debe ser lo más uniforme, completo y exacto posible. Se debe especificar qué datos se van a registrar, cómo, etcétera.

5. ¿Con qué se va a comparar?

En medicina es importante comparar los resultados experimentales de tratamiento, vacunas, características de las enfermedades, si hay relación entre causa y efecto, etcétera, por lo que se necesita tener un grupo de individuos con los cuales comparar los resultados obtenidos. A éstos se llama grupo testigo o control; estos individuos deben de tener características similares a las del grupo en estudio; por ejemplo edad, sexo, condiciones ambientales, características y evolución de la enfermedad, etcétera. El tratamiento o el procedimiento sólo se realiza en el grupo de estudio y cuando sea posible no se debe dar a conocer cuál es el grupo testigo y cuál es el grupo de estudio con el fin de evitar tendencias de cualquiera de los investigadores al momento del estudio, a esto se denomina *estudio ciego*.

6. Se debe especificar con qué recursos se cuenta y el tiempo disponible.

B. Ejecución

Esta fase consiste en cumplir acuciosamente el plan de trabajo que se elaboró y que no debe ser modificado en estos momentos, salvo causas de fuerza mayor, consta de los siguientes pasos:

1. Recolección de los datos a través de los procedimientos estipulados, como ya se mencionó: primarios o secundarios.

2. Elaboración de los datos:

a) Revisar la información obtenida para tratar de descubrir y corregir errores.

b) Clasificar y organizar los datos; aquí se toman en cuenta las variables, que pueden ser:

— el tiempo; si fueron datos por años, meses o días

— geográficos; si fue por hospitales, países, clínicas, etcétera

— datos cualitativos; si fue por sexos, edades, estado civil, etcétera
— datos cuantitativos; si fue según peso y talla, ingresos, número de hijos, etcétera
— codificación de los datos; en esta fase se les asigna claves o códigos a los datos para facilitar su procesamiento y su análisis
— tabulación de los datos, es decir, recopilarlos para obtener los resultados

3. Presentación de los datos

Una vez elaborado, el material se debe presentar en forma adecuada, esto se consigue con un párrafo del texto, con cuadros o con gráficas; éstas últimas se prefieren pues presentan de golpe la información y puede ser en forma de:

— barras unidas
— perfil de barras
— polígonos de frecuencia (unión por medio de líneas de los puntos medios de las barras)
— barras separadas
— barra sola
— gráfica circular
— barras combinadas
— histograma (es el dibujo de un número de observaciones en que cada unidad tiene un área igual sobre un eje que representa los intervalos del parámetro estudiado).

4. Análisis e interpretación de los datos

Los estudios estadísticos pueden ser descriptivos o comparativos. En los estudios descriptivos se resume la información haciendo hincapié en los aspectos más importantes.

Los estudios comparativos sirven para buscar diferencias entre dos o más grupos y analizar las causas que expliquen estas diferencias; en este último caso se debe tomar en consideración:

a) que las observaciones o el muestreo sea adecuado

b) que se usen en los estudios los mismos métodos de cálculo, estimación y exactitud
c) que se hayan establecido los mismos términos y definiciones
d) que se hayan evitado prejuicios u opiniones preformadas antes de establecer alguna conclusión.

5. Conclusiones

Para elegir la investigación se deben tomar en consideración los objetivos. Se pueden hacer dos tipos de estudios:

a) estudios descriptivos
b) investigación explicativa

a) Estudios descriptivos

En estos casos el investigador simplemente observa los hechos. Los estudios pueden ser transversales y longitudinales.

En los estudios tranversales se mide una sola vez la o las variables para medir las características de uno o más grupos de unidades en un momento dado; se pueden establecer valores normales; por ejemplo, la determinación de peso y estatura en niños de cierta edad.

En los estudios longitudinales se observa al grupo de individuos, durante cierto tiempo, para relacionar posteriormente el tiempo con las variables. Estos estudios a su vez se pueden dividir en prospectivos y retrospectivos.

Son prospectivos cuando se inicia la investigación a partir de determinado momento y se van registrando periódicamente los fenómenos. En los estudios retrospectivos se estudian las características a partir del material que ya se tenía registrado.

b) Investigaciones explicativas

Pueden ser experimentales; por ejemplo, para probar la eficacia de determinado medicamento. Son siempre longitudinales y de tipo prospectivo; tienen más utilidad pero son más difíciles de realizar.

Para reducir la variabilidad de las características de los individuos hay que conside-

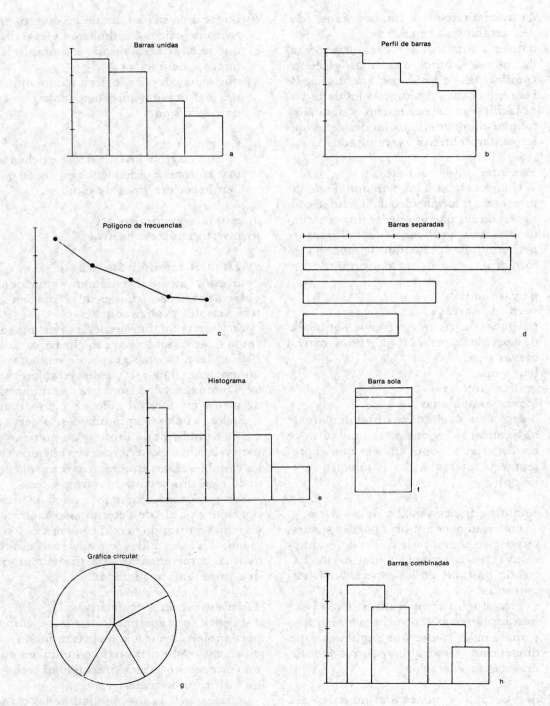

Fig. 73 Diferentes formas de presentación de los datos.

rar solamente a los que estén en situación similar de edad, avance de la enfermedad, etcétera.

Para evitar la sugestión, los observadores como ya se mencionó no deben de saber a qué grupo pertenecen los sujetos de estudio (si pertenecen al grupo de estudio o al grupo control), pero además deben hacer sus observaciones en forma individual y los instrumentos de medición deben estar bien calibrados.

Para evitar la pérdida de casos, se deben obtener y comprobar los datos proporcionados por los sujetos de estudio, sobre todo su domicilio, lugar de residencia y datos de familiares y amigos.

Estadísticas usadas en Salud Pública

1. Demográficas
2. Vitales
3. De morbilidad
4. De recursos y medios para proteger, fomentar y recuperar la salud.

1. Estadísticas demográficas
Proporcionan información numérica sobre los diferentes sucesos ocurridos en una población, según:

— zona geográfica: este dato permite conocer la frecuencia y el tipo de enfermedades por regiones urbanas y rurales, así como la facilidad de transporte que pueden tener los individuos para aprovechar los servicios de Salud Pública.
— sexo y edad
— estado conyugal
— lugar de nacimiento y nacionalidad legal
— alfabetismo, nivel educacional
— actividad económica e ingresos
— el tipo de agrupación familiar
— idioma
— religión, etcétera.

Estos datos generalmente se obtienen a través de los censos de población. Un censo de población es el proceso de colectar, compilar y publicar los datos demográficos, económicos y sociales de los habitantes de un país o territorio en un tiempo específico. Los censos nacionales se realizan cada diez años, a la mitad del año, en el mismo día y en forma simultánea.

2. Estadísticas vitales
Constituyen el registro de los acontecimientos biológicos que están ocurriendo en la población, tales como los nacimientos, defunciones, matrimonios, etcétera.

Los nacimientos se deben declarar en el Registro Civil y deben ser declarados por el jefe de la familia, o por el médico o la partera que atendió al parto.

Si un niño nace sin haber respirado después del parto o cesárea se considera como nacido muerto o mortinato. La mortinatalidad mide las pérdidas de vidas potenciales antes del nacimiento.

El registro de un nacimiento indica que ha habido un embarazo y que va a influir en el crecimiento de la población.

Los certificados de nacimiento sirven también para establecer el registro de la paternidad y el derecho a la herencia, para comprobar la edad y para establecer prueba de ciudadanía.

Los datos de la mortalidad también se obtienen del Registro Civil. Cuando una persona muere se debe extender un certificado de defunción para que pueda ser enterrada o incinerada; este certificado es de suma importancia porque especifica, además de los datos referentes al nombre, sexo, edad, domicilio, ocupación, lugar y fecha del sepelio, la causa que provocó la muerte, el tiempo que duró la enfermedad, la duración de la atención médica, el nombre de la enfermedad que produjo la muerte y las otras enfermedades que tenía.

La OMS ha establecido una Clasificación Internacional de Enfermedades para poder uniformar los diagnósticos y que éstos sean completos; si se especifica el tipo de enfermedad, su localización, su grado de evolución, etcétera, se pueden utilizar los datos para planear los programas de salud y evaluar sus resultados. Desgraciadamente en muchos casos no puede hacerse el diagnóstico adecuado, sobre todo cuando el individuo fallecido no recibió atención médica y se entierra sin que se haya practicado la autopsia.

Los certificados de defunción pueden servir además para cobrar pólizas de seguros o para orientar a la familia en casos de enfermedades hereditarias o en las que hay cierta predisposición para adquirirlas, ya sea para prevenirlas o para tratar de detectarlas tempranamente.

En los casos de defunción fetal se debe anotar la duración del embarazo, edad y estado civil de la madre.

3. Estadísticas de morbilidad

Se refieren a las enfermedades que padecen los individuos. Los datos se pueden obtener de los servicios de atención externa, servicios de atención interna u hospitalaria, por medio de la notificación de enfermedades y de encuestas de morbilidad. No son muy fidedignas porque hay casos en que no se anota el verdadero nombre de la enfermedad, no se llevan a cabo los registros de todos los individuos enfermos que visitan al médico y muchos no reciben atención médica; sin embargo, los datos que se obtienen pueden ayudar a determinar la magnitud y la naturaleza de los problemas de salud. Hay enfermedades de aviso obligatorio a nivel internacional; por ejemplo, la peste, el cólera, la fiebre amarilla, la viruela, el tifo, las encefalopatías producidas por virus, etcétera.

4. Estadísticas de recursos y atenciones para proteger, fomentar y recuperar la salud.

Se refieren a los datos numéricos acerca de los recursos o medios de que dispone la comunidad para resolver sus problemas de salud. Estos pueden ser inespecíficos, como las características socioeconómicas de la población, de la familia, de la vivienda, etcétera.

Los datos específicos se refieren a:

a) materiales Recursos de servicios médicos, centros de salud, hospitales, clínicas, servicios médicos de urgencia, laboratorios médicos, bancos de sangre, gabinetes de rayos X, etcétera.
b) humanos Médicos, dentistas, enfermeras, veterinarios, químicos, trabajadores sociales, técnicos de saneamiento, auxiliares de diagnóstico y tratamiento, etcétera.
c) presupuestarios.

Este tipo de estadísticas sirven para planificar y evaluar los programas de salud.

Las atenciones son las prestaciones hechas para promover, proteger, recuperar o rehabilitar la salud.

Los datos de este tipo de estadísticas se obtienen de los servicios de Estadística y Archivo Clínico de las Instituciones.

Las aplicaciones de la estadística en la medicina pueden ser:

Proporcionar las ténicas para aplicar las reglas del método científico y aportar las técnicas para recolección, elaboración y análisis de las observaciones. En base a la estadística se pueden hacer diagnósticos, establecer pronósticos y proporcionar medidas basadas en la teoría de la probabilidad para generalizar los resultados de las investigaciones.

Tasas más utilizadas en Salud Pública

La tasa es una cifra relativa muy usada en el trabajo de Salud Pública y se define de acuerdo a las características del evento en cuestión, el área geográfica en que sucede el evento y el periodo.

Existen tasas crudas, brutas o generales, que se llaman así porque incluyen a toda la población sin tomar en cuenta características específicas como sexo, o raza, por lo que los resultados no son tan exactos como los de las tasas específicas que se definen en términos de una característica en especial, ya sea determinado grupo de edad, sexo, etcétera.

Se obtiene por la división en la que el numerador representa las veces que ha ocurrido un evento o fenómeno en un tiempo específico, y el denominador que representa el número de individuos que pueden o no estar expuestos al riesgo de ese evento en el mismo lapso; el resultado generalmente se multiplica por 100, 1000, 10,000, etcétera, con el fin de expresar el valor en una magnitud conveniente y no como fracción por ejemplo, si hubo 50 000 nacimientos en un año en una población dada de 5 000 000 habitantes, la tasa de natalidad se obtiene en la siguiente fórmula:

$$\frac{\text{No. de nacidos vivos}}{\text{Población total}} \times 1000 \qquad \frac{50\ 000 \times 1000}{5\ 000\ 000}$$

La tasa de natalidad será de 10 nacimientos por 1000 habitantes.

En las siguientes fórmulas los datos se refieren a un año:

$$\text{natalidad general anual} = \frac{\text{Número de nacidos vivos}}{\text{Población total}} \times 1000$$

$$\text{mortalidad general} = \frac{\text{Defunciones en un área dada en un año}}{\text{Población en dicho lugar a mediados de año}} \times 1000$$

$$\text{mortalidad infantil} = \frac{\text{Defunciones de menores de un año en un área dada en un año}}{\text{Nacidos vivos en un año en dicho lugar}} \times 1000$$

$$\text{mortalidad perinatal} = \frac{\text{Muertes fetales (de 28 semanas o más) defunciones de menores de siete días en un área dada en un año}}{\text{Nacidos vivos en un año en dicho lugar}} \times 1000$$

$$\text{mortalidad neonatal} = \frac{\text{Defunciones de menores de 28 días en un área dada en un año}}{\text{Nacidos vivos en un año en dicho lugar}} \times 1000$$

$$\text{mortalidad por edades} = \frac{\text{Defunciones de un grupo de determinada edad en un año}}{\text{Población de esa edad a mediados del año}} \times 1000$$

$$\text{mortalidad materna} = \frac{\text{Defunciones por causa de la maternidad en un área durante un año}}{\text{Nacidos vivos durante el mismo año}} \times 1000$$

$$\text{letalidad} = \frac{\text{No. de defunciones por una enfermedad X en una zona dada en 1 año}}{\text{No. de casos de la misma enfermedad de la misma zona en 1 año}} \times 100$$

$$\text{fertilidad general} = \frac{\text{No. de nacidos vivos en 1 año}}{\text{No. de mujeres de 15 a 49 años}} \times 1000$$

$$\text{prevalencia} = \frac{\text{No. de enfermos de una afección X existentes en una fecha dada en un área determinada}}{\text{Estimación de la población para la misma fecha en la misma área}} \times \begin{matrix} 100 \\ 1\,000 \\ 10\,000 \\ 100\,000 \end{matrix}$$

$$\text{frecuencia} = \frac{\text{No. de enfermos nuevos de una afección X aparecidos en un tiempo dado en un área determinada}}{\text{Estimación de la población de la misma área para la mitad del período considerado}} \times \begin{matrix} 100 \\ 1000 \\ 10\,000 \\ 100\,000 \end{matrix}$$

DEMOGRAFIA

En el capítulo "La medicina como ciencia natural y ciencia social. Aspectos multidisciplinarios de las ciencias de la salud" se dio una pequeña introducción a este tema. La demografía estudia las características de la población (composición, comportamiento y perspectivas en relación con la tecnología, disponibilidad y uso de recursos naturales, producción de alimentos, ocupación, extensión de la contaminación ambiental, etcétera).

Población es el número de personas que viven en un lugar y tiempo determinados.

Lo importante en el estudio de una población es su composición y distribución por edad, sexo, raza, ocupación, educación, nivel socioeconómico, etcétera, estos datos se obtienen por medio del censo.

Las tendencias de la población están determinadas por las tasas de nacimiento, mortalidad, migración, densidad (número de habitantes por km cuadrado), salarios, costo de vida, educación, vivienda, alimentación, población femenina activa, etcétera.

En los países desarrollados la población tiende a mantenerse estacionaria, es decir, aproximadamente el 50% del total son personas entre 15 y 49 años y también puede hacerse regresiva, es decir, aumentando la proporción de personas de 50 años y más. En cambio en los países subdesarrollados la población es progresiva, o sea que hay muchos nacimientos y la cantidad de habitantes entre 0 y 14 años es aproximadamente del 40% del total.

Una población puede hacerse regresiva o envejecer porque aumenta el porcentaje de personas ancianas; esto se debe a que disminuye la tasa de crecimiento, disminuye la tasa de mortalidad y se prolonga la vida media de la población.

Las tablas de vida se elaboran en base a un censo y en base a éste se sigue la duración de la vida de individuos nacidos al mismo tiempo, para determinar:

a) el número de individuos que sobreviven a una edad determinada
b) el número de los que mueren en cada edad
c) cuánto vivieron por término medio, etcétera.

Estos datos ayudan a obtener las expectativas de vida, que se refieren al promedio de años que le quedan de vida a una persona al cumplir cierta edad, o la probabilidad que tiene de vivir tomando en cuenta los riesgos que tiene de morir dada la población en que nace y vive. También ayudan a obtener la vida media que se refiere a la edad que por término medio alcanza la mitad de la población. La vida media al nacer corresponde a la expectativa de vida al nacer.

La industrialización favorece el aumento de la densidad en las zonas urbanas, con el mejoramiento del nivel de vida por una parte y problemas de hacinamiento por la otra.

En los países en etapa de industrialización hay migración de las zonas rurales a las ciudades, modificándose la composición de la población.

La morbilidad y la mortalidad van relacionadas con los cambios de la composición de la población; por ejemplo, en los países desarrollados son frecuentes las enfermedades crónicas y degenerativas que se presentan casi siempre en edades avanzadas.

Teorías sobre población

En 1798 Thomas Robert Malthus escribió un "Ensayo sobre el principio de la población y su efecto sobre el mejoramiento futuro de la sociedad" en donde decía que la potencialidad de la población era mayor que la potencialidad que poseía la tierra de producir medios de subsistencia para el hombre; que la población crecía en razón geométrica (1 - 2 - 4 - 8 - 16 - 32, etcétera.) mientras que los medios de subsistencia lo hacían solo en razón aritmética (1 - 2 - 3 - 4 - 5 - 6, etcétera) y que la tendencia que tenía la población de crecer por encima de los medios de subsistencia disponibles era una causa de miseria. En su ensayo tendía a oprimir a los pobres, por lo que escribió un segundo Ensayo en el cual indicaba que podía haber alguna esperanza de que mejoraran si posponían su matrimonio y el nacimiento de sus hijos hasta que estuvieran en condiciones de mantener a su familia.

Velhurst se opuso a Malthus afirmando que el crecimiento de la población era regulado por los medios de subsistencia.

Marx y Engels atacaron a Malthus: Marx encomió a Malthus porque protestó contra la prolongación de la jornada de trabajo; sin embargo, señalaba que Malthus elaboraba sus conclusiones en favor de las clases gobernantes. Engels dijo que en cierto modo Malthus tenía razón al aseverar que siempre hay más gente que la que se puede mantener con los medios de subsistencia de que se disponía.

Marx y Engels señalaron que Malthus no tomó en consideración el avance de la ciencia, que la capacidad de producción de que dispone la humanidad es ilimitada, que el capital, el trabajo y la ciencia podían potencializar hasta el infinito la capacidad de rendimiento de la tierra.

Situación demográfica en México

México ha experimentado índices de crecimiento económico, ha avanzado en su industrialización, pero el ingreso medio por habitante es bajo, la población económicamente activa en 1990 representó el 29.6%, la mujer participa en un 23.5% en el trabajo, la escolaridad es de 87.4% en mayores de 15 años a nivel de alfabetismo y los sistemas de seguridad social no son suficientes.

Las corrientes migratorias, además de que indican una redistribución de la población, indican que hay desigualdad en el sistema económico del país.

En los últimos años se ha triplicado la población urbana, en parte por la migración del campo a la ciudad y por el crecimiento natural de la población (27.8 por mil). La tasa de urbanización es muy elevada.

El problema de la migración es que se dirige a unas cuantas ciudades. Entre 1960 y 1990, más del 50% de toda la migración tuvo como destino el área metropolitana de las ciudades

CUADRO 4

TASAS DE NATALIDAD POR 1 000 HABITANTES POR PAIS, 1960-1990

AREA	TASA					
	1960	1965	1970	1972	1985	1990
Argentina	23.7	22.4	21.2	—	21.0	21.0
Bolivia	28.1	26.1	17.8	—	43	37
Brasil	—	—	—	—	29	27
Canadá	26.7	21.3	17.4	15.9	14	15
Colombia	38.8	36.8	32.1	30.4	29	26
Costa Rica	46.9	42.2	33.3	28.9	28	29
Cuba	31.5	34.2	26.7	28.3	16	18
Chile	37.1	35.6	26.9	27.5	24	24
Dominica	47.1	42.7	35.3	—	29	—
Ecuador	47.3	44.0	37.8	—	35	32
El Salvador	49.5	46.9	40.0	40.7	36	35
Estados Unidos	23.7	19.4	18.3	15.6	15	16
Guatemala	48.9	45.3	40.9	—	41	41
Honduras	44.4	45.8	41.5	45.5	40	40
Jamaica	42.0	39.6	34.4	34.6	26	24
México	44.6	45.7	43.4	44.6	29	30
Nicaragua	45.3	43.1	42.2	—	42	44
Panamá	39.9	39.3	37.1	36.0	27	27
Paraguay [b]	—	40.7	36.8	—	35	35
Perú	37.5	39.2	34.4	—	34	31
Puerto Rico	32.2	30.8	24.8	24.5	21	19
República Dominicana	36.3	30.4	40.1	—	31	31
Trinidad y Tobago	39.5	32.8	24.5	25.1	24	26
Uruguay	23.9	22.3	22.4	—	19	18
Venezuela	45.9	44.2	40.1	37.8	31	28
América del Norte	23.9	19.6	18.2	15.7	15	16
Mesoamérica	42.5	42.4	39.6	40.5	31	32
América del Sur	34.5	33.5	29.5	31.6	29	27

[b] Tasas basadas en la población estimada para áreas de modificación
Fuente: World Population, 1992 (ONU), OPS

CUADRO 5

TASAS DE MORTALIDAD POR 1 000 HABITANTES POR PAIS, 1960-1990

AREA	TASA					
	1960	1965	1970	1972	1985	1990
Argentina	9.0	9.1	9.6	—	9	9
Bolivia	8.4	7.5	6.1	—	14	11
Brasil	—	—	—	—	8	8
Canadá	7.8	7.6	7.3	7.4	7	7
Colombia	11.9	9.9	8.5	—	7	6
Costa Rica	8.0	7.8	6.6	5.9	4	4
Cuba	6.3	6.5	6.3	5.7	7	6
Chile	12.3	10.6	8.6	8.8	6	6
Dominica	15.4	8.9	8.2	—	6	—
Ecuador	14.0	11.7	9.9	—	8	7
El Salvador	11.7	10.6	9.9	8.6	9	9
Estados Unidos	9.5	9.4	9.4	9.4	9	9
Guatemala	17.3	16.9	14.9	—	9	9
Honduras	9.7	9.0	7.9	8.0	8	8
Jamaica	8.8	8.1	7.3	7.1	6	7
México	11.2	9.8	9.9	9.0	6	6
Nicaragua	8.5	7.2	—	—	8	9
Panamá	8.3	7.3	7.1	6.0	5	5
Paraguay [b]	10.5	9.4	9.8	9.1	7	7
Perú	11.4	10.1	8.2	—	9	9
Puerto Rico	6.7	6.9	6.6	6.8	7	7
República Dominicana	8.9	5.9	6.1	6.4	7	7
Trinidad y Tobago	8.0	6.9	6.8	6.8	6	7
Uruguay	8.7	9.1	9.2	—	10	10
Venezuela	7.5	7.1	7.0	6.7	5	5
América del Norte	9.4	9.3	9.2	9.2	9	9
Mesoamérica	10.4	9.3	9.2	8.2	6	6
América del Sur	10.4	9.4	8.6	7.8	8	8

[b] Tasas basadas en la población estimada para áreas de modificación
Fuente: World Population, 1992, OPS

de México, Monterrey y Guadalajara. En 1990, el Distrito Federal, Jalisco, estado de México y Nuevo León albergaron al 32.5% de la población total.

Respecto a la zona metropolitana de la ciudad de México, CONAPO considera que está constituida por:

— La ciudad central, que comprende las delegaciones Benito Juárez, Cuauhtémoc, Miguel Hidalgo y Venustiano Carranza.

— Un primer contorno constituido por las delegaciones Azcapotzalco, Coyoacán, Cuajimalpa, Gustavo A. Madero, Iztacalco, Iztapalapa y Alvaro Obregón, así como por los municipios de Huixquilucan, Naucalpan, Nezahualcóyotl y Tlalnepantla, del estado de México.

— Un segundo contorno integrado por las delegaciones Magdalena Contreras, Tláhuac, Tlalpan y Xochimilco, así como los municipios de Atenco, Coacalco, Cuautitlán Izcalli, Cuautitlán R. Rubio, Chimalhuacán, Ecatepec, La Paz, Tultitlán y Atizapán de Zaragoza en el estado de México.

— Un tercer contorno formado por la delegación Milpa Alta y los municipios de Chalco, Chicoloapan, Chiconcuac, Ixtapaluca, Nicolás Romero, Tecámac y Texcoco.

— Un cuarto contorno representado por el municipio de Chiautla.

En 1990 se calcularon 15 047 685 habitantes para el área metropolitana de la ciudad de México.

El censo de 1990 indicó que de las 156 602 localidades del país, 149 066 tenían población de menos de 1 000 habitantes y concentraban el 19.5% de la población total, a diferencia del censo de 1970 que indicó 97 000 localidades en el país, de las cuales 81 000 tenían población menor de 1 000 habitantes, que concentraban alrededor del 30% del total de la población.

Al deteriorarse las condiciones del campo y al aumentar la población aumenta el desempleo; esto provoca que, alrededor del 50% de las personas que se dirigen de las zona rurales a las zonas urbanas, lo hagan con el objeto de buscar trabajo. Otras personas emigran hacia Estados Unidos.

Ha disminuido la mortalidad, y aunque la fecundidad ha descendido en menor grado, la tasa de crecimiento de la población, aunque ha descendido sigue siendo elevada en comparación con la de otros países, principalmente a expensas de la población urbana.

Esta dinámica ha traído como consecuencia:

— Aumento de la demanda en el sistema educativo.

— Aumento de las necesidades de alimentación, vivienda y atención para la salud
— Aumento de la demanda de empleo.

En base a esta dinámica se pensó que el problema se podría solucionar combinando la planificación familiar con el aumento de la productividad agrícola, la industrialización y el poder adquisitivo de las grandes masas trabajadoras.

Programas de paternidad responsable y planificación familiar

Las autoridades sanitarias han encontrado que: a pesar de los embarazos seguidos, de niños desnutridos, hijos de madres igualmente desnutridas, falta de recursos y falta de atención médica adecuada, la población ha venido aumentando en muchos países de Latinoamérica, debido a que pese a todo, han aumentado las medidas de Salud Pública con la consiguiente disminución de la mortalidad. Por otra parte, han notado que al aplicar los programas de planificación familiar ha disminuido el número de abortos inducidos (provocados) y con esto, la mortalidad materna por abortos inducidos. Argumentan también que al no haber concordancia entre el número de habitantes y de recursos materiales se provoca un retraso en el desarrollo social, cultural y económico de las naciones y que si al mismo tiempo que disminuye el número de nacimientos, se aumentan los recursos naturales con ayuda de la tecnología moderna, el futuro de las naciones se proyecta hacia la superación y que los recursos humanos y materiales para proporcionar atención médica eficaz pueden llegar con más facilidad a la población, disminuyendo la morbilidad y la mortalidad. En sus programas tienen también como objetivos: hacer vigente el derecho humano por medio del cual cada pareja pueda decidir libre y voluntariamente el número de hijos y la frecuencia para tenerlos; satisfacer las necesidades primordiales del ser humano como son la salud, alimentación, casa habitación, vestido, educación, afecto paternal y facilitar la obtención de satisfactores secundarios para el núcleo familiar, así como promover que las fuentes de trabajo sean suficientes para toda la población. Cada hijo debe tener derecho a obtener del medio que le rodea, todo lo necesario para su óptima formación (véase los derechos del niño).

Censo de población y vivienda

Es una operación que realiza el país cada diez años para conocer las características de la población. Los datos que se obtienen del censo sirven para conocer cuáles son las necesidades de vivienda, escuelas, agua, luz, alimentos, etcétera, las actividades son coordinadas por la Secretaría de Programación y Presupuesto, a través de la Dirección General de Estadística y llevadas a cabo con la participación de la población.

La información se obtiene por medio de entrevistas (conversación dirigida entre dos personas en la que una hace preguntas y la otra contesta), entre la persona que es asignada como empadronador y el jefe de cada familia o directamente con cada una de las personas que integran la familia cuando son mayores de 12 años.

Los datos que se recogen en un censo de población son los siguientes:

Estado o entidad federativa
Municipio o delegación
Localidad o colonia
Clave del área geoestadística básica
Número de manzana

Nombre completo del jefe
de empadronadores
Nombre completo del empadronador
Dirección de la vivienda que se va a censar

Una vivienda es el cuarto o los cuartos donde viven una o más personas y en donde pueden dormir, preparar sus alimentos, comer y protegerse de las inclemencias del tiempo; por esta razón, los faros de los puertos y los cuartos adaptados en las fábricas, talleres, bodegas, escuelas o edificios también se consideran viviendas.

Posteriormente hay que anotar la ubicación de la vivienda: calle, número exterior y número interior si lo tiene.

Tipo de la vivienda

a) Si la vivienda es particular se debe distinguir si se trata de una construcción fija, es decir, aquella que ha sido construida para habitarla permanentemente; si se trata de una vivienda móvil (carpa o tienda de campaña, vagón de ferrocarril, trailer, remolque o barca) o si se trata de un refugio natural o sea aquél que se improvisa en cuevas, puentes, tubos de drenaje. Los faros de puerto y los cuartos adaptados se consideran también viviendas particulares.

b) Si hay una vivienda con menos de seis huéspedes que paguen por su hospedaje se considera vivienda colectiva (hotel, pensión, casa de huéspedes, casa de asistencia, hospital, sanatorio o clínica, orfanatorio, hospicio o casa—cuna, internado escolar, cárcel, prisión, centro de rehabilitación para infractores, etcétera).

Las vecindades, condominios o departamentos son viviendas particulares.

Después se procede a investigar sobre las características de la vivienda:

1. Paredes

Hay que anotar cuál es el material predominante de las paredes o muros: lámina de cartón, carrizo, bambú o palma, en barro o bajareque, madera, lámina de asbesto o metálica, adobe, tabique, tabicón, block, piedra, mampostería o cemento.

2. Techos

¿De qué material es la mayor parte del techo?

De lámina de cartón, palma, tejamanil, madera, lámina de asbesto o metálica, teja, loza de concreto, bóveda de ladrillo o terrado enladrillado sobre vigas.

3. Pisos

Si el material que recubre la mayor parte de la vivienda es de tierra, cemento firme, madera, mosaico u otros recubrimientos; si el piso está alfombrado se considera que está constituido por otros recubrimientos.

4. Número de cuartos

Un cuarto es el espacio de la vivienda cerrado o separado por paredes fijas de cualquier material, usado como dormitorio, sala, comedor, sala-comedor, estancia, estudio, cuarto de servicio. No se deben contar los cuartos de baño, cocina, ni los pasillos, patios, azotehuelas ni los cuartos de servicio que tengan entrada independiente que se renten o se presten a otras familias.

5. Se debe especificar si hay cocina aparte o si el cuarto donde se cocina se utiliza también para dormir.

6. Excusado

Se pregunta si la vivienda tiene instalación sanitaria destinada al desalojo de los desechos humanos. La vivienda tiene excusado siempre y cuando éste sea para uso exclusivo de los ocupantes. También se considera como excusado la letrina, el pozo negro o el retrete.

Si la respuesta es afirmativa, se investiga si el excusado cuenta con un dispositivo que permita y regule el flujo directo de agua para la eliminación de residuos.

7. Agua entubada

Se deben investigar cuatro posibilidades:

a) si hay agua dentro de la vivienda; *b*) si el agua está fuera de la vivienda pero dentro del edificio, vecindad o terreno; *c*) si se obtiene de llave pública o hidrante; y *d*) si no disponen de agua entubada (cuando la adquieren de aljibe, pozo, río, manantial o del camión cisterna).

8. Drenaje

Una vivienda tiene drenaje si hay un sistema de tubería por medio del cual se eliminan las aguas negras o desechos.

Cuando tiene drenaje, se debe especificar si está conectado a la calle, si está conectado a una fosa séptica o si desagua al suelo, a un río o lago.

9. Electricidad

Si hay luz eléctrica.

10. Combustible

Se debe anotar el combustible más utilizado para cocinar: leña o carbón, petróleo, gas o electricidad.

11. Tenencia

Se especifica si la vivienda es propia, rentada o si está en otra situación. Al estar pagando a plazos o si está hipotecada se considera propia.

Una vez investigados la ubicación y las características de la vivienda, se pasa a la tercera parte del cuestionario:

12. Ocupantes de la vivienda

Se consideran ocupantes de la vivienda a todas las personas, nacionales o extranjeras que normalmente viven o duermen en la misma. Se deben tomar en cuenta a los recién nacidos si nacieron antes de las 12 de la noche del día anterior al censo, a los que murieron después de las 12 de la noche del día anterior, a los sirvientes si duermen en la vivienda, a las personas que tienen menos de seis meses de ausencia por alguna enfermedad, trabajo, reclusión en cárceles, etcétera, a las personas que están presentes en la vivienda y que no tienen un lugar de residencia fijo. Si la persona no duerme o vive normalmente en la vivienda, si está de visitante, si tiene una ausencia de seis meses o más, si se fue a vivir definitivamente a otro lugar no se considera ocupante de la vivienda. Los extranjeros que cumplen los cargos o representaciones diplomáticas en el país y los que son representantes comerciales, culturales y militares, así como sus familiares, tampoco son ocupantes de la vivienda.

Los cuidadores, vigilantes, encargados o administradores de faros de puerto, fábricas, talleres, residencias, edificios, que viven normalmente en esos sitios, deben de ser censados allí porque ésa es su residencia habitual.

13. Familia o grupos en la vivienda

Se pregunta si en la vivienda hay familias o grupos de personas que cocinan o compran aparte la comida y se indica el número.

Hay que diferenciar, de acuerdo con los propósitos del censo, lo que es una familia o un grupo.

Una familia es un conjunto de personas unidas por lazos de parentesco que habitan en la misma vivienda y que se sostienen de un gasto común para comer, aun cuando distintos miembros de la familia aporten para este gasto. Forman parte de la familia también aquellas personas que, sin tener lazos de parentesco con el jefe de la familia, comparten la vivienda y se sostienen del mismo gasto para comer, como los sirvientes o amigos que no pagan hospedaje y duermen en la vivienda.

Un grupo es un conjunto de personas que no tienen lazos de parentesco entre sí pero que duermen en una misma vivienda y se sostienen del mismo gasto para comer.

También se considera como grupo a la persona que vive sola.

Si hay varios grupos o familias, se debe empezar anotando los datos del jefe de la familia o del grupo y anotar a continuación a los integrantes de cada familia o grupo, especificando a qué familia o grupo pertenecen. (A cada familia o grupo se le asigna un número en una columna especial del cuestionario).

La cuarta parte del cuestionario recoge información de cada una de las personas de la lista y tiene seis secciones.

Sección Primera. Se anota el nombre de la persona, se utiliza una hoja para cada persona y se ordenan las hojas de acuerdo con el orden de la lista de los ocupantes de la vivienda.

Sección Segunda. Para personas de cualquier edad; en esta sección se investiga sobre:

1. Parentesco.   Se refiere a la relación o parentesco que la persona tiene con el jefe de la familia. Si no existe parentesco también se especifica.

2. Sexo.

3. La edad se debe manifestar en años cumplidos. En los menores de un año debe anotarse la edad en meses cumplidos. Si es menor de un mes también se especifica.

4. Lugar de nacimiento.   Se debe anotar el estado o entidad federativa, o país extranjero.

En personas que tienen cinco años cumplidos o más se investigará:

5. Lugar de residencia anterior (en 1985).

6. Si habla alguna lengua indígena, se indica cuál. Los hijos de las personas que hablan lengua indígena pero que todavía no saben hablar, se consideran como si no hablaran dicha lengua.

Se pregunta si también habla español.

7. Religión.   Si no tiene, si es católica, protestante o evangélica, judaica. Dentro de la religión protestante o evangélica se encuentran las religiones presbiteriana, metodista, pentecostal, sabatista, cuáquera, testigos de Jehová, adventista del séptimo día, anglicana, ciencia cristiana, luterana, calvinista o episcopal.

En el grupo "otras religiones" se clasifica a quienes practican el islamismo, el budismo, el taoísmo, el shintoísmo, el confucianismo, el brahamanismo y los fieles de la iglesia ortodoxa.

8. Alfabetismo.
    ¿Sabe leer y escribir un recado?

9. Asistencia.
    ¿Va a la escuela?

10. Escolaridad.   Se investiga cuántos años de estudio aprobó o pasó en los siguientes niveles: preescolar o kinder, primaria, estudios técnicos o comerciales —con primaria terminada—, secundaria, estudios técnicos o comerciales —con secundaria terminada—, preparatoria o bachillerato, normal básica, profesional y posgrado. Si la persona estudió una profesión, se anota cuál.

Si la persona tiene 12 años cumplidos o más, se pregunta:

11. Número de hijos nacidos vivos (que al nacer respiraron, se movieron o lloraron aunque hubieran fallecido poco después). Se

anota el número de hijos que viven actualmente aunque vivan en otra parte.

12. Estado civil: se indica si está viviendo en unión libre, casado civil y religiosamente; casado sólo por el civil, casado sólo religiosamente; separado, divorciado, viudo o soltero.

13. Dentro de la actividad principal realizada la semana anterior al censo, hay ocho opciones:

— trabajó

— tenía trabajo, pero no trabajó

— ¿buscó trabajo?

— ¿es estudiante?

— ¿se dedicó a los quehaceres del hogar?

— ¿está jubilado o pensionado?

— ¿está incapacitado permanentemente para trabajar?

— ¿no trabajó por otras razones?

Si una mujer se dedica al hogar y ayuda al esposo en el campo o en el negocio, se considera que sí trabaja. Igualmente, los estudiantes que trabajan, se considera que trabajaron y no como estudiantes.

Si la persona contestó que sí trabajó o tenía trabajo pero no lo hizo, debe contestar las siguientes preguntas:

14. Ocupación principal. Se debe especificar el nombre del oficio, puesto o cargo y cuáles son las tareas o funciones que desempeña.

15. La situación en el trabajo se refiere al hecho de si la persona es empleado u obrero, jornalero o peón, trabajador por su cuenta, patrón o empresario o si es trabajador sin pago en el negocio o predio familiar.

16. Se debe indicar el número de horas trabajadas durante la semana anterior.

17. Actividad económica.

Indica a qué se dedica el negocio, predio, empresa, institución o lugar donde trabajó la persona y en qué trabajó, por ejemplo en un campo, en una fábrica, taller mecánico, etcétera.

18. Se indican los periodos de ingresos: semanal, quincenal, mensual, anual o si no recibe ingresos.

Las viviendas colectivas son aquellas destinadas a servir como alojamiento habitual a personas sujetas a una subordinación de carácter administrativo y obligadas a cumplir normas de convivencia en virtud de estar relacionadas por un objetivo público o algún interés personal común, por ejemplo: razones de salud, disciplina, orden, enseñanza, religión, trabajo, alojamiento o asistencia social y pueden ser:

— Hotel, motel, albergue, posada, mesón.

— Pensión, casa de huéspedes, casa de asistencia.

— Hospital, sanatorio, clínica, casa de salud.

— Orfanatorio, hospicio, asilo, casa-cuna, casa-hogar.

— Internado escolar, residencia estudiantil.

— Residencia médica.

— Convento, monasterio, seminario, congregación religiosa.

— Cárcel, prisión, reclusorio, reformatorio, consejo tutelar, centro de rehabilitación para infractores, correccional, penitenciaría, colonia penal.

— Campamento de trabajo, barraca de trabajadores, plataforma petrolera.

— Cuartel, campamento, guarnición, base, destacamento de policía, militar o naval.

— Otro.

Proyección de la población para el año 2000

Existen dos tipos de proyecciones:

— Proyección programática: considera que si se disminuye la tasa de fecundidad o fertilidad de 4.0 existente en 1980 a 2.12 en el año 2010, se aumenta la esperanza de vida a 73.6 y se logra un saldo migratorio constante de 105 855 habitantes anuales, habrá alrededor de 100 millones de habitantes para el año 2000.

— Hipótesis alternativa: considera una disminución de la tasa de fecundidad o fertilidad más lenta, considera que habrá 104 millones de habitantes para el año 2000.

EPIDEMIOLOGIA

Este término proviene del griego epi: sobre, demos: pueblo y logos: tratado o estudio. Existen muchas definiciones de epidemiología:

Mac Mahon dice: "Epidemiología es el estudio de la distribución de la enfermedad y de las determinantes de su prevalencia en el hombre".

Hirsh la define como: "la ciencia que se ocupa de la frecuencia, distribución y tipo de las enfermedades infecciosas en diferentes puntos de la Tierra y en diversas épocas y que al mismo tiempo estudia las relaciones del hombre y del ambiente que lo rodea".

Frost dice que "La epidemiología es la ciencia que estudia los fenómenos que la enfermedad provoca en una gran masa de población, tanto en sus formas usuales o endémicas, como en su carácter epidémico".

Gordon la define como "El estudio de la enfermedad como fenómeno colectivo o de la masa" o también como: "Un amplio método biológico aplicable a toda enfermedad que envuelva a grupos humanos".

Maxcy dice: "La epidemiología es la rama de la ciencia médica que estudia las relaciones entre los diversos factores y condiciones que determinan la frecuencia y distribución de un proceso infeccioso, enfermedad o estado fisiológico, en una comunidad humana".

Antecedentes históricos

Hipócrates fue la primera persona que pensó que la enfermedad tenía relación con el medio ambiente; esto, sucedió hace 2 400 años.

En 1662 John Graunt aportó métodos a la epidemiología para medir cuantitativamente los fenómenos. Posteriormente en 1839 William Farr hizo estudios referentes a la mortalidad en diferentes lugares de trabajo y diferentes estados civiles. En 1849 John Snow demostró que el cólera se propagaba por medio del agua contaminada con materia fecal.

Ha habido numerosos investigadores que han hecho experimentos con seres humanos: en 1747 Lind administró fruta fresca a las personas que tenían escorbuto (enfermedad que se presenta cuando falta vitamina C en la alimentación). En 1796 Jenner administró la vacuna contra la viruela. En 1811 Finlay demostró que la fiebre amarilla era transmitida por un mosquito, lo que fue verificado en 1900 por Reed y colaboradores. En 1915 Goldberger provocó pelagra, que es una enfermedad producida por la carencia de vitamina B$_2$, administrando una dieta deficiente en esta vitamina.

Hasta hace algunos años los estudios epidemiológicos se utilizaban en las enfermedades infecciosas; pero, en la actualidad se utilizan tanto para enfermedades infecciosas como en enfermedades no infecciosas, tales como la diabetes, el cáncer, las enfermedades cardiovasculares, los abortos, los accidentes, etcétera.

La epidemiología está muy relacionada con la clínica. El clínico hace el diagnóstico del individuo basándose en el interrogatorio, el examen físico y los exámenes de laboratorio y gabinete; en ocasiones toma en consideración los datos epidemiológicos para hacer su diagnóstico. El epidemiólogo a su vez, para hacer un estudio, parte de los casos notificados por el clínico, hace su diagnóstico epidemiológico y determina las medidas que deben aplicarse a la comunidad; por ejemplo, ante un caso de viruela habrá necesidad de vacunar a los individuos susceptibles.

La epidemiología puede ser:

1. Descriptiva, cuando relata hechos o fenómenos que se recogen, sin dar explicación de sus causas. Describe las características de la enfermedad en la comunidad:

a) Cómo se distribuye en el lugar, es decir, en qué zonas o países se presenta.
b) Cómo se distribuye en el tiempo, según la estación, los días de la semana, las horas del día, etcétera.
c) Cómo se distribuye en las personas de acuerdo a la edad, el sexo, la raza, el estado civil, la ocupación, la escolaridad, el nivel socioeconómico, la religión, los hábitos de vida, el grado de nutrición, el tiempo de exposición al riesgo, etcétera.

2. Analítica, que además de describir los datos, trata de explicar su frecuencia y distribución, así como las condiciones que permitieron que se presentara. La explicación del fenómeno se puede hacer a partir de estudios comparativos o combinando el método experimental. Si se desea comparar, la explicación del fenómeno se puede hacer a partir de un hecho ocurrido investigando los antecedentes del fenómeno que se está estudiando; a este estudio se le llama retrospectivo o transversal. También se puede comparar por medio de un estudio prospectivo o longitudinal; éste, se lleva a cabo a medida que ocurre, es decir, se va siguiendo la evolución de los casos expuestos a determinado acontecimiento; por ejemplo, para observar la frecuencia de cáncer pulmonar en las personas que fuman.

3. Experimental, que puede ser planeada o accidental y puede llevarse a cabo en animales o en seres humanos. Cuando se planea la observación de un hecho, ya sea reproduciéndolo o haciendo alguna modificación, es necesario plantear una hipótesis respecto de la causa y el efecto. Para esto se necesita utilizar un grupo "testigo" y un grupo en observación que debe ser representativo. Este tipo de estudio no siempre se puede llevar a cabo en seres humanos porque se tiene que tomar en consideración la ética profesional y contar con un gran número de individuos que estén dispuestos a cooperar; sin embargo, la hipótesis puede ser válida para evaluar algunas medidas de prevención como las vacunas o para evaluar medidas de control.

En realidad, las tres constituyen fases del método epidemiológico.

Método epidemiológico.

Tanto la epidemiología como el método epidemiológico tienen como propósito estudiar en forma integral el proceso salud-enfermedad: distribución del proceso salud-enfermedad en la población, los factores que determinan o intervienen en su presentación y distribución, con el fin de encontrar conocimientos técnicos para la eliminación o control de las enfermedades en una comunidad, por lo que es necesario recurrir a las ciencias biológicas, matemáticas y sociales, además de evitar la separación de la epidemiología descriptiva, la analítica y la experimental.

Etapas y procedimientos del método epidemiológico.

1. Identificación del problema

Se estudia la frecuencia del proceso salud-enfermedad y se compara en diferentes poblaciones de acuerdo a la epidemiología descriptiva.

La observación puede ser: *a*) directa, según se vayan presentando los casos o *b*) indirecta, cuando se utiliza la información registrada u obtenida por bibliografía.

En esta etapa se obtienen, organizan y evalúan los datos sobre quién, dónde y cuándo presenta determinada enfermedad (epidemiología descriptiva y epidemiología analítica).

2. Formulación de la hipótesis

Se deben examinar con anterioridad las hipótesis existentes, formular nuevas hipótesis tratando de establecer relaciones entre los posibles factores causales y su relación para solucionar el problema y aceptar las nuevas hipótesis.

Para hacer un estudio epidemiológico, se deben examinar las hipótesis existentes, formular nuevas hipótesis y buscar hechos para aceptar las nuevas hipótesis. En una hipótesis epidemiológica se debe especificar:

a) las características de la población
b) la causa que se va a estudiar
c) el efecto esperado
d) la relación entre la causa y el efecto

e) el tiempo necesario para que la causa produzca el efecto.

En caso de que se desconozcan las causas de la enfermedad se deben conocer todas las alteraciones que ésta produce, así como las circunstancias en que ocurre.

3. Evaluación de la hipótesis.

a) Se deben eliminar las hipótesis que no explican los hechos o que los invalidan.
b) Comprobación de la hipótesis epidemiológica. Tiene como finalidades demostrar la asociación entre la causa supuesta y la enfermedad, esto se puede hacer de 2 maneras:

— A través de la experimentación, cuando es posible
— Por medio de la observación comparativa (epidemiología analítica) cuando no es posible la experimentación. Este estudio puede ser prospectivo o retrospectivo.

4. Reconstrucción científica

Las hipótesis no eliminables y las verificadas se incorporan al cuerpo de conocimientos.

Expresiones de uso frecuente en epidemiología

Algunas expresiones como agente causal, huésped, reservorio, mecanismo de transmisión, frecuencia, prevalencia, ya fueron estudiadas en capítulos anteriores. Otras expresiones son:

Enfermo clínico Es aquél que presenta signos y síntomas de la enfermedad. La importancia que tiene en epidemiología es que en el caso de que se trate de una enfermedad infecciosa, puede transmitirla aun antes de que ésta se manifieste; por ejemplo, en el caso del sarampión.

Enfermo subclínico Es el individuo que presenta signos y síntomas mínimos de la enfermedad, por lo que rara vez se hace el diagnóstico, a no ser que se sospeche y se confirme por medio de exámenes de laboratorio.

Infección inaparente Es aquella que se presenta en un individuo que se siente bien pero que tiene en su organismo algún agente patógeno o anticuerpos. Tanto el enfermo subclínico como el individuo que tiene infección inaparente son muy importantes para la epidemiología porque diseminan los agentes causales de la enfermedad y se diagnostican en pocas ocasiones.

Caso índice Es el primer caso que llama la atención en una investigación. Puede ser primario o secundario, pero es el primero que se notifica ante las autoridades sanitarias y puede llevar hacia el foco de infección.

Foco de infección Es el núcleo de donde se disemina la infección; puede ser un núcleo familiar, un establecimiento o un área geográfica.

Fuente de infección Es la persona, objeto o sustancia de la cual el agente infeccioso pasa inmediatamente al huésped. Si la transmisión se hace directamente del reservorio al huésped, el reservorio es la fuente de infección.

Caso primario Es el caso que se presenta en un brote epidémico que da origen a infecciones en otros individuos.

Caso secundario Es aquél que se contagió del caso primario.

Caso coprimario Es el que se presenta después del caso primario pero dentro de un periodo menor al de incubación; por ejemplo, si la enfermedad tiene un periodo de incubación de diez días, el caso coprimario se presenta antes de este tiempo, por lo que no se pudo haber contagiado del caso primario.

Tasa de ataque Se refiere al número de casos que sufren determinada enfermedad en el curso de un brote epidémico sobre la población que está expuesta a adquirir la enfermedad. A diferencia de la tasa de morbilidad que se refiere a un año, la tasa de ataque se refiere al tiempo que duró el brote primario.

Epidemia o brote epidémico Este término se utiliza cuando se presenta un número de casos de determinada enfermedad fuera del acostumbrado, en determinado tiempo y en determinada región.

Endemia Se refiere al número más o menos constante de casos de determinada enfermedad a través de los años; por ejemplo, en México son enfermedades endémicas la tifoidea y las enfermedades diarreicas.

Pandemia Es una epidemia que alcanza grandes extensiones geográficas en forma casi simultánea.

Caso esporádico Se refiere a casos que aparecen rara vez en una población.

Enzootia Es la presencia de casos más o menos constantes de determinada enfermedad a través de los años, pero que ocurre en los animales.

Epizootia Se refiere al aumento del número de casos de determinada enfermedad que afecta los animales de determinada región en un cierto periodo.

Portador Es todo individuo que lleva en su organismo algún agente patógeno y lo elimina, pero no está enfermo. Es muy importante para la epidemiología porque puede transmitir los agentes patógenos a otras personas.

Huésped susceptible Toda persona o animal que está expuesto a contraer la enfermedad si se pone en contacto con el agente patógeno.

Objetivos de un estudio epidemiológico

1. Identificar el problema y buscar la causa; es decir, el tipo de agente, la probable fuente de origen así como el mecanismo de transmisión.
2. Indicar la magnitud del problema en la población; es decir, si se trata de un caso esporádico, un brote epidémico o un problema endémico, cuáles son los grupos de población afectada por sexo, edad, actividad, etcétera, y las tasas de incidencia, prevalencia, letalidad y mortalidad (ver el capítulo de estadística médica).

3. Ubicar el problema en tiempo y espacio; es decir, la fecha de inicio, su variación en las estaciones del año, la zona afectada, los locales afectados (un hospital, una escuela, una fábrica), etcétera.

4. Precisar las condiciones que favorecen su presentación como pueden ser la situación socioeconómica, el estado de nutrición, etcétera.

5. Recopilar los antecedentes del problema revisando en archivos y publicaciones.

6. Establecer un pronóstico epidemiológico con el objeto de valorar causas, efectos, reservorios, portadores, cálculos de causas con secuelas (consecuencias), de posibilidades de limitación del problema.

7. Establecer un programa de actividades para controlar el problema.

Usos de la epidemiología

1. Al conocer los antecedentes de determinada enfermedad en una comunidad puede predecirse su comportamiento futuro.

2. Investigación de enfermedades en la población, sobre todo de los grupos más expuestos; por ejemplo, cuando se toma radiografías de tórax a las personas que trabajan en sitios donde hay gran cantidad de gases tóxicos.

3. El diagnóstico epidemiológico indica la presencia de salud o enfermedad en la comunidad. En caso de enfermedad se puede saber si se trata de un caso esporádico, un brote epidémico o un problema endémico, cuál es el origen de la enfermedad, cómo se transmite y su repercusión en la comunidad (cuáles son los grupos más afectados y qué características tienen).

4. Estimación de las probabilidades que tiene cada individuo de enfermarse.

5. Ayuda a completar o modificar el conocimiento de las características de las enfermedades.

6. Investigación de las causas que llevan a la salud o la enfermedad para planear medidas preventivas.

7. Permite la evaluación de los resultados de algún tratamiento, de alguna campaña de vacunación o cualquier actividad de los programas de Salud Pública que estén realizando.

8. En estudios experimentales permite investigar la efectividad de algunos tratamientos.

METODO CLINICO

CAPITULO 34

Es una forma de pensamiento aplicada al individuo sano o enfermo con el objeto de establecer un diagnóstico y, en caso de enfermedad, fundamentar un pronóstico e instituir un tratamiento para que el individuo pueda recuperar su salud.

El diagnóstico es la identificación de la enfermedad en base a los signos y síntomas; el pronóstico se refiere al juicio más o menos hipotético acerca de la evolución y terminación probable de la enfermedad y el tratamiento que recibe el nombre de terapéutica puede ser físico, psíquico, farmacológico, quirúrgico o la combinación de ellos.

Hay que recordar que en estado de salud el individuo se encuentra en equilibrio con los posibles agentes causales de enfermedad y el medio ambiente; este último, en sus constantes variaciones ejerce sobre el individuo una serie de acciones que tienden a romper dicho equilibrio, por lo que el individuo tiene que realizar una serie de funciones de reajuste que, dentro de ciertos límites, conservan ese estado de equilibrio; pero, este equilibrio es inestable por lo que al perderse pueden suceder dos cosas:

a) el individuo lucha para restablecer el equilibrio y se manifiesta la enfermedad

b) el individuo cesa en su lucha y se presenta la muerte.

Cuando el individuo lucha para restablecer el equilibrio se modifican sus funciones y posteriormente puede modificarse su estructura.

Las manifestaciones reveladoras del estado de lucha del organismo ante las agresiones se conocen con el nombre de síntomas y signos y pueden indicar alteración funcional o anatómica.

El síntoma es subjetivo, el paciente dice lo que siente; en cambio, el signo es objetivo, el médico lo reconoce. Varios síntomas y/o signos se pueden presentar estrechamente unidos constituyendo un síndrome; por ejemplo, el síndrome febril, que se caracteriza por signos como aumento de la temperatura corporal, aumento de la frecuencia del pulso y la respiración, aumento de la concentración de la orina, etcétera, como síntomas se puede tener malestar general, debilidad, cansancio, etcétera y se puede presentar en muchas enfermedades.

Para poder hacer un diagnóstico es necesario conocer la anatomía y la fisiología normales, pues de lo contrario no se puede saber cuándo está alterado algún órgano. Se necesita conocer la etiología, es decir, las causas que producen la enfermedad. Y la patogenia o sea la forma en que estas causas obran para alterar la salud. Para que la clínica sirva también para evitar la difusión de las enfermedades y establecer las bases de la patología (tratado de las enfermedades), si se cuenta con los datos cerca de la etiología y la patogenia, es necesario aplicar las medidas que eviten la difusión de las enfermedades, estableciendo medidas preventivas adecuadas; de aquí, que la clínica debe tener un contenido social, además del individual inmediato.

Una vez comprendido lo anterior se puede concluir que es muy importante recoger hechos reveladores de las condiciones en que se desenvuelve la vida del individuo, para que sirvan de apoyo a la elaboración del diagnóstico médico, que es una parte muy importante del método clínico, ya que es la que establecerá el juicio acerca de las condiciones de salud en que se encuentra el individuo.

Los métodos, procedimientos, técnicas o recursos que utiliza el método clínico son, básicamente el interrogatorio, la palpación, la percusión y la auscultación, complementados con los exámenes de laboratorio y de gabinete cuando es necesario.

Con excepción de los exámenes de laboratorio y de gabinete, los demás procedimientos son conocidos desde épocas muy remotas.

En la antigüedad el médico guiaba sus diagnósticos en gran parte con lo que le relataba el paciente y con lo que encontraba descrito en libros sobre casos semejantes, obteniendo muy escasos datos objetivos mediante el examen visual.

Hipócrates fue el primero que buscó las leyes que regían las reacciones del organismo frente a las fuerzas de la naturaleza, experimentó los hechos y anotó los resultados, estudiándolos tanto en estado normal como de enfermedad. La base de sus conocimientos estribó en la observación directa del paciente;

pero, las descripciones que hizo de las enfermedades fueron verdaderas historias clínicas donde relataba no solamente la actitud del paciente, o su "facies", sino también los ruidos, olores y movimientos. Posteriormente describió los signos que podían recogerse por la inspección, por la palpación y aun por la auscultación. Él ya buscaba la relación entre el origen de la enfermedad con el pronóstico y el curso de la misma.

En el siglo II de Nuestra Era, Galeno se manifestó, entre otras cosas, como un buen clínico; decía que era necesario estudiar los síntomas y que por el examen físico se debía encontrar al órgano enfermo; dio gran importancia al pulso y trató de reconocer las enfermedades simuladas.

A mediados del siglo XVIII la clínica cambió al difundirse dos descubrimientos fundamentales de la exploración médica: el primero de éstos fue la percusión, descubierta por Leopold Auenbrügger en 1762, después de observar cómo en una cervecería era posible, golpeando los barriles y percibiendo las diferencias de sonido, determinar cuál y hasta qué nivel tenía contenido. Auenbrügger escribió un libro sobre percusión; sin embargo, la difusión de este método se debió a Nicolás Corvisart, que fue médico de Napoleón y tenía gran influencia en los establecimientos científicos franceses. El segundo descubrimiento fue la auscultación, que se basa en el conocimiento y la aplicación al cuerpo humano de las variaciones acústicas observadas en los recipientes sólidos o llenos de gas o de sustancias líquidas. Se llevó a cabo inicialmente por medio de la aplicación directa del pabellón de la oreja al tórax o abdomen por explorar, pero René Teophile Hyacinthe Laënnec empezó a utilizar un cuaderno de notas enrollado con el fin de amplificar los fenómenos acústicos percibidos, que después cambió por tubos rígidos primero de madera y después metálicos, que son los más remotos ancestros del estetoscopio que conocemos en la actualidad.

Al finalizar el siglo XIX, el médico utilizaba además el termómetro clínico (Traube, Wunderlich y Lorain), el oftalmoscopio (Helmholtz) para estudiar el fondo del ojo, el laringoscopio para estudiar el interior de la laringe (Manuel García), el esfigmomanómetro para tomar la presión arterial (Potain, Riva-Rocci), el polígrafo para conocer el sistema circulatorio (Mackenzie), los rayos X (Roentgen) y algunos métodos de laboratorio, que permitían elaborar con más precisión su diagnóstico. Todos estos métodos se encuentran en plena evolución y cada día se perfeccionan más, todos tienen su indicación, todos son útiles y se complementan unos a otros: lo que un método pone de manifiesto, otro lo confirma o viceversa; lo que uno no encuentra, otro lo descubre.

Procedimientos o métodos de la exploración clínica

I. Interrogatorio o anamnesis

El interrogatorio o anamnesis es la primera parte de la exploración clínica; consiste en hacer al paciente o a terceras personas una serie de preguntas lógicas y ordenadas con el fin de investigar hechos, circunstancias y datos referentes al presente, y pasado de la salud o de la enfermedad, tanto del individuo como de sus familiares.

Este método es difícil de llevar a cabo puesto que implica no sólo la habilidad mental para formular la pregunta, sino conocimientos fundamentales, de patología, clínica y terapéutica. La persona que va a llevar a cabo un interrogatorio debe utilizar la inteligencia, el raciocinio y la palabra, debe tener el criterio para ser breve cuando se trata de un herido, tener paciencia cuando está ante un anciano, prudente y precisa cuando está ante una mujer, etcétera.

El interrogatorio puede ser directo o indirecto.

Interrogatorio directo es cuando el clínico se dirige al paciente; es el más ilustrativo puesto que el paciente mismo explica sus síntomas y la evolución de su enfermedad.

El interrogatorio indirecto es aquél que se hace a terceras personas porque las condiciones del paciente son muy especiales; por ejemplo, si se trata de un niño de corta edad, un anciano, un demente, un herido grave, un sordo, un mudo, etcétera. Este tipo de interrogatorio es incompleto y muchas veces inexacto, porque las terceras personas modifican los datos ya sea aumentándolos, disminuyéndolos o deformándolos.

Cualidades del interrogatorio

Debe ser ordenado, adecuado, prudente, amable y completo.

Cuando decimos que debe ser ordenado es porque debe seguir una secuencia lógica que permita obtener toda la información; de esta manera van surgiendo ideas acerca de la enfermedad del paciente.

Debe ser adecuado al tipo de paciente: si es desconfiado habrá necesidad de infundirle confianza; si habla mucho habrá que encauzarlo; si es tímido, hay que ser cordial, hay que utilizar palabras de acuerdo a la cultura del paciente; si el paciente es sensible a la sugestión hay que evitar la afirmación o la negación de síntomas; debe ser adecuado al estado civil, etcétera.

Al decir que debe ser prudente significa que si estamos ante un herido grave debe ser breve, si el paciente es del sexo femenino hay que respetar su pudor.

El interrogador amable gana la confianza del paciente e incluso puede facilitar que éste acepte posteriormente determinadas técnicas de exploración.

Por último, debe ser completo para poder hacer un buen diagnóstico.

Reglas del interrogatorio

1. Usar un lenguaje claro.
2. Dejar hablar primero al paciente, concediéndole lo que se llama "tribuna libre". Esta regla es muy importante porque permite al clínico clasificar al paciente de acuerdo a su cultura, inteligencia, etcétera y saber cómo va a continuar el interrogatorio; por otra parte, le inspira confianza, además de que una vez que el paciente ha terminado de hablar se sentirá más obligado a cooperar con el resto del interrogatorio.
3. Desarrollar el interrogatorio según el orden y las partes que se han establecido.

Partes que integran el interrogatorio

I. Estado actual
A. Lo primero que se interroga es el padecimiento actual, esto se refiere a los síntomas que presenta:

a) Noción de tiempo Es importante saber la fecha del inicio de la enfermedad. Muchas personas dicen una fecha aproximada, pero si se les pregunta "¿antes de esa fecha estaba completamente sano?" puede ser que se modifique la fecha. Desde este momento el clínico puede saber si se trata de una enfermedad aguda o crónica.
b) Noción de sitio La localización del síntoma puede orientar respecto al órgano o al sistema afectado.
c) Noción de causa En algunas enfermedades se puede conocer, por ejemplo en las heridas y en las quemaduras.
d) Mecanismo del traumatismo Si se conoce la posición del cuerpo al momento de sufrir una caída, la dirección de un balazo, etcétera se puede ayudar al diagnóstico.
e) Agente traumático Completa el inciso anterior, ya que es importante conocer el calibre de la bala, si la quemadura fue producida por agua caliente, ácido, etcétera.
f) Tribuna libre El paciente relata con sus palabras las características y la evolución de su enfermedad.
g) Investigación de síntomas y signos Existen síntomas y signos que el paciente no ha mencionado pero que pueden ayudar al diagnóstico, razón por la cual deben ser investigados.
h) Semiología de los síntomas y signos Esta parte se refiere al conocimiento de las características detalladas de cada uno para darles categoría diagnóstica.

B. Estado de los demás órganos y sistemas: Es de vital importancia en muchas ocasiones ya que traduce la reacción total del organismo ante una enfermedad. Se recomienda empezar por el sistema más relacionado con el padecimiento; por ejemplo, si hubo una herida en el tórax, habrá que empezar a interrogar sobre los sistemas respiratorio y circulatorio para conocer si se afectó su funcionamiento.

a) Sistema digestivo. ¿Tiene apetito?, ¿pasa toda clase de alimentos?, ¿mastica bien?, ¿tiene vómito?, ¿se siente bien después de comer?, ¿siente dolor o alguna molestia?, ¿hay estreñimiento o diarrea?, ¿cómo son las evacuaciones?, ¿padece hemorroides?
b) Sistema respiratorio. ¿Padece tos?, ¿es aislada o por accesos?, ¿es tos seca o con expectoración?, ¿desgarra sangre o pus?, ¿con qué le aumenta?, ¿con qué le disminuye?, ¿desde que tiene tos ha adelgazado?, ¿tiene dificultad para respirar?, ¿desde cuándo?, ¿tiene dolor en el tórax?, ¿desde cuándo?, ¿cómo es el dolor?, ¿en qué parte?, ¿cómo se le quita o disminuye?, ¿con qué le aumenta?
c) Sistema angiológico o circulatorio. ¿Tiene dificultad para respirar?, ¿desde cuándo?, ¿le viene cuando hace esfuerzo?, ¿cuando camina?, ¿padece dolor u opre-

sión en el pecho?, ¿desde cuándo?, ¿se ha sentido morir por ese dolor?, ¿ha sido con angustia?, ¿ha sido moderado?, ¿cómo se le ha quitado?, ¿sufre palpitaciones?, ¿son muy seguidas?, ¿desde cuándo?, ¿se hincha su cuerpo?, ¿desde cuándo?, ¿mucho o poco?, ¿lo ha estado de todo el cuerpo alguna vez?, ¿con qué se le quita?, ¿amanece con dolor de cabeza?, ¿con qué se le quita?

d) Sistema genitourinario. ¿Ha sufrido cólicos renales?, ¿cuándo?, ¿cuántos ha tenido?, ¿con qué se le quitaron?, ¿tiene dificultad para orinar?, ¿en qué consiste?, ¿orina de noche?, ¿qué cantidad en 24 horas?, ¿padece de dolor?, ¿ardor al orinar?, ¿se le ha detenido bruscamente la orina?, ¿ha orinado sangre o pus?, ¿cuándo?, ¿se le hinchan los párpados o la cara?, ¿alguna otra parte?

e) Sistema ósteo-músculo-articular. ¿Tiene dolor en los huesos, músculos o articulaciones?, ¿sus movimientos son normales?, ¿padece alguna deformidad?

f) Sistema nervioso. ¿Sufre ataques?, ¿convulsiones?, ¿ha perdido el conocimiento alguna vez?, ¿por qué causa?, ¿ha tenido delirio o alucinaciones?, ¿siente adormecimiento o parálisis en alguna parte de su cuerpo?, ¿siente el calor o el frío?, ¿se siente mareado?, ¿pierde el equilibrio?

g) Órganos de los sentidos. ¿Ve bien?, ¿percibe los olores?, ¿los distingue?, ¿también los sabores?, ¿oye bien?, ¿tiene mareos?

h) Función psicointelectual y sexual. ¿Tiene buena memoria?, ¿recuerda sucesos cuando niño?, ¿sabe el día, el mes y el año en que estamos?, ¿sabe en dónde está?, ¿hace lo que se propone?, ¿le causa indiferencia o le afecta demasiado el dolor o el sufrimiento de los demás?, ¿entiende lo que le dicen los demás?, ¿sus funciones sexuales son normales?

i) Sistema glandular o endocrino. ¿Ha adelgazado sin motivo?, ¿se cansa demasiado?, ¿ha notado que sus pulsaciones son más

rápidas que antes?, ¿nota que sus ojos se han ido saltando?, ¿le ha crecido el cuello por delante?, ¿se ha notado más grueso que antes?, ¿tiene torpeza para pensar o para hacer ejercicio?, ¿tiene frío constantemente?, ¿su piel está seca siempre?, ¿ha notado aumento en el tamaño de las manos y los pies?, ¿ve medias figuras?, ¿tiene demasiada sed?, ¿tiene apetito exagerado?, ¿orina mucho?, ¿se está adelgazando rápidamente?

A las mujeres: ¿su menstruación es normal?

C. Síntomas generales
¿Ha tenido escalofrío?, ¿fiebre?, ¿desde cuándo?, ¿es constante?, ¿ha perdido sus fuerzas?, ¿desde cuándo?, ¿ha perdido peso desde que está enfermo?, ¿cuántos kilos ha bajado?

D. Terapéutica empleada
¿Qué le han hecho para curarlo?, ¿qué medicinas ha tomado?, ¿por cuánto tiempo?, ¿mejoró con ellas?

La segunda parte del interrogatorio se refiere a los antecedentes (conocimiento de las condiciones de vida normal, patológicas y hereditarias del individuo); estos antecedentes pudieron o no haber influido o modificado el estado fisiológico del paciente. Es tan importante esta parte del interrogatorio que puede ayudar a hacer el diagnóstico. Los antecedentes pueden ser:

a) personales no patológicos
b) personales patológicos
c) hereditarios y familiares

a) Antecedentes personales no patológicos. Son todas las circunstancias o hechos comunes que existen en todos los individuos y que por ser diferentes entre ellos actúan de un modo especial para preparar o modificar al organismo hacia ciertas enfermedades. La edad y el sexo pueden orientar hacia determinadas enfermedades al igual que la raza. La ocupación es un dato de mucha trascendencia para el estudio clínico, ya que hay enfermedades llamadas profesionales, que se presentan como consecuencia del trabajo que realizan los individuos, ya sea por trabajar con sustancias químicas, con productos infectados, por estar expuestos a cierto tipo de accidentes, etcétera.

El lugar de nacimiento y los lugares de residencia juegan un papel muy importante en la predisposición hacia ciertas enfermedades puesto que el medio ecológico puede favorecerlas.

El estado civil también es importante, al igual que los hábitos y las condiciones de higiene, ¿es casado?, ¿tiene familia?, ¿su casa es amplia?, ¿ventilada?, ¿tiene suficiente luz y ventilación?, ¿cuántas personas viven allí?, ¿tiene drenaje?, ¿siempre ha usado calzado?, ¿usa ropa de acuerdo a la estación?, ¿cuántas comidas hace al día?, ¿le son suficientes?, ¿come de todo?, ¿acostumbra tomar bebidas alcohólicas?, ¿desde cuándo?, ¿fuma?, ¿cuántos cigarros o puros al día?, ¿acostumbra tomar tranquilizantes?, ¿otro tipo de substancias?, ¿cuántas horas duerme?, ¿acostumbra el baño?, ¿cada cuánto?, ¿se cambia de ropa con frecuencia?, ¿acostumbra cepillarse los dientes?. ¿cada cuánto? ¿acostumbra tomar vacaciones?, ¿cada cuánto? ¿practica deportes?, ¿desde cuándo?, ¿con qué frecuencia?, etcétera.

b) Los antecedentes personales patológicos se refieren a todos los datos que se pueden obtener desde antes de su nacimiento: ¿antes de su nacimiento su madre tuvo enfermedades?, ¿cuáles?, ¿nació a término o fue prematuro?, ¿hubo que hacer operación cesárea o de aplicar fórceps?, ¿se enfermaba con frecuencia de niño?,

¿de qué?, ¿se crió con leche materna?, ¿caminó a tiempo?, ¿tardó para hablar?, ¿le han practicado operaciones?, ¿por qué?, ¿ha sufrido accidentes?, ¿caídas?, ¿quemaduras?, ¿fracturas o luxaciones?, ¿intoxicaciones?, ¿qué enfermedades ha padecido? En caso de mujeres se interroga sobre abortos y niños nacidos muertos (óbitos).

En muchas ocasiones el paciente no conoce el nombre de la enfermedad; sin embargo, el clínico puede hacer preguntas relativas a los síntomas o signos de enfermedades que pueden tener repercusión, tales como tuberculosis, sífilis, diabetes, cáncer, hipertensión arterial, fiebre reumática, hepatitis, etcétera.

c) Antecedentes hereditarios y familiares

Se refieren a las enfermedades o condiciones desfavorables que puede haber por parte de los progenitores para juzgar la transmisibilidad de esos caracteres o aspectos irreversibles y transmisibles a los descendientes, constituyendo negativamente las leyes de la herencia. Existen muchas enfermedades de los padres que pueden ser transmitidas a los hijos, tales como la gota, la obesidad, la diabetes, la miopía, el daltonismo, la hemofilia, la polidactilia, la epilepsia y ciertas psicosis. Se puede heredar la predisposición a sufrir afecciones del corazón, de aquí que sea tan importante investigar si viven los padres y en qué condiciones de salud se encuentran. Si los padres murieron hay que investigar de qué murieron y a qué edad. Esto mismo se debe investigar respecto a los abuelos, porque hay enfermedades hereditarias que se presentan después de una o más generaciones. Hay padecimientos que se pueden repetir dentro de varios miembros de una familia, por lo que también hay que investigar respecto al estado de salud de tíos, hermanos, primos e hijos.

II. Examen Físico

Con el nombre de examen físico se denomina al conjunto de procedimientos o métodos de exploración clínica que se aplican al paciente una vez interrogado, con el objeto de seguir obteniendo mayor información o confirmar aquella que se obtuvo por el interrogatorio. Consta de las siguientes partes:

A. Inspección

Es el método de exploración clínica que se practica en primer lugar y se hace por medio de la vista, con el objeto de recoger signos. La inspección se divide para su estudio y aplicación en:

1. Inspección general
2. Inspección local
3. Inspección directa, inerme o simple
4. Inspección indirecta, armada o instrumental
5. Inspección estática
6. Inspección dinámica

I. Inspección general

Es la exploración de conjunto que se hace de un individuo, por medio de la vista y sin ninguna preparación previa. Nos puede proporcionar datos referentes a:

a) El estado de salud o de enfermedad.
b) La edad aparente. En ciertas enfermedades del sistema endócrino la edad aparente puede ser mayor o menor; la falta de piezas dentarias, el aspecto de la piel y del cabello también pueden ayudar.
c) El sexo, que en la mayoría de los casos es fácil de identificar.
d) La raza nos puede orientar hacia las enfermedades que tienen predilección por alguna de ellas.
e) El estado de conciencia es importante para hacer un diagnóstico y a veces emitir un pronóstico. Si el individuo no responde a estímulos sensoriales y sus músculos están completamente relajados, frecuentemente está grave.
f) La actitud o postura que guarda el individuo puede ser característica en determinados padecimientos; se debe observar la forma de sentarse, de ponerse de pie, así como la energía, el ritmo y la manera en que efectúa los movimientos, si tiene algún gesto y la relación que guardan los diferentes segmentos del cuerpo entre sí.
g) La "facies" es uno de los elementos de más valor para un diagnóstico, ya que constituye un sello característico en la cara respecto al estado de afectividad, del carácter, de la inteligencia y del estado de salud. Así por ejemplo: cuando el individuo se encuentra en estado de *shock* tiene palidez intensa, mirada brillante, aumento de la abertura palpebral; en la facies dolorosa se acentúan los pliegues de la cara, se arruga la frente, se empequeñecen los ojos, pueden salir lágrimas, las mandíbulas se encuentran apretadas, la cara se ve ligeramente demacrada y la mirada inestable.
h) Las heridas exteriores, contusiones o deformaciones de las extremidades pueden indicar el sitio de la lesión e incluso el órgano afectado.
i) La conformación nos puede indicar si la persona está o no proporcionada, puede tener el cráneo muy grande o muy pequeño, el cuello puede tener abultamientos, el tórax y el abdomen pueden estar aumentados de volumen, etcétera. Cuando hay alteraciones en la conformación se puede empezar a sospechar de determinadas enfermedades.
j) La constitución se refiere al estado de nutrición o grado de robustez. En las enfermedades crónicas o producidas por exceso de trabajo físico o intelectual, infecciosas o febriles, el paciente tiene un aspecto de desnutrición; en cambio, si el paciente tiene aumento del panículo adiposo nos es-

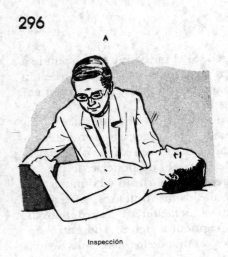

Inspección

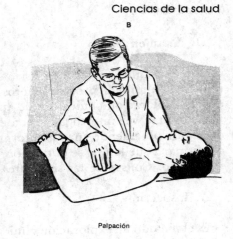

Palpación

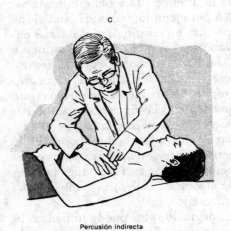

Percusión indirecta

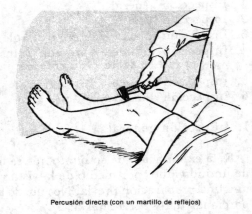

Percusión directa (con un martillo de reflejos)

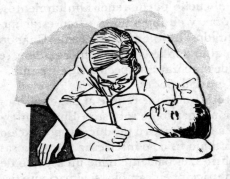

Auscultación

Fig. 74 Examen físico.

tá indicando obesidad, de aquí que para poder hacer un buen juicio hay que observar el color y la elasticidad de los tegumentos, el panículo adiposo, el grado de desarrollo muscular, etcétera.

k) La respiración se modifica cuando hay causas que impiden la entrada del aire al tracto respiratorio, cuando se afecta el tejido pulmonar o cuando los elementos musculares respiratorios están afectados. Se debe observar si la respiración es lenta o rápida, superficial o profunda, si sigue un ritmo determinado, ya que éste puede ser característico de algún padecimiento.

l) Los movimientos anormales, como su nombre lo indica, son movimientos que solamente se presentan en estados patológicos; por ejemplo, los tics y las convulsiones.

m) Las tumoraciones y prominencias óseas exageradas indican también que existe alguna patología.

n) Las cicatrices constituyen signos de antecedentes patológicos que pueden contribuir al diagnóstico, al igual que las alteraciones de la piel.

ñ) Los vendajes, aparatos ortopédicos y elementos de curación indican al clínico la región afectada.

o) El medio ambiente también es importante, porque en gran número de casos el clínico tiene que llegar a la casa del enfermo o al sitio donde ha ocurrido un accidente y puede obtener datos valiosos de esta observación, por ejemplo, en caso de que haya hemorragia podrá observar la cantidad de sangre perdida, si se intoxicó pueden quedar restos del tóxico, etcétera.

p) La marcha, al igual que la facies puede proporcionar datos claves de determinadas enfermedades.

2. Inspección local

Como su nombre indica, es la exploración hecha con el sentido de la vista de una región en particular del organismo. Puede proporcionar nuevos datos, además de los obtenidos por medio del interrogatorio y de la inspección general, por lo que se lleva a cabo primeramente en la región donde radican los síntomas principales y posteriormente en el resto del organismo.

Las reglas que deben seguirse para la inspección local son las siguientes:

1a. El individuo debe estar en una posición cómoda y adecuada.
2a. El clínico debe colocarse correcta y convenientemente.
3a. Debe existir una iluminación adecuada.
4a. La región por inspeccionar debe estar totalmente descubierta.
5a. La inspección debe ser ordenada, es decir, del conjunto al detalle, de lo grande a lo pequeño, de la periferia al centro, de lo importante a lo superfluo y, siempre que sea posible debe ser comparativa o sea que hay que comparar un lado con otro, una extremidad con la otra y debe ser completa para obtener conclusiones y deducciones exactas.

La inspección local proporciona datos acerca de la actitud del segmento o región, de su forma, de su volumen, del estado de la superficie, es decir, si hay heridas, ulceraciones, cicatrices, cambios de coloración, circulación anormal, padecimientos propios de la piel, movilidad o retractilidad de la piel, el estado de humedad o de sequedad de la piel, la lubricación de la misma o cambios en los anexos de la piel, como son los pelos, las uñas, las glándulas sudoríparas y las glándulas sebáceas y, por último, se puede observar si existen movimientos anormales.

3. Inspección directa, inerme o simple

Es la que se lleva a cabo sin interposición de instrumentos ópticos o de otra naturaleza entre el ojo y la región observada. A este grupo pertenecen la inspección local y la inspección general.

4. Inspección indirecta, armada o instrumental

Es aquella que se lleva a cabo con la ayuda de algún instrumento que se interpone entre la vista y la región a observar. Se puede utilizar desde una lente de aumento hasta instrumentos dotados de lentes de aumento, espejos y fuentes de luz, como son el otoscopio (para explorar el oído), rinoscopio (para explorar la nariz), laringoscopio (exploración de la laringe), rectoscopio (del recto), oftalmoscopio (de los ojos), colposcopio (de la vagina), etcétera.

La inspección armada también requiere de reglas:

1a. El paciente debe guardar una posición adecuada.
2a. El clínico debe guardar una posición correcta y conveniente.
3a. La iluminación debe ser suficiente y conveniente.
4a. El instrumento debe esterilizarse en caso necesario.
5a. Si se trata de explorar regiones sépticas como el recto o la vagina, éstos deben asearse previamente.
6a. Las maniobras deben hacerse con delicadeza para evitar lastimar al paciente.
7a. Debe ser completa, ordenada y comparativa.

5. Inspección estática

Es aquella que se lleva a cabo cuando el individuo está en reposo.

6. Inspección dinámica

Es aquella que se lleva a cabo cuando el individuo realiza alguna actividad, por ejemplo, durante la marcha.

B. Palpación

Es el método del examen físico que se lleva a cabo después de la inspección y que consiste en explorar por medio del tacto las partes exteriores del organismo y las cavidades accesibles para apreciar las cualidades físicas de los tejidos, así como su sensibilidad. Corrobora datos obtenidos por medio del interrogatorio y de la inspección, además de que puede provocar fenómenos nuevos que de otro modo no serían aparentes, como el dolor, los movimientos reflejos y movimientos anormales.

Para su estudio la palpación se divide en:

1. Palpación directa, simple o inerme
2. Palpación indirecta, armada o instrumental
3. Palpación superficial
4. Palpación profunda
5. Palpación de cavidades o tacto.

1. Palpación directa, simple o inerme

Es aquella que se efectúa directamente sobre el individuo utilizando una mano, las dos manos, uno o más dedos de una o de las dos manos, dependiendo de la amplitud de la región.

2. Palpación indirecta, armada o instrumental

Es aquella que se lleva a cabo empleando cualquier instrumento; tiene lugar cuando el clínico se ve imposibilitado para emplear sus manos o sus dedos dentro o sobre una región determinada, ya sea porque ésta se encuentra demasiado profunda o la vía de acceso es muy estrecha; por ejemplo, si se desea conocer la profundidad de una herida en el tórax o en el abdomen se puede utilizar una sonda, para conocer la profundidad del útero se usa un histerómetro. Se hace palpación armada cuando se utiliza algún instrumento romo para buscar reflejos en la piel o cualquier instrumento con punta para provocar dolor y estudiar sus variantes.

3. Palpación superficial

Es la que hace el clínico sobre la periferia del cuerpo, se efectúa sobre la piel; este tipo de palpación se debe realizar antes que los otros tipos.

4. Palpación profunda

Se aplica a elementos colocados en regiones más o menos profundas, como son los elementos viscerales, óseos, tendinosos, vasculares o nerviosos. Se lleva a cabo con una o con las dos manos y requiere mayor presión que la palpación superficial.

5. Palpación de cavidades o tacto

En este tipo de palpación se introduce el dedo índice o el dedo medio, o los dos juntos (tacto digital) o la mano (tacto manual) para apreciar el estado de un órgano. En general el tacto digital se utiliza en exploraciones vaginales y rectales y el manual en obstetricia.

Las reglas para la palpación manual son:

1a. El paciente guardará una posición cómoda y conveniente
2a. El clínico guardará una posición adecuada y conveniente
3a. Se buscará que la región por explorar tenga una relajación muscular completa
4a. Las manos que palpan no deben estar muy frías
5a. La palpación se efectuará inmediatamente sobre la piel
6a. La palpación debe ser metódica, prudente, comparativa y completa. En caso de dolor es muy importante palpar primero las regiones no dolorosas y terminar en el punto doloroso.

Reglas para la palpación instrumental

1a. Posición adecuada de la región por explorar y en las mejores condiciones de asepsia
2a. Posición cómoda y conveniente del clínico y manos cubiertas con guantes estériles
3a. El instrumento debe estar esterilizado
4a. Debe ser metódica, prudente y completa.

Reglas para la palpación de cavidades o tacto:

1a. Posición adecuada del paciente
2a. Posición conveniente del clínico, el dedo o las manos deben estar cubiertos con guantes estériles
3a. Se debe usar algún lubricante
4a. La cavidad por explorar debe estar aseada y evacuada, así como las zonas vecinas
5a. Se hará con delicadeza y suavidad evitando maniobras bruscas.

La palpación sirve para corroborar los datos obtenidos por los procedimientos anteriores en cuanto a forma, volumen, estado de la superficie y movimientos. Además se obtienen datos respecto a la temperatura superficial, la sensibilidad de los tegumentos, la humedad y la untuosidad de la piel, el turgor y la elasticidad de los tegumentos, la movilidad de los mismos sobre los planos subyacentes, el tono muscular, la existencia de líquido infiltrado en los tegumentos (edema), la existencia de líquido debajo de los mismos, la existencia de aire infiltrado bajo la piel (crepitación), si la movilidad es normal o anormal en las regiones del cuerpo y si hay algún estrechamiento, obstáculo, cuerpo extraño o cavidad en el organismo.

C. Percusión

Es el método de exploración clínica que se practica golpeando levemente una región determinada del cuerpo para obtener sonidos o ruidos, investigar el dolor o producir movimientos.

En este método o procedimiento intervienen los sentidos del tacto, del oído y de la vista. Se debe practicar después de la palpación y generalmente se aplica a regiones que guarde su constitución anatómica se manifiestan fenómenos subjetivos, como el dolor. Además podrá desencadenar fenómenos de movimiento por vía refleja cuyo punto de partida será el lugar percutido.
refleja cuyo punto de partida será el lugar percutido.

Los órganos llenos de aire como el estómago, los intestinos y los pulmones dan sonidos de tonalidad alta o clara a diferencia de los órganos macizos o llenos de líquido que dan sonidos oscuros, de aquí que una alteración patológica de estos órganos se puede traducir por un cambio en el sonido. Si en los procedimientos anteriores se encontró algún aumento en el volumen de un órgano o un tumor, la percusión lo puede confirmar, delimitando sus áreas.

La percusión se divide en: indirecta o mediata y directa o inmediata.

1. Percusión indirecta o mediata

Es la percusión que hace el clínico interponiendo cualquier elemento entre la superficie del organismo y el elemento percutor. Generalmente se emplea como elemento que se interpone, un dedo del explorador, por lo que el clínico utiliza ambas manos como en la palpación; se aplica uno o varios dedos de una mano sobre la superficie corporal y sobre éste o éstos se aplican pequeños golpes con las yemas o puntas de uno, dos o más dedos de la otra mano.

2. Percusión directa o inmediata

Es aquella que hace el clínico sin interponer ningún elemento entre la superficie del organismo y el elemento percutor. El elemento percutor puede ser la mano o un martillo especial. Se utiliza cuando se trata de investigar un dolor o para provocar los movimientos llamados reflejos tendinosos, tal como el reflejo rotuliano.

Reglas de la percusión

1. Percusión indirecta, mediata o digitodigital:

1a. La región por percutir deberá ser accesible al clínico.

2a. El clínico guardará una posición cómoda y conveniente.

3a. La región deberá encontrarse totalmente descubierta, sin interposición de ninguna ropa o tela.

4a. Es necesario que haya una buena relajación muscular.

5a. El dedo o dedos de la mano quedarán en íntimo contacto con la superficie de la piel, evitando dejar cavidades o puentes intermedios, buscando el mejor acomodo.

6a. El dedo que percuta será el índice o el medio, o los dos juntos, flexionando las dos últimas articulaciones interfalángicas en un ángulo aproximado de 45 grados.

7a. Los golpes o impactos se harán sobre el dedo índice o medio de la mano, inmediatamente atrás de la uña y deberán ser secos, breves y de la misma intensidad.

8a. El dedo o dedos percutores caerán perpendicularmente sobre el dedo percutido.

9a. Sólo intervendrá la articulación de la muñeca para la producción de los movimientos de percusión.

10a. El oído del clínico que perciba los sonidos producidos debe estar cerca para su mejor interpretación.

11a. Deberá existir absoluto silencio.

12a. La percusión será metódica, comparativa y completa.

2. Percusión directa o inmediata

Las reglas 1a., 2a., 3a., 4a., 10a., 11a., y 12a., son iguales, aunque se deben agregar las siguientes:

Se utiliza para percutir el dedo índice, el medio o ambos juntos, o bien el borde cubital o medial de la mano. Si se utiliza el martillo de reflejos se debe tomar firmemente, pero sin hacer mucha fuerza en su manejo; los golpes se deben dar con firmeza, perpendicularmente a la región, pausados y utilizando básicamente las articulaciones de la muñeca y del codo.

Los resultados que proporciona la percusión son: recoger sonidos, despertar dolor o producir movimientos.

D. Auscultación

Es el método de examen físico que consiste en estudiar los ruidos normales o anormales que se producen en los diferentes órganos, principalmente del sistema circulatorio y del sistema respiratorio. En este método interviene el sentido del oído. La auscultación puede ser directa o inmediata e indirecta o mediata.

1. Auscultación directa o inmediata

Es la que hace el clínico aplicando directamente su oído a la región del organismo que desea explorar. Este procedimiento puede resultar molesto, incómodo o antihigiénico, por lo que es preferible practicar la auscultación indirecta o mediata.

2. Auscultación indirecta o mediata

Es aquella que hace el clínico a través del estetoscopio.

Las reglas de la auscultación dicen que debe existir posición cómoda del paciente y del clínico, que debe existir silencio absoluto, que la cápsula del estetoscopio quede en íntimo contacto con la región por estudiar y que debe ser metódica, comparativa, completa y que se requiere de una concentración mental absoluta.

Además de los procedimientos antes mencionados, el clínico se puede ayudar con el olfato, porque hay olores característicos de algunas enfermedades; con la medición (peso, talla, perímetros, diámetros); con la punción exploradora que consiste en la introducción de una aguja hueca, un trócar o cualquier instrumento con punta con el objeto de tomar una muestra de algún producto del organismo y enviarla al laboratorio; con la transiluminación, o sea la detección de anormalidades utilizando una fuente luminosa más o menos intensa que se coloca detrás o delante de alguna región corporal cuyos tejidos no sean muy densos; con la termometría; con los exámenes de laboratorio, con la radiología, con exámenes eléctricos como el electrocardiograma y el electroencefalograma, con la biopsia y con las intervenciones quirúrgicas exploradoras.

La historia clínica

Es un documento escrito que contiene todos los datos investigados por el médico acerca de la enfermedad de una persona.

Constituye una narración y exposición verdadera de los acontecimientos pasados y presentes del individuo; se dice que es la clave del diagnóstico por ser un registro de todos los síntomas y signos, con deducciones y posibilidades diagnósticas que marcarán la ruta a las deducciones finales de diagnóstico definitivo y deducciones pronósticas y terapéuticas.

Una historia clínica hábilmente elaborada y cuidadosamente interpretada proporciona información importantísima respecto al aspecto emocional y psicológico del paciente y puede ser de gran valor en la solución de su problema. Al mismo tiempo, una entrevista interesante y agradable constituye la base para una relación satisfactoria entre el paciente y el médico.

En la actualidad, con los exámenes médicos periódicos necesarios para adquirir empleos o seguros, el clínico debe ser un experto en el examen de personas sanas en las cuales los métodos objetivos de estudio cobran más importancia sobre todo cuando los individuos tienden a desfigurar diversos hechos según persigan un empleo, una pensión, una declaración de incapacidad o un seguro.

La historia clínica comprende las siguientes partes:

1. Ficha de identificación

Como su nombre lo indica comprende los datos generales del individuo: nombre, edad, sexo, estado civil, ocupación, domicilio, fecha de ingreso o de elaboración de la historia clínica y, en caso de estar hospitalizado, el número de cama. La importancia de estos datos ya se explicó en el capítulo de Método clínico.

2. Antecedentes hereditarios y familiares

Se refieren a los antecedentes y estado de salud actual de padres, abuelos, hermanos, tíos, primos, hijos y otros familiares.

3. Antecedentes personales no patológicos

Se refieren a las ocupaciones anteriores, a la raza, al lugar de nacimiento, lugares donde ha residido el individuo, hábitos y costumbres.

4. Antecedentes personales patológicos

Enfermedades prenatales, de la infancia, juventud y adultez.

5. Estado actual

Se anota el padecimiento actual (nociones, mecanismo, agente traumático), investigación y semiología (estudio) de los síntomas y de los signos.

Se continúa con el estado de los demás órganos y sistemas: digestivo, respiratorio, circulatorio, genitourinario, osteomúsculo-articular, nervioso, glandular, órganos de los sentidos, función psico-intelectual y sexual.

Si hay síntomas generales se anotan a continuación.

6. Terapéutica empleada si el paciente ha recibido algún tratamiento previo, especificando en qué consistió.

7. En el examen físico se anota:

a) la inspección general
b) la inspección local
c) la inspección de las demás regiones corporales
d) la palpación
e) los resultados de la percusión
f) la auscultación realizada
g) los demás procedimientos y sus resultados.

8. Los exámenes especiales de gabinete y laboratorio:

a) radiológicos
b) eléctricos
c) endoscópicos
d) de laboratorio
e) operaciones quirúrgicas exploradoras
f) métodos funcionales y experimentales
g) métodos anatomopatológicos.

9. Conclusiones diagnósticas

El diagnóstico lleva a la identificación de la enfermedad o a descartarla. Se pueden hacer diferentes diagnósticos:

a) diagnóstico anatomotopográfico en donde se especifica cuál o cuáles son las regiones del cuerpo afectadas *b*) diagnóstico patológico que se refiere a los trastornos que produce la enfermedad en el organismo

c) diagnóstico sindromático en donde se agrupan signos y síntomas que existen en un momento determinado para definir un estado característico

d) diagnóstico fisiopatológico; aquí se especifican las funciones que se encontraron alteradas

e) diagnóstico etiológico en donde se especifica la causa de la enfermedad

f) diagnóstico nosológico en donde se especifica y se da nombre a la enfermedad

g) diagnóstico diferencial en donde se determina de qué enfermedades se debe diferenciar

h) diagnóstico integral en donde se incluyen todos los diagnósticos elaborados.

10. Las conclusiones pronósticas se refieren a:

a) la vida
b) la integridad anatómica o funcional
c) la intervención quirúrgica en caso de que sea necesaria.

11. Conclusiones terapéuticas, o sea la especificación del tratamiento:

a) farmacológicas
b) quirúrgicas
c) dietéticas
d) higiénicas
e) fisioterapéuticas
f) otras.

Exámenes periódicos de salud

Aun cuando el individuo se encuentre sano o aparentemente sano por no presentar síntomas de enfermedad debe someterse perió-

dicamente a un examen médico. El clínico sigue todos los procedimientos que utiliza en caso de enfermedad, aunque la exploración física debe ser muy minuciosa con el objeto de buscar datos incipientes de enfermedad.

La práctica del examen periódico de salud tiene dentro de sus objetivos fundamentales la verificación de su salud y, en caso de que sea necesario, dar educación higiénica; en este caso constituye una medida de prevención primaria. En el caso de que se descubra alguna pequeña alteración que indique el inicio de una enfermedad constituye una medida de prevención secundaria.

Entre las enfermedades que se pueden descubrir tempranamente se encuentran la tuberculosis pulmonar, la sífilis, problemas de agudeza visual y auditiva, caries dental, diabetes, algunos tumores, hipertensión arterial, etcétera.

En términos generales los niños menores de un año deben someterse a exámenes médicos mensuales; entre uno y cuatro años, dos veces al año; desde los 5 hasta los 19 años, una vez al año; entre los 20 y los 34 años, cada dos años; entre los 35 y los 49 años, una vez al año, y después de los 50 años, cada seis meses.

En pediatría el clínico tiene que valorar adecuadamente los datos que obtiene por el interrogatorio; estos datos generalmente se obtienen por interrogatorio indirecto, de aquí que el examen físico sea muy importante. El médico debe profundizar en aspectos referentes a la alimentación, el crecimiento, el desarrollo y las inmunizaciones.

En obstetricia el médico debe hacer hincapié en los antecedentes ginecoobstétricos. La primera visita es para confirmar el embarazo y verificar el estado de salud. La embarazada debe visitar al médico cada mes durante los primeros seis meses; cada dos semanas en los meses séptimo y octavo y cada semana en el último mes, aunque la frecuencia puede modificarse en caso de complicaciones.

EXAMENES DE LABORATORIO Y DE GABINETE

Estos exámenes comenzaron a practicarse a fines del siglo pasado con el objeto de ayudar al médico a integrar su diagnóstico después de aplicar el método clínico. Requieren de personal especializado y se pueden llevar a cabo en un laboratorio (exámenes de sangre, orina, etcétera) o en gabinetes especiales, como sucede con los estudios radiológicos y eléctricos (electrocardiograma, electroencefalograma), de ultrasonido, etcétera. Permiten la exploración indirecta del paciente por lo que deben practicarse después de haber realizado el interrogatorio y la exploración física.

Las pruebas de laboratorio son muy numerosas en la actualidad y existen muchas técnicas incluso para estudiar un mismo parámetro. Todo ello se debe tomar en cuenta, ya que un valor encontrado sólo se puede interpretar en base al conocimiento del método de laboratorio utilizado, los valores normales para esa edad, sexo, raza, etcétera; así pues, los estudios que se darán a continuación son los que se realizan con más frecuencia y los *valores normales* que se mencionan son los generalmente aceptados con los métodos más usuales.

Exámenes de sangre

El más común es la *biometría hemática* que reporta datos acerca de la cantidad y el aspecto de los elementos figurados de la sangre (eritrocitos o glóbulos rojos, leucocitos o glóbulos blancos y trombocitos o plaquetas) así como de la cantidad de hemoglobina. Las cifras varían según el laboratorio, aunque en términos generales la cifra promedio de eritrocitos es de 4 500 000 a 5 500 000/μl de sangre en la mujer y de 5 000 000 a 6 000 000 μl en el hombre. Cantidades menores generalmente indican anemia que puede deberse a múltiples causas. La más frecuente es la anemia nutricional producida por carencia de hierro, o de vitamina B_{12} y la anemia perniciosa producida por deficiencia del factor intrínseco que produce la mucosa del estómago y que permite sea absorbida la alimentación. Cuando esta cifra aumenta la persona tiene poliglobulina, que puede deberse a intoxicaciones por óxido de carbono, enfermedades del corazón o del sistema respiratorio, o simplemente a que la persona habita en lugares de gran altitud. La forma de los eritrocitos también es importante. La cantidad de hemoglobina que contienen los eritrocitos es un dato más fidedigno; la cifra aproximada es de 12 a 17 g/100 ml en el hombre y de 11 a 15 g/100 ml en la mujer.

El hematócrito representa la proporción que existe entre los eritrocitos y el plasma; se obtiene centrifugando a la sangre hasta formar un paquete de células, la cifra promedio es alrededor de 45%, o sea que en 100 ml de sangre hay 45 ml de células y 55 ml de plasma. Esta cifra disminuye en la anemia y aumenta cuando hay policitemia o cuando hay deshidratación.

El recuento reticulocitario indica la cantidad de reticulocitos que hay en la sangre; éstos son eritrocitos inmaduros que normalmente existen en una cifra de 0.5% del número de eritrocitos maduros. Si la cifra es mayor de 2%, puede ser que se estén produciendo en forma acelerada debido a que la persona esté bajo tratamiento médico por tener una anemia nutricional o una anemia perniciosa y que el tratamiento sea efectivo.

La cantidad de leucocitos oscila entre 5 000 y 10 000/μl de sangre; de éstos, aproximadamente entre 60 y 70% son neutrófilos, entre 1 y 4%, eosinófilos; entre el 0.5 y el 1%, basófilos; entre el 20 y el 25%, linfocitos y entre el 2 y el 8%, monocitos. La cantidad de leucocitos puede aumentar (leucocitosis) o disminuir (leucopenia). En la leucemia hay acumulación de leucocitos sin control, por lo que hay muchas células inmaduras. Generalmente los neutrófilos aumentan cuando hay alguna infección por bacterias; los monocitos aumentan con las infecciones crónicas (de larga duración) como la tuberculosis; los eosinófilos aumentan cuando hay enfermedades alérgicas o parasitarias; los linfocitos en las enfermedades producidas por virus, etcétera.

Los trombocitos o plaquetas existen en cantidades que oscilan entre 150 000 y 300 000/μl de sangre; cuando aumenta esta cifra hay trombocitosis (puede ser por respuesta a una hemorragia) y cuando disminuye hay trom-

bocitopenia y el individuo puede tener hemorragias espontáneas.

Tiempo de sangrado

Es el tiempo que necesita una herida para que deje de sangrar. Generalmente se da un piquete con una lanceta estéril en el lóbulo de la oreja, cuando van saliendo las gotas de sangre se acerca un papel filtro para que las recoja hasta que llega el momento en que deja de sangrar, este tiempo varía de 1 a 4 minutos. Esta cifra depende del número y la eficiencia de las plaquetas y la capacidad que tienen los vasos capilares para contraerse cuando se produce alguna herida, así como del tiempo que tarda en formarse el coágulo.

Tiempo de coagulación

Es el tiempo que necesita la sangre para coagular, para hacer esta prueba se coloca 1 ml de sangre en 3 tubos de vidrio que se sumergen en agua que está a 37°C. Cada 30 segundos se examinan para ver si ya se formó el coágulo; la cifra de 2 a 8 minutos para algunos autores y de 5 a 10 minutos para otros, indica en qué estado se encuentran los factores que intervienen en el mecanismo de la coagulación.

Tiempo parcial de tromboplastina

Esta prueba ha sustituido al tiempo de sangrado y al tiempo de coagulación y su cifra normal es de 30 a 50".

Tiempo de protrombina

Como se mencionó a propósito de la coagulación, la protrombina se transforma en trombina que convierte a su vez al fibrinógeno a fibrina. Su valor es de 10 a 20 segundos o se reporta con cifras que oscilan entre 85 y 110%.

Velocidad de sedimentación globular (VSG)

La velocidad de sedimentación globular (VSG) es de 3 a 10 mm en la primera hora, se acelera cuando hay enfermedades inflamatorias, infarto del miocardio, enfermedades del tejido colágeno como la artritis reumatoide, enfermedades cancerosas, etcétera.

Determinación del grupo sanguíneo y del factor Rh

Se colocan tres gotas de sangre sobre un portaobjetos limpio; a una gota se le agrega una gota de suero anti A; a otra una gota de suero anti B y a la tercera una gota de suero anti Rh. Los grupos A, B y AB contienen en sus eritrocitos unos antígenos llamados aglutinógenos que se mezclan con los anticuerpos del suero, llamados aglutininas. El grupo puede ser A, B, AB u O y el factor Rh puede ser positivo o negativo.

Química sanguínea

En la sangre también se pueden investigar muchos datos químicos, razón por la cual solamente vamos a ver los datos que se investigan con más frecuencia. La cantidad de glucosa en ayunas es de 75 a 100 mg/100 ml de sangre; puede aumentar en la diabetes mellitus y en otras alteraciones endocrinas. La cifra de urea es de 20 a 30 mg/100 ml, la de creatinina es de 1 a 2 mg/100 ml y pueden indicar anormalidades en el funcionamiento del riñón. El ácido úrico aumenta en una enfermedad llamada gota, normalmente es de 2 a 5 mg/100 ml.

Las proteínas totales son de 6 a 8 g/100 ml y de éstas las globulinas son de 2 a 3 g/100 ml y la albúmina de 4 a 5 g/100 ml.

Los lípidos totales son de 400 a 600 mg/100 ml, el colesterol oscila entre 150 y 250 mg/100 ml.

Cuando la persona tiene infarto del miocardio aumentan mucho las cifras de una en-

zima llamada transaminasa oxalacética que normalmente son de 10 a 40 U/ml y otra llamada deshidrogenasa láctica que normalmente existe en cantidades de 200 a 680 U/ml.

Las alteraciones hepáticas provocan el aumento de la transaminasa oxalacética y la transaminasa pirúvica.

La cantidad de yodo proteico es de 3.5 a 8 μg/100 ml, aumenta cuando el individuo sufre hipertiroidismo y disminuye cuando hay hipotiroidismo.

Examen de orina

La orina es de color amarillo ámbar, transparente y de olor característico; el riñón produce aproximadamente entre 1000 y 1500 ml en 24 horas, cantidad que varía según la cantidad de líquido que se ingiera o se pierda. Cuando la persona está deshidratada la producción de orina es menor y su color más intenso; en cambio, en pacientes con diabetes insípida y diabetes mellitus, la orina está diluída. La orina de enfermos de diabetes insípida es de baja densidad y, en cambio, en la diabetes mellitus la densidad es alta. Normalmente la densidad de la orina es de 1.010 a 1.025 en relación al agua. Su reacción es ácida y su pH oscila alrededor de 6 y varía con la dieta, al igual que el color. Contiene normalmente urea, creatinina, ácido úrico, ácido hipúrico, NaCl, K, Mg, Ca, SO_4, PO_4 y NH_4. En condiciones anormales puede contener albúmina, glucosa, hemoglobina, pigmentos biliares, pus, cilindros, cálculos, o microorganismos como el colibacilo y el bacilo de Koch. Cuando se sospecha que hay una infección se puede hacer un cultivo cuantitativo de la orina y si hay infección, habrá más de 100 000 bacterias por ml.

El examen de materia fecal sirve para investigar la presencia de bacterias (coprocultivo) o de parásitos (coproparasitoscópico en serie); en este último caso se debe practicar el estudio por lo menos durante tres días seguidos utilizando una muestra diaria porque en algunas ocasiones el resultado es negativo a pesar de que existen parásitos.

Los estudios de laboratorio pueden hacerse en cualquier secreción o líquido; por ejemplo la secreción vaginal, la saliva, el sudor, el jugo gástrico, el esputo, el líquido cerebroespinal (cefalorraquídeo), el líquido sinovial, secreciones del oído, ocular, etcétera. Se puede hacer observación directa, cultivos o estudios de tipo inmunológico (por ejemplo los que se practican para investigar la sífilis y la fiebre reumática). Hay pruebas funcionales que, como su nombre lo indica, sirven para investigar como están funcionando el hígado, el riñón, el intestino delgado, el páncreas, las glándulas suprarrenales, las gónadas, la hipófisis, la glándula tiroidea, la glándula paratiroidea, etcétera.

La citología exfoliativa consiste en observar a través del microscopio las células del organismo que se descaman de una superficie epitelial; este estudio se ha utilizado mucho para investigar cáncer en el cuello del útero, aunque también puede utilizarse para estudiar las células de muchos órganos; por ejemplo, la boca, los bronquios, el estómago, el sistema urinario, etcétera.

Estudios radiológicos

Se pueden practicar tomando radiografías simples de los huesos, dientes, tórax, abdomen, etcétera, o se pueden estudiar estructuras en movimiento por medio de los rayos X; a este estudio se le llama fluoroscopía. En ciertos órganos se puede inyectar aire que se ve de color oscuro en las radiografías, por ejemplo en el encéfalo cuando se hace una encefalografía aérea.

También se puede administrar al paciente alguna sustancia opaca a los rayos X para observar la vesícula biliar (colecistografía); esta substancia puede inyectarse para observar los riñones (urografía descendente) o introducirla directamente en los sitios que se de-

sean observar; por ejemplo, en la urografía descendente, en el colon por enema, en las angiografías (vasos sanguíneos); etcétera.

Estudios eléctricos

Hay estudios eléctricos, como el electrocardiograma y el electroencefalograma.

El electrocardiograma (ECG) es un registro de la actividad eléctrica del corazón que se hace en un papel milimétrico especial llamado papel electrocardiográfico que tiene cuadros grandes de 5 mm por lado y cuadros más pequeños. Este papel va corriendo por un aparato llamado electrocardiógrafo a una velocidad de 25 mm/seg. Los electrodos se colocan sobre la piel y se conectan a la aguja de registro que marca ondas llamadas ondas de deflexión.

La primera onda, llamada onda P, es una onda pequeña que se traza arriba del nivel inicial, por lo que se considera positiva e indica la propagación del impulso del nódulo SA, sinoatrial o marcapaso que se encuentra en el atrio (aurícula) derecho, que es el que va a poner a trabajar al corazón y su conducción por los atrios (aurículas) hasta que llega al nodo AV (atrioventricular o auriculoventricular) que está en la parte baja del tabique interatrial (interauricular).

Después de la onda P transcurre un periodo que indica el tiempo que pasa el estímulo en el nodo AV.

La onda o complejo QRS está compuesta por una onda Q que queda abajo del nivel inicial y se considera negativa, la onda R que es positiva y la inda S que también es negativa. Este complejo indica la propagación del impulso eléctrico a través de los ventrículos.

La onda T, que es positiva, indica la repolarización de los ventrículos (relajación) que se inicia desde que termina el complejo QRS.

Los electrodos se colocan uno en el brazo izquierdo (VL), otro en el brazo derecho (VR) y el tercero en la pierna izquierda (VF), en esta forma queda trazado un triángulo imaginario.

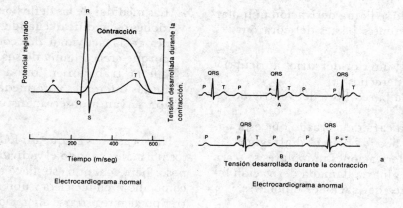

Electrocardiograma normal

Electrocardiograma anormal

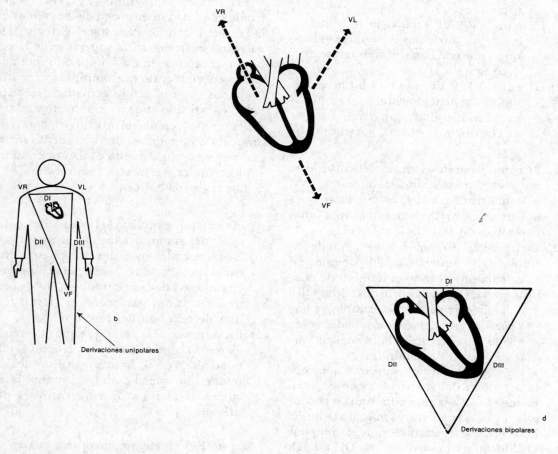

Fig. 75 Electrocardiograma.

Cada ángulo se llama derivación unipolar y registra diferentes partes del corazón:

VR ve hacia el interior del atrio (aurícula) y el ventrículo derechos
VL ve hacia la pared libre del ventrículo izquierdo
VF ve hacia la cara del corazón que está hacia abajo, es decir, hacia el diafragma.

Entre dos derivaciones unipolares se traza una línea imaginaria llamada derivación bipolar. Hay tres derivaciones bipolares:

D I   que se encuentra entre VR y VL y da información de la actividad del ventrículo izquierdo.
D II   entre VR y VF e indica la actividad en los atrios (aurículas) y la parte del corazón que está hacia el diafragma (cara diafragmática)
D III entre VL y VF que estudia la actividad del ventrículo izquierdo en su cara inferior o diafragmática.

En un electrocardiograma se estudia:

1. El ritmo Cuando el ritmo del corazón se inicia en el nódulo sinoatrial (marcapaso) se llama ritmo sinusal; en este caso antes del complejo QRS debe haber una onda P positiva en D I, D II y D III.
2. La frecuencia Como un cuadro grande entre dos QRS equivale a 300 por minuto, se calcula observando el número de cuadros grandes que hay entre dos ondas QRS y se divide entre 300; por ejemplo, si hay tres cuadros grandes entre dos ondas QRS, se divide 300 entre tres y la frecuencia cardíaca es de 100 por minuto.
3. El eje eléctrico Indica la dirección que sigue la actividad del ventrículo, que generalmente es hacia la izquierda y abajo porque el ventrículo izquierdo es más fuerte que el derecho. Para esta dirección el complejo QRS debe ser positivo en DI, DII y DIII. y DIII.

4. Las medidas de las deflexiones Las deflexiones se modifican cuando hay alteraciones en la actividad del corazón, ya sea porque crece alguna de sus partes o porque no trabajan en forma sincronizada. En las diferentes enfermedades del corazón se van a observar distintos trazos.

Hay ocasiones en que un ECG registra datos normales cuando el individuo está en reposo; pero, cuando éste hace algún esfuerzo como andar en bicicleta, subir escaleras o correr pueden registrarse alteraciones, razón por la cual es conveniente hacer pruebas de esfuerzo.

El electroencefalograma (EEG) es el registro de la actividad eléctrica de las células de la corteza cerebral. Para hacer el registro se colocan electrodos en la superficie de la cabeza que se conectan a un aparato llamado electroencefalógrafo que amplifica y registra las ondas que indican la actividad. La actividad eléctrica se mide parcialmente y se modifica con el sueño, el miedo, el dolor, la atención o cuando se altera el medio interno; por ejemplo, cuando aumenta considerablemente la frecuencia respiratoria.

Los registros indican:

a) el ritmo, que resulta de la suma de las actividades sincronizadas de las neuronas.
b) los potenciales evocados o respuestas evocadas que son actividades que se observan cuando se aplican estímulos a los óganos de los sentidos para conocer ciertas formas de reacción del cerebro.
c) los sistemas de control, porque el cerebro ejerce un control sobre las estructuras que están abajo de él. Básicamente hay dos sistemas: uno que al excitarse produce reacciones de alerta y otro que provoca depresión.

En un EEG podemos encontrar cuatro tipos de ondas:

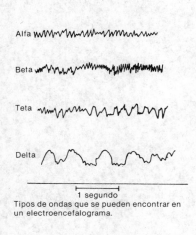

Alfa

Beta

Teta

Delta

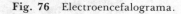

1 segundo

Tipos de ondas que se pueden encontrar en
un electroencefalograma.

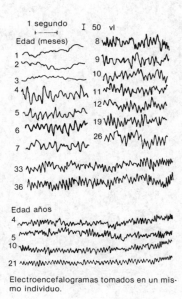

1 segundo

50 vl

Edad (meses)

1
2
3
4
5
6
7
33
36

8
9
10
11
12
19
26

Edad años

4
5
10
21

Electroencefalogramas tomados en un mismo individuo.

Fig. 76   Electroencefalograma.

Alfa Son ondas rítmicas, con una frecuencia
de 8 a 13 por segundo que representan la actividad normal del cerebro cuando el individuo está despierto, en reposo, relajado y con
los ojos cerrados. Esta actividad desaparece
durante el sueño y se interrumpe si el individuo abre los ojos o fija su atención; pueden
no aparecer en personas normales.
Beta Estas ondas son difíciles de registrar; son
más frecuentes (de 14 a 50 por segundo) y se
observan cuando el sistema nervioso está
activo.
Theta Tienen una frecuencia de 4 a 7 por segundo, son normales en los niños pero en los
adultos se pueden observar cuando existe depresión o frustración.
Delta Son ondas más lentas, su frecuencia es
menor de 3 y medio por segundo y se pueden
presentar incluso cada 2 o 3 segundos. Se presentan en el adulto cuando tiene sueño profundo y son normales en los niños cuando
están despiertos; pero, si aparecen en un adulto despierto indican daño cerebral.

Durante el sueño, se deprimen primero las
ondas alfa, después las ondas theta y por último las ondas delta; cuando el sueño es muy
profundo pueden no registrarse ondas (silencio eléctrico).

Ultrasonido

Es una vibración sonora de muy alta frecuencia que atraviesa los tejidos y se refleja
en imágenes que se pueden observar en una
pantalla e imprimir en una película fotográfica. Permite diagnosticar tumores, malformaciones, cálculos, etcétera y tiene la ventaja
de no dañar al producto en el caso de embarazo.

Tomografía axial computarizada (TAC)

Consiste en una serie de estudios radiográ-
ficos que permiten conocer con mucha precisión el interior del organismo.

LA PRACTICA MEDICA EN MEXICO

Se entiende por práctica médica al conjunto de acciones estructuradas de varios profesionales dirigidas a un individuo o grupo de individuos sanos o enfermos, con el propósito de mejorar, conservar o restaurar la salud.

En México existen básicamente tres sistemas de atención médica:

1. Estatal o paraestatal
2. Privada o liberal
3. Popular o tradicional

Medicina estatal o paraestatal

Este tipo de atención médica está integrada por: *a*) las instituciones de seguridad social como son el IMSS (Instituto Mexicano del Seguro Social), ISSSTE (Instituto de Seguridad y Servicios Sociales de los Trabajadores del Estado), SDN (Secretaría de la Defensa Nacional), SM (Secretaría de Marina), y PEMEX (Petróleos Mexicanos); *b*) instituciones de asistencia pública como son el Hospital Juárez, el Hospital General y el Hospital de la Mujer (anteriormente Secretaría de Salu-

bridad y Asistencia, ahora Secretaría de Salud) y los hospitales del DDF (Departamento del Distrito Federal); *c*) instituciones descentralizadas pero subvencionadas por el gobierno federal, como el Hospital Infantil, el Instituto Nacional de Cardiología, etcétera.

En todas ellas se practica la medicina institucional, que puede definirse como la forma organizada del ejercicio de la medicina que proporciona atención médica (selectiva) a grupos de acuerdo a su situación económica social. Las políticas que la rigen las dicta el Estado, el cual no ejerce necesariamente su control.

La medicina institucional forma parte de la seguridad social que tuvo su origen en Alemania, donde se creó en 1872 el "seguro de enfermedad"; posteriormente, entre 1883 y 1889 se implantó la seguridad social que incluia seguros de vejez, de enfermedades, accidentes e incapacidades para los trabajadores, financiados por los patrones y empleados.

En México, la medicina institucional surgió a raíz de la Revolución. En 1906 se propusieron reformas a la Constitución de 1857 para que se protegiera a los obreros indemnizándolos por accidentes de trabajo, se les asignara un seguro de vida y se les pensionara cuando hubieran agotado sus energías en el trabajo. Estas reformas se aprobaron en 1911. Los seguros con que cuenta el trabajador son: de enfermedades profesionales y accidentes de trabajo que está a cargo del patrón y de enfermedades no profesionales y maternidad que está financiado por el patrón (50%), el trabajador (25%) y el estado (25%).

La atención médica para el trabajador, su esposa, hijos menores de edad o de 25 años en caso de que estudien en planteles del sistema educativo nacional y que dependan económicamente del trabajador y para los padres en caso de que también dependan económicamente del trabajador, comprende los servicios de consulta externa, hospitalización y provisión de medicamentos. La atención obstétrica para la esposa y la trabajadora se lleva a cabo durante el embarazo y el parto. En el caso de la trabajadora, ésta tiene una incapacidad de 42 días antes del parto y 42 días después.

Dentro de las prestaciones económicas y sociales se dan subsidios por invalidez, vejez, viudez, orfandad, funerales y lactancia. Existen guarderías, centros de orientación familiar, talleres, unidades habitacionales, tiendas de descuento y en algunos casos centros vacacionales.

En cada institución existen particularidades que se van a presentar a continuación:

IMSS

En 1942 se promulgó la ley mexicana del Seguro Social, que entró en vigor el 19 de enero de 1943 y uno de cuyos objetivos era la protección de la vida humana. De acuerdo con esta ley el Seguro Social es un servicio público nacional obligatorio para los trabajadores asalariados de todas las actividades económicas. En 1949 este servicio se extendió a los pensionados y a los beneficiarios. En agosto de 1954 se reglamentó la incorporación de los trabajadores del campo y de las pequeñas ciudades en las siguientes categorías:

1) miembros de las sociedades locales de crédito ejidal
2) miembros de las sociedades locales de crédito agrícola
3) trabajadores del campo

Años más tarde se modificó el reglamento de los trabajadores del campo, estableciéndose las siguientes categorías:

1) miembros de las sociedades locales de crédito ejidal (ejidatarios)
2) miembros de las sociedades locales de crédito agrícola (pequeños propietarios agrícolas)
3) asalariados de carácter permanente
4) trabajadores estacionales (o de temporada)

El sistema se caracteriza porque se pone en práctica a través de una institución descentralizada que se sostiene por las aportaciones ya mencionadas (gobierno, patrón y trabajador) y por las prestaciones que brinda:

seguro contra accidentes de trabajo y enfermedades profesionales
seguro de enfermedades no profesionales y de maternidad
seguro de invalidez, vejez, cesantía en edad avanzada y muerte
ayuda para gastos de matrimonio, entierro, traslado de cadáveres, ayuda a la viuda y a los huérfanos menores de edad.

Dentro de las prestaciones sociales, en 1956 se crearon las Casas de las Aseguradas, que son centros para que la población femenina desarrolle actividades culturales, estéticas y sociales, y obtenga la ayuda necesaria para elevar su nivel de vida y el de su familia. En estos centros se imparten cursos de educación higiénica materno infantil y de primeros auxilios.

En 1960 los servicios sociales se ampliaron para todos los integrantes de la familia, se crearon los Centros de Seguridad Social para el Bienestar Familiar, en donde se aplican los programas de educación familiar que abarcan aspectos de paternidad responsable, alimentación e higiene general, haciendo hincapié en la importancia del ejercicio, de la recreación y de la prevención de accidentes, enseñándoles a cuidar y modificar las situaciones de riesgo en el hogar, la vía pública y el trabajo.

La atención médica que se extiende a la compañera (cuando vive en unión libre) y a los familiares mencionados al principio de este tema abarca los aspectos preventivos, curativos y de rehabilitación. En caso de que un paciente no pueda recibir la atención que necesita en el lugar donde reside, se le pagan viáticos y pasajes y si se considera necesario que lo acompañe algún familiar también a éste. En los servicios de medicina preventiva se imparte educación higiénica, orientación sobre nutrición, se protege contra la caries dental, contra las enfermedades transmisibles más frecuentes por medio de inmunizaciones, hay campañas de descubrimiento y control de padecimientos como el cáncer y la diabetes. Algunos de los servicios de medicina preventiva y social se han hecho extensivos a toda la población que lo desee, aunque no sean derechohabientes.

El 9 de junio de 1987 el Ejecutivo Federal suscribió un acuerdo mediante el cual se incorporan al seguro facultativo del régimen del Seguro Social todas las personas que cursen estudios de nivel medio y superior en planteles públicos oficiales del sistema educativo nacional y que no cuenten con la misma o similar protección por parte de cualquiera otra institución de seguridad social.

ISSSTE

Fue creado por decreto presidencial el 28 de diciembre de 1959 y entró en vigor el 1º de enero de 1960. Se sostiene por las cuotas de los empleados federales que representan el 2% de su sueldo base para cubrir el segu-

ro de enfermedades no profesionales y de maternidad y 6% más para tener derecho a las otras prestaciones. El estado aporta para el seguro de enfermedad, de maternidad, accidentes de trabajo y enfermedades profesionales, así como para cubrir otras prestaciones.

La asistencia médica es similar a la del IMSS.

Dentro de las prestaciones sociales, proporciona servicios de mejoramiento técnico y cultural, arrendamiento y venta de habitaciones así como servicios funerarios para los derechohabientes.

Dentro de las prestaciones económicas: pensiones por vejez, invalidez y muerte, jubilaciones, préstamos a corto plazo y préstamos para habitación, compra de terrenos y automóviles.

La SDN, la SM y PEMEX funcionan en forma similar y protegen a los trabajadores de dichas dependencias.

SS

A principios de este siglo se establecieron instituciones de beneficencia para la atención médica a las personas que carecían de recursos económicos. De acuerdo a la constitución política, el Estado debía proporcionar atención médica al pueblo, por lo que el nombre de beneficencia cambió al de asistencia, creándose en 1937 la Secretaría de Asistencia Pública. El 15 de octubre de 1943 se fusionaron el Dpto. de Salubridad Pública, fundado en 1931 y la Secretaría de Asistencia Pública dando origen a la SSA, que actualmente se llama Secretaría de Salud (SS).

Durante años las actividades de la SSA no estuvieron bien delimitadas porque la acción sanitaria estaba en manos del Consejo de Salubridad General, del presidente de la República y de la Secretaría de Salubridad y Asistencia, por esta razón el 23 de diciembre de 1958 se estableció según el artículo 14 de la ley de la Secretaría y Departamentos de Estado, que las funciones de la SSA serían las siguientes:

    I. Crear y administrar establecimientos de salubridad, de asistencia pública y de terapia social en cualquier lugar del territorio nacional.

    II. Organizar la asistencia pública en el Distrito y Territorio Federales.

    III. Aplicar a la beneficencia pública los fondos que le proporcione la lotería nacional.

    IV. Organizar y vigilar las instituciones de beneficencia privada e integrar sus patronatos, respetando la voluntad de los fundadores.

    V. Administrar los bienes y fondos que el Gobierno Federal destine para la atención de los servicios de Asistencia Pública.

    VI. Impartir y vigilar la asistencia médica y social a la maternidad y a la infancia.

    VII. La prevención social a niños de hasta seis años, ejerciendo sobre ellos la tutela que corresponda al Estado.

    VIII. Organizar y administrar servicios sanitarios generales en toda la República.

    IX. Dirigir la policía sanitaria general de la República.

    X. Dirigir la policía sanitaria especial en los puertos, costas y fronteras.

    XI. El control higiénico e inspección sobre preparación, posesión, uso, suministro, importación, exportación y circulación de comestibles y bebidas.

    XII. El control de la preparación, aplicación, importación y exportación de productos biológicos, con excepción de los de uso veterinario.

    XIII. La higiene veterinaria exclusivamente en lo que se relacione con los alimentos que puedan afectar a la salud humana.

    XIV. El control sobre preparación, posesión, uso, suministro, importación, exportación y destrucción de drogas y productos medicinales, con excepción de los de uso veterinario que no estén comprendidos en la Convención de Ginebra.

    XV. Estudiar, adaptar y poner en vigor las medidas necesarias para luchar contra las enfermedades transmisibles, contra las plagas sociales que afecten la salud, contra el alcoholismo, las toxicomanías y otros vicios sociales y contra la mendicidad.

    XVI. Poner en práctica las medidas tendientes a conservar la salud y la vida de los trabajadores del campo y de la ciudad y la higiene industrial.

    XVII. Administrar y controlar las escuelas, instituciones y servicios de higiene establecidos por la Federación en toda la República, exceptuando aquellas que se relacionan exclusivamente con la sanidad animal.

    XVIII. Organizar congresos sanitarios y asistenciales.

    XIX. Prestar los servicios de su competencia directamente o en coordinación con los gobiernos de los Estados y del Distrito o los Territorios Federales.

    XX. La vigilancia sobre el cumplimiento del Código Sanitario y de sus reglamentos.

La SS cuenta con diversas instituciones: centros de salud, hospitales generales, hospitales especializados, granjas para enfermos mentales, consultorios médicos, institutos especializados, guarderías infantiles, casa de cuna, comedores familiares, dormitorios y baños públicos.

Los centros de salud tienen como objetivos:

1. Mantener actualizado el conocimiento de los problemas de salud pública en el área y de los recursos para resolverlos.

2. Organizar los recursos de la comunidad, para que conjuntamente con los del centro se promueva, proteja y restaure la salud de la misma y se atiendan los servicios de rehabilitación.
3. Colaborar con las instituciones docentes en la enseñanza de la salud pública.
4. Disminuir la morbilidad y la mortalidad.
5. Contribuir al desarrollo y bienestar de la comunidad.

Los servicios médicos que presta la SS se dirigen a la población desprotegida, a las personas que no tienen seguridad social y que carecen de recursos para pagar atención privada; el pago por estos servicios es simbólico en muchas ocasiones, porque se basa en los resultados del estudio socioeconómico que se le practica al paciente.

Servicios médicos del DDF

Se consideran también de asistencia social, están integrados por hospitales infantiles, servicios que se proporcionan en reclusorios, albergues, casas de protección, hospitales de emergencia como el Hospital "Dr. Rubén Leñero", el Hospital de Balbuena y el Hospital de la Villa, estos servicios de emergencia proporcionan servicios gratuitos a cualquier persona y a cualquier hora.

En términos generales, la medicina institucional puede superar las limitaciones instrumentales del médico que actúa solo, en forma liberal porque en muchas ocasiones es imposible que el médico privado cuente con todos los aparatos de diagnóstico y de tratamiento existentes. Por otra parte, en muchas clínicas el médico tiene que atender a un volumen excesivo de pacientes en un límite de tiempo determinado, el paciente se siente incómodo porque quisiera que le dedicaran más tiempo y puede perder la confianza tanto en el médico como en el tratamiento.

Niveles de atención médica

Los niveles de atención médica se refieren a la organización de los recursos para la salud, en estratos debidamente enlazados a fin de satisfacer eficaz, eficiente y oportunamente todas las necesidades de salud de una población en un área determinada. En base a esta definición, la atención médica cuenta con tres niveles:

Primer nivel. Conjunto de recursos organizados para satisfacer eficaz, eficiente y oportunamente las necesidades de salud más frecuentes y no complicadas de toda la población, en un área determinada; cuenta con actividades de promoción de la salud, protección específica, diagnóstico, tratamiento y rehabilitación por lo que en este nivel intervienen médicos generales, enfermeras de campo (que salen a la comunidad), auxiliares de enfermería y técnicos. Se puede llevar a cabo en consultorios y con equipo mínimo para utilizar en curaciones y cirugía menor (operaciones muy sencillas).

Segundo nivel. Conjunto de recursos para la salud, organizado para satisfacer eficaz, eficiente y oportunamente las necesidades de salud poco frecuentes o complicadas de toda la población, en un área determinada; cuenta con actividades de diagnóstico, tratamiento, hospitalización y rehabilitación. A diferencia del nivel anterior, sus actividades de promoción de la salud y de prevención son limitadas. Se practica en consultorios u hospitales y existen cuatro especialidades básicas: medicina interna, cirugía, obstetricia y pediatría, además de atender urgencias, por lo que debe contar además con servicios auxiliares para el diagnóstico como el laboratorio y el servicio de radiología.

Tercer nivel. Conjunto de recursos para la salud organizado para satisfacer eficaz, eficiente y oportunamente las necesidades de salud raras o muy complicadas de toda la población en un área determinada, por lo que recibe pacientes que necesitan de una atención altamente especializada. Se practica en hospitales de especialidad.

Medicina privada o liberal

Este tipo de práctica médica nació con la Revolución Industrial y con el capitalismo. Con la Revolución Industrial el centro de la economía se desplazó del campo a las ciudades, los campesinos se dirigieron a la ciudad pero tenían dificultad para adaptarse a una nueva forma de vida, trayendo como consecuencia un aumento en la morbilidad y en la mortalidad. Durante el siglo XIX los industriales necesitaban mayor número de obreros sanos, por lo que aumentó la demanda de médicos que se convirtieron en profesionales particulares. En esta época aparecieron las especialidades.

Se define como la práctica profesional médica, caracterizada por su relación personal y directa, establecida mediante convenio mutuo a título oneroso y que utiliza casi exclusivamente tecnología médica, como el diagnóstico clínico y la terapéutica farmacológica (a base de fármacos). Su enfoque es generalmente biologicista e individual.

Los principios de la medicina liberal son los siguientes:

1. Se debe mantener el secreto profesional, con excepción de aquellos casos que indica la ley.
2. El individuo tiene libertad para elegir su médico.
3. El médico tiene libertad de prescripción.
4. Los honorarios se fijan mediante acuerdo directo entre el médico y el paciente.
5. Los honorarios se pagan directamente al médico.

A pesar de que muchas personas consideran que la medicina privada solamente está al alcance de los ricos, los honorarios de los médicos varían mucho. La medicina privada se puede ejercer en consultorios, clínicas o en hospitales y los recursos con que cuentan los médicos también varían.

A partir de agosto de 1975 se estableció un acuerdo entre la SSA y la Cámara Nacional de hospitales, sanatorios, maternidades y clínicas particulares que autorizaba destinar el 5% de las camas en las instituciones privadas a la atención de indigentes cuando los servicios oficiales fueran insuficientes, pero este acuerdo no ha entrado en función.

Medicina popular

Recibe también el nombre de medicina folklórica o medicina tradicional y es una forma no oficial de práctica médica que se origina y mantiene e incluso progresa por razones económicas, sociales y culturales. Está constituida por un conjunto de creencias, conceptos e ideas que han pasado a través de generaciones acerca de la enfermedad y la curación, basados en tradiciones culturales y no en teorías científicas.

En México este tipo de medicina, producto de la unión de las experiencias médicas precortesianas con las traídas por los conquistadores, se ejerce en todo el país aun en colonias populares y de la clase media de la ciudad de México.

La enfermedad se puede deber a fenómenos empíricos o racionales; por ejemplo, si una persona come mucho se enferma de "empacho", se enfermó porque hizo algo; en cambio, si la persona está enferma porque le hicieron "brujería" consideran que la enfermedad se debe a fenómenos mágicos o sobrenaturales.

Las personas que ejercen la medicina tradicional son los curanderos, que se consideran dotados de algún poder especial que les permite curar; sus diagnósticos se basan en la práctica y rara vez interrogan al paciente;

CUADRO 6

**UNIDADES MEDICAS EN SERVICIO, SEGUN TIPO DE UNIDAD POR INSTITUCION DE
SEGURIDAD Y DE ASISTENCIA, 1993**

Instituciones	UNIDADES MEDICAS				
	Total	Unidades hospitalarias		Unidades de consulta externa	Camas
		Generales	Especialidades		
ESTADOS UNIDOS MEXICANOS	14 456	691	156	13 609	72 683
INSTITUCIONES DE SEGURIDAD SOCIAL					
Instituto Mexicano del Seguro Social (incluye IMSS-SOLIDARIDAD)	5 150	282	39	4 829	29 831
Instituto de Seguridad y Servicios Sociales de los Trabajadores del Estado)	1 178	76	11	1 091	6 160
Petróleos Mexicanos	152	13	8	131	1 512
Secretaría de la Defensa Nacional	249	26	—	223	2 862
Secretaría de Marina	130	27	—	103	586
INSTITUCIONES DE ASISTENCIA SOCIAL					
Secretaría de Salud	7 191	188	49	6 954	22 882
Departamento del Distrito Federal	173	13	19	141	2 120
Estatal	233	66	30	137	6 730

‑ No se reportó información
FUENTE: Sistema Nacional de Salud. Boletín de Información Estadística No. 13, Vol. 2, 1993

CUADRO 7

**POBLACION DERECHOHABIENTE DE LA SEGURIDAD SOCIAL, SEGUN INSTITUCION
1950-1993**

AÑOS	POBLACION TOTAL[1]	POBLACIÓN DERECHOHABIENTE									
		IMSS		ISSSTE		PEMEX		SDN Y SM		TOTAL	
		Número	%	Número	%	Número	%	Número	%	Número	%[2]
1950	25 800 540	973 085	3.77			137 429	0.53	126 116*	0.49	1 236 630	4.79
1955	30 557 000	1 576 196	5.16			174 709	0.57	153 141*	0.50	1 904 046	6.23
1960	36 046 000	3 360 389	9.33	487 742	1.35	188 431	0.52	180 166*	0.50	4 216 728	11.70
1965	42 689 000	6 815 685	15.97	1 070 971	2.50	232 636	0.54	375 544	0.88	8 707 547	20.39
1970	49 090 000	9 895 629	20.16	1 347 470	2.74	327 184	0.67	522 005	1.06	12 370 457	25.20
1976	62 329 189	16 631 542	26.68	3 918 514	6.28	546 876	0.87	641 916	1.02	22 239 005	35.67
1984	76 292 872	29 388 434	38.5	6 080 470	7.96	1 024 908	1.34	549 823	0.72	37 043 635	48.52
1993	81 249 645	36 737 601	45.21	8 919 041	10.97	792 724	0.97	761 965	0.9	48 134 828	59.24

[1] Población calculada al 30 VI de cada año
[2] Por ciento calculado en relación al total de la población

FUENTE: INEGI. Anuario Estadístico, 1987
    Sistema Nac. de Salud. Boletín de Inf. Estadística Núm. 13, Vol. 2, 1993

CUADRO 8

RECURSOS PARA LA ATENCION MEDICA, 1993

Institución	Total	Médicos Generales	Médicos Especialistas	Pasantes	Otras labores médicas	Odontólogos	Consultas externas otorgadas
Secretaría de Salud	31 065	11 675	7 383	7 329	2 829	1 849	42 461 040
IMSS[1]	48 936	17 143	13 482	3 915	12 608	1 788	98 381 739
ISSSTE	14 226	6 380	5 971	150	1 050	675	19 178 255
Petróleos Mexicanos	2 894	1 301	1 118	—	332	143	4 794 700
SDN	1 813	785	668	48	—	312	1 916 442
SM	653	178	252	99	43	81	643 065
DDF	2 538	821	1 099	141	327	150	2 319 390
Estatal	5 370	2 147	2 324	357	370	172	4 492 458

Se incluyen residentes y becarios
[1] Incluye IMSS-SOLIDARIDAD
— No se reportó información
FUENTE: Sist. Nac. de Salud. Boletín de Información Estadística No. 13, Vol. 2, 1993

en lugar de preguntar, ellos van diciendo qué síntomas tiene el paciente porque dicen que ellos saben lo que tiene y que lo van a curar. Entre los curanderos hay espiritistas, conocedores de remedios, hueseros, que dan tratamiento basado en la experiencia que han adquirido por medio de la tradición.

Recursos para la salud en México

Los recursos para la salud comprenden:

a) las instituciones para la salud
b) las unidades médicas
c) el personal
d) el presupuesto

a) Las instituciones para la salud son las de seguridad social, la Secretaría de Salud y la medicina privada, aunque esta última atiende un pequeño porcentaje de la población.

b) En 1993 había 14 456 unidades médicas en el país, cuya distribución puede observarse en el cuadro No. 6

c) En 1993 había 102 325 médicos laborando en las instituciones del Sector Salud

para atender a 81 249 645 habitantes, lo que hacía un promedio de un médico por cada 794 habitantes (en 1970 había 33 981 médicos, uno por cada 1 428 habitantes); sin embargo, su distribución no es uniforme porque hay zonas urbanas con muchos médicos y zonas rurales que cuentan con un médico por cada 10 000 ó 15 000 habitantes:

En 1993 había 102 325 médicos laborando en las instituciones del Sector Salud, incluyendo a los pasantes (12 039) y los que se dedican a otras labores médicas (17 559):

Entidad	No. de habit.	No. de médicos
Aguascalientes	719 659	985
Baja California	1 660 855	2 447
B. California Sur	317 764	687
Campeche	535 185	793
Coahuila	1 972 340	2 826
Colima	428 510	765
Chiapas	3 210 496	2 089
Chihuahua	2 441 873	2 729
Distrito Federal	8 235 744	23 683
Durango	1 349 378	1 601

CUADRO 9

PERSONAL MEDICO Y PARAMEDICO SEGUN INSTITUCION, 1993

Institución	Médico	Enfermera general	Enfermera especializada	Auxiliar de enfermería	Otras enfermedades	Otro personal paramédico
Secretaría de Salud	29 216	17 373	1 319	16 947	9 143	2 474
IMSS	47 148	28 638	11 655	32 113	2 909	21 765
ISSSTE	13 551	6 936	2 023	8 090	441	2 650
SDN	1 501	623	356	1 279	—	—
SM	572	319	25	440	38	336
PEMEX	2 751	1 179	534	1 065	156	1 842
DDF	2 388	2 783	418	—	—	26
Estatal	5 198	2 764	606	3 670	1 010	759

— No se reportó información
FUENTE: Sist. Nac. de Salud. Boletín de Información Estadística No. 13, Vol. 2, 1993

Guanajuato	3 982 593	3 643
Guerrero	2 620 637	2 175
Hidalgo	1 888 366	1 860
Jalisco	5 302 689	1 581
México	9 815 795	8 378
Michoacán	3 548 199	3 050
Morelos	1 195 059	1 277
Nayarit	824 643	1 034
Nuevo León	3 098 736	4 631
Oaxaca	3 019 560	2 288
Puebla	4 126 101	3 555
Querétaro	1 051 235	1 246
Quintana Roo	493 277	719
San Luis Potosí	2 003 187	1 752
Sinaloa	2 204 054	2 568
Sonora	1 823 606	2 925
Tabasco	1 501 744	2 151
Tamaulipas	2 249 581	3 494
Tlaxcala	761 277	825
Veracruz	6 228 239	6 584
Yucatán	1 362 940	1 912
Zacatecas	1 276 323	1 072

Existen poblaciones en donde el problema no es únicamente la falta de médicos, sino también de enfermeras, trabajadoras sociales, higienistas, promotores de salud y recursos materiales. En el cuadro de recursos humanos (personal médico y paramédico) se puede observar su distribución.

La Secretaría de Salud tiene dentro de sus objetivos la extensión de la cobertura de servicios sanitarios asistenciales a toda la República; sin embargo, sus objetivos sólo se han podido lograr en forma limitada porque los recursos humanos, físicos y económicos son insuficientes.

Ley general de salud

El 15 de julio de 1891 Porfirio Díaz expidió el primer Código Sanitario, el cual impulsó el funcionamiento del Consejo Superior de Salubridad que operaba en el D.F. Con el paso de los años se fueron modificando los Códigos, de manera que en 1982 el panorama de la legislación sanitaria estaba conformado por el Artículo 73, fracción XVI de la Constitución Federal, el VIII Código Sanitario de los Estados Unidos Mexicanos de 1973 y un conjunto de disposiciones reglamentarias.

En diciembre de 1983 el Congreso de la Unión aprobó la Ley General de Salud que fue publicada en el Diario Oficial el 7 de febrero de 1984 y entró en vigor el 1o. de julio de ese año. Reglamenta el párrafo 3o. del Artículo 4o. de la Constitución Política de los Estados Unidos Mexicanos: "Toda persona tiene derecho a la protección de la salud. La Ley definirá las bases y modalidades para el acceso a los servicios de salud y establecerá la concurrencia de la Federación y las entidades federativas en materia de salubridad general, conforme a lo que dispone la fracción XVI del Artículo 73 de esta Constitución". Con esta publicación se elevó a rango constitucional la protección de la salud y la asignación de los recursos necesarios para la acción sanitaria.

Esta Ley está estructurada en 18 títulos, 59 capítulos, 472 artículos y 7 artículos transitorios. Tiene como objetivos: definir el contenido y las finalidades del derecho a la protección de la salud, establecer las bases jurídicas para hacer efectivo este derecho, definir la participación y responsabilidad de los sectores público, social y privado, establecer las bases de operación del Sistema Nacional de Salud, reglamentar la prestación de servicios, actualizar y completar la normatividad en materia de salubridad general y clarificar la distribución de competencias entre las autoridades sanitarias.

En el título primero se definen las finalidades del derecho a la protección de la salud, se define el contenido básico de la salubridad general y se determinan las autoridades sanitarias que son: el Presidente de la República, la Secretaría de Salud, el Consejo de Salubridad General y los gobiernos de las entidades federativas.

El título segundo determina la conformación del Sistema Nacional de Salud, sus objetivos y su operación a través de mecanismos obligatorios de coordinación, de concertación e inducción que se establecen en el Sistema Nacional de Planeación Democrática con los sectores público, social y privado, que están bajo la responsabilidad de la Secretaría de Salud. También se establece la distribución de competencias en materia de salubridad general entre el Ejecutivo Federal, por conducto de la Secretaría de Salud y los gobiernos de los Estados.

El título tercero define la naturaleza de los servicios de salud: atención médica, salud pública y asistencia social. Asimismo se determinan los prestadores de servicios de salud pública, ya sea a la población en general (población abierta) o a derechohabientes de las instituciones de seguridad social.

Los servicios de salud comprenden a los establecimientos de salud y a toda acción realizada en beneficio del individuo y de la sociedad en general, dirigida a proteger, promover y restaurar la salud de la persona y de la colectividad, como la educación para la salud y la promoción del saneamiento básico, la prevención y control de las enfermedades, la atención médica, la atención materno infantil, la planificación familiar, la prevención y control de las enfermedades bucodentales, la disponibilidad de medicamentos, la promoción del mejoramiento de la nutrición y la asistencia social a los grupos más vulnerables.

La promoción de la salud tiene por objeto crear, conservar y mejorar las condiciones deseables de salud para toda la población y propiciar en el individuo las actitudes, valores y conductas adecuadas para motivar su participación en beneficio de la salud individual y colectiva, por lo que comprende a los servicios de educación para la salud, nutrición, control de los efectos nocivos del ambiente en la salud, la salud ocupacional, la prevención y control de enfermedades y accidentes, así como el fomento sanitario.

La asistencia social comprende el conjunto de acciones tendientes a modificar y mejorar las circunstancias de carácter social que impiden al individuo su desarrollo integral, así como la protección física, mental y social de personas en estado de necesidad, desprotección o desventaja física y mental, hasta lograr su incorporación a una vida plena y productiva. Las actividades básicas de la asistencia social incluyen: la atención a personas que por sus carencias socioeconómicas o por problemas de invalidez, se vean impedidas para satisfacer sus requerimientos básicos de asistencia y desarrollo; la atención a menores y ancianos en estado de abandono o desamparo o inválidos sin recursos; la promoción del bienestar de las personas de la tercera edad; la tutela de los menores; la asistencia jurídica y de orientación social, especialmente de menores, ancianos o inválidos sin recursos; la participación de la población en acciones de promoción, asistencia y desarrollo social, así como la educación y capacitación para el trabajo de personas con carencias socioeconómicas.

Señala también las modalidades de participación de la comunidad en los servicios de salud y de las personas que prestan servicios de salud en todos los niveles.

Para el título cuarto se caracteriza a los recursos humanos para los servicios de salud y se establecen las bases para la interacción de los sectores educativo y salud para su adecuada formación, capacitación y actualización.

El título quinto establece la naturaleza y propósito de la investigación para la salud. En este sentido, la investigación para la salud busca promover nuevos métodos y mayores conocimientos para hacer más efectiva la prestación de servicios. Se señala también la obligación de establecer en las instituciones de salud comisiones de investigación, de ética y de bioseguridad.

En el título sexto se contempla la información para la salud y se establecen las reglas para integrar las estadísticas de salud.

El título séptimo define los objetivos de la promoción de la salud, que comprende los ámbitos de educación para la salud, nutrición, control de los efectos nocivos del ambiente en la salud y la salud ocupacional.

El título octavo define las actividades de prevención y control de enfermedades y accidentes y establece, entre otras, un sistema de vigilancia epidemiológica.

El título noveno define las acciones de asistencia social, de prevención de invalidez y de rehabilitación de inválidos. Aquí cabe mencionar la emisión de la Ley del Sistema Nacional de Asistencia Social, que se publica en el Diario Oficial el 19 de enero de 1986 y que formaliza la responsabilidad operativa de esa materia, que se ha asignado al Sistema Nacional para el Desarrollo Integral de la Familia.

El título décimo se refiere a la acción extraordinaria en materia de salubridad general en casos de epidemia, emergencia o catástrofe.

El título décimo primero establece los programas contra las adicciones, a saber: alcoholismo, tabaquismo y farmacodependencia.

En el título décimo segundo se incorporan los elementos básicos para el control de alimentos y bebidas no alcohólicas, bebidas alcohólicas, medicamentos, estupefacientes, sustancias psicotrópicas, establecimientos dedicados al proceso de medicamentos, equipos, prótesis (órganos o partes de órganos artificiales), ayudas funcionales, agentes de diagnóstico, insumos de uso odontológico, materiales quirúrgicos, de curación y productos higiénicos, productos de perfumería y belleza, productos de aseo, tabaco, plaguicidas, fertilizantes y sustancias tóxicas, así como el control sanitario para la importación y exportación.

El título décimo tercero se refiere al control sanitario de la publicidad.

En el título décimo cuarto se estipulan los lineamientos básicos para el control sanitario de la disposición de órganos, tejidos y cadáveres de seres humanos.

En el título décimo quinto sistematiza y moderniza las disposiciones en materia de sanidad internacional: migración, sanidad marítima, aérea y terrestre.

En el título décimo sexto se establecen las facilidades para la autorización y certificación sanitarias.

El título décimo séptimo se refiere a las facultades en materia de vigilancia sanitaria.

En el título décimo octavo se precisan las medidas de seguridad, sanciones y delitos, destinados a proteger la salud de la población.

Reglamentos y normas

La Ley General de Salud, a diferencia de los Códigos Sanitarios, ha simplificado sus reglamentos, ya que de más de 50 que existían, ahora sólo contempla la expedición de seis:

1. De atención médica
2. De disposición de órganos, tejidos y cadáveres de seres humanos
3. De sanidad internacional
4. De control de la publicidad
5. De control sanitario de actividades, locales, establecimientos, productos y servicios
6. De investigación en salud.

El reglamento de sanidad internacional (Diario Oficial del 18 de febrero de 1986) tiene por objeto definir la acción de la Secretaría de Salud a lo largo de costas y fronteras, en apoyo al sistema de vigilancia epidemiológica para la prevención y control de enfermedades infecciosas y contagiosas.

El reglamento sobre el control sanitario de la disposición de órganos, tejidos y cadáveres de seres humanos (Diario Oficial del 20 de febrero de 1986) tiene como propósitos reordenar, homogeneizar y modernizar la actividad y los criterios de operación en la materia, tanto para fines terapéuticos, como para la docencia e investigación.

El reglamento sobre la prestación de servicios de atención médica (Diario Oficial del 14 de mayo de 1986) pretende reordenar, homogeneizar y modernizar el ejercicio y la protección de este tipo de servicios, tratando de resguardar los derechos de los usuarios, propiciar la mejoría de la calidad en la atención y estimular el ejercicio de la medicina. De esta manera, este reglamento precisa los derechos y obligaciones de los usuarios y la participación de la comunidad, así como las disposiciones para la prestación de servicios en consultorios y hospitales, en relación con la atención materno infantil, planificación familiar, salud mental, rehabilitación y servicios auxiliares de diagnóstico y tratamiento.

El reglamento sobre el control de la publicidad (Diario Oficial del 26 de septiembre de 1986) hace referencia a los elementos para regular esta actividad en materia de protección de servicios de salud, alimentos y bebidas no alcohólicas, bebidas alcohólicas y tabaco, medicamentos y plantas medicinales, estupefacientes y sustancias psicotrópicas, equipos médicos, prótesis, ayudas funcionales, agentes de diagnóstico, insumos de uso odontológico, materiales quirúrgicos y de curación, productos higiénicos, productos de aseo, de perfumería y de belleza, servicios y procedimientos de embellecimiento, plaguicidas, fertilizantes y sustancias tóxicas.

El reglamento de investigación en salud (Diario Oficial del 6 de enero de 1987) tiene por objeto facilitar el acoplamiento de la Ley General de Salud en esta materia. De esta manera se precisan disposiciones en relación a los aspectos éticos de la investigación en seres humanos, a la investigación en comunidades, en menores de edad o personas incapacitadas, en mujeres en edad fértil, durante el periodo gestacional y de la etapa perinatal, en grupos subordinados, así como la relacionada con nuevos recursos profilácticos, de diagnóstico, terapéuticos y de rehabilitación. También regula la investigación farmacológica, lo que incluye la construcción y manejo de ácidos nucleicos recombinantes y la investigación con isótopos radioactivos y dispositivos que emiten radiaciones ionizantes y electromagnéticas. Asimismo, precisa el papel de las comisiones internas de investigación y la ejecución de las tareas de investigación en las instituciones de salud.

En la actualidad se encuentra en proceso de emisión el reglamento de control sanitario de actividades, locales y establecimientos, productos y servicios.

Respecto a las normas técnicas, la Ley General de Salud le confiere a la Secretaría de Salud la competencia para dictar las normas técnicas en materia de salubridad general a que queda sujeta la prestación de servicios en todo el país, así como verificar su cumplimiento. Las normas se definen por el conjunto de reglas técnicas o científicas de carácter obligatorio que deben satisfacerse en la organización y prestación de servicios. También regula el desarrollo de actividades en materia de salubridad general con el objeto de uniformar principios, criterios, políticas y estrategias.

Las normas técnicas están presentes como instrumentos jurídicos fáciles, ágiles y fáciles de realizar, de tal manera que el avance científico y tecnológico no las rebase y exista la posibilidad de renovación constante. De acuerdo con esto, desde junio hasta diciembre de 1986 se emitieron en el Diario Oficial de la Federación 77 normas técnicas relativas a la atención médica, a la salud pública, a la asistencia social y a la regulación sanitaria de insumos médicos.

Respecto a la regularización sanitaria, se incorporaron en la nueva Ley General de Salud disposiciones referidas a la salud pública para el control de autoridades, establecimientos, productos, servicios, publicidad, sanidad internacional y recursos de investigación de carácer sanitario.

La Secretaría de Salud ha promovido acuerdos para el desarrollo sanitario del país con la Organización Panamericana de la Salud (OPS), la Organización para la Agricultura y la Alimentación (FAO), la Oficina para el Programa del Medio Ambiente, etcétera.

Política sanitaria

Al reformarse el Artículo 4o. de la Constitución Política de los Estados Unidos Mexicanos donde se establece el derecho a la protección de la salud (véase Ley General de Salud), el Plan Nacional de Desarrollo definió los siguientes objetivos:

— Tender hacia una cobertura nacional de los servicios de salud, garantizando un mínimo razonable de calidad para todos los habitantes del país.
— Mejorar el nivel de salud de la población, particularmente de los sectores rurales y urbanos rezagados y con especial preocupación por los grupos más vulnerables.
— Contribuir con respeto íntegro a la voluntad de la pareja, a un crecimiento demográfico concordante con el desarrollo económico y social del país.
— Promover la protección social que permita fomentar el bienestar de la población de escasos recursos, especialmente a los menores, ancianos y minusválidos.

Con el fin de mejorar el bienestar de la población y el nivel de vida, propuso los siguientes puntos:

— Promover acciones que permitan que la totalidad de la población con una relación formal de trabajo se incorpore al sistema de seguridad social.
— Fomentar el mejoramiento de las condiciones de seguridad e higiene en el trabajo.
— Ampliar la cobertura de los servicios para que se incorpore a los trabajadores no asalariados a los beneficios de la seguridad social.

El 7 de agosto de 1984 se aprobó el Programa Nacional de Salud 1984-1988 que tiene como propósito hacer efectivo el derecho a la protección de la salud mediante el establecimiento y consolidación del Sistema Nacional de Salud, que tienda a brindar a la población el acceso a estos servicios y el uso más eficiente de los recursos.

Los objetivos del Programa Nacional de Salud son:

1. Proporcionar servicios médicos a la población, con especial énfasis en el primer ni-

vel de atención y mejorar y homogeneizar la calidad básica de los mismos, atendiendo los problemas más importantes y a los factores que causan y condicionan los daños a la salud.

2. Abatir la incidencia de las enfermedades transmisibles y limitar las no transmisibles, así como los accidentes, otorgando prioridad a las acciones de carácter preventivo y la detección oportuna.

3. Promover la salud de la población disminuyendo la incidencia de los factores que la ponen en peligro y fomentando el autocuidado de la salud, particularmente de los sectores rurales y urbanos rezagados y con marcada preocupación por los grupos más vulnerables.

4. Coadyuvar al mejoramiento de las condiciones sanitarias y del medio ambiente, proporcionando niveles satisfactorios de salud en la población en general.

5. Contribuir a la disminución de los niveles de fecundidad con pleno respeto a la decisión y dignidad de la pareja, a fin de colaborar en lo social y en lo familiar a un mayor equilibrio entre el desarrollo económico y el crecimiento demográfico, coadyuvando al mejoramiento de las condiciones de salud materno-infantil.

6. Contribuir al bienestar social de la población al proporcionar asistencia social principalmente a menores en estado de abandono, ancianos desamparados, minusválidos, madres gestantes de escasos recursos así como a indigentes, para proporcionar su reincorporación a una vida equilibrada en lo económico y social y, apoyar el desarrollo de la familia y la comunidad, fomentando la educación para la integración social.

Para consolidar el Sistema Nacional de Salud se establecieron cinco estrategias:

1. Sectorización El Sector Salud se divide en subsectores:

En el primero se encuentran los Servicios Coordinados de Salud Pública en las entidades federativas.

En el segundo se encuentran el IMSS, el ISSSTE y organismos similares, que han tenido que modificar sus leyes específicas para incluir al secretario de Salud dentro de sus órganos de gobierno, debido a que la Secretaría de Salud debe establecer y conducir la política nacional en materia de asistencia social, servicios médicos y salubridad general; coordinar los programas y servicios públicos de salud; planear, normar, coordinar y evaluar el Sistema Nacional de Salud y promover la adecuada participación de las dependencias y entidades públicas que presten servicios de salud a fin de asegurar el cumplimiento del derecho a la protección de la salud.

El tercer subsector está constituido por los Institutos Nacionales de Salud (Instituto de Cardiología, de Cancerología, de Enfermedades Respiratorias, de Nutrición, de Neurología y Neurocirugía, de Pediatría, de Perinatología, el Hospital Infantil de México, el Instituto Mexicano de Psiquiatría y el de Salud Pública, formado recientemente al fusionarse la Escuela de Salud Pública, el Centro de Investigaciones en Salud Pública y el Centro de Investigaciones sobre Enfermedades Infecciosas). Este subsector se caracteriza por su apoyo a la investigación, la enseñanza y sus servicios de tercer nivel.

El cuarto subsector es el de Asistencia Social que se preocupa por el cuidado de los grupos más necesitados de la población, además de que fomenta la integración familiar y comunitaria. Está constituido por el Sistema Nacional para el Desarrollo Integral de la Familia (DIF), el Instituto Nacional de la Senectud (INSEN) y los Centros de Integración Juvenil.

Arriba de la Secretaría de Salud se encuentran el Consejo de Salubridad General y el Gabinete de Salud.

2. Descentralización Pretende extender la

cobertura y elevar la calidad de los servicios, transfiriendo a los Estados la dirección, coordinación y conducción de la atención médica, la salud pública y el control sanitario.

3. Modernización El 24 de enero de 1985 la Secretaría de Salubridad y Asistencia cambió a Secretaría de Salud, se encarga de normar, planear, evaluar y supervisar los servicios de salud, dejando la operación de los servicios a los estados y a otras instituciones federales.

4. Coordinación intersectorial Tiene como objetivo la formación de recursos humanos que requiere el Sistema Nacional de Salud, orientar la investigación, la atención del problema de abastecimiento de insumos médicos (medicamentos, materiales de curación y prótesis, material, reactivos y medios de diagnóstico para laboratorios, instrumental y equipo médico), el refuerzo de los programas contra la farmacodependencia, el alcoholismo, el tabaquismo, así como la acción sanitaria referente a los problemas del medio ambiente, de la nutrición y de la prevención de accidentes.

5. Participación comunitaria La comunidad se puede organizar, por ej. para participar durante las campañas sanitarias, los días Nacionales de Vacunación, formando comités de salud, patronatos de unidades hospitalarias, etcétera.

El Sistema Nacional de Salud pretende armonizar los programas de los servicios de salud que realiza el Gobierno Federal con los que llevan a cabo los gobiernos de los estados, los sectores social y privado, con el fin de aumentar la efectividad del derecho a la protección de la salud, buscando coherencia, armonía y flexibilidad, para establecer y brindar el acceso a la salud así como dar un uso más eficiente a los recursos, por lo que está integrado por entidades del Sector Salud, por los gobiernos de las entidades federativas y los sectores social y privado.

Sus funciones son:

— Atención médica, que incluye actividades preventivas, curativas y de rehabilitación.
— Servicios de Salud Pública, que tienen por objeto crear, corregir y mejorar las condiciones deseables de salud de la población y propiciar en el individuo actitudes, valores y conductas adecuadas para motivar su participación en tareas que redunden en beneficio de la salud individual y colectiva.
— Asistencia social, que comprende las acciones tendientes a superar las circunstancias de carácter social que impiden el desarrollo integral del individuo, así como la protección física, mental y social en personas en estado de necesidad, desprotección o desventaja física o mental hasta lograr su reincorporación a una vida plena y productiva.

DIAGNOSTICO DE LA SALUD EN MEXICO

CAPITULO 37

Para poder hacer el diagnóstico de la salud de una comunidad o de un país se deben tener en consideración:

I. La población
  a) características demográficas
  b) estadísticas vitales
  — nacimientos
  — defunciones
  — nupcialidad
  c) morbilidad
  d) saneamiento ambiental

II. Recursos para la salud
  a) política sanitaria
  b) recursos materiales
  c) recursos humanos
  d) atención médica
  e) presupuesto

III. Características socioeconómicas
  a) alimentación
  b) vivienda
  c) educación
  d) recreación
  e) vestimenta

IV. Infraestructura
  — disponibilidad de caminos, vías férreas, teléfonos, telégrafos
  — medios de transporte

V. Economía
  — salario
  — población ocupada

Características de la población

La población de México estimada al 30 de junio de 1990 es de 81 249 645 habitantes, de los cuales el 49.1% pertenece al sexo masculino y el 50.9% al femenino.

La densidad de población ha aumentado desde 6.9 habitantes por km² en 1900 hasta 41 habitantes por km² en 1990.

Respecto al crecimiento natural, el ritmo de crecimiento de la población aumentó hasta 1960. En 1921 era de 1.7 por 100, de 1960 a 1975 se mantuvo en cifras de 3.3 y 3.4 por 100 y a partir de ese año, ha venido disminuyendo hasta 2.6 en 1990; a pesar de esta tasa, México se encuentra todavía entre los

CUADRO 10

DENSIDAD DE POBLACION 1900-1990	
Años	Densidad de población habitantes por km²
1900	6.9
1910	7.7
1921	7.3
1930	8.4
1940	10.0
1950	13.1
1960	17.7
1970	24.4
1977	32.8
1980	34.0
1990	41.0

FUENTE: SPP, INEGI, Agenda Estadística 1993

CUADRO 11

CRECIMIENTO DE LA POBLACION 1921-1990		
Años	Población	Tasa de incremento anual*
1921	14 334 780	1.7
1930	16 552 722	1.8
1940	19 653 552	2.4
1950	25 791 071	2.8
1960	34 923 129	3.4
1970	48 225 238	3.2
1980	66 846 833	2.9
1990	81 249 645	2.6

*Calculada al 30 VI de cada año
FUENTE: Censos Generales de Población, SPP, INEGI, Agenda Estadística 1993

países con elevado crecimiento demográfico: esto es el resultado de una disminución de la mortalidad, ligera disminución de la natalidad y la entrada al país de individuos nacionales y extranjeros, que en 1990 tuvo un saldo de 340 824 ingresos.

Ha aumentado también la migración de la población rural a las áreas urbanas (que tienen una población de más de 2 500 habitantes). En 1990 la población rural era el 28.7% y la urbana el 71.3%.

El 38.3% de la población corresponde a menores de 15 años que dependen de sus padres y necesitan educación; la población se ha rejuvenecido.

Respecto a las estadísticas vitales; la natalidad ha permanecido constante.

Respecto a la mortalidad:

La mortalidad general ha disminuido, de 33.2 por 1 000 habitantes que había en 1900 hasta 5.2 por 1 000 habitantes en 1990.

La mortalidad por grupos de edad también ha disminuido, sobre todo en menores de un año, le siguen las personas con 65 años y mayores; los otros grupos de edad están en menor proporción. Esto se debe a las actividades preventivas, sobre todo las referidas a la alimentación, inmunizaciones, uso del suero oral y al diagnóstico y tratamiento oportunos de las diversas enfermedades y padecimientos.

La evolución que han tenido las principales causas de mortalidad en el país desde 1922 puede observarse en el cuadro 18, allí podemos observar que la viruela y la poliomielitis han desaparecido como causa de muerte y que el paludismo prácticamente ha desaparecido. Las enfermedades transmisibles como neumonías, gastroenteritis, y colitis, bronquitis, tuberculosis, tifoidea, tos ferina, tétanos y sarampión, han disminuido; en cambio han aumentado las enfermedades del corazón, los tumores malignos, los accidentes, las lesiones vasculares del sistema nervioso central y la diabetes. Estas enfermedades tienen una relación directa con el aumento de la esperanza de vida. Los accidentes han aumentado como consecuencia de la industrialización y de la urbanización. Los homicidios, que habían disminuido en 1970, han vuelto a aumentar (parece ser que éstos están en relación con las condiciones colectivas de salud mental). La mortalidad materna, o sea aquella relacionada con la maternidad (embarazo, parto o puerperio) también ha disminuido.

CUADRO 12

**NATALIDAD, MORTALIDAD GENERAL
Y CRECIMIENTO NATURAL**

1900-1990

Tasa por cada
1000 habitantes

AÑO	NATALIDAD	MORTALIDAD	INCREMENTO NATURAL NETO
1900	36.6	33.7	2.8
1910	32.0	33.4	—
1922	31.4	25.3	6.1
1930	49.4	26.6	22.8
1940	44.3	23.2	21.1
1950	45.5	16.2	29.3
1960	44.6	11.2	33.4
1970	42.1	9.6	32.5
1975	40.4	7.2	33.2
1984	33.2	5.4	27.8
1990	29.7	5.2	24.5

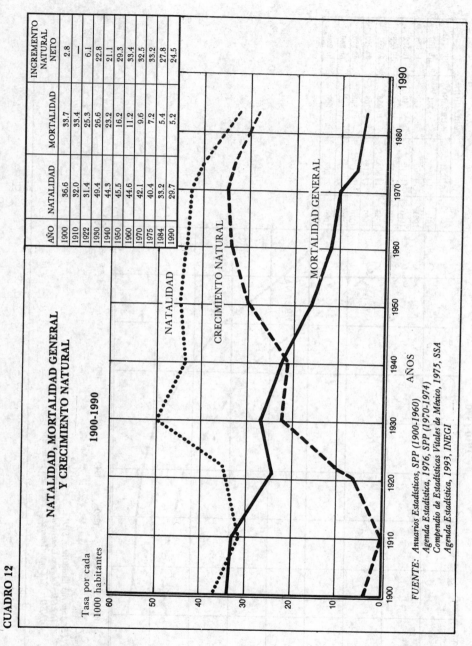

FUENTE: *Anuarios Estadísticos, SPP (1900-1960)
Agenda Estadística, 1976, SPP (1970-1974)
Compendio de Estadísticas Vitales de México, 1975, SSA
Agenda Estadística, 1993, INEGI*

Causas principales de mortalidad general

Si se analizan las diez principales causas de mortalidad general, se puede observar que en 1993 la primera causa fueron las enfermeda- des del corazón seguidas por los tumores malignos y los accidentes. Las infecciones in- testinales y respiratorias, aunque han dismi- nuido, siguen causando problemas, esto se atribuye al mal saneamiento, al desarrollo eco-

332

CUADRO 13
CRECIMIENTO DE LA POBLACION
1910-1990

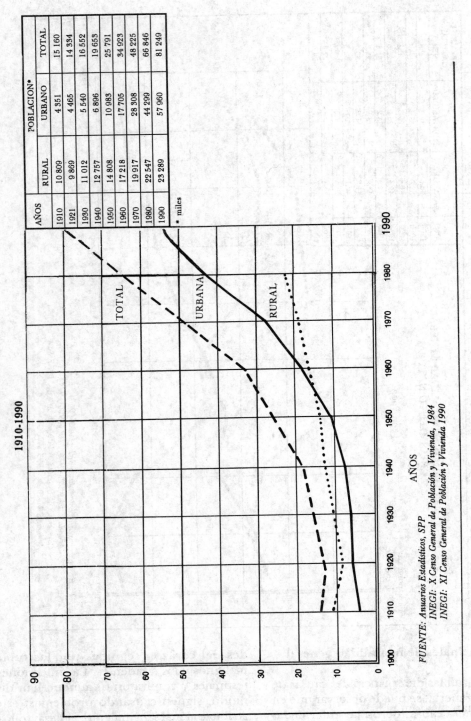

AÑOS	RURAL	POBLACION* URBANO	TOTAL
1910	10 809	4 351	15 160
1921	9 869	4 465	14 334
1930	11 012	5 540	16 552
1940	12 757	6 896	19 653
1950	14 808	10 983	25 791
1960	17 218	17 705	34 923
1970	19 917	28 308	48 225
1980	22 547	44 299	66 846
1990	23 289	57 960	81 249

* miles

AÑOS

FUENTE: *Anuarios Estadísticos, SPP*
INEGI: *X Censo General de Población y Vivienda, 1984*
INEGI: *XI Censo General de Población y Vivienda 1990*

CUADRO 14

DISTRIBUCION PORCENTUAL DE LA POBLACION 1921-1990								
Grupos de edad	1921	1930	1940	1950	1960	1970	1980	1990
— 1	2.68	3.10	2.72	3.15	3.28	3.46	2.86	2.37
1 — 4	10.39	12.07	11.85	12.23	13.26	13.48	12.36	10.7
5 — 14	25.33	24.04	26.62	26.31	27.70	29.28	29.00	25.78
Menores de 15 años	38.40	39.21	41.19	41.69	44.24	46.22	44.22	38.33
15 — 44	46.78	46.41	44.60	43.21	41.01	40.20	42.51	45.98
45 — 64	11.22	11.41	11.21	11.57	11.00	9.87	9.92	10.91
65 y más	2.63	2.95	2.98	3.35	3.42	3.71	3.31	4.16
Mayores de 14 años	61.60	60.79	58.81	58.31	55.76	53.78	55.74	61.05
Todas las edades	100.00	100.00	100.00	100.00	100.00	100.00	100.00	100.00

FUENTE: Dir. Gral. de Estadística, SPP
INEGI: X y XI Censos Generales de Población y Vivienda, 1984 y 1992

nómico insuficiente que impide viviendas satisfactorias y nutrición adecuada. Enfermedades tales como los tumores malignos, cardiovasculares y la diabetes están relacionadas con el aumento de la esperanza de vida, la industrialización y el urbanismo. Respecto a las causas maternas, éstas no vienen incluidas porque se está considerando a la población total, tanto masculina como femenina; pero si se analizaran por sexo, se podría observar su importancia, principalmente en los lugares donde la atención del parto es llevada a cabo por empíricas.

Hay enfermedades transmisibles de mucha importancia como la fiebre tifoidea, la hepatitis, el cólera, la tuberculosis, etcétera, que siguen teniendo repercusión en la población, debidas al mal saneamiento, independientemente de que la comunidad o los individuos tienen una participación escasa en el cuidado o atención de su salud, pues tienen hábitos alimentarios inadecuados, buscan la atención médica cuando la enfermedad está muy avanzada, no cooperan con las campañas sanitarias y no cumplen las indicaciones médicas en su totalidad. Ha aparecido el SIDA.

Si se comparan las principales causas de mortalidad de México con las principales causas de mortalidad en Estados Unidos (1990) y Cuba (1990), se encuentra que en Estados Unidos continúan predominando las enfermeda-

des relacionadas con las condiciones de vida del país, en el que hay más tensión emocional y alto grado de industrialización; en ese país las enfermedades infecciosas son menos importantes, con excepción del SIDA.

En Cuba hay causas de mortalidad similares a Estados Unidos aunque con mayor cantidad de enfermedades infecciosas y parasitarias.

En Guatemala (1984) continúan predominando las enfermedades infecciosas, las violencias y las deficiencias de nutrición.

CUADRO 15

MORTALIDAD GENERAL 1900-1990		
Años	Número de defunciones	Tasa por 1 000 habitantes
1900	457 327	33.2
1910	505 131	33.4
1922	364 832	25.3
1930	441 717	26.6
1940	458 906	23.2
1950	418 430	16.2
1960	402 545	11.2
1970	485 656	9.6
1980	434 465	6.5
1990	422 803	5.2

FUENTE: Tabulaciones y Anuarios DGE/SPP
Anuario de Estadísticas Vitales, SSA
INEGI: Dir. de Estadísticas Demográficas y Sociales

CUADRO 16

MORTALIDAD POR GRUPOS DE EDAD* 1900-1991										
GRUPOS DE EDAD	1900	1921	1930	1940	1950	1960	1970	1975	1982	1991
Menores de 1 año	284.7	223.1	131.6	125.7	96.2	74.2	68.5	49.0	37.0	20.9
De 1 a 4	71.1	48.7	55.4	48.2	27.8	14.5	11.6	4.3	2.6	1.8
De 5 a 14	9.8	5.3	9.0	6.1	3.5	2.1	1.6	1.0	0.6	0.5
De 15 a 44	17.3	12.0	11.5	10.2	6.3	4.2	3.5	2.9	2.8	1.9
De 45 a 64	31.7	29.9	27.0	25.0	18.0	14.2	13.5	11.6	10.5	9.0
De 65 y mayores	122.0	116.3	95.1	101.2	80.0	66.8	62.9	58.4	55.8	51.9
Todas las edades	33.7	25.3	26.6	23.2	16.2	11.2	9.9	7.2	5.6	5.0

*Tasa por 1 000 habitantes, excepto en menores de un año que es por 1 000 nacidos vivos registrados
FUENTE: DGE/SPP
        INEGI: Información Estadística Sector Salud y Seguridad Social, Cuaderno No. 5, 1986
        Agenda Estadística 1993 (INEGI)

Mortalidad por grupos de edad

Durante 1993, en los niños menores de un año predominaron las afecciones originadas en el periodo perinatal, seguidas por las anomalías congénitas y las enfermedades de tipo infeccioso.

En los niños de edad preescolar los primeros lugares estuvieron ocupados por los accidentes y las infecciones intestinales y respiratorias.

Entre los 5 y 14 años de edad, además de los accidentes, predominan los tumores malignos y las infecciones intestinales.

De los 15 a 24 años preponderan las muertes violentas y los tumores malignos. Las causas mortuorias relacionadas con la maternidad ocupan también un lugar preeminente. En 1983 se reportan los primeros casos de SIDA y desde 1991 reapareció el cólera.

Entre los 25 y los 44 años los accidentes y homicidios siguen ocupando los primeros lugares, seguidos por las enfermedades degenerativas.

De los 45 a 65 años las enfermedades degenerativas son las más frecuentes, después los accidentes y las enfermedades cerebrovasculares.

Después de los 65 años las enfermedades degenerativas son muy importantes y vuelven

CUADRO 17

DISTRIBUCION PORCENTUAL DE DEFUNCIONES 1900-1991										
GRUPOS DE EDAD	1900	1922	1930	1940	1950	1960	1970	1975	1983	1991
Menores de 1 año	31.1	27.7	24.4	24.0	27.0	29.6	30.1	27.3	18.9	13.9
De 1 a 4	19.0	19.9	25.1	24.4	21.0	16.7	14.5	8.5	5.3	3.4
De 5 a 14	7.8	5.2	8.1	7.0	5.7	5.1	4.8	3.8	3.0	2.4
De 15 a 44	23.3	22.0	20.1	19.5	16.8	15.1	14.1	16.5	17.8	17.7
De 45 a 64	10.4	13.2	11.5	12.0	12.8	13.6	13.2	14.9	18.0	19.7
De 65 y mayores	8.3	12.0	10.5	13.0	16.5	18.8	23.3	27.7	35.0	42.7
Todas las edades	100.0	100.0	100.0	100.0	100.0	100.0	100.0	100.0	100.0	100.0

FUENTE: Dirección General de Estadística SPP
        INEGI, Agenda Estadística, 1993

CUADRO 18

EVOLUCION DE ALGUNAS CAUSAS DE DEFUNCION ESTADOS UNIDOS MEXICANOS 1922-1993									
CAUSAS	1922	1930	1940	1950	1960	1970	1975	1984	1993
Accidentes	4 311	5 342	10 138	11 994	14 486	25 780	27 140	60 903	37 024
Bocio	13	14	45	40	32	48	20	240	234
Bronquitis	7 946	9 167	13 127	9 561	10 562	14 361	10 257	6 282	9 882
Brucelosis	—	15	194	228	161	52	37	22	20
Cirrosis Hepática	1 139	3 431	4 860	12 978	7 678	11 182	24 572	16 515	20 490
Diabetes mellitus	368	444	819	1 228	2 787	7 486	10 408	19 418	29 581
Difteria	1 082	889	1 070	538	438	158	86	18	3
Enf. cerebrovasculares	3 730	4 809	4 116	3 176	6 999	12 107	12 827	17 177	21 571
Enfermedades del corazón	4 677	6 559	10 666	18 506	24 166	32 744	45 642	51 328	64 636
Fiebre tifoidea	4 792	3 954	5 367	3 967	2 627	2 837	2 782	948	298
Gastroenteritis y colitis	50 170	76 141	96 485	72 386	60 098	70 397	51 061	33 538	24 851
Gripe e influenza	7 254	3 964	4 937	4 190	7 395	11 582	4 444	1 030	243
Hipertensión arterial	—	—	—	575	2 001	2 832	1 398	4 095	11 618
Homicidios	5 071	12 811	13 175	12 403	11 158	8 440	10 632	12 473	16 044
Lepra	130	154	195	117	65	32	43	31	33
Mortalidad perinatal	11 269	11 569	19 798	25 256	47 081	25 222	21 765	23 398	20 954
Neumonías	43 168	58 162	70 022	65 781	49 329	72 094	49 424	26 319	18 365
Paludismo	25 035	27 243	23 917	22 996	7 064	33	66	50	—
Poliomielitis	—	38	91	134	221	275	230	60	—
Rabia	31	34	23	43	78	84	56	57	16
Sarampión	2 164	15 341	17 928	7 687	6 096	11 891	334	350	20
Sífilis	1 438	1 867	3 771	1 072	678	167	119	107	33
SIDA	—	—	—	—	—	—	—	—	3164
Suicidios	158	118	207	259	668	554	1 010	940	2 359
Tétanos	1 594	2 348	2 351	2 127	2 617	1 816	1 488	525	139
Tifo	669	894	609	723	140	25	17	63	22
Tos ferina	14 383	18 585	8 336	11 888	4 741	3 458	1 638	797	67
Tuberculosis Sist. Respiratorio	9 800	10 186	9 420	9 229	8 243	8 628	7 651	6 910	4 253
Tumores malignos	2 058	2 413	4 553	7 432	12 516	18 415	21 674	33 459	44 951
Viruela	11 966	17 405	1 341	153	—	—	—	—	—

FUENTE: Dir. Gral. de Estadística, Informática y Eval., SS, 1993
Dir. Gral. de Estadística, SPP, Dir. Gral. de Epidemiología, SSA

a aparecer las enfermedades infecciosas y finalmente los accidentes.

Morbilidad

La morbilidad por enfermedades transmisibles ha disminuido sobre todo en aquellas que se pueden prevenir por medio de la vacunación, sin embargo en la década de los se-

tentas ocurrieron varios brotes epidémicos que plantearon serias dificultades al sistema nacional de salud. Entre ellos hubo un brote epidémico de fiebre tifoidea resistente a los antibióticos utilizados para tratar esta enfermedad, una epidemia por bacilo de Shiga en el sureste de la República Mexicana y en 1978 reapareció el dengue que se extendió a toda la República Mexicana, se ha recrudecido el paludismo producido por *P. vivax* desde 1983 y en 1982 hubo un brote epidémico de conjuntivitis hemorrágica que abarcó los estados del golfo de México y la península de Yucatán.

La morbilidad hospitalaria es diferente a la morbilidad en los servicios de consulta externa.

La Secretaría de Salud reportó en 1993 los siguientes casos notificados de enfermedades transmisibles:

Orden de importancia	Padecimiento	Número
1	Infecciones respiratorias agudas	14 196 536
2	Otras infecciones intestinales	3 132 237
3	Amibiasis	1 098 498
4	Dermatofitosis y dermatomicosis	525 696
5	Ascariasis	462 188
6	Angina estreptocócica	152 756
7	Oxiuriasis	148 807
8	Sarna	137 808
9	Otras parasitosis intestinales	118 069
10	Tricomoniasis urogenital	102 855
11	Parotiditis	99 777
12	Paratifoidea y otras salmonellosis	97 975
13	Candidiasis urogenital	96 725
14	Neumonías y bronconeumonía	85 117
15	Varicela	73 678
16	Giardiasis	71 178
17	Rubéola	67 879
18	Otras micosis	64 742
19	Erisipela	22 348
20	Escarlatina	20 820

En 1982 se llevó a cabo una reunión de expertos en Psiquiatría y Salud Mental de las diversas instituciones de salud del país y de la Facultad de Medicina de la UNAM, en donde se definieron como problemas prioritarios de salud mental en base a su frecuencia y repercusión los siguientes:

CUADRO 19

MORTALIDAD MATERNA

1922-1993

Años	Número de defunciones	Tasa por 1 000 nacidos vivos registrados
1922	4 898	10.8
1930	4 632	5.4
1940	4 692	5.4
1950	3 235	2.8
1960	3 102	1.9
1970	3 050	1.4
1982	2 102	0.8
1993	1 268	0.4

FUENTE: Dirección General de Estadística, SPP
INEGI
Dir. Gral. de Epidemiología

1. Trastornos del aprendizaje y/o emocionales en los niños
2. Alcoholismo
3. Neurosis
4. Trastornos afectivos
5. Trastornos psicofisiológicos

CUADRO 20

PRINCIPALES CAUSAS DE MORTALIDAD EN ESTADOS UNIDOS DE AMERICA
1990

Causas	Tasa por 100 000 habitantes	
	hombres	mujeres
1. Enfermedades del sistema circulatorio	366.8	373.0
2. Tumores malignos	221.3	186.0
3. Enfermedades cerebrovasculares	46.8	68.6
4. Accidentes	51.1	23.6
5. Neumonía	29.8	32.4
6. Diabetes mellitus	16.7	21.5
7. Suicidios	20.4	4.8
8. Enfermedades infecciosas y parasitarias	12.3	12.2
9. Enfermedades crónicas del hígado y cirrosis	13.7	7.2
10. Enfermedades mentales	10.1	10.7
Todas las causas	918.4	812.0

FUENTE: World Health Statistics Annual, 1993

CUADRO 21

PRINCIPALES CAUSAS DE MORTALIDAD GENERAL, ESTADOS UNIDOS MEXICANOS 1993

No. de orden	EN POBLACION GENERAL	MORTALIDAD INFANTIL	EDAD PREESCOLAR	EDAD ESCOLAR
1	ENFERMEDADES DEL CORAZON 64 636 — 73.1	AFECCIONES ORIG. EN EL PERIODO PERINATAL 20 954 — 737.9	ACCIDENTES 2 148 — 25.1	ACCIDENTES 2 955 — 14.3
2	TUMORES MALIGNOS 44 951 — 50.8	ANOMALIAS CONGENITAS 6 783 — 238.9	ENFERMEDADES INFECCIOSAS INTESTINALES 2 022 — 23.7	TUMORES MALIGNOS 933 — 4.5
3	ACCIDENTES 37 024 — 41.9	INFLUENZA Y NEUMONIAS 6 108 — 215.1	INFLUENZA Y NEUMONIAS 1 376 — 16.1	ENFERMEDADES INFECCIOSAS INTESTINALES 440 — 2.1
4	DIABETES MELLITUS 29 581 — 33.4	ENFERMEDADES INFECCIOSAS INTESTINALES 4 726 — 166.4	ANOMALIAS CONGENITAS 757 — 8.9	HOMICIDIO Y LESIONES INFLIGIDAS INTENCIONALMENTE 410 — 2.0
5	ENFERMEDAD CEREBROVASCULAR 21 571 — 24.4	DEFICIENCIAS DE LA NUTRICION 1 582 — 55.7	DEFICIENCIAS DE LA NUTRICION 723 — 8.5	INFLUENZA Y NEUMONIAS 384 — 1.9
6	AFECCIONES ORIGINADAS EN EL PERIODO PERINATAL 20 954 — 23.7	INFECCIONES RESPIRATORIAS AGUDAS 1 111 — 39.1	TUMORES MALIGNOS 437 — 5.1	ANOMALIAS CONGENITAS 339 — 1.6
7	CIRROSIS HEPATICA Y OTRAS ENFERMEDADES DEL HIGADO 20 490 — 23.2	BRONQUITIS CRONICA, ENFISEMA Y ASMA 888 — 31.3	BRONQUITIS CRONICA, ENFISEMA Y ASMA 370 — 4.3	ENFERMEDADES DEL CORAZON 248 — 1.2
8	INFLUENZA Y NEUMONIAS 18 608 — 21.0	SEPTICEMIA 720 — 25.4	ENFERMEDADES DEL CORAZON 250 — 2.9	DEFICIENCIAS DE LA NUTRICION 238 — 1.1
9	HOMICIDIOS Y LESIONES INFLIGIDAS INTENCIONALMENTE 16 044 — 18.1	ENFERMEDADES DEL CORAZON 641 — 22.6	INFECCIONES RESPIRATORIAS AGUDAS 238 — 2.8	NEFRITIS, SINDROME NEFROTICO Y NEFROSIS 157 — 0.8
10	ENFERMEDADES INFECCIOSAS INTESTINALES 13 207 — 14.9	ENFERMEDADES DEL CORAZON 579 — 20.4	ANEMIAS 195 — 2.3	ANEMIAS 150 — 0.7
	TASA POR 100 000 HABITANTES	TASA POR 100 000 NACIDOS VIVOS REGISTRADOS	TASA POR 100 000 HABITANTES DE 1 A 4 AÑOS	TASA POR 100 000 HABITANTES DE 5 A 14 AÑOS

15 - 24 AÑOS			25 - 44 AÑOS		
ACCIDENTES	7 308	38.7	ACCIDENTES	11 291	46.4
HOMICIDIOS Y LESIONES INFLIG. INTENC.	4 384	23.2	HOMICIDIOS Y LESIONES INFLIG. INTENC.	7 250	29.8
TUMORES MALIGNOS	1 188	6.3	TUMORES MALIGNOS	5 042	20.7
SUICIDIOS Y LESIONES AUTOINFLIGIDAS	708	3.7	CIRROSIS Y OTRAS ENF. CRON. DEL HIGADO	4 946	20.3
ENFERMEDADES DEL CORAZON	647	3.4	ENFERMEDADES DEL CORAZON	3 625	14.9
LESIONES EN QUE SE IGNORA LA INTENCION	565	3.0	SINDROME DE INMUNODEFICIENCIA ADQUIRIDA	2 196	9.0
CAUSAS MATERNAS	440	2.3	DIABETES MELLITUS	1 680	6.9
NEFRITIS, SINDROME NEFROTICO Y NEFROSIS	403	2.1	ENFERMEDAD CEREBROVASCULAR	1 188	4.9
INFLUENZA Y NEUMONIAS	369	2.0	TUBERCULOSIS TODAS FORMAS	1 101	4.5
TUBERCULOSIS TODAS FORMAS	314	1.7	LESIONES EN QUE SE IGNORA LA INTENCION	1 022	4.2
TASA POR 100 000 HABITANTES DE 15 A 24 AÑOS			TASA POR 100 000 HABITANTES DE 25 A 44 AÑOS		

45 A 64 AÑOS			65 Y MAYORES		
TUMORES MALIGNOS	14 092	136.2	ENFERMEDADES DEL CORAZON	45 776	1 321.6
ENFERMEDADES DEL CORAZON	13 221	127.8	TUMORES MALIGNOS	23 099	666.9
DIABETES MELLITUS	10 646	102.9	DIABETES MELLITUS	16 935	488.9
CIRROSIS Y OTRAS ENF. CRON. DEL HIGADO	9 747	94.2	ENFERMEDAD CEREBROVASCULAR	15 581	449.8
ACCIDENTES	6 136	59.3	INFLUENZA Y NEUMONIAS	7 675	221.6
ENFERMEDAD CEREBROVASCULAR	4 211	40.7	BRONQUITIS CRON., ENFISEMA Y ASMA	6 154	177.7
HOMICIDIO Y LESIONES INFLIG. INTENC.	2 611	25.2	DEFICIENCIAS DE LA NUTRICION	5 846	168.8
NEFRITIS, SINDROME NEFROT. Y NEFROSIS	2 602	25.2	ACCIDENTES	5 606	161.8
TUBERCULOSIS TODAS FORMAS	1 662	16.1	CIRROSIS Y OTRAS ENF. CRON. DEL HIGADO	5 435	156.9
INFLUENZA Y NEUMONIAS	1 650	16.0	NEFRITIS, SINDROME NEFROTICO Y NEFROSIS	5 179	149.5
TASA POR 100 000 HABITANTES DE 45 A 64 AÑOS			TASA POR 100 000 HABITANTES DE 65 Y MAS AÑOS DE EDAD		

CUADRO 22

PRINCIPALES CAUSAS DE MORTALIDAD EN CUBA 1990		
Causas	Tasa por 100 000 habitantes	
	Hombres	Mujeres
1. Enfermedades del sist. circulatorio	314.6	274.5
2. Tumores malignos	148.9	108.3
3. Envenenamientos y violencias	107.7	51.8
4. Enfermedades cerebrovasculares	65.5	65.2
5. Neumonía	32.3	25.4
6. Otras enfermedades respiratorias	19.5	15.1
7. Diabetes mellitus	15.3	27.8
8. Bronquitis, enfisema y asma	11.5	10.7
9. Enfermedades infecciosas y parasitarias	10.8	8.0
10. Otras enfermedades del sist. digestivo	9.5	8.7
Todas las causas	758.2	601.0

FUENTE: World Health Statistics Annual, 1992

CUADRO 23

PRINCIPALES CAUSAS DE MORTALIDAD EN GUATEMALA 1984	
Causas	Tasa por 100 000 habitantes
1. Infec. intestinal por organismos específicos y la mal definida	134.0
2. Ciertas afec. orig. en el periodo perinatal	125.1
3. Influenza y neumonía	123.7
4. Accidentes	48.0
5. Deficiencias de la nutrición	45.3
6. Enfermedades del corazón	41.4
7. Tumores malignos	29.8
8. Otras enf. metabólicas y endocrinas	25.7
9. Infecciones meningocócicas	14.8
10. Tos ferina	14.8
11. Sarampión	14.5
Todas las enfermedades	856.1

FUENTE: Las Condiciones de Salud en las Américas, 1990

6. Psicosis
7. Trastornos cerebrales orgánicos
8. Farmacodependencia
9. Retraso mental

En cuanto a los accidentes, en los niños de edad preescolar los más frecuentes son las caídas, heridas y quemaduras. En el trabajo son las heridas, contusiones, esguinces y quemaduras. En la vía pública, ocurren con más frecuencia aquellos producidos por vehículos de motor.

La invalidez más frecuente en 1982 fue debida a enfermedades del sistema nervioso y de los órganos de los sentidos (efectos tardíos de poliomielitis, parálisis cerebral infantil, sordera), del sistema osteomuscular y del tejido conjuntivo y deficiencia mental.

La expectativa de vida ha aumentado. En 1900 era de 27 años y en 1990 fue de 69.69 años; esto se debe a que han aumentado la tecnología, el nivel de vida; así como la prestación y cobertura de los servicios públicos, en especial los médicos.

En cuanto al saneamiento, en 1990 el 79.4% de las viviendas tenía agua entubada y el 63.6% tenía conexión con el drenaje público. El 87.5% dispone de energía eléctrica.

Recursos para la salud. Aspectos socioeconómicos

Los datos referentes a los recursos para la salud con que cuenta el país se presentan en el capítulo que trata sobre la práctica médica en México. En 1991 la población con seguridad social integral era del 59.6% (IMSS 47.4%, ISSSTE 9.9%, etcétera). El presupuesto ejercido para acciones de salud fue de 2 455 476.500 nuevos pesos.

CUADRO 24

MORBILIDAD POR ALGUNAS ENFERMEDADES TRANSMISIBLES
1941-1993
Tasa por 100 000 habitantes

Enfermedades	1941	1945	1950	1955	1960	1970	1977	1987	1993
Blenorragia	213.28	125.10	89.50	70.99	53.00	29.28	31.8	21.27	33.28
Brucelosis	7.47	6.44	4.03	3.64	3.76	1.60	1.1	5.39	5.26
Difteria	13.63	10.38	4.78	4.22	2.13	0.26	0.0	0.04	0.00
Fiebre tifoidea	49.20	39.30	19.60	20.20	17.12	5.70	4.5	13.65	9.10
Hepatitis Infec.	—	—	—	0.88	8.39	9.00	8.0	16.06	17.10
Lepra	2.70	1.70	1.20	0.80	0.31	1.70	0.9	0.26	0.44
Mal del pinto	10.50	8.10	15.00	3.10	73.42	2.30	0.1	0.11	0.20
Paludismo	728.75	547.19	244.09	137.16	7.52	58.02	30.0	126.87	8.08
Parotiditis	15.17	11.14	12.78	18.67	33.09	29.60	29.4	77.32	112.79
Poliomielitis	0.12	0.13	3.11	6.08	3.11	0.63	1.4	0.10	0.00
Rubéola	1.67	1.97	1.94	1.80	6.20	6.25	8.8	27.92	76.73
Sarampión	72.92	72.66	94.64	149.46	131.41	120.93	37.2	3.89	0.12
SIDA	—	—	—	—	—	—	—	0.66	5.85
Sífilis T. formas	220.30	183.04	113.0	79.90	66.07	22.91	13.2	4.84	2.20
Tétanos	2.09	2.09	1.91	1.88	2.96	1.25	0.8	16.40	0.13
Tos ferina	150.64	126.00	122.58	74.83	66.90	44.77	11.6	1.13	0.17
Tuberculosis pulmonar	67.28	50.98	28.48	27.47	33.73	36.31	15.8	15.91	13.98
Varicela	24.35	33.09	43.68	37.40	65.54	31.15	19.1	124.28	264.9

FUENTE: Dir. Gral. de Epidemiología, Boletín Epidemiológico, SSA
Registro Nacional de casos de SIDA

III. Aspectos socioeconómicos

La nutrición es deficiente en el país. El Instituto Nacional de la Nutrición ha dividido a la población en diferentes regiones y niveles:

a) Buena nutrición: corresponde al norte del país.
b) Nutrición mediana: en el altiplano, el occidente del país y la zona del Golfo.
c) Mala nutrición: se encuentra en la periferia del D.F.

En cuanto a la vivienda, en 1990 el promedio de personas fue de 5 y de 1.5 por cuarto.

El 65.5% de las viviendas particulares tenía tres o más cuartos, el 23.5% dos y el 10.5% uno.

Los materiales predominantes fueron tabique, block, piedra y cemento en un 69.5%, el adobe en el 14.6% y en el resto de las viviendas se encontraron diversos materiales.

En cuanto a la educación, el 87.4% de la población mayor de 15 años sabía leer y escribir.

De los 5 282 347 mayores de 5 años que hablan lengua indígena, el 19.8% no habla español.

Predomina la religión católica (89.7%).

El promedio de hijos nacidos vivos en mujeres de 12 años y mayores es de 2.5.

Infraestructura

La disponibilidad de caminos, vías férreas, teléfonos, telégrafos y medios de transporte ha aumentado en los últimos años.

Economía

La población económicamente activa (mayores de 12 años) en 1990 fue el 43%, por lo que aumentó con relación al censo anterior, que era de 33%. El 32.9% corresponde al sexo masculino y el 10% al femenino.

De la población ocupada, el 22.1% se dedicaba a la agricultura, ganadería o pesca; el 15.9% a la industria manufacturera; el 9.4% correspondió a los comerciantes y dependientes, el 9.3% a los oficinistas y el 5.1% a operadores de maquinaria fija. El desempleo fue de 2.8%.

HIGIENE, SALUD PUBLICA Y MEDICINA PREVENTIVA

Higiene es el conjunto de conocimientos y técnicas que deben aplicar los individuos para el control de los factores que ejercen o pueden ejercer efectos nocivos sobre su salud. Debe ser aplicada por todos los individuos para ellos mismos, para su familia y por último para su grupo social. Sus objetivos son: mejorar la salud, conservarla y prevenir las enfermedades.

Winslow definió a la Salud Pública como la ciencia y el arte de: *1)* prevenir la enfermedad, *2)* prolongar la vida y *3)* promover la salud y la eficiencia mediante el esfuerzo organizado de la comunidad para:

a) el saneamiento del medio
b) el control de las enfermedades transmisibles
c) la educación de los individuos en higiene personal
d) la organización de los servicios médicos y de enfermería para el diagnóstico oportuno y el tratamiento preventivo de las enfermedades
e) el desarrollo de los mecanismos sociales que aseguren al individuo y a la comunidad un nivel de vida adecuado para la conservación de la salud.

Se debe de buscar que estos beneficios lleguen a cada ciudadano para que se encuentre en condiciones de gozar su derecho a la salud y a la longevidad.

La Salud Pública se considera ciencia y arte en cuanto a que necesita fundamentos teóricos y concepciones científicas aceptadas y comprobadas, pero también necesita habilidad y capacidad para el manejo de técnicas y procedimientos que permitan poner en ejecución las ideas.

Algunos autores consideran que al hablar de Salud Pública es conveniente agregar la rehabilitación, considerando que tiene funciones de:

1. Protección de la salud
2. Fomento de la salud
3. Restauración de la salud
4. Funciones técnicas generales y de servicios auxiliares.

Hanlon ha agrupado las actividades de la Salud Pública en siete categorías:

1. Las que deben ser efectuadas de manera colectiva.

2. Las dirigidas a prevenir la enfermedad, la incapacidad y la muerte prematura.
3. Las relacionadas con la provisión de la atención médica.
4. Las relacionadas con la recolección y el análisis de estadísticas vitales.
5. Las de educación sanitaria del público, ya sea individual o colectiva.
6. Las de planeación y evaluación de los programas de salud.
7. Las de investigación, ya sea científica, técnica o administrativa.

Las actividades comunitarias en las que el médico no interviene personalmente son:

1. El control sanitario de alimentos y bebidas.
2. El control de insectos, roedores y otros vectores.
3. El control de la contaminación de la atmósfera, el suelo, el agua y la prevención de los peligros de las radiaciones y el ruido.

En las actividades para sanear el medio ambiente intervienen ingenieros sanitarios, ingenieros industriales, químicos, técnicos en saneamiento, antropólogos, educadores, etcétera. Para abastecer de agua potable y drenaje, controlar la calidad de los alimentos y bebidas y combatir los insectos, roedores y otros vectores también intervienen muchas personas que no son médicos.

En cambio, para controlar los padecimientos transmisibles, dar educación higiénica, participar en la organización de servicios médicos y de enfermería, para el diagnóstico oportuno y el tratamiento de las enfermedades se necesita del personal médico y paramédico (que trabaja al lado del médico) y por lo tanto de la Medicina Preventiva, por lo que la Medicina Preventiva se puede considerar parte de la Salud Pública.

Leavell y Clarck definen a la Medicina Preventiva como la ciencia y el arte de prevenir las enfermedades, prolongar la vida y promover la salud y la eficiencia física y mental ejer-

cida con el fin de interceptar las enfermedades en cualquier fase de su evolución. Los niveles de prevención son:

Prevención primaria. Tiene como objetivo evitar que se presente la enfermedad, por lo que se lleva a cabo en el periodo prepatogénico o de génesis de la enfermedad mediante la promoción de la salud y la protección específica; por ejemplo, protección contra accidentes, inmunizaciones (vacunas) etcétera.

Prevención secundaria. Se lleva a cabo cuando la enfermedad se presenta, es decir, en el periodo patogénico o de evolución de la enfermedad por medio de un diagnóstico temprano y el tratamiento oportuno.

Prevención terciaria. Tiene como objetivo limitar las secuelas o rehabilitar física, mental y socialmente a las personas que han quedado inválidas. También evita la repetición de un nuevo proceso patológico en el individuo por medio de vigilancia posterior y, en algunas ocasiones, por medio del consejo genético.

De aquí que las actividades de la Medicina Preventiva son aquellas que tienden a fomentar y promover la salud, prevenir específicamente la aparición de algunas enfermedades, incrementar la detección y favorecer el diagnóstico y tratamiento oportunos de los procesos patológicos, limitar o impedir la aparición y el progreso de las lesiones o secuelas y reintegrar al paciente al estado de salud, incrementando la rehabilitación y readaptación, tanto durante el proceso de la enfermedad como al final de la misma.

Ubicación de las disciplinas de la salud

Si partimos del fenómeno salud-enfermedad, ésta se puede estudiar en el marco de la historia natural de la enfermedad o de la génesis y evolución de la enfermedad que ya se estudió. Alrededor de la génesis y evolución se encuentra la Medicina con su tecnología.

El siguiente marco es el de la Higiene que puede ser aplicada por todos los individuos puesto que los conocimientos y técnicas se aplican en el periodo de génesis o prepatogénico, es decir, cuando el individuo está sano.

Después se encuentra el campo de la Medicina Preventiva que tiene un enorme componente de la Higiene.

El siguiente campo es el de la Salud Pública, que abarca a todos los anteriores, y en el que participa la comunidad.

Alrededor de la Salud Pública hay otro campo que es el de la Seguridad Social, la Previsión Social y la Asistencia Social. La Seguridad Social satisface a una serie de necesidades y se basa en la solidaridad; la Previsión Social ayuda a evitar problemas económicos como la falta de trabajo y, la Asistencia Social se basa en la aportación de la colectividad sin obligar a los beneficiarios a dar colaboración o aportación, por ejemplo, la SSA.

El siguiente campo es el de la Medicina Social que estudia la interrelación entre la salud y la sociedad así como las respuestas que tiene la sociedad para la atención de la salud.

Por último se encuentran las disciplinas auxiliares tales como la Anatomía, la Fisiología, la Bioquímica, la Cirugía, etcétera. La Higiene se enriquece además de las anteriores con el aporte de la Psicología Social y la Antropología Social. La Medicina Preventiva cuenta con el auxilio de la Estadística y la Educación para la salud y, la Seguridad Social, la Previsión Social y la Asistencia Social se sirven de la Estadística, la Epidemiología, las Ciencias Sociales, la Administración, el Saneamiento del medio ambiente y la Educación para la salud.

Divisiones de la higiene

La higiene es la rama de la medicina que trata de la salud y de su conservación; según su nivel de acción la higiene se divide en: individual, de grupo (familiar principalmente) y de la comunidad.

La higiene individual se dirige específicamente a las distintas etapas de la vida: lactante, preescolar, escolar, adolescente, adulto y anciano. En cada etapa deben considerarse los aspectos biológicos, psicológicos y sociales específicos, por ejemplo, dentro de los aspectos biológicos hay factores estructurales (higiene de los huesos, articulaciones, músculos, órganos de los sentidos, piel, etcétera) y factores funcionales (sueño, nutrición, sexual, etcétera). El aspecto psicológico se estudia por medio de la higiene mental y dentro del aspecto social se estudian la educación, el trabajo. En el aspecto cultural se estudian los hábitos y las costumbres.

La higiene de la familia también se estudia considerando los aspectos biológico, psicológico y social.

La comunidad se puede dividir básicamente en microambiente, ambiente medio y macroambiente. Dentro del microambiente se estudia el que está rodeando al individuo como el agua, el suelo y el aire. En el ambiente medio entran los aspectos de vivienda, alimentación y transporte y por último dentro del macroambiente se estudia la dinámica de la comunidad, por lo que aquí es importante el estudio de la vía pública y los centros de reunión.

Cada etapa de la vida tiene sus propias características, por lo que el valor que tiene cada aspecto, también varía; por ejemplo, en los lactantes (menores de un año) la alimentación y las inmunizaciones son muy importantes, en cambio la higiene sexual es más importante en la adolescencia, al igual que la alimentación y la higiene mental.

HIGIENE PERSONAL

Es el conjunto de prácticas, técnicas y hábitos que debe seguir el individuo de manera habitual para fomentar la salud física y mental, mantenerla y prevenir las enfermedades.

Aunque siempre deben considerarse las reglas de la Higiene, en cada etapa de la vida hay aspectos higiénicos específicos: durante la lactancia y el primer año de vida son más importantes el aseo, la alimentación, la higiene mental y las inmunizaciones; en la edad preescolar (de 1 a 4 años) siguen siendo importantes estos aspectos, se inicia la educación sexual y la formación de hábitos, durante la edad escolar (de 5 a 14 años aproximadamente) se fundamentan los hábitos, la higiene sexual es más importante y, en cambio, las inmunizaciones ya no lo son tanto. En la adolescencia (15 a 19 años promedio) son muy importantes la higiene sexual, la higiene mental y la alimentación. Durante la edad adulta y la ancianidad (más de 60 años) es muy importante prevenir las enfermedades degenerativas cardiovasculares y el cáncer.

Aptitud física

La vida moderna y la tecnología han hecho que muchas personas principalmente adultos y ancianos, sobre todo mujeres lleven vida sedentaria, es decir, con poco movimiento, lo que ocasiona debilidad muscular, deficiencia circulatoria, menor cantidad de oxígeno en los tejidos, rigidez articular, aumento en las posibilidades de padecer enfermedades del corazón, diabetes, úlcera péptica, dolor lumbar, falta de resistencia, de coordinación muscular, etcétera.

La aptitud física para algunos autores es la capacidad para realizar un trabajo que exija gran esfuerzo. Otros opinan que la aptitud física para la vida consiste en tener buena salud, fuerza, agilidad, resistencia, capacidad para satisfacer las exigencias de la vida diaria y despertar sin fatiga.

Para tener aptitud física es necesario tener determinación, alimentación adecuada y hacer ejercicio físico.

El ejercicio físico es el conjunto de fenómenos mecánicos musculares que determinan la actividad armónica útil del organismo; tiene muchos beneficios:

— Aumenta el desarrollo de los músculos. Si un músculo no se ejercita se atrofia, es decir, disminuye su volumen y se debilita
— Conserva el tono muscular y mejora la postura

— Disminuye la tensión emocional, sobre todo si la actividad es agradable y requiere concentración mental
— Mejora la coordinación neuromuscular y la agilidad
— Mejora la fuerza de los ligamentos de las articulaciones
— Favorece el funcionamiento del corazón que satisface las necesidades de sangre del organismo con menos esfuerzo después de un ejercicio
— Mejora la capacidad respiratoria
— Ayuda a la circulación de la sangre y previene cambios degenerativos circulatorios
— Evita la pérdida de calcio en los huesos
— Mantiene la capacidad del organismo para afrontar situaciones de urgencia
— Aumenta la secreción de las glándulas sudoríferas
— Ayuda al control del peso porque disminuye el tejido adiposo y favorece la eliminación de los lípidos de la sangre
— Ayuda a dormir mejor

Estos beneficios mejoran la salud, aumentan la resistencia a la fatiga y ayudan a soportar esfuerzos sostenidos.

El ejercicio se debe empezar a hacer desde los primeros años de la vida aunque antes de practicarlo el individuo debe someterse a un examen médico, para evitar que alguna alteración no detectada se agrave o incluso ponga en peligro la vida. Los ejercicios más adecuados deben dar a los músculos elasticidad, poder de contracción y menor posibilidad de fatiga. Hay diferentes clases de ejercicios, y aunque todos requieren agilidad, fuerza y destreza, se les puede dividir por el predominio de alguna de estas características en:

a) De agilidad y destreza, en los que se llevan a cabo movimientos combinados para que el organismo tenga un desarrollo armónico sin utilizar mucha energía, tales como la gimnasia sueca que se practi-

ca sin aparatos, la gimnasia rítmica que se acompaña de música, la marcha, la natación, el excursionismo, las carreras cortas, el tenis (si se usan las dos manos para evitar que se desarrolle más una extremidad que la otra) y la equitación.
b) De agilidad, destreza y fuerza como el basquetbol, el futbol, el beisbol y el frontón.
c) De fuerza muscular como el levantamiento de pesas, las paralelas, las barras y las argollas.

El ejercicio debe ser adecuado a la edad, al sexo, la constitución física, el estado de salud. Los niños deben practicar gimnasia sueca, rítmica y la marcha. Antes de los 20 años son adecuados los ejercicios de velocidad; de los 20 a los 30 años se puede practicar cualquier tipo de ejercicio y al ir envejeciendo se prefieren los de resistencia con un trabajo muscular de mediana intensidad o prolongado, pero de poca intensidad.

Si una persona tiene 30 años y comienza a hacer ejercicio debe hacerlo en forma sistematizada; por ejemplo, empezar con la calistenia y la marcha durante 20 minutos diarios y cuando pueda caminar aprisa sin sentirse mal, puede practicar el trote o carrera lenta, aumentando paulatinamente la distancia recorrida y la velocidad.

Postura

Es la posición o manera de mantener el cuerpo durante las actividades o el reposo y que permite el desarrollo de las capacidades del individuo. La postura correcta cuando nos ponemos de pie debe ser con la cabeza erguida (pero no extendida), el abdomen plano y la espalda recta. Si trazáramos una línea recta a lo largo de nuestro cuerpo, esta debería pasar por la base de la oreja, la parte media del hombro, las articulaciones de la cadera y la rodilla y adelante del tobillo.

Al caminar, el cuerpo debe estar en esta posición, desplazado ligeramente hacia adelante, las extremidades superiores se deben mover con soltura, las puntas de los pies deben ir hacia adelante y al pisar, el borde medial (interno) del pie debe quedar despegado del suelo en su porción central (en el caso de pie plano toda la planta del pie queda en contacto con el suelo). El calzado es importante porque el tacón muy alto puede acentuar la curvatura lumbar y producir dolor: si comprime al pie, nos va a impedir apoyarlo correctamente, y puede provocar las uñas enterradas y los callos; estas alteraciones dificultan la marcha adecuada.

Para sentarse, la espalda debe estar recta, los pies se deben apoyar totalmente en el suelo y los muslos deben quedar paralelos al asiento; no debe comprimirse la región poplítea (parte posterior de la rodilla) y si hay que escribir no se debe romper la línea recta de la espalda y los antebrazos deben apoyarse con facilidad sobre la mesa sin que se levanten los hombros.

Para levantar algún objeto pesado que se encuentre en el suelo se debe colocar un pie más adelante del otro y flexionar las articulaciones de la cadera y las rodillas (posición en cuclillas) porque la espalda debe permanecer recta; en esa posición se debe ir poniendo de pie poco a poco.

Para dormir, la cama debe ser plana y la almohada baja.

Una mala postura o postura viciosa se puede deber a descuido, ignorancia, debilidad muscular o a defectos en la estructura del organismo; por ejemplo, cuando se exagera alguna de las curvaturas normales de la columna vertebral. Si esto sucede a nivel de la región dorsal se llama xifosis, cuando ocurre en la región lumbar se llama lordosis y cuando se exagera alguna de las curvaturas laterales se llama escoliosis. También se puede deber a malos hábitos; por ejemplo, cuando se lleva alguna carga pesada siempre del mismo lado, se sienta uno en sillas muy altas o muy bajas, existen problemas visuales o auditivos o se usa calzado inapropiado.

Las consecuencias de una mala postura son el cansancio, la fatiga, el dolor, la respiración inadecuada, porque disminuye la amplitud de los movimientos respiratorios y la relajación de la pared abdominal.

Fatiga

La fatiga puede ser física, psicológica o por enfermedad. La fatiga física es normal después de realizar ejercicio físico excesivo, después de la falta de sueño o cuando se presenta al final del día y desaparece con el sueño. La fatiga psicológica se caracteriza porque la persona despierta cansada, durante el día se va sintiendo bien y al llegar la noche está descansada o porque aparece cuando hay alguna obligación que no nos atrae y desaparece cuando se elimina dicha obligación. Cuando es por enfermedad o hay fatiga crónica, la persona despierta cansada y sigue así durante el día sin recuperarse.

Las causas de la fatiga pueden ser: ruido excesivo, temperatura y humedad extremas, aumento de la tensión muscular, sentimientos contradictorios, enfermedades, preocupación o aburrimiento, postura inadecuada, trabajo mental o ejercicio físico excesivo.

Los efectos de la fatiga son: disminución de la atención, somnolencia, aumento de la irritabilidad, depresión, aumento de la susceptibilidad a enfermedades como la gripe, neumonía o tuberculosis y aumento de la frecuencia de accidentes.

Cuando una persona tiene fatiga hay que investigar la causa, eliminarla y mejorar la aptitud física.

Sueño

La cantidad de sueño varía con la edad y en cada individuo; por ejemplo, el recién nacido duerme alrededor de 22 horas al día, el lactante de 18 a 20 horas, del sexto al décimo mes de 16 a 18 horas, a los dos años de 14 a 16 horas, después de los dos años de 12 a

14 horas y así disminuye paulatinamente hasta la edad adulta en la que la necesidad de sueño se reduce a la cantidad de 7 a 9 horas diarias.

Al dormir existen periodos llamados REM (rapid eye balls movements) que como su nombre lo indica, se caracterizan porque hay movimientos rápidos de los globos oculares con ensueños vívidos; y existen periodos NREM (non rapid eye balls movements) durante los cuales no hay ensueño y que tienen cuatro etapas: 1, 2, 3 y 4, dependiendo de la profundidad del sueño; en las personas de edad avanzada disminuye la etapa cuatro y las horas de sueño.

Es frecuente que las personas ronquen, esto se debe a que el paladar blando tiene vibraciones, porque la lengua se va hacia atrás, porque la persona tiene la nariz tapada, las tonsilas o amígdalas grandes, el tabique nasal desviado, alergias, resfriado, tabaquismo excesivo, fatiga o exceso de trabajo.

Para dormir mejor debemos olvidarnos de las preocupaciones, tomar leche caliente, o hacer un poco de ejercicio, lo importante es establecer hábitos de dormir que refuercen la calidad del sueño, como por ejemplo, un mismo horario para acostarse y para levantarse, tratar de hacerlo sin hambre o después de una comida abundante, etcétera.

Higiene de la piel

La piel es un órgano que puede sufrir enfermedades hereditarias, infecciosas, parasitarias, degenerativas, o producidas por sustancias químicas, radiaciones, rayos solares, temperaturas extremas, etcétera. A pesar de que estas enfermedades tienen una elevada morbilidad no son tan importantes respecto a la mortalidad.

Son muy frecuentes las dermatosis producidas por parásitos animales, como la escabiosis o sarna (producida por *acarus scabiei*), la pediculosis de la cabeza (producida por *pediculus capitis* o piojo negro), la pediculosis del cuerpo producida por *pediculus vestimenta* (piojo blanco), la pediculosis del pubis (*pediculus pubis* o "ladilla"), la cimiciasis producida por *cimex lectularius* o chinche de la cama, la puliciasis producida por *pulex irritans* (pulga), las micosis o tiñas producidas por hongos y las infecciones producidas por el estreptococo y el estafilococo. Dentro de las dermatosis reaccionales están las dermatitis por contacto que se pueden deber a los cosméticos, las plantas, la ropa, detergentes, medicamentos, al sol o a tensión emocional.

Muchas de las enfermedades infecciosas y parasitarias se presentan con más frecuencia en personas con hábitos higiénicos deficientes, aunque también se pueden favorecer por el trabajo (cuando una persona trabaja en el manejo de ropa sucia este tipo de enfermedades afecta a personas que habitan en viviendas en condiciones con problemas de saneamiento, de hacinamiento, duermen en la misma cama o usan la misma ropa en las zonas suburbanas con condiciones malas de higiene).

Las medidas preventivas generales deben ir encaminadas hacia la higiene personal, la educación higiénica, el saneamiento del medio y la elevación del nivel de vida.

Las medidas preventivas específicas dependen de cada enfermedad; por ejemplo, si las personas están expuestas a adquirir la enfermedad por manejar ropa deben usar guantes; para prevenir las heridas y las quemaduras se deben evitar los accidentes; las personas que están en contacto con sustancias químicas o radiaciones deben de protegerse adecuadamente y si la enfermedad es de origen psicológico se debe acudir a la higiene mental.

Para mejorar y mantener la salud, el individuo debe bañarse diariamente; el baño sirve para eliminar células muertas, secreciones de las glándulas sebáceas y sudoríparas y polvo, además de que puede servir como estimulante o sedante básicamente por efecto vascular. El agua fría sirve como estimulante por lo que no es recomendable para las personas enfermas del corazón o nerviosas, además de que el baño debe ser de corta duración; el agua caliente es sedante pero no es conveniente para las personas debilitadas y después de él no se debe salir al aire libre, a menos que se tome una ducha con agua fría al final.

El baño más adecuado es el de regadera porque arrastra el agua sucia de la cabeza a los pies y ocupa menos agua y espacio, a una temperatura de 35 a 38°C para facilitar la eliminación del exceso de grasa.

La limpieza de las manos es uno de los hábitos de higiene personal de más importancia, porque las manos sucias transmiten enfermedades infecciosas y parasitarias, principalmente cuando se manipulan alimentos. Por esta razón se deben lavar antes de comer o manipular alimentos y después de ir al baño o estar en contacto con cualquier elemento contaminante.

El cabello se debe asear para evitar los piojos, y los pies se deben secar muy bien después del baño, cubrirse con calcetines hechos de algún material que absorba la humedad, como el algodón o la lana y con zapatos que permitan una ventilación adecuada para evitar que se desarrollen hongos.

La exposición a los rayos solares directos durante unos minutos sirve para que la piel sintetice vitamina D, la piel se oscurece porque aumenta la cantidad de melanina; pero, si queremos que se vea bronceada debemos aumentar poco a poco el tiempo de exposición para evitar las quemaduras. Se ha observado que el cáncer de la piel es más frecuente en las personas que se exponen durante tiempo prolongado a los rayos solares.

La ropa sirve para mantener la temperatura del cuerpo y protegerlo contra el viento, el sol, la lluvia, los traumatismos e incluso tiene un fin estético. Debe usarse de acuerdo a la estación, la edad y el estado de salud. El poder abrigador de la tela depende de la cantidad de aire que pueden guardar sus fibras entre sí; por esta razón el algodón, que es más

poroso, se prefiere en clima caluroso, en cambio la lana que guarda mucho aire evitando los cambios bruscos de temperatura se prefiere en clima frío.

El color negro es el que más absorbe los rayos solares y el blanco el que más los refleja; por esta razón cuando hay mucho sol se deben usar ropas blancas o de colores claros.

Higiene dental

La caries dental y la piorrea son muy frecuentes en toda la población, sobre todo la caries se dice que es la enfermedad más frecuente en el hombre y puede complicarse afectando a las articulaciones, el corazón, el riñón, etcétera; porque son focos de infección a partir de los cuales pueden diseminarse las bacterias, además de que repercuten en la digestión porque la masticación puede ser defectuosa.

La caries es un proceso destructivo y progresivo del diente que se inicia donde se forma una placa bacteriana, esto es generalmente en los sitios donde se ponen en contacto una pieza con otra a nivel de algún orificio de alguna grieta, o donde hay alguna imperfección del esmalte, como se puede notar, todos estos lugares tienen problema para su limpieza, de ahí que las bacterias que actúan sobre el azúcar y otros carbohidratos producen ácido que afecta al esmalte (caries de 1er. grado), a la dentina (2o. grado), la pulpa dental (3er. grado) y así forman abscesos.

Las encías se pueden infectar por el uso inadecuado del cepillo, por lesiones ocasionadas por el palillo y por los restos de alimentos; si esta infección avanza se presenta la piorrea, las encías se inflaman, sangran y se aflojan las piezas dentarias.

Algunas personas son más susceptibles que otras, esto se puede relacionar con la herencia, la estructura y la composición de los dientes, trastornos del sistema endocrino y la composición de la saliva.

La prevención de estas enfermedades empieza desde el segundo mes de vida intrauterina, cuando se están formando las piezas dentarias; por esta razón la madre debe tener una alimentación suficiente en proteínas, calcio, fósforo y vitaminas A, D y C. Después del nacimiento la alimentación sigue siendo importante tanto en el aspecto de la calcificación, como en el desarrollo de los lactobacilos cuyo desarrollo se favorece con las dietas ricas en azúcares. Cuando los alimentos son blandos se adhieren a las piezas dentarias.

El uso de la pasta dental no es tan importante como el cepillado y aun éste no es suficiente, por lo que se debe usar el hilo dental, pasándolo entre las piezas dentarias y visitar periódicamente al dentista para que haga una buena limpieza que elimine la mucina y los minerales que proceden de la saliva y examine el estado de la dentadura y las encías.

La caries se puede prevenir disminuyendo la ingestión de dulces, caramelos, chocolates y sustancias ácidas, cepillando los dientes después de ingerir alimentos, teniendo una dieta adecuada durante el embarazo, aumentando la resistencia del diente por medio del flúor que se ingiere con el agua o aplicando fluoruro de sodio o de estaño directamente sobre los dientes en forma periódica.

Higiene de los órganos de los sentidos

Las enfermedades que afectan a los órganos de los sentidos tienen una elevada morbilidad; aunque no constituyen por sí mismas un problema respecto a la mortalidad son muy importantes porque pueden producir invalidez. En 1982 se llevó a cabo en México la Encuesta Nacional de Inválidos y se encontró que la prevalencia de ceguera fue de 184 por 100 000 habitantes y la de sordera fue de 149 por 100 000 habitantes.

Las enfermedades que afectan a los órganos de los sentidos se presentan en cualquier sexo y a cualquier edad, algunas de estas enfermedades son hereditarias; por ejemplo, la miopía que se presenta con carácter recesivo o dominante, la hipermetropía, el astigmatismo y el glaucoma son dominantes, el daltonismo está ligado al sexo, pueden ser congénitas como sucede cuando la madre sufre rubéola durante el primer trimestre del embarazo, el niño puede nacer con cataratas (opacidad en la lente o cristalino) o sordera; la nutrición inadecuada puede producir ceguera nocturna por falta de vitamina A o favorecer las infecciones. Algunos trastornos de los órganos de los sentidos se deben a problemas psicológicos. Otras enfermedades se deben a hábitos higiénicos inadecuados. Afectan a todas las clases sociales, pueden ser provocados por trabajos insalubres por ejemplo, cuando el individuo trabaja en lugares donde hay mucho ruido, luz intensa, olores penetrantes, etcétera.

Los agentes causales pueden ser virus, bacterias, parásitos, los rayos solares, el ruido intenso, radiaciones, substancias químicas, entre ellas hay algunos medicamentos como la Kanamicina y la Estreptomicina que dañan de manera irreversible el nervio auditivo, traumatismos, cuerpos extraños, etcétera. Hay relación entre la infectividad, la virulencia, la cantidad del agente causal y el tiempo de exposición al riesgo para que se presente o no la enfermedad.

El medio ambiente es importante. En determinadas regiones son frecuentes ciertas enfermedades, como la oncocercosis producida por un gusano nemátodo que es frecuente en Chiapas y Oaxaca; el tracoma o conjuntivitis granulosa producido por una bedsonia difundida en el Medio Oriente, Asia, a lo largo del litoral del Mediterráneo, África y Sudamérica; las conjuntivitis, frecuentes en lugares donde hay mucho polvo. La falta de atención médica, la baja escolaridad, el ingreso insuficiente, el hacinamiento y la pobreza, las condiciones inadecuadas de la vivienda y del trabajo, los hábitos y costumbres inadecuados son también importantes. En lugares donde hay mucho ruido como fábricas, discotecas, etcétera, se puede favorecer la disminución de la agudeza auditiva, en las albercas se pueden adquirir infecciones en los ojos y los oídos.

Medidas preventivas generales

El individuo debe tener una alimentación adecuada, recibir educación higiénica y, en caso necesario, acudir al consejo genético. Se debe tratar de eliminar las fuentes de los agentes causales, sanear el ambiente y eliminar los estados patológicos; por ejemplo, una infección en la faringe o en las tonsilas o amígdalas puede pasar al oído medio produciendo una otitis media que si no se trata adecuadamente puede producir disminución de la agudeza auditiva y, por último, se debe sanear el ambiente.

Dentro de las medidas preventivas específicas, las personas que están expuestas a ruido, luz intensa, o polvos deben utilizar equipo preventivo; deben eliminarse los agentes causales cuando esto sea posible. En el ambiente se debe tratar de disminuir el ruido, los focos de infección y la presencia de substancias irritantes.

Las medidas higiénicas que puede seguir el individuo para mejorar su salud, mantenerla y prevenir las enfermedades de los órganos de los sentidos son:

Hacer ejercicios visuales, tratar de ver objetos a distancia, de oír música lo más tenue que sea posible, tratar de distinguir los olores y sabores más suaves. No introducirse objetos extraños en los oídos o la nariz, evitar frotarse los ojos con las manos sucias o con objetos contaminados, descansar periódicamente cuando se lee, tratando de dirigir periódicamente la vista hacia los objetos lejanos, no prestar artículos de uso personal, evitar la natación cuando se tiene gripe, aprender a sonarse la nariz, leer a distancia adecuada, (el libro o el cuaderno deben estar a 30 cm), la tinta debe ser de color negro o azul oscuro, evitar el papel brillante, buscar la iluminación adecuada, para que sea suficiente y la luz no se refleje en los ojos, evitar el contacto con personas enfermas, eliminar los estados patológicos por ejemplo, en el caso de las faringoamigdalitis, protegerse de los rayos luminosos intensos, y de los ruidos molestos e intensos, no leer en vehículos en movimiento porque esto obliga a que el individuo tenga que hacer mayor esfuerzo para enfocar las letras, evitar la presencia de olores muy intensos o de sabores muy penetrantes, someterse periódicamente a un examen médico y elevar su cultura.

A nivel de su familia debe tratar de respetar los artículos de uso personal, respetarse entre sí y tener una actitud positiva ante la modificación de hábitos inadecuados.

A nivel de su comunidad el individuo debe evitar el agua y el aire contaminados, la vivienda debe estar en buenas condiciones de iluminación y ventilación, debe evitarse el hacinamiento y estar limpia. Debe evitarse el ruido intenso, la iluminación inadecuada y tratar de tener agua potable.

NUTRICION Y PROBLEMAS NUTRICIONALES

CAPITULO 40

Antes de hablar de nutrición hay que diferenciar alimentación de nutrición.

Alimentación es la acción voluntaria por medio de la cual el individuo ingiere comestibles. La alimentación varía según la cultura, la situación económica, el gusto y el estado de ánimo.

Nutrición es el conjunto de procesos químicos que realiza el organismo digiriendo, absorbiendo y utilizando los nutrientes contenidos en los alimentos para su crecimiento, mantenimiento y reparación.

Un nutriente es una sustancia química que contienen los alimentos y que el organismo utiliza para la formación de nuevos tejidos durante el crecimiento, para reemplazar los tejidos que se desgastan o destruyen, para la reproducción y como fuente de energía para llenar las necesidades calóricas del organismo.

El conjunto de procesos químicos que se llevan a cabo en los tejidos recibe el nombre de metabolismo y tiene dos aspectos: anabolismo y catabolismo. El anabolismo es la suma de los procesos que intervienen en la construcción o asimilación y el catabolismo comprende los procesos de desasimilación. La cantidad mínima de calor o energía que necesita el organismo sano para mantener sus funciones se llama metabolismo basal.

Si quemamos los alimentos en un recipiente podemos observar que producen calor que se mide en unidades llamadas calorías. Una caloría es la cantidad de calor necesaria para elevar la temperatura de 1 litro de agua de 15 a 16°C al nivel del mar. Los alimentos contienen nutrimentos, que son las proteínas, las grasas, los hidratos de carbono, las vitaminas y los minerales, de éstos solamente los hidratos de carbono, las grasas y las proteínas proporcionan calorías.

Los hidratos de carbono están constituidos por carbono, hidrógeno y oxígeno; pueden presentarse bajo la forma de polisacáridos (almidones), disacáridos o monosacáridos, que se desdoblan en el tracto digestivo hasta formar glucosa que es la fuente de energía por excelencia. Los hidratos de carbono proporcionan el calor y energía necesarios para realizar las actividades corporales. Cuando se ingieren en exceso se almacenan en una forma especial llamada glucógeno en el hígado y en los músculos, aunque si los depósitos están llenos, se tranforman en lípidos o grasas que se almacenan en el tejido adiposo. Cuando baja el nivel de glucosa en la sangre, el glucógeno del hígado se transforma en glucosa. 1 gramo de carbohidrato proporciona 4 calorías. Abundan en el pan, la tortilla, las pastas, los cereales, las leguminosas, los dulces y las frutas.

Las grasas también están constituidas por carbono, hidrógeno y oxígeno, este último en menor cantidad; proporcionan más calorías que los carbohidratos; 1 gr de grasa proporciona 9 calorías, pero su utilización es más lenta, las grasas como los hidratos de carbono, son energéticos y su función es indispensable para que se aprovechen las vitaminas A, D, E y K. Si se acumulan, forman colchones de grasa en el organismo. El colesterol es un lípido o grasa que aumenta cuando ingerimos grasas saturadas, así llamadas porque en sus átomos de carbono están fijados el número máximo de átomos de hidrógeno; este tipo de grasas abunda en el tocino, la manteca, la mantequilla y algunos quesos. Las grasas no saturadas tienen enlaces dobles entre algunos átomos de carbono y abundan en las grasas vegetales (aceite de oliva, linaza, cacahuate, almendras, cacao, etcétera) y no producen tanto colesterol.

Las proteínas formadas por carbono, hidrógeno, oxígeno, nitrógeno, azufre y fósforo, abundan en la carne, el pescado, los huevos, la leche y sus derivados; se consideran alimentos plásticos porque son necesarios para formar tejidos en el niño y el adolescente y para reemplazar a las células que se van gastando en los tejidos del adulto. 1 gr de proteína proporciona 4 calorías. Abundan en la leche, el queso, el huevo, la carne y el frijol de soya. Las proteínas están formadas por la unión de aminoácidos, de los cuales hay nueve que se consideran indispensables porque no pueden ser sintetizados por el organismo: histidina, leucina, isoleucina, lisina, metionina, fenilalanina, treonina, triptófano y valina; sin ellos el organismo no puede sintetizar proteínas en las que intervienen estos aminoácidos y los tejidos sufren alteraciones. Las proteínas animales contienen aproximadamente por mitades, aminoácidos indispensables y aminoácidos no indispensables que pueden ser sintetizados por el organismo; en cambio, las proteínas vegetales solamente contienen una tercera parte de aminoácidos indispensables.

Vitaminas

Son sustancias que actúan como coenzimas, es decir, ayudan a las enzimas a dirigir y controlar las reacciones químicas necesarias para la utilización adecuada de los nutrientes, no producen energía ni forman tejidos. Pueden ser hidrosolubles y liposolubles. Las hidrosolubles se disuelven en agua y son el complejo B y la vitamina C. Las liposolubles son solubles en grasa y son la A, la D, la E y la K.

Vitamina A Abunda en la zanahoria, el jitomate, remolacha, duraznos, chabacanos, camote, leche, mantequilla, yema de huevo, hígado y verduras de hoja. El adulto normal necesita 5 000 U. I. diarias. La carencia de vitamina A provoca alteraciones en la piel y mucosas; ceguera nocturna (dificultad para ver con luz tenue) y xeroftalmía que es una alteración de la córnea que dificulta la visión.

El complejo B está formado por varias vitaminas:

B_1 o tiamina Es una coenzima vital en el metabolismo de los carbohidratos y se llama también antineurítica porque su carencia afecta al sistema nervioso, el tracto gastrointestinal y el sistema circulatorio produciendo una enfermedad llamada beriberi. Abunda en los cereales sin refinar, el hígado, el riñón, la leche, el huevo, el pescado, la levadura de cerveza, las nueces, las verduras y frutas. El organismo humano requiere de 1 a 2 mg diarios de esta vitamina.

B_2 o riboflavina Interviene en la respiración celular, se encuentra en la leche, el hígado, los riñones, el huevo, la carne y las legumbres. El organismo la requiere en cantidad de 1.5 a 2 mg diarios y su carencia provoca queilosis (descamación de los labios y las comisuras) y alteraciones en la piel.

B_5, o niacina Ácido nicotínico o factor preventivo de la pelagra (P.P.). Se encuentra en el germen de los granos, en los vegetales verdes, nueces, levadura, vísceras y carne de res y de cerdo. Los niños necesitan de 6 a 8 mg diarios; los adultos de 18 a 20 mg. La carencia de vitamina B_5 produce una enfermedad llamada pelagra que se manifiesta por alteraciones en la piel y mucosas, el tracto gastrointestinal y en el sistema nervioso.

B_6 o piridoxina Se encuentra en los vegetales, la levadura, el germen de trigo, la yema de huevo, y la carne de res y de pescado. Se deben consumir aproximadamente 2 mg diarios y su carencia produce en los animales detención del crecimiento, anemia y disminución del tejido linfático.

B_{12} o cianocobalamina Se encuentra en los huevos, la carne, la leche y el hígado, se absorbe por medio del factor intrínseco que produce normalmente el estómago y es antianémica; se recomienda tomar de 2 a 3 microgramos diarios y su carencia produce anemia. El ácido fólico se encuentra en las hojas de los vegetales, el trigo y las vísceras; no se conocen los requerimientos diarios aunque su deficiencia también produce anemia.

El ácido pantoténico que se encuentra en las vísceras, la jalea real, la yema de huevo, carne de res y leche es necesario para mantener el buen estado de la piel y el sistema nervioso. Se recomienda tomar de 10 a 12 mg diarios, su ausencia en los animales produce encanecimiento y alteraciones en el crecimiento y la reproducción.

Vitamina C Abunda en los cítricos: naranja, limón, toronja, fresas, uva, grosella, en los jitomates, ejotes y hojas de los vegetales. El adulto necesita de 75 mg a 100 mg diarios. La vitamina C ayuda a la regeneración de los tejidos, y su carencia provoca el escorbuto, disminuye la resistencia de los vasos sanguíneos, las encías sangran y hay debilidad y dolor en los huesos.

Vitamina D Se forma cuando la piel se expone a la luz ultravioleta de los rayos solares porque contiene al precursor de esta vitamina que favorece la absorción del calcio y del fósforo y es indispensable para la conservación del esqueleto y de los dientes. Se necesitan 400 U.I. diarias y abunda en el hígado de algunos peces como el bacalao y el tiburón. En niños su carencia produce raquitismo: deformaciones en los huesos de las extremidades inferiores (se hacen curvos), aumento de volumen en la unión de las costillas con los cartílagos costales, deformación del esternón y zonas de la cabeza sin osificar, puede haber también deformaciones en la columna vertebral y retraso en la dentición.

En los adultos la carencia de vitamina D, se llama osteomalacia, y provoca debilidad, dolores en los huesos y descalcificación.

Vitamina E Se encuentra en la lechuga, alfalfa, germen de trigo y otros granos, leche y yema de huevo; no se conocen sus requerimientos diarios y su efecto en el ser humano es discutido; sin embargo, en los animales se ha observado que su deficiencia produce esterilidad.

Vitamina K Es necesaria para la formación de protrombina, sustancia necesaria para la coagulación de la sangre; se encuentra en la alfalfa, espinacas, coliflor, jitomate, soya, arroz, huevo y leche y es difícil que falte esta vitamina en el organismo porque se sintetiza en el intestino por medio de la flora bacteriana.

Minerales

Son sustancias inorgánicas que sirven para que el organismo pueda llevar a cabo sus funciones. Los esenciales para la vida son: calcio, fósforo, sodio, cloro, potasio, magnesio, hierro, azufre, yodo, manganeso, cobalto, cobre y zinc.

El sodio y el cloro se ingieren en la sal y son necesarios para mantener el equilibrio de los líquidos del organismo.

El hierro es el elemento básico de la hemoglobina de la sangre que transporta al oxígeno, se almacena en el hígado y en menor proporción en el tejido linfático. Abunda en el hígado, la carne, la espinaca, el trigo entero, legumbres y frutas. Su deficiencia produce anemia hipocrómica.

El yodo es indispensable para que funcione bien la glándula tiroidea, su deficiencia produce el bocio en zonas donde el agua potable no la contiene. Lo ingerimos con la sal yodada.

El calcio y el fósforo son indispensables para el desarrollo de los huesos y dientes y el funcionamiento adecuado de los sistemas nervioso y muscular. El calcio sirve además para la coagulación de la sangre y un sin número de funciones. Abundan en la leche, el queso, los cereales, la yema de huevo, mariscos y vegetales de hojas verdes.

El cobre es importante para la síntesis de la hemoglobina, se almacena en el hígado y en el bazo, abunda en los huevos, el trigo, los frijoles, el hígado, el pescado, la espinaca y el espárrago.

El potasio se encuentra en equilibrio con el cloro y el fósforo y en parte con las proteínas, se encuentra en las legumbres, frutas, verduras, carnes y cereales.

El cobalto interviene en el crecimiento del niño, en el apetito, la conservación de la normalidad de la piel y en la formación de elementos figurados de la sangre. Se encuentra en el hígado y los mariscos.

El agua es indispensable para la vida, constituye dos terceras partes del peso corporal y forma parte de los tejidos, es la base de la sangre y la linfa, por lo que si una persona deja de tomar agua se muere.

Grupo de alimentos

El Departamento de Medicina Social, Medicina Preventiva y Salud Pública de la Facultad de Medicina de la UNAM clasifica a los alimentos en:
leche y sus derivados, carne y huevo
cereales, azúcares y leguminosas
frutas y verduras.

Independientemente de la clasificación que se considere, la leche y sus derivados, la carne y el huevo tienen principalmente proteínas, hierro, calcio y vitaminas.

Los cereales (semillas de las gramíneas como el trigo, el arroz, la avena y el maíz), los azúcares, las leguminosas (semillas que crecen en vaina como el frijol, el garbanzo, el haba, la lenteja y la soya) contienen minerales, vitaminas, proteínas e hidratos de carbono.

Las frutas y verduras tienen vitaminas y minerales. Las verduras son las hojas, flores, raíces y tubérculos de algunas plantas; no deben confundirse con las leguminosas.

Una nutrición adecuada implica salud, crecimiento, desarrollo, capacidad mental y fortaleza física adecuados, actividad, eficiencia y optimismo.

El estado nutricional depende de varios factores:

1. De la disponibilidad de alimentos, que está en relación con la geografía, el clima, la producción, distribución (importación, exportación y transporte), almacenamiento y saneamiento de los mismos.
2. Del consumo de alimentos, que comprende diferentes aspectos:
a) económicos: salario, valor adquisitivo y precio de los alimentos.
b) culturales: costumbres, hábitos alimentarios del individuo.
c) psicológicos: la angustia, las tensiones, las preocupaciones y el ritmo de vida pueden hacer que el consumo no sea el adecuado.
3. Del aprovechamiento de los alimentos, que será adecuado si el individuo está sano y será inadecuado cuando está enfermo.

La nutrición en México no es uniforme; en términos generales es buena en la frontera norte, Baja California y Sinaloa; en el resto del Norte del país y las costas es regular y en el Sureste es muy deficiente. Es muy diferente en comunidades urbanas en buenas condiciones socioeconómicas y en comunidades rurales o suburbanas económica y socialmente débiles.

Existen básicamente tres tipos de dietas:

a) Dieta de tipo indígena: básicamente maíz, frijol y pequeñas cantidades de otros alimentos.
b) Dieta mestiza que contiene, además, café con leche y pan en las mañanas y sopa de pasta o arroz y carne a mediodía.
c) Dieta con influencia occidental que contiene, además jugos de frutas, huevos, ensalada y postre.

Se calcula que un poco menos de la mitad de la población consume la dieta de tipo "indígena" y que muchas personas seleccionan los alimentos de acuerdo con sus costumbres; en muchas ocasiones comen lo que les gusta, aunque no les nutra. Se calcula que aproximadamente el 53% de la población tiene desnutrición.

En las zonas rurales el niño es alimentado con la leche materna durante el primer año, pero en las zonas urbanas se tiende cada vez más a acortar el periodo de lactancia materna para sustituirlo por la lactancia artificial y si la madre desconoce las reglas de higiene, puede contaminar la leche o los biberones. Cuando se lleva a cabo la ablactación, es decir, la introducción de alimentos no lácteos en la dieta, les dan sopas, caldo de frijol, pulque, tortilla, pan, etcétera, que son inadecuados y en muchas ocasiones mal manejados desde el punto de vista higiénico.

Si ingieren las calorías necesarias, éstas provienen principalmente de los carbohidratos y las grasas, por lo que en muchos casos la cantidad de proteínas es insuficiente.

Reglas de la alimentación

Dieta es el régimen y se refiere al empleo metódico de lo necesario para conservar la vida.

Una dieta correcta debe ser suficiente, completa, equilibrada y adecuada. Algunos autores consideran que además debe ser variada e higiénica.

Suficiente

Debe ser suficiente en cantidad y calidad. Desde el punto de vista energético debe tener la cantidad suficiente de calorías, esto quiere decir que la persona que realiza poca actividad debe ingerir menos calorías y que a mayor actividad necesitará mayor cantidad de calorías. Se considera que un adulto normal necesita de 2 000 a 3 000 calorías por día.

Completa:

Esto significa que debe tener alimentos de todos los grupos.

Equilibrada:

Aproximadamente del 50 al 60% debe ser de hidratos de carbono, el 30% de proteínas y del 10 al 20% de grasas.

Adecuada:

Debe estar de acuerdo con la edad, el sexo, la constitución física, el estado fisiológico, la actividad y el clima; y en caso necesario con el estado patológico, por ejemplo si hay diabetes, hipertensión arterial, etcétera.

La nutrición del niño debe vigilarse desde que se encuentra en el seno materno, la madre debe aumentar un poco la ingestión de calorías y consumir alimentos nutritivos, pero no debe comer por dos personas. Durante la lactancia debe aumentar la ingestión de leche, carne, huevos, vegetales y frutas.

La lactancia materna tiene ventajas sobre la lactancia artificial porque ofrece protección al niño y permite el acercamiento afectivo entre la madre y el hijo ofreciéndole seguridad posterior. Siempre está a la temperatura ideal, es más fácil de digerir, estéril y no tiene costo adicional.

A pesar de que desde hace años se consideraba que al mes de edad la leche ya no era suficiente por lo que se debía llevar a cabo la ablactación que consiste en dar al niño otro tipo de alimento además de la leche, en la actualidad se recomienda iniciarlo a partir del cuarto mes o cuando el niño pese 6 Kg. debido a que se han estado observando problemas alérgicos; los cítricos y el huevo se administran hasta después del año de edad por lo que es conveniente que la madre reciba las indicaciones por parte del pediatra. Conforme se introducen nuevos alimentos se va disminuyendo el número de comidas, para que al año de edad se pueda integrar a las comidas familiares.

Los preescolares y escolares pueden tener problemas nutricionales porque la madre no les dé la atención adecuada, el saneamiento del medio sea deficiente, porque tengan alguna enfermedad o porque elijan sus propios alimentos que en muchas ocasiones son inadecuados. La actitud que adopten los padres hacia los hijos también es de gran importancia.

Las personas que llevan vida sedentaria necesitan ingerir menos calorías que las que realizan actividad física intensa, y las que habitan regiones con climas cálidos necesitarán ingerir mayor cantidad de líquidos.

Variada:

Significa que debe estar integrada por la mayor variedad de los grupos de alimentos.

Higiénica:

Los alimentos se deben preparar con las manos limpias, utensilios bien lavados; y los alimentos que se ingieren crudos, como frutas y verduras deben también desinfectarse debido a que frecuentemente las verduras son regadas con aguas negras; así pues se deben lavar hoja por hoja bajo el chorro del agua de la llave y después dejarlas en un recipiente que contenga agua limpia y algunas gotas de yodo como germicida. Los alimentos deben ser frescos o estar bien conservados, la refrigeración disminuye la acción de los agentes que producen la fermentación y la putrefacción, pero como no los destruye una vez que se sacan del refrigerador se deben consumir rápidamente. Otras formas de conservar los alimentos son el enlatado y el envasado (pero hay que tener cuidado, pues si no se conservan bien estos alimentos pueden producir una enfermedad llamada botulismo); también conservan los alimentos la ebullición, la desecación, el salado, el ahumado y el enchilado.

Los alimentos se deben preparar adecuadamente, por ejemplo, la carne de cerdo y de res se deben cocer bien porque pueden estar parasitadas.

El horario debe ser fijo, la masticación adecuada y respecto al estado psíquico de las personas se deben evitar las preocupaciones y los disgustos a la hora de tomar los alimentos porque pueden inhibir el apetito y los procesos digestivos.

La contaminación de los alimentos, puede deberse a diferentes factores:

a) físicos como el viento o el polvo que transportan agentes patógenos
b) químicos, como los detergentes, insecticidas y fertilizantes, desechos industriales, etcétera.
c) biológicos como las bacterias, virus, parásitos y la fauna nociva debida a una falta de higiene en los locales donde se distribuyen y almacenan, como las moscas, las ratas, cucarachas, etcétera.

El hombre es un factor muy importante en la contaminación, esto se puede deber a falta de precaución e higiene al momento de prepararlos por ejemplo, cuando tiene las manos sucias, tose, estornuda o sopla sobre los alimentos, usa recipientes mal lavados o con restos de alimentos, etcétera. Algunas recomendaciones son las siguientes: lavarse las manos antes de manipular o ingerir alimentos y después de ir al baño; cuando se manipulan alimentos no se debe saludar de mano ni contar dinero, ni toser, estornudar o soplar sobre los alimentos. La persona que prepara alimentos debe cubrirse la cabeza y de preferencia la boca, usar ropa limpia, asear el sitio donde se preparan y consumen los alimentos, mantener bien tapados los recipientes de basura y desperdicios, para evitar la proliferación de insectos y roedores que posteriormente contaminan, lavar bien los utensilios, lavar bien los vegetales, frutas y carne, hervir la leche, refrigerar los alimentos que así lo requieran y mantenerlos tapados.

A pesar de la importancia de una nutrición adecuada, frecuentemente se vuelve un "hábito" al que no se le da el valor que debería; así pues, siempre hay que tener presente que satisfacer los requerimientos nutritivos implica salud, crecimiento y desarrollo adecuados, capacidad mental, fortaleza física, actividad, eficiencia y optimismo.

Consecuencias de una alimentación inadecuada

Las consecuencias de una alimentación inadecuada pueden ser desnutrición, anemia, avitaminosis y obesidad.

La desnutrición es una deficiencia de la nutrición, que puede deberse a la falta de ingestión, absorción o utilización de nutrientes, a una pérdida exagerada de calorías o a malos hábitos nutricionales.

La desnutrición primaria es debida a la ausencia de ingestión de nutrientes y la secundaria se puede deber a enfermedades infecciosas y parasitarias, deficiencia enzimática, por ejemplo de lactasa e incluso a la misma desnutrición que modifica el epitelio del intestino disminuyendo la absorción de nutrientes.

En la desnutrición se pueden encontrar disminuidos el peso y la talla, avitaminosis, falta de minerales y alteraciones en los diferentes sistemas del organismo.

Su repercusión es muy grave porque puede presentarse desde antes de nacer; los niños que provienen de madres desnutridas desde el nacimiento tienen menor peso, tienen problemas en su salud, crecimiento y desarrollo desde un principio, ya que el organismo necesita formar nuevos tejidos y renovar constantemente sus componentes, así como obtener energía de los nutrientes para llevar a cabo sus funciones. El desarrollo psicológico también se altera, el niño desnutrido queda rezagado en relación con los niños sanos, es más propenso a contraer enfermedades infecciosas que en ellos tienen una evolución más larga. En 1982 se calculó que 9 de cada 10 niños menores de 4 años que morían tenían como causa directa o indirecta a la desnutrición. Los efectos de la desnutrición trascienden en la comunidad: disminuye la eficiencia del trabajo colectivo, aumenta el ausentismo en el trabajo, disminuye la creatividad, el espíritu de cooperación y provoca inseguridad y desconfianza.

Génesis de la desnutrición

Afecta a individuos de cualquier sexo y edad, aunque tiene mayor repercusión en los niños, en algunos casos está relacionada con la constitución física, por ejemplo, con la herencia, con los hábitos alimentarios y con el estado previo de salud, la ocupación puede influir también cuando la persona no tiene tiempo disponible para comer, etcétera. El agente causal es la ausencia de los nutrientes.

En el ambiente hay que considerar que los requerimientos varían según el clima y que en términos generales la nutrición es más deficiente en el Sureste de la República Mexicana, aunque se puede encontrar en cualquier sitio, como las zonas suburbanas, por ejemplo alrededor del D.F., en el medio socioeconómico bajo donde el ambiente familiar no es estable. Es más frecuente cuando el nivel socioeconómico es bajo, cuando hay saneamiento inadecuado de la comunidad y la vivienda, cuando no hay atención médica o porque debido a sus costumbres no acuden al médico y los hábitos alimentarios en muchas ocasiones son inadecuados, porque prefieren comer lo que les gusta, aunque no sea nutritivo.

Evolución

Hay diferentes grados de desnutrición:

1er. grado: el individuo pesa del 10 al 25% menos de lo normal.
2do. grado: el individuo pesa del 26 al 40% menos del peso normal.
3er. grado: el individuo pesa menos del 40% del peso normal.

En la desnutrición de 1er. grado el niño no sube de peso, después se detiene su crecimiento, el tejido adiposo está flácido, si se trata de un niño pequeño, llora mucho y si es más grande no juega y disminuye un poco su fuerza muscular.

En la desnutrición de 2do. grado se detienen el peso y la estatura, los músculos se vuelven flácidos, el niño se siente débil, sin fuerza, puede tener trastornos digestivos y diarrea, su piel se vuelve seca y puede tener grietas en las comisuras de la boca, su piel se puede observar con manchas de color café rojizo, puede tener alteraciones en el corazón, los ojos, o el sistema nervioso, porque generalmente tiene deficiencias vitamínicas, anemia, se vuelve perezoso y se duerme con facilidad durante el día.

La desnutrición de 3er. grado puede tener dos presentaciones: el *marasmo* en los lactantes y el *kwashiorkor* en los preescolares.

Marasmo

Su causa principal es la inanición. Los Dres. F. Gómez, R. Ramos Galván, J. Cravioto y S. Frenck han clasificado a los signos en: universales, circunstanciales y agregados.

Signos universales: falta de crecimiento, fundamentalmente debido al peso, falta de desarrollo del tejido muscular y del tejido adiposo.

Signos circunstanciales: alteraciones en la piel, la textura y el color del cabello y anemia.

Son agregados: las enfermedades diarreicas y la bronconeumonía.

Kwashiorkor

Se presenta con más frecuencia en preescolares, que tienen una dieta muy baja en proteínas, sobre todo de origen animal. Los signos universales, que siempre se presentan son: talla y peso bajos, retención de líquidos en los tejidos, atrofia muscular (disminución en el desarrollo de los músculos) aunque se conserva el tejido adiposo y alteraciones psicológicas, el niño se niega a comer, puede permanecer varios días sin moverse, sin tener expresión o estar irritable.

Signos circunstanciales: edema (retención de líquidos que hacen que aumente el volumen), alteraciones en el cabello, en la pigmentación de la piel y anemia.

Signos agregados: alteraciones en la piel, signos de deficiencia de vitaminas y minerales, crecimiento del hígado y bazo y diarrea, que se acentúa cuando hay alteraciones en la digestión y absorción de carbohidratos.

Medidas preventivas

El individuo debe recibir educación para la salud, acudir a los servicios médicos; si hay alguna enfermedad hereditaria que afecte el metabolismo de carbohidratos, grasas o proteínas, debe acudir al consejo genético, así como eliminar los procesos patológicos, es decir, tratar las **enfermedades** que puedan traer **consigo desnutrición.**

Se debe educar al público respecto a la limpieza y la conservación de los alimentos, al aprovechamiento del clima para cultivar los alimentos, al valor nutritivo de los alimentos y al saneamiento del agua y los alimentos, así como para evitar la contaminación con excretas y basuras. La elevación del nivel de vida es muy importante.

Si las personas tienen deficiencias en su nutrición, deberán consumir los nutrientes que les hagan falta, los alcohólicos deben acudir a los servicios médicos y los padres aprender a nutrir a sus hijos.

Las personas deben administrar adecuadamente el gasto familiar; hay gastos indispensables, necesarios y secundarios.

Los gastos indispensables se dedican a la alimentación, la ropa y la vivienda y deben insumir del 60 al 90% del presupuesto familiar.

Los gastos necesarios, como los de educación deben insumir del 10 al 50% del presupuesto.

Los gastos secundarios, como los destinados al esparcimiento y diversión deben insumir el 10% del presupuesto.

Para que se pueda aprovechar mejor el presupuesto se debe elaborar una lista de las necesidades y comprar únicamente lo planeado, adquirir artículos en los lugares donde se vendan más baratos, no comprar todas las ofertas de las tiendas, sino únicamente las que se necesitan, no dejarse influir por las campañas publicitarias de productos que no se necesitan, no comprar en abonos, (porque con el tiempo resultan más caros), y consumir frutas y alimentos de la estación, por ser más fáciles de obtener y más baratos.

Obesidad

Es un estado patológico caracterizado por el aumento excesivo de tejido adiposo debido a un aumento en la ingestión de alimen-tos o a una disminución en la utilización de los mismos por el organismo.

Dentro de la génesis de la obesidad están la tendencia a la obesidad en algunas personas, aunque algunos autores consideran que más bien es debida a los hábitos de la familia, por ejemplo, si los padres son obesos porque tienen malos hábitos alimentarios, los hijos también los van a adquirir y un hijo obeso puede ser un adulto obeso. En ciertos casos la obesidad es causada por una alteración hormonal, como una deficiencia del funcionamiento de la glándula tiroidea, pero es poco frecuente. Dentro de las causas psicológicas que hacen que la persona ingiera una mayor cantidad de alimento están la ansiedad, la depresión, la hostilidad, que hacen que el individuo busque a los alimentos como gratificación ante la frustración. Hay personas que con motivo de sus actividades sociales ingieren alimentos con muchas calorías, pero que no nutren, por lo que están obesas y con problemas de avitaminosis, falta de proteínas y de minerales.

La obesidad es más frecuente en las zonas urbanas que en las rurales en proporción de 4.9% más frecuente en el sexo femenino, aunque entre estudiantes se ha encontrado que es más frecuente en los hombres (esto puede deberse a que a cierta edad la mujer se preocupa más por controlar su peso o a los cambios hormonales propios de la pubertad).

En la obesidad existen cuatro grados:

Grado I Cuando existe un sobrepeso de 10 a 19%

Grado II Cuando existe un sobrepeso del 20 al 29%

Grado III Cuando existe un sobrepeso del 30 al 39%

Grado IV Cuando existe un sobrepeso mayor del 40%.

A mayor grado existe mayor desarrollo del tejido adiposo y menor grado de desarrollo muscular, así como disminución de la capacidad para el ejercicio, puede haber dificultad respiratoria, constipación (estreñimiento) así como disminución de la resistencia a las infecciones, la obesidad expone más al individuo a sufrir accidentes y se relaciona con enfermedades como la arterioesclerosis, las enfermedades de las arterias coronarias como la angina de pecho y el infarto del miocardio, la hipertensión arterial, la diabetes, los cálculos biliares, várices, pie plano y con la caries dental cuando el individuo ingiere muchos azúcares, acorta la vida y aumenta la mortalidad.

La obesidad tiene además repercusiones psicológicas y sociales, porque las personas pueden volverse más susceptibles, retraídas, tener sentimientos de inferioridad relacionados con su aspecto físico, por no poder usar prendas atractivas, no poder incorporarse a actividades deportivas o en algunos empleos podrán ser menos elegibles.

Medidas preventivas

Se debe educar al individuo, si hay alguna alteración metabólica hay que corregirla, respecto al valor nutritivo de los alimentos, con mucha frecuencia hay personas que comen poco y tienen obesidad, esto se puede deber a que no eligen adecuadamente sus alimentos, a que no hacen ejercicio ni acuden al médico. Hay personas que acuden al uso de masajes, o vibradores que son inefectivos, al igual que la ingestión de limón o vinagre, al tabaco, los laxantes o a los baños de vapor.

En el Instituto Nacional de la Nutrición se consideran los siguientes pesos adecuados:

Hombres
(peso en Kg. con ropa)

Conformación

Estatura (metros)	Estrecha	Mediana	Ancha
1.575	50.8-54.4	53.5-58.5	57.2-63.9
1.600	52.2-55.8	54.9-60.3	58.5-65.3
1.628	53.5-57.2	56.2-61.7	59.9-67.1
1.651	54.9-58.5	57.6-63.0	61.2-68.9
1.676	56.2-60.3	58.9-64.9	62.6-70.8
1.702	58.1-62.1	60.8-66.7	64.4-73.0
1.727	59.9-63.9	62.6-68.9	66.7-75.3
1.753	61.7-65.8	64.4-70.8	68.5-77.1
1.778	63.5-68.0	66.2-72.6	70.3-78.9
1.803	65.3-69.9	68.0-74.8	72.1-81.2
1.829	67.1-71.7	69.9-77.1	74.4-83.5
1.854	68.9-73.5	71.7-79.4	76.2-85.7
1.880	70.8-75.7	73.5-81.6	78.5-88.0
1.905	72.6-77.6	75.7-83.9	80.7-90.3
1.931	74.4-79.4	78.0-86.2	82.6-92.5

Mujeres
(peso en Kg. con ropa)
Conformación

Estatura (metros)	Estrecha	Mediana	Ancha
1.473	41.7-44.5	43.5-48.5	47.2-53.9
1.498	42.6-45.8	44.5-49.9	48.1-55.3
1.524	43.5-47.1	45.8-51.3	49.4-56.7
1.549	44.9-48.5	47.2-52.6	50.8-58.1
1.575	46.3-49.9	48.5-53.9	52.2-59.4
1.600	47.6-51.3	49.9-55.3	53.5-60.8
1.626	48.9-52.6	51.3-57.2	54.9-62.6
1.651	50.3-53.9	52.6-58.9	56.7-64.4
1.676	51.7-55.8	54.4-61.2	58.5-66.2
1.702	53.5-57.6	56.2-63.0	60.3-68.0
1.727	55.3-59.4	58.1-64.9	62.1-69.9
1.753	57.1-61.2	59.9-66.7	63.9-71.7
1.778	58.9-63.5	61.7-68.5	65.8-73.9
1.803	60.8-65.3	63.5-70.3	67.6-76.2
1.829	62.6-67.1	65.3-72.1	69.4-78.5

HIGIENE MATERNO-INFANTIL

Las enfermedades relacionadas con el embarazo, el parto y el puerperio ocuparon en 1993 el séptimo lugar como causa de muerte en las personas de 15 a 24 años de ambos sexos, por lo que si en estas cifras se tomara en cuenta únicamente la población femenina, se podría observar que su repercusión es todavía mayor. Los problemas son más frecuentes en las edades extremas del periodo de fertilidad, que en términos generales se considera entre los 15 y los 44 años, en el primer embarazo y después del cuarto, en zonas rurales y en niveles socioeconómicos bajos, donde no hay atención médica o donde las personas no acuden al servicio médico por factores culturales. En 1992 hubo 2 797 397 nacimientos en el país, de éstos 1 920 235 fueron atendidos por médicos, 723 391 por enfermeras o parteras, 38 580 por otras personas y en 114 651 casos no se especificó.

Las causas maternas más frecuentes son la infección puerperal (el puerperio es la etapa posterior al parto), las toxemias o gestosis y la hemorragia, principalmente la que se relaciona con el aborto, el embarazo ectópico, la mola hidatidiforme (embarazo molar), el des-

prendimiento prematuro de la placenta, la ruptura del útero o cuando se retienen fragmentos de placenta o quedan heridas en los tejidos después del parto (véase problemas durante la gestación).

La mortalidad en el recién nacido es muy elevada. Ocupa el sexto lugar entre las causas de mortalidad general y el primer lugar en niños menores de un año. Puede ser por tétanos neonatal, prematurez debida a que nacen antes del tiempo adecuado, o a falta de peso (menos de 2 500 gr.) que favorece las infecciones respiratorias o generalizadas como la septicemia (inmadurez inmunológica) o llevar a la muerte.

Para mejorar la salud, mantenerla y evitar estos problemas la pareja debe planificar los embarazos, evitando los extremos de la vida reproductiva de la mujer, sabiendo que hay mayor riesgo después del cuarto embarazo y cuando el periodo intergenésico (entre dos embarazos) es menor de dos años. Es importante que la mujer se someta a un examen médico periódico durante el embarazo; en el primer examen se le hace una historia clínica completa haciendo hincapié en los antecedentes ginecoobstétricos, principalmente en los embarazos y partos anteriores así como en los abortos, los hábitos alimentarios, la dieta y las condiciones físicas, mentales y sociales. Este examen debe completarse con estudios de laboratorio para confirmar el embarazo, saber en qué estado se encuentra e investigar enfermedades que puedan interferir con el embarazo o repercutir en el producto; por ejemplo, si hay sífilis, blenorragia, alcoholismo, tuberculosis, enfermedades del sistema urinario, mentales, etcétera. Por medio del examen de sangre se puede investigar la cantidad de glóbulos rojos y hemoglobina, si hay sífilis, diabetes, el grupo y el Rh sanguíneos y mediante el examen de orina se conoce cómo está funcionando el riñón.

Los exámenes posteriores se deben practicar cada mes, durante los primeros seis meses, cada 15 días en los meses séptimo y octavo y cada ocho días en el último mes. En cada examen se controla el peso (porque la mujer no debe aumentar más de 11 Kg en todo el embarazo), la presión arterial, se revisa la dieta, la dentadura y cómo se va desarrollando el producto; al final del embarazo se debe establecer incluso un pronóstico.

La ropa debe ser amplia para que facilite los movimientos y no dificulte la circulación, debe estar de acuerdo con la estación y si la pared abdominal es flácida se debe usar una faja obstétrica en los últimos meses. Los zapatos deben ser cómodos.

Los viajes prolongados se deben evitar al principio del embarazo sobre todo si el camino está en mal estado.

El aseo es muy importante, sobre todo en los genitales, y al pezón se le debe dar un ligero masaje para prepararlo para la lactancia.

Se deben evitar las aglomeraciones.

Como el embarazo es un estado fisiológico y no de enfermedad, la mujer debe hacer ejercicio moderado o el que acostumbraba antes de embarazarse, aunque se deben evitar los ejercicios violentos; la actividad sexual se permite cuando el embarazo evoluciona normalmente.

Se deben evitar durante el embarazo todas las sustancias perjudiciales, incluyendo el alcohol y el tabaco; éste último puede hacer que el producto nazca con menor peso.

El parto debe ser atendido adecuadamente para evitar los problemas del parto y del puerperio.

Después del nacimiento el recién nacido debe ser examinado para detectar a tiempo alguna anormalidad que pueda presentar, debe permanecer a una temperatura no menor de 24°C y debe ser aseado con agua tibia y jabón; el cordón umbilical se protege con gasa estéril y se le aplica el método de Credé para evitar la oftalmía gonocócica; esta enfermedad la puede adquirir al pasar por los genitales infectados por el gonococo, el método tradicional consiste en aplicar dos gotas de nitrato de plata al 1% en los ojos y después lavarlos con suero fisiológico o argirol al 10%. Actualmente se usan antibióticos.

Al principio el recién nacido toma líquidos, después debe tomar el calostro y la leche materna que lo van a proteger contra enfermedades, ya que sobre todo el calostro contiene anticuerpos. La leche materna es más fácil de digerir, está libre de contaminantes porque no se manipula, está siempre fresca, a la temperatura adecuada y lista para administrarse, es económica porque no tiene que comprarse, no hay que comprar utensilios para su administración, no tiene que prepararse, ni hervir el agua ni adicionarle azúcar o miel, proporciona los nutrientes necesarios durante los primeros meses; la lactancia materna ayuda a que la madre tenga mayor acercamiento con el hijo además de que la estimulación del pezón por el niño favorece las contracciones del útero y su recuperación. Es muy importante el aseo de la madre antes de darle de comer al niño.

Después del primer mes de vida el niño deja de ser recién nacido y se le llama lactante hasta el año de edad. Según la escuela sajona la infancia tiene tres épocas: lactancia hasta los 18 o 24 meses, pre-escolar de los dos a los seis años y escolar desde los siete años hasta la adolescencia. La escuela francesa considera primera infancia desde el nacimiento hasta los 30 meses, segunda infancia hasta los 6½ años y tercera infancia desde los 7 años hasta la pubertad.

Independientemente de la clasificación que se utilice, el niño debe someterse periódicamente a un examen médico, protegerse contra las enfermedades transmisibles por medio de las inmunizaciones, dormir solo en su cama, sin luz directa sobre los ojos, en un lugar tranquilo, bien ventilado y con poco ruido. Al principio debe tomar leche materna y conforme crece, en los exámenes médicos periódicos, la madre va recibiendo educación respecto a su alimentación, aseo e higiene mental.

En la etapa preescolar son frecuentes los defectos visuales, los problemas de las tonsilas (amígdalas), las caries, los defectos en el desarrollo del esqueleto y los accidentes, son importantes la alimentación, la higiene mental, las inmunizaciones y la formación de hábitos.

En la etapa escolar sigue siendo importante la alimentación, se debe atender la educación física, la recreación, la salud mental, las actividades de grupo y la fundamentación de los hábitos.

El edificio escolar debe estar bien ubicado tomando en cuenta la orientación, el ruido, el polvo, los peligros del tránsito, los olores desagradables y las zonas de recreo. Los salones deben estar bien orientados, bien ventilados, con espacio suficiente (cada alumno debe disponer de 3m²), mobiliario adecuado para que el niño mantenga una buena postura, iluminación adecuada, patio de recreo para los juegos y la educación física, servicios sanitarios con agua suficiente, excusados, lavabos, baño y bebederos higiénicos, servicio médico para examinarlos periódicamente y detectar a tiempo las enfermedades.

Los profesores deben estar capacitados para captar cambios en la conducta y la apariencia de los niños para percibir la necesidad de atención médica.

Cuando el niño llega a la adolescencia la higiene sexual y la higiene mental son de gran importancia; en esta etapa son frecuentes el tabaquismo, el alcoholismo, la farmacodependencia, y las enfermedades de transmisión sexual.

EDUCACION SEXUAL

CAPITULO 42

El sexo con sus múltiples manifestaciones está intrincadamente relacionado con la vida humana, independientemente de la educación, cultura o medio socioeconómico del individuo; más aún, hay que considerar que el sexo implica un proceso de evolución y maduración tanto biológico como social, de tal manera que como seres humanos, pensamos, sentimos y reaccionamos como hombres o como mujeres. Considerada bajo este criterio, la sexualidad humana abarca un campo muy amplio, y muchas de sus partes se han tratado en otros capítulos tales como anatomía, planificación familiar, prostitución, enfermedades de transmisión sexual, etcétera. Así pues, nosotros nos referimos en este capítulo al sexo en su sentido de desarrollo individual psicológico y biológico, con alusiones a las repercusiones sociales. A este respecto la actitud hacia el sexo y sus problemas abarca todas las posibilidades; hay sociedades en las que su importancia y valor ha sido abiertamente admitido, mientras que en otras los aspectos sexuales son ocultados y radicalmente eliminados.

Esta última actitud se ha ido modificando en nuestra sociedad y aunque los criterios individuales siguen siendo muy variados, actualmente la tendencia es considerar al sexo como parte fundamental de la naturaleza humana y como tal debemos de esforzarnos en conocerla y comprenderla mejor, no sólo para orientar o resolver los problemas de personas con anormalidades, sino porque hay que considerar que una mejor y más adecuada educación sexual, será parte fundamental en la maduración de las generaciones que formarán nuestra sociedad del futuro.

Desafortunadamente todavía hay que luchar contra tabúes, consejas y mala información que en conjunto son la causa de anormalidades o ansiedades, pues salvo excepciones la información sexual generalmente es recibida de los amigos y pocas veces de los padres y los maestros; esto es crítico en el adolescente, pues cuando recibe información acerca del sexo por parte de una persona adecuada ya ha tenido experiencias al respecto. Este es un grave error porque la educación sexual debe empezar desde el nacimiento y formar parte de la vida familiar y de la educación integral. La sexualidad es un potencial con que se nace, que debe desarrollarse y perfeccionarse, por lo que necesita de un medio favorable y de contactos adecuados con las personas, y se debe aceptar e incorporar a la estructura de la personalidad del niño para obtener una adaptación sexual conveniente.

Antes de entrar a una descripción del desarrollo sexual humano hay que reconocer varios puntos: 1) es imposible definir un concepto de "normal" y debemos aceptar que cada individuo tiene su propia "normalidad", por lo que existe el problema de establecer si ciertas actitudes o conductas son perjudiciales para el individuo o para la sociedad. 2), la familia es la influencia predominante en el niño, las primeras impresiones provienen de los padres y como consecuencia la valoración de uno u otro sexo, el trato, la actitud, etcétera, van a depender de estos contactos iniciales; tanto el potencial como las consecuencias del factor familiar repercuten en el adolescente y en el adulto. 3) el papel femenino o masculino establecido por la sociedad está modificándose continuamente, por ejemplo la forma de vestirse o comportarse se está reajustando constantemente, siendo necesarias modificaciones en cuanto a la actitud que se tiene en relación al sexo, lo cual frecuentemente acarrea tensiones y desajustes principalmente con personas de otras generaciones.

La sexualidad se puede definir como el conjunto de manifestaciones y expresiones de tipo biológico, psicológicas y socioculturales que diferencia a cada individuo como hombre y como mujer en su grupo social, que poseen en cada momento de su evolución y desarrollo, que impregna y penetra lo más íntimo de la persona, que por lo mismo comprende, abarca, difunde y se proyecta en todas las actividades y comportamiento de la existencia de cada individuo. Se inicia con la vida, termina con la muerte y constituye un elemento muy importante para el desarrollo de la personalidad.

La sexualidad implica el sexo biológico, el sexo de asignación (social) y la identidad de género o sexo de identidad (psicológico).

Sexo biológico Es la suma total del perfil genotípico y fenotípico del individuo, com-

prende varios aspectos: *a*) el sexo cromosómico que se establece en el momento mismo de la fecundación cuando el óvulo se une al espermatozoide X o Y, Si el espermatozoide X fecunda al óvulo dará origen a una mujer XX y si el espermatozoide Y fecunda al óvulo dará origen a un hombre XY. *b*) el sexo gonadal depende de la presencia o ausencia del cromosoma Y que es indispensable para que la gónada primitiva se diferencie hacia el testículo a partir de la 6a. a 7a. semanas de la vida embrionaria; si hay ausencia de cromosoma Y se desarrollarán gónadas femeninas. *c*) sexo hormonal, dependiendo de las hormonas sexuales predominantes y *d*) sexo fenotípico que empieza a desarrollarse alrededor de la 8a. semana de la vida embrionaria. Cuando existen testículos se producen hormonas masculinas que desarrollarán un organismo masculino, pero si están ausentes se desarrollará un organismo femenino.

Sexo de asignación Es el sexo que se le asigna al niño, generalmente de acuerdo a sus genitales externos y en base a las actitudes y conductas de los que lo rodean, condicionando a su vez en él actitudes y conductas esperadas. La cultura va moldeando al individuo desde que nace acerca de lo que es adecuado en el comportamiento como hombre y como mujer, va determinando la manera en que se debe educar al niño, por lo que el concepto de masculinidad o de feminidad depende del grupo sociocultural.

Sexo de identidad o identidad de género. Es la íntima conciencia, convicción y sentimiento de pertenecer a determinado sexo, que se desarrolla a través de la incorporación de vivencias psíquicas y emocionales. Generalmente se obtiene entre los dos y tres años de edad.

La actitud de conducta sexual Es la actividad con reconocimiento de masculinidad o feminidad, acompañado de actividad sexual física.

A continuación describiremos brevemente lo que se considera el desarrollo psicosexual normal en distintas etapas de la vida, así como algunas anormalidades que pueden llegar a presentarse; una vez más hay que tener presente que existen numerosas variaciones de este patrón dependiendo del medio social, cultural, climatológico, etcétera.

Desarrollo prepuberal Este periodo comprende básicamente la infancia, pues actualmente se acepta que todos los niños experimentan diversas formas de placer físico que se consideran sexuales, por ejemplo, en el hombre se llega a presentar erección desde las primeras semanas de vida y en algunos niños puede haber signos de orgasmos, aunque sin eyaculación. La actividad sexual infantil no es heterosexual en el sentido adulto, sino que básicamente es referida al propio individuo. Casi todos los niños manipulan sus genitales y pueden llegar a ser regañados por este motivo contituyendo este hecho su primera lección de educación sexual negativa, puesto que se le enseña que el sexo es sucio y vergonzoso.

La siguiente etapa es el desarrollo y resolución de los conflictos por fijación paterna. El niño enfoca sus fantasías sexuales en el padre del sexo opuesto y establece hostilidad y rivalidad con el padre del propio sexo. En ocasiones, esta etapa con tanto contenido sexual disminuye, las fantasías son reprimidas y se presenta una especie de regresión con aumento en la identificación con el padre del mismo sexo y aparente disminución de la atención o indiferencia para con el otro padre; ambos padres son amados, pero de diferente manera y el niño sigue el patrón de conducta del padre del mismo sexo que él; excepcionalmente restos de esta etapa y esta actitud pueden prevalecer hasta la edad adulta.

Hasta los cinco o seis años, el sexo de los amigos de juego no es importante, pero desde esta edad hasta cerca de la pubertad, los niños tienen actitudes francamente hostiles hacia el sexo opuesto. Se considera este periodo como un cambio de dirección y no como latencia de la actividad sexual.

Entre los cinco y los once años se desarrollan intereses hacia el mundo exterior, que son favorecidos, mientras que la curiosidad sexual es usualmente desalentada y hasta reprimida. Sin embargo se continúa con intereses hacia el sexo opuesto, aunque dicho interés queda enmascarado.

La OMS ha establecido que la salud sexual es una integración de los aspectos biológicos, emocionales e intelectuales del ser sexual, que enriquezca la personalidad para la comunicación y el amor, para lograrlo se necesitan tres aspectos:

a) la capacidad de disfrutar las conductas sexual y reproductiva, de acuerdo con una ética social y personal.
b) estar libre de temores, vergüenza y culpa; de factores psicológicos que inhiban la respuesta sexual y limitan las relaciones sociosexuales y
c) estar libre de perturbaciones, enfermedades y deficiencias orgánicas que interfieran con las funciones sexual y reproductiva.

En base a lo anterior, la sexualidad se debe educar de manera que el individuo les vaya dando sentido, valor y trascendencia a todos los actos que realiza con y ante sus semejantes, para que viva con plenitud cada momento de su vida dentro de su contexto histórico, económico y cultural.

Si la sexualidad se inicia desde que nace el individuo, todo intento de mejorar la educación sexual se debe enfocar inicialmente hacia los padres pues casi siempre los niños tienen problemas en las mismas áreas que los padres que los educaron. El primer canal de socialización, proceso mediante el cual el individuo adquiere normas, pautas de conducta, creencias y valores de su grupo sociocultural está constituido por la familia, la madre debe tratar de entablar una primera relación humana fuerte y positiva desde que nace el niño, estos lazos afectivos se deben extender con personas de ambos sexos: padre, hermanos, abuelos, primos, etcétera con el objeto de estimular su desarrollo afectivo, social cognoscitivo (de conocimientos) y psico-motor. El niño debe aprender a conocer su propio cuerpo y distinguirlo con respecto al mundo que lo rodea. Más adelante, debe tener modelos adecuados para imitar, que le favorezcan su autoestima, su identidad y el rol o papel sexual, es decir, el comportamiento, las palabras y acciones que manifiestan el grado de conformidad de la persona en su expresión social, con lo que la cultura propia considera adecuados al sexo de asignación. Cuando el niño pregunta, los padres deben responderle con la verdad, de acuerdo con lo que concretamente pregunta y con una actitud coherente, con imágenes positivas de hombre, mujer y pareja, pues el niño también aprende a través de las reacciones de sus padres. Cuando ha interiorizado y convertido en modelo las imágenes de sus padres, cobran importancia figuras diferentes: maestros, tíos, amigos, personajes de la televisión, de las historietas, etcétera, por lo que se le debe inculcar el sentido crítico respecto a los mensajes de la propaganda, revistas pornográficas, ideas de sus amigos, etcétera. En esta etapa los padres deben combinar la autoridad y la firmeza con el amor, la seguridad y el respeto hacia el hijo. Más adelante hay que darle información adecuada sobre la pubertad, para prepararlo en lo que pronto le va a ocurrir.

Las pláticas francas, abiertas y sin vergüenza son fundamentales para evitar los problemas sexuales no sólo en esta etapa, sino también en las subsecuentes. Es importante recalcar que en este periodo los niños no pueden comprobar objetivamente lo que los padres les dicen acerca del sexo, en comparación con la corroboración posible en otros temas, por lo que las actitudes sexuales no pueden llegar a modificarse sino hasta la adolescencia. Se sabe que los hijos que han recibido educación sexual adecuada a menudo superan sus temores y ambivalencias simultáneamente.

Las anormalidades más frecuentes de esta etapa son debidas a problemas en el desarrollo sexual usualmente por alteraciones en los cromosomas sexuales; por ejemplo, la ausencia de un cromosoma X (fórmula XO) es conocida como el síndrome de Turner y son individuos fenotípicamente mujeres con falta de desarrollo de los genitales internos y externos, cuello membranoso etcétera; el síndrome de Klinefelter (usualmente fórmula XXY) son individuos fenotípicamente masculinos con testículos pequeños y con frecuencia estériles.

Pubertad y adolescencia Durante la preadolescencia la curiosidad sexual aparece abiertamente aunque a veces reviste formas de agresión. Existe gran interés en el examen de los genitales. Puede haber conflictos entre independencia y dependencia con la familia y el preadolescente puede actuar de manera desafiante, desorganizada y rebelde.

Las características del crecimiento puberal están moduladas por factores genéticos, hormonales, ambientales, psicológicos, etcétera, habitualmente se presenta entre los nueve y los quince años de edad, cuando la hipófisis estimula a la gónada respectiva para producir andrógenos o estrógenos, así como para la producción de espermatozoides u óvulos.

A la pubertad se le describe como una etapa de inspección e introspección. El desarrollo sexual pasa por cuatro etapas:

a) Aislamiento.
b) Orientación incierta de la sexualidad.
c) Orientación estable de la sexualidad.
d) Consolidación.

Antes de entrar a estas etapas, el niño debe haber logrado desarrollo biológico que le permita independencia y control del ambiente; en lo social, capacidad para dar y recibir y en lo psicológico, comprensión de sí mismo y de su medio ambiente, por medio del juicio, la generalización, la lógica y por último, capacidad del yo para resolver por sí mismo, en forma efectiva, problemas de la vida cotidiana.

El aislamiento se caracteriza porque el individuo se retrae, en especial de su familia, siente una necesidad imperativa de saber qué está pasando, su impulso sexual le preocupa, hay preocupación por el crecimiento de algunas partes de su cuerpo como el pene o los senos y para la mujer la primera menstruación tiene un profundo significado simbólico. En el varón aparecen las poluciones nocturnas que son eyaculaciones que alivian la tensión sexual, inconscientes y normales.

Los sentimientos sexuales en el adolescente tienen una aparición súbita y lo sorprenden, reprime las fases infantiles por la presión de sus necesidades e inquietudes, ve la disparidad con que se presenta el desarrollo de los adolescentes y el ideal de belleza física, todo esto contribuye a su crisis de identidad: ¿quién soy?, ¿cómo me percibo a mí mismo?, ¿cómo me percibe el mundo?, ¿qué quiero hacer en el mundo?. Si su cuerpo es desproporcionado se asusta, bajan la autoestima y la confianza en sí mismo. Los sentimientos sexuales le producen un estado confuso de culpabilidad y placer que es incapaz de expresar, por lo que alterna periodos de caos y calma cayendo sucesivamente en sentimientos de odio o amor en el lapso de unas horas.

Durante la orientación incierta de la sexualidad, el adolescente trata de identificarse con personas ajenas al hogar, surge un sentimiento de incomprensión.

Uno de los temas más controvertidos es el de las relaciones homosexuales entre los adolescentes. Se entiende por homosexualidad la atracción con o sin relaciones físicas por individuos del mismo sexo; sorprendentemente esta práctica es muy frecuente en este periodo, aunque socialmente se acepte poco. Sin embargo dada la carga emocional del joven, su curiosidad natural, su necesidad de identidad con amigos, etcétera, esta conducta en el adolescente es usualmente temporal y producto de una necesidad psicosexual que si es manejada correctamente por el joven y sus padres o consejeros, no tiene trascendencia,

a no ser por el grado de ansiedad y culpabilidad que ocasiona, con profundo miedo a la anormalidad y a la crítica social.

Cuando la conducta se orienta hacia la heterosexualidad surge gran preocupación por los problemas políticos, filosóficos y sociales, el adolescente se vuelve narcisista, tiene fantasía y surge el "amor romántico" que implica una gran ternura y devoción, así como una fuerte preocupación por preservar al ser amado, para pertenecerse mutuamente, se idealiza al objeto de amor de tal manera que ese sentimiento de pertenencia se da a nivel espiritual.

Finalmente se llega a la consolidación, la identidad sexual se define, el adolescente canaliza su energía hacia la vida productiva, ya tiene más claro el tipo de pareja que desea e incluso se puede formalizar relaciones amorosas.

Opciones para liberar la tensión sexual:

Puede acudirse a la abstinencia (evitar cualquier contacto sexual). En el varón aparecen las poluciones nocturnas que son eyaculaciones que alivian la tensión sexual, son inconscientes y normales.

En este periodo se inicia la masturbación, que consiste en la excitación de los genitales o de las zonas erógenas por medio de la mano o cualquier objeto, esta actividad es normal y nunca se ha demostrado que haya sido perjudicial ni física ni mentalmente, aunque puede producir sentimientos de culpa. La masturbación recibe también el nombre de autoerotismo y el de onanismo (aunque Onán no se masturbaba, practicaba el coitus interruptus) y es parte del proceso normal del desarrollo sexual, constituye una fuente importante acerca de la propia sexualidad, reduce tensiones y proporciona placer sexual y psíquico al individuo, en muchas ocasiones se acompaña de fantasías que también facilitan el desarrollo psicosexual, por lo que no debe acompañarse de sentimientos de culpabilidad.

Las relaciones sexuales no maritales son un área muy difícil de manejar por toda la problemática que encierran; por una parte ayudan al adolescente a afirmarse sexualmente, es decir, ponen a prueba su desempeño sexual y experimentar la emoción, la ternura y la sexualidad. Por otra parte, los jóvenes deben estar conscientes de las consecuencias y responsabilidades que se pueden adquirir, con el objeto de que se tome la decisión más conveniente para cada individuo. Existe el peligro de adquirir alguna enfermedad de transmisión sexual, desajuste emocional, sentimientos de culpa y la posibilidad de embarazo con todas sus consecuencias.

Otra opción es acudir a la prostitución, que es frustrante, puede producir disfunciones sexuales, se puede adquirir alguna enfermedad de transmisión sexual, además de que se separa el sentido de ternura, amor y comunicación profunda del placer corporal.

La actitud hacia la adolescencia varía de cultura a cultura y de sociedad a sociedad. En nuestro medio actual la situación es muy contradictoria ya que al adolescente se le exige obediencia, dependencia y abstinencia sexual en un ambiente lleno de rebeldía, independencia y saturado de sexo, hasta en los más pequeños detalles. Dicha ambigüedad tiene un precio muy alto, pues el adolescente resuelve sus conflictos y angustias sexuales por medio de matrimonios tempranos, rebeldía sexual, rechazo o aceptación de la "moralidad" o supresión neurótica de los sentimientos sexuales; los extremos de algunas de estas actitudes se traducen en delincuencia o en algún otro problema social.

Para los padres, la adolescencia constituye un problema en la mayoría de las veces por sus propios conflictos sexuales, así como por la atracción hacia sus hijos.

Los padres dominantes y represivos, destruyen el proceso de identidad haciendo que se repita el modelo familiar sin ningún tipo de cuestionamiento, o por el contrario, el hijo sigue el modelo opuesto por contrariar.

Si los padres se desentienden del hijo, no le van a dar el apoyo y la guía que necesita, esto favorece una crisis de identidad; si no tienen límites que enmarquen su conducta, pueden caer con facilidad en la delincuencia juvenil.

En muchas ocasiones la madre se limita a hablar únicamente con las hijas y sólo de temas limitados como la menstruación, mientras que el padre hace algo equivalente con el hijo.

Tomando en cuenta la carga emocional y sexual del adolescente, idealmente debe haber discusiones abiertas entre padres e hijos, comentarios sinceros acerca de los problemas que se tuvieron cuando les llegó a los padres la pubertad, etcétera, todo esto puede ser fundamental en el establecimiento de la relación con el adolescente; si dicha relación no es posible, el consejo o pláticas con un especialista o un médico, puede ser de utilidad sobre todo cuando hay tanta curiosidad e inquietud acerca de temas como la maduración sexual, relaciones sexuales, orgasmo, enfermedades de transmisión sexual, planificación familiar, prostitución, etcétera.

Los problemas más frecuentes de la pubertad y la adolescencia son: adelantos o retrasos en la aparición de la pubertad que si sobrepasa cierto límite, deben ser tratados por un médico especialista. También hay que considerar que ante la conducta homosexual significativamente orientada y permanente es conveniente revisar la relación y situación familiar, ya que ésta es la causa más frecuente.

Todo adulto necesita reconocer al adolescente como persona que merece respeto, incluyendo su forma de pensar, de sentir, orientarlo a esclarecer situaciones para que elija lo más conveniente y asuma la responsabilidad que implica su decisión.

Por su parte el adolescente necesita reconocer el respeto que su familia merece y ajustarse al máximo posible a las normas y reglas establecidas, de cuyo cumplimiento depende la armonía familiar.

Adulto La cumbre máxima de la conducta sexual es diferente en el hombre que en la mujer y seguramente esto se debe tanto a factores fisiológicos como culturales y sociales; estos últimos en nuestra sociedad son usualmente irracionales y llenos de tabúes y restricciones por un "código moral" que casi nadie respeta, pero que produce numerosos sentimientos de culpabilidad. Aunque la mayoría de los adultos casados con hijos tienen una actitud conservadora acerca de lo que debe de ser la conducta sexual, los estándares se están modificando dada la abundancia de los divorcios, hijos extramatrimoniales o de madres solteras, etcétera. De hecho, en algunos países el matrimonio ha dejado de ser el ideal de la relación heterosexual.

En este periodo de la vida, adquiere gran importancia la planificación familiar, los problemas ocasionados por el embarazo, por infertilidad de la pareja, así como por infidelidad.

El adulto necesita tomar conciencia de la realidad y de las contradicciones de la sexualidad, del grado de influencia que ejerce en la sexualidad de las nuevas generaciones y de los grupos con que interactúa, analizar la función esencial del contacto íntimo y sus valoraciones sociales y psicológicas, así como analizar la situación de los roles sexuales y sus relaciones con su pareja, su familia y la sociedad.

El adulto de mayor edad no está impedido en cuanto a su actividad sexual; de hecho se consideran actualmente como un mito las limitaciones que puede llegar a tener y se las atribuye a factores socioculturales, y al miedo a fallar sexualmente que frecuentemente se presenta en esta etapa.

Una de las metas principales de la educación sexual en la integración del amor y la sexualidad. Respecto al concepto de amor, hay muchas definiciones.

Los griegos diferenciaban el amor erótico hacia una persona del amor que se tiene a la humanidad.

Alexander Magoun (Love and Marriage, Harper and Row, New York, 1948) define al amor de la siguiente manera: "Amor es el deseo apasionado y permanente por parte de dos o más personas de producir juntas las condiciones en las que cada uno pueda encontrarse y expresar espontáneamente su yo real, para producir juntas un campo intelectual y un clima emocional en el que cada uno pueda florecer, muy superior a lo que una u otra podría alcanzar sola".

Paul Bohannan dice: "Como la vida en general, en el amor se encarna lo que parece ser una contradicción: la satisfacción del yo por medio de la satisfacción de las necesidades y deseos de otros. Lejos de ser desinteresado, el amor proporciona una doble satisfacción y aun una triple satisfacción al yo: una al yo porque usted puede amar y ser amado; una al yo cuando el amor es correspondido y usted es amado; y una al yo porque usted sabe que, puesto que ama y es amado, debe tener un yo amable. Cuando se produce todo esto, se encuentra usted verdaderamente 'encerrado'. Nadie desea salir"

El Dr. Joseph Trainer (Physiologic Foundations of Marriage Counseling, C.V. Mosby St. Louis 1965) dice: "La capacidad para amar es la capacidad para escapar del aprisionamiento del yo propio y buscar nutrir otro. Una persona con esta capacidad bien desarrollada puede dar amor libremente a cualquiera otra. En su mejor ejemplo, es como una inundación de luz. Cuanta más energía pone en ella, tanto más puede la persona alumbrar o calentar. En correspondencia, más luz y calor se proyecta sobre el donante y, es característico de quienes poseen esta capacidad ser tan capaces de recibir como de dar. En su relación general con el mundo, son personas dadivosas, extrovertidas y amistosas, los que se proyectan automáticamente hacia el mundo que les rodea"

Fromm, en "El Arte de Amar" escribió: "Si el deseo de unión física no es estimulado por el amor, si el amor erótico no es también amor fraternal, nunca conduce a la unión en más de un sentido orgástico, transitorio. La atracción sexual crea, por el momento, la ilusión de unión, aunque sin amor esta unión deja a los extraños tan separados como lo estaban antes. El amor es la respuesta satisfactoria al problema de la existencia humana".

Según este autor, para amar a otra persona, primero se debe amar a sí mismo, sin confundir este concepto con el de egoísmo (una persona egoísta no se ama a sí misma porque dice: todo es para mí, pero no tiene dinamismo hacia los demás).

El amor implica los siguientes aspectos:

1. Cuidado, porque la persona debe preocuparse por la vida de lo que ama, desea trabajar para quienes ama y darles su persona; en educación sexual es importante que la persona se entregue a la que dice amar.
2. Responsabilidad ante las necesidades psíquicas de la otra persona, porque se deben evaluar constantemente las consecuencias de la propia conducta y prepararse para ayudar a las personas que se ama cuando lo necesiten.
3. Respeto, porque se debe aceptar a la persona tal como es, y no cambiarla, sin que esto signifique que se le acepte pasivamente. "Si amo a la otra persona, me siento uno con ella pero tal cual es, no como yo necesito que sea, no como un objeto para mí". No se debe explotar a las personas.
4. Conocimiento, que es el proceso de conocer profundamente a la otra persona, esto no es meramente intelectual, hay que entender y sentir a la otra persona. En el acto de amor, de entregarse, me encuentro a mí mismo, me descubro, no me pierdo en la otra persona porque así puedo compartir con ella.

La moral sexual ha tenido varios enfoques:

A. No exponer a los jóvenes a un código de conducta sexual y dejar que ellos decidan en base a sus conocimientos
B. Apoyar a los jóvenes en su código

C. Adoctrinación sobre determinada conducta sexual
D. Enfoque de relaciones interpersonales, es decir, evaluar la conducta sexual en cuanto a sus efectos en las relaciones humanas.

Algunos códigos se pueden expresar de la siguiente manera:

1. Los jóvenes deben abstenerse de tener relaciones sexuales prematrimoniales porque son malas.
2. El sexo prematrimonial es perjudicial porque tengo mis razones que son las siguientes…
3. La mujer no debe tener relaciones prematrimoniales, pero el hombre sí.
4. Es aceptable la relación sexual prematrimonial si la relación es estable y hay amor.
5. Tanto el hombre como la mujer pueden tener relaciones sexuales siempre y cuando ninguno salga perjudicado.

Si pensamos que un código de conducta sexual tiene como meta la superación del individuo, se debe de tomar en consideración los siguientes puntos:

1. La pareja debe estar segura de que no padece enfermedades de transmisión sexual.
2. La pareja debe reconocer su responsabilidad en cuanto a amar y cuidar a los hijos que puedan resultar de dichas relaciones. Hay que recordar que los métodos anticonceptivos no son 100% eficaces.
3. La pareja debe conocer cuáles son sus metas en la vida y cómo van a participar las relaciones sexuales en la consecución de las metas de ambos.
4. No debe hacer explotación de la pareja. Hay explotación cuando se busca únicamente satisfacción personal, se desea conservar a alguien, ganar popularidad, demostrar masculinidad, etcétera. Si no hay amor, se está explotando a la pareja.

Las finalidades de la relación sexual son dos: proporcionar satisfacción sexual y la reproducción.

El acto sexual se puede dividir en dos fases principales: el juego erótico o conjunto de caricias, besos y manipulaciones de las zonas erógenas (áreas del cuerpo donde se siente excitación sexual, como el pezón, el ano, los genitales, etcétera) y el coito propiamente dicho que se inicia con la introducción del pene en la vagina.

Para poder comprender cómo responde el organismo humano ante un estímulo sexual efectivo (aquel que pone al individuo en condiciones óptimas para la unión física), es necesario conocer la anatomía y la fisiología del sistema reproductor.

La respuesta sexual humana es una secuencia única y ordenada de acontecimientos fisiológicos, ante estímulos efectivos, que tiene la potencialidad del orgasmo.

Masters y Johnson han dividido a la respuesta sexual en cuatro fases:

La primera es la fase de excitación y aparece cuando llega el estímulo sexual adecuado, que se origina a partir de estímulos psicológicos y fisiológicos, su duración es variable y en el hombre se presenta la erección del pene, el escroto se pone tenso y los testículos se acercan ligeramente al cuerpo. En la mujer se ponen en erección los pezones y aumentan las dimensiones de la mama, la vagina y del clítoris, aparece la lubricación de la vagina debida a un fenómeno llamado "sudación", los labios pudendos mayores y menores se congestionan de sangre y las glándulas vestibulares mayores (de Bartholin) producen algunas gotas de su secreción. Conforme avanza esta fase el útero se empieza a verticalizar y empieza a aparecer el "bochorno sexual", llamado así por los cambios que sufren los vasos sanguíneos al dilatarse y que se manifiesta por enrojecimiento de la piel. En ambos sexos empieza a aumentar la tensión de los músculos, a esto se le llama miotonía, así como la frecuencia cardíaca y la presión arterial.

Si el estímulo continúa, aumenta el nivel de tensión sexual y se pasa a la siguiente fase que es la de meseta, en la cual siguen aumentando la congestión de los vasos sanguíneos, el bochorno sexual, la tensión muscular, la frecuencia del pulso y la presión arterial. En el hombre aumenta la circunferencia de la corona del glande y se elevan al máximo los testículos al mismo tiempo que aumentan de volumen, las glándulas bulbouretrales (de Cowper) pueden producir algunas gotas de líquido que puede contener espermatozoides. En la mujer el clítoris se retrae y los labios pudendos menores toman un color rojo vivo o vinoso (piel sexual), la mama aumenta de volumen y en el tercio inferior de la vagina la congestión de sangre forma la llamada "plataforma orgásmica", el útero alcanza su máxima verticalidad formando una especie de "tienda de campaña" en el fondo de la vagina y si continúa aumentando la excitación sexual se pasa a la siguiente fase.

La tercera fase o de orgasmo es muy importante, deseable en toda respuesta sexual para que sea completa, puesto que en ella se obtiene el máximo placer y se liberan tanto la tensión como la congestión. En esta etapa participa todo el organismo al máximo. La mujer presenta contracciones del útero, la vagina y el ano. El hombre presenta contracciones del ano y de los conductos por donde pasa el esperma o semen, presentando la emisión de esperma o semen llamada eyaculación.

Recientemente se ha observado que algunos hombres tienen todas las manifestaciones del orgasmo sin presentar eyaculación (orgasmos secos) y que algunas mujeres presentan la emisión de un líquido similar al prostático, cuando se estimula el llamado punto "G" (Gräfenberg) que se localiza en la porción inferior y anterior de la vagina, esto hace suponer que existen pequeñas cantidades de tejido similar al prostático.

La cuarta fase es la de resolución y en ella disminuye la tensión sexual, regresando to-

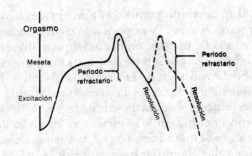

Respuesta sexual masculina

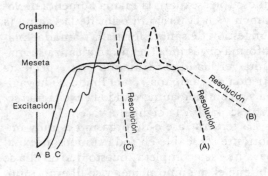

Respuesta sexual femenina

Fig. 77

cupen por hacer que la respuesta sexual de la pareja sea lo más intensa y agradable posible, por lo que debe haber una relación muy profunda, respeto, comprensión y amor.

El patrón de respuesta sexual es diferente en el hombre y en la mujer, generalmente ésta tarda más en excitarse, por lo que si el hombre retarda la eyaculación en forma voluntaria puede brindar más satisfacción sexual, así como extender el periodo de su propio goce. En el orgasmo hay un periodo durante el cual no hay respuesta a los estímulos sexuales: este periodo se llama periodo refractario y puede tener duración muy variable. En ocasiones la mujer, puede tener orgasmos repetidos.

La respuesta sexual de las personas de edad avanzada no está impedida aunque es más lenta en las primeras fases y la fase de resolución es rápida, las modificaciones que sufre el organismo son menos aparentes, puede faltar lubricación vaginal, sin embargo desde el punto de vista psicológico las personas que mantienen su conducta sexual tienen actitudes más positivas que las que no lo hacen, y una pareja que todavía tiene relaciones está comunicando signos de que sigue existiendo amor.

Variaciones de la sexualidad

Todo individuo desde que nace empieza a ser moldeado por la cultura a través de los canales de socialización (familia, escuela, religión, los medios masivos de comunicación, las leyes y los amigos); adquiere los conocimientos acerca de lo que es adecuado en el comportamiento como hombre, mujer, padre, madre, hijo, jefe, etcétera. Como existe gran variedad de culturas, no hay ninguna conducta sexual universalmente prohibida, la aceptación depende del condicionamiento existente dentro del grupo cultural.

dos los órganos a su estado anterior. Aparece una capa fina de sudor en todo el cuerpo. En esta fase la mujer desea recibir manifestaciones de cariño por parte de la pareja.

Existen autores que agregan una primera fase llamada de deseo y consideran una fase vasocongestiva que como su nombre lo indica, se caracteriza por la congestión de sangre de los vasos sanguíneos de los órganos que participan en la respuesta sexual y una fase mioclónica donde se pueden observar principalmente cambios en la tensión muscular.

La respuesta sexual implica emocionalmente que tanto el hombre como la mujer se preo-

Mucho se ha discutido si todas las variaciones de la sexualidad, llamadas también parafilias son desviaciones o no, sin poder llegar a un acuerdo. Algunos autores consideran que debe tomarse en cuenta el grado en que se utilicen: fantasía, mínimo, preferente, predominante o exclusivo, pues algunas de ellas son utilizadas para lograr excitación y no como algo exclusivo, que sustituya a la relación heterosexual en donde el objeto es la pareja deseosa del otro sexo y la meta la relación sexual; por ejemplo, la masturbación, que constituye una fuente de aprendizaje de la propia sexualidad, puede servir para reiniciar una actividad sexual después de padecer alguna enfermedad grave, puede ayudar a nivelar las diferentes necesidades sexuales de una pareja siempre y cuando no la prefieran permanentemente a la relación sexual e incluso puede ser parte de una buena relación sexual o actividad adicional de la pareja.

Las variaciones pueden referirse a la elección del objeto sexual o a la elección de la meta sexual.

Homosexualidad

Se caracteriza porque el individuo siente atracción sexual por otra persona de su mismo sexo, por lo que puede ser masculina o femenina (lesbianismo).

Los homosexuales pueden estar casados, ser padres y tener relaciones homosexuales y heterosexuales (homosexuales encubiertos) o ser homosexuales manifiestos. A pesar de que los exámenes físicos y cromosómicos son normales en la mayoría de los casos, Dean H. Hamer y col., encontraron que en algunos casos había anormalidad en la región Xq 28 del cromosoma X; sin embargo, hacen falta estudios similares. Se piensa que puede haber cierta predisposición y que las experiencias que va teniendo el individuo son muy importantes. Algunos son conscientes de su orientación desde antes de la pubertad, pero otros llegan a tomar conciencia hasta que llegan a la vida adulta.

Existen conductas homosexuales situacionales, por ejemplo cuando existe privación, cuando no se tiene acceso a la pareja o son obligados, como en las cárceles, aunque la mayoría de estas personas prefieren las relaciones heterosexuales. Hay que recordar que el adolescente puede tener alguna relación homosexual dentro de la búsqueda de su orientación sexual, sin que esto signifique que sea homosexual.

Contrariamente a lo que se piensa, el aspecto y modales de los homosexuales son normales, es más, algunos hombres exageran su masculinidad, por lo que los modales finos pueden observarse en heterosexuales.

El homosexual es activo, cuando representa el papel del hombre, es pasivo cuando representa el papel femenino y mixto, cuando representa ambos papeles. Pueden practicar el coito anal, friccionar el pene entre los muslos de la pareja, la masturbación y el contacto orogenital. Las lesbianas tienen predominio del apego afectivo y en ellas el interés no radica en introducir algo dentro de la vagina, sino en el placer. La homosexualidad es más frecuente cuando la persona está recluida con otras de su mismo sexo o cuando ha tenido relaciones sexuales poco satisfactorias con personas del otro sexo, cuando los padres o maestros no saben orientar bien a los hijos, cuando desean tener un hijo y resulta hija, la educan como a un hombre y viceversa. En muchos homosexuales hay el antecedente de un padre pasivo y de una madre dominante, sobreprotectora y muy apegada al hijo que prohibe la expresión de impulsos heterosexuales a menos que se dirijan hacia ella misma; en ese caso el niño carece de una figura masculina con quien identificarse.

Existen diferentes posiciones ante la homosexualidad: *a)* represiva, porque la consideran perjudicial a la sociedad, *b)* tolerante siempre y cuando no realicen proselitismo y *c)* de aceptación, porque consideran que simplemente es un cambio de la orientación de la preferencia sexual. Desde 1973 la Asociación Americana de Psiquiatría, después de un gran debate, retiró la homosexualidad de la lista de enfermedades mentales, a fin de garantizarles sus derechos como ciudadanos.

La bisexualidad se refiere a los individuos que sienten atracción sexual hacia ambos sexos.

La transexualidad es diferente, porque en este caso existe pérdida de la identidad de género, el individuo siente que se encuentra dentro de un cuerpo del otro sexo, por lo que se comporta y viste de acuerdo al sexo que quiere tener. Generalmente se trata de personas del sexo masculino, como sienten que su cuerpo no les corresponde, se visten y comportan como mujeres, buscan relaciones con hombres, pero no se les considera homosexuales porque psicológicamente son heterosexuales, tampoco son transvestistas. Muchos de ellos se somenten a tratamiento hormonal y quirúrgico para obtener un cuerpo de acuerdo a su identidad.

El transvestismo se caracteriza porque el individuo experimenta una necesidad compulsiva de vestirse con ropa del otro sexo, generalmente son hombres convencidos de pertenecer a su sexo biológico por lo que desean tener su pene y sus testículos. Algunos desean modificar su cuerpo pero sin sacrificar sus genitales (transvestistas intermedios), pero otros no (transvestistas nucleares). Algo importante es que su único placer es vestirse de mujer, y que con frecuencia pasan por un periodo fetichista durante la adolescencia.

Hay que distinguir el transvestismo del hecho de ponerse ropa del otro sexo (sin tendencia obsesiva) que es un fenómeno normal en muchas culturas.

Paidofilia y pederastia. Las personas utilizan a los niños para satisfacer su tensión sexual, casi siempre son hombres y pueden ser homo o heterosexuales. Giraldo Neira diferencia a la paidofilia cuando el hecho se satisface con niñas y pederastia cuando lo hace con niños. Pueden acariciarles sus genitales, masturbarlos, hacerles felación (*fellatio*), o *cunnilingus*, es decir, estimular sus genitales con su boca o tener coito ya sea vaginal o anal. Muchos de ellos son incapaces de entablar relaciones heterosexuales con adultos, en muchas ocasiones son conocidos por el niño quien puede actuar por su propio interés: cariño especial por un adulto en particular, hambre de afecto por los adultos, interés por los regalos o el dinero, interés por la aventura y lo prohibido o búsqueda del placer sexual.

El incesto se refiere a las relaciones sexuales entre los padres y sus hijos, aunque se considera también cuando hay relaciones con otros parientes cercanos, como tíos, abuelos y hermanos.

La zoofilia o bestialismo consiste en que el individuo tiene relaciones sexuales con animales.

En el fetichismo la persona busca algún objeto inanimado para su satisfacción sexual, algunos hombres eyaculan dentro o sobre el objeto o fetiche.

La necrofilia se caracteriza porque el individuo busca cadáveres para tener relaciones sexuales.

El voyeurismo consiste en que el individuo se estimula viendo cuerpos desnudos, generalmente de personas extrañas a él y con frecuencia se masturba mientras observa o inmediatamente después.

En el exhibicionismo el individuo obtiene gratificación sexual enseñando sus genitales y viendo la reacción de la gente, en especial las del sexo opuesto.

Saliromanía es el deseo de dañar o ensuciar el cuerpo o la ropa de una mujer o una representación de ella (estatua, pintura, fotografía, etcétera).

En el troilismo la persona comparte a la pareja sexual con otra y obtiene satisfacción al observar su relación.

La cleptomanía y la piromanía son patrones fetichistas. En la cleptomanía el individuo siente gratificación sexual a través del suspenso y la excitación del acto de robar algún objeto de gran simbolismo para él y en la piromanía la excitación y gratificación sexual se obtiene al prender fuego o a medida que se observan las primeras señales del incendio.

El frotamiento, frotismo o froteurismo consiste en que el individuo obtiene placer sexual al estrujar o rozar a otra persona, esta conducta puede pasar inadvertida porque el frotador escoge lugares donde hay gran aglomeración, como algunos medios de transporte.

La gerontosexualidad se caracteriza porque una persona joven tiene preferencia sexual por una persona de edad avanzada.

El sadismo consiste en que el individuo necesita producir dolor físico o psicológico en la pareja para sentir satisfacción sexual. Para el sádico los actos de crueldad hacia la pareja pueden deberse a que tenga sentimientos de inferioridad o de hostilidad reprimida, pueden morder, pellizcar, abofetear o azotar, es más frecuente en los hombres.

El masoquismo, al igual que el sadismo puede tener su origen en vergüenza o repugnancia hacia las relaciones sexuales, por lo que el individuo necesita sentir dolor para lograr satisfacción sexual.

La violación se refiere al uso de la violencia física o moral para que la persona tenga relaciones sexuales con alguna víctima no dispuesta, esto es frecuente en las prisiones y en la vía pública (véase problemas sociales).

Disfunciones sexuales

Con este nombre se designa a la incapacidad para lograr relaciones sexuales completas y satisfactorias a pesar de que exista una relación establecida, es decir, cuando el individuo presenta dificultades en el acto sexual y que pueden tener origen orgánico, psicológico o social.

Durante la fase de deseo o de estímulo sexual efectivo se pueden presentar:

a) Apatía sexual o inhibición del deseo sexual, que consiste en la falta de interés en la relación sexual. Puede ser selectiva, es decir, presentarse con la pareja permanente pero no con otras parejas, esto puede deberse a falta de comunicación, tedio e indiferencia, o a que el individuo conciba la relación sexual únicamente como medio para la reproducción.

b) Disritmia sexual, que se caracteriza porque existen diferencias en la pareja en cuanto a su deseo de tener relaciones sexuales.

Durante la fase vasocongestiva (de excitación y meseta) se pueden presentar:

a) Disfunción lubricativa o falta de lubricación vaginal, que puede deberse a disminución en la producción de estrógenos o a que la mujer no está excitada sexualmente. Hay mujeres con esta disfunción que pueden presentar las otras fases de la respuesta sexual.

b) Incompetencia eréctil o disfunción eréctil, anteriormente llamada impotencia, que es la incapacidad del hombre para realizar el acto sexual, ya sea porque la erección es débil o parcial o porque no puede mantener la erección el tiempo necesario para realizar el coito. Puede ser primaria cuando nunca ha habido erección, esto se puede deber a varias causas psicológicas: que haya tenido una madre dominante que lo haya masturbado o que haya tenido otro tipo de contacto sexual, porque haya sido educado con la idea de que la sexualidad era pecaminosa o porque haya sufrido alguna humillación durante sus primeras experiencias con prostitutas que le produjeran desconfianza en él mismo.

La impotencia secundaria se presenta después de que se ha tenido cuando menos una erección con anterioridad: en estas personas puede haber un trauma psicológico, por ejemplo, que hayan sufrido alguna enfermedad y después sientan temor a fracasar, en otras personas hay el antecedente de eyaculación precoz o de ingestión de bebidas alcohólicas, de determinados medicamentos, de haber tenido padres excesivamente severos, restricciones religiosas o porque tienen alguna enfermedad tal como la diabetes, aunque esto no significa que todos los diabéticos sean impotentes.

También puede ser selectiva cuando solamente se presenta ante determinada pareja, aunque exista deseo.

c) La incompetencia eyaculatoria se caracteriza porque el individuo es incapaz de eyacular, a pesar de que tiene deseo y erección adecuada. Es sumamente rara y tiene antecedentes de trauma psicológico.

d) La eyaculación precoz es la disfunción más frecuente en el sexo masculino, su diagnóstico se ha discutido en cuanto a lo que se considera fuera de lo "normal", desde la eyaculación involuntaria antes de penetrar en la vagina, otros autores dicen que es la incapacidad para retrasar la eyaculación más de 30 segundos una vez introducido el pene en la vagina y Masters y Johnson dicen que se debe considerar cuando el hombre no logra llevar a su pareja permanente al orgasmo en más del 50% de las relaciones sexuales siendo ésta orgásmica. Esta disfunción puede repercutir en la mujer porque no obtiene su satisfacción sexual y si no entiende el problema puede separarse de su pareja. Para el hombre es angustiante y si se agrava, puede producir pérdida de la erección. Dentro de los antecedentes se tiene que se han llevado a cabo relaciones sexuales en situaciones de mucha prisa, ya sea porque han sido con prostitutas, en el coche o en un sitio público.

Durante la fase de orgasmo (mioclónica) se puede presentar la anorgasmia o disfunción orgásmica. Se caracteriza porque en la mujer no se presenta el orgasmo a pesar de que pueda satisfacer al compañero, puede ser se-lectiva, es decir, presentarse con una pareja pero no con otra. Hasta hace algunos años se le llamaba frigidez y se puede deber a prohibiciones culturales respecto a la sexualidad, porque el hombre tenga problemas sexuales o porque haya sentimientos de culpabilidad. Hay hombres que tienen orgasmo pero no hay eyaculación.

Existen disfunciones que no son específicas de alguna fase:

La dispareunia es el acto sexual doloroso, más frecuente en la mujer y rara en el hombre. En la mujer se puede deber a factores psicológicos: si hay falta de lubricación en la vagina se puede deber a que no está excitada sexualmente, porque no sienta afecto por la pareja, nerviosismo, temor al embarazo, o que sienta que la sexualidad es sucia y degradante, puede deberse también a alguna infección, alguna cicatriz vaginal, o irritación producida por anticonceptivos locales. En el hombre puede deberse a fimosis, o problemas de la uretra o la próstata. En las personas ancianas se puede deber a que las paredes de la vagina se atrofian con la edad.

Vaginismo

Es una contracción intensa de los músculos de la vagina, que produce dolor cuando se intenta el coito e impide la penetración del pene; puede ser producida por miedo, sentimientos de culpa, temor al embarazo o porque la persona se haya educado con la idea de que la sexualidad es pecaminosa y sucia.

Planificación familiar

Cuando nace, el niño trae consigo características heredadas, es un ser indefenso que necesita que lo alimenten, lo bañen, le cambien la ropa y le brinden cariño y seguridad; si los padres deseaban el embarazo, lo más seguro es que van a hacer todo lo posible para satisfacer sus necesidades para que en el futuro tenga una actitud positiva ante la sociedad.

Cuando el hijo es producto de un embarazo no deseado en una adolescente que cree estar al corriente de las relaciones sexuales, pero por su misma inmadurez psicológica se olvida de las consecuencias de dichas relaciones, va a ser recibido con indiferencia o rechazo por parte de los padres cuando éstos se ven obligados a contraer matrimonio para tener aceptación por parte de la sociedad, o en caso de que la adolescente se convierta en madre soltera. Muchos matrimonios precoces, forzados, terminan en divorcio, los adolescentes tienen que vivir con sus padres teniendo que someterse a las reglas ya establecidas además de que van a modificar los roles familiares: los abuelos van a asumir el papel de abuelos-padres y el producto va a establecer su primera relación con una madre-hermana y un padre-hermano.

En muchas sociedades se repudia a la madre soltera pero no al hombre, aun sabiendo que para que se produzca un embarazo se necesita de la participación de la pareja; esto produce en la adolescente sentimientos de minusvalía y baja autoestima.

Cuando el hijo no deseado pertenece a una familia numerosa puede carecer de nutrición, habitación, ropa, asistencia médica, diversiones adecuadas, educación y/o afecto, dependiendo del nivel socioeconómico. Hay padres que quieren a sus hijos pero su condición económica no les permite la satisfacción de sus necesidades básicas, estos niños pueden tener experiencias negativas en el transcurso de su vida que los pueden hacer hostiles, desconfiados e inseguros.

Los programas de Medicina Preventiva han hecho hincapié en los últimos años en los programas de Planificación Familiar y Paternidad Responsable, entendiéndose por paternidad responsable la actitud consciente frente al fenómeno de la reproducción, íntimamente relacionado con los aspectos jurídicos, económicos, psicológicos y médicos. Tanto el hombre como la mujer deben decidir el futuro de sus hijos y el tamaño de su familia, para que, de acuerdo con sus posibilidades proporcionen a sus hijos habitación, vestido, alimentos, educación, asistencia médica y diversiones; el embarazo se produce cuando la pareja lo desea, evitando desajustes sociales y daños a la salud tanto de la madre como del hijo. Planificación familiar es el hecho de decidir si se espacian o limitan los hijos.

Para evitar los hijos no deseados algunas personas recurren al aborto, este tema se estudiará en otro capítulo con todas sus implicaciones. Otra forma de evitar el embarazo es la abstinencia sexual, es decir, la pareja no tiene relaciones sexuales, pero en el matrimonio esto no es posible ni adecuado ya que puede ocasionar desajustes emocionales de la pareja.

La búsqueda y el uso de métodos capaces de impedir el embarazo son casi tan antiguos como la humanidad. Los egipcios utilizaban tapones de excremento de cocodrilo colocados en la vagina, posteriormente estos tapones se elaboraron a partir de diferentes sustancias: trozos de algas, hierbas, telas empapadas con aceites aromatizantes o miel. Más tarde se utilizaron vainas en el pene elaboradas con membranas de animales como vejigas o fragmentos de intestino, etcétera.

Conforme se fue conociendo la anatomía y la fisiología del sistema reproductor se fueron perfeccionando los métodos conocidos y se descubrieron otros que actualmente conocemos. Los métodos anticonceptivos permiten a la pareja tener relaciones sexuales con un riesgo mínimo de embarazo y deben reunir las siguientes características:

1. Aceptabilidad Un método puede ser muy efectivo, sin embargo debe ser aceptado por la pareja de acuerdo con sus características raciales, culturales y socioeconómicas.

CUADRO 25

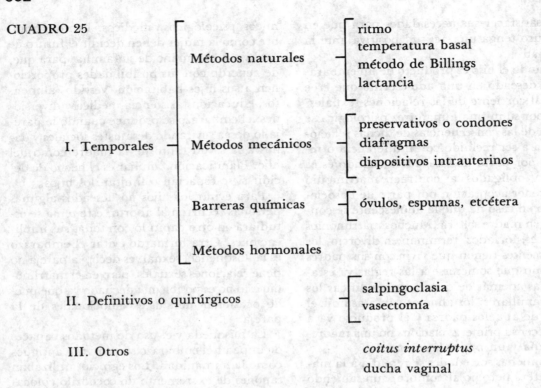

Métodos naturales
- ritmo
- temperatura basal
- método de Billings
- lactancia

I. Temporales

Métodos mecánicos
- preservativos o condones
- diafragmas
- dispositivos intrauterinos

Barreras químicas
- óvulos, espumas, etcétera

Métodos hormonales

II. Definitivos o quirúrgicos
- salpingoclasia
- vasectomía

III. Otros
- *coitus interruptus*
- ducha vaginal

2. Inocuidad No debe atentar contra la salud tanto de la pareja como del hijo, en caso de que se produzca el embarazo.
3. Reversibilidad Debe permitir a la pareja tener hijos cuando lo desee.
4. Eficacia En este caso es la capacidad para evitar el embarazo por el lapso deseado por la pareja; pueden ser desde temporales hasta definitivos e irreversibles.
5. Facilidad de aplicación Un método difícil de aplicar no sería utilizado por la población.
6. Bajo costo.

Los métodos anticonceptivos se pueden clasificar de varias maneras, una de éstas es la que aparece en el cuadro 25.

Método del ritmo

Este método se llama también abstinencia sexual periódica y se basa en el principio de que en condiciones normales cada mes se libera un óvulo, que se mantiene vivo generalmente entre 24 y 48 horas y en que el espermatozoide también tiene pocas horas de vida en el interior del organismo femenino después de la unión sexual.

Fue descubierto por Kyusaku Ogino y Herman Knaus en 1920, quienes encontraron que la ovulación se presenta entre los días 12o. a 16o. del ciclo en una mujer con ciclos menstruales de 28 días. Tomando en consideración que la capacidad de fecundar del espermatozoide dura alrededor de 48 a 72 horas, postularon que la mujer debe evitar las relaciones sexuales del día 11o. al 18o. del ciclo. Es muy importante que la mujer aprenda a contar los días del ciclo: el primer día de sangrado menstrual se cuenta como primer día del ciclo. Cuando la mujer tiene ciclos menstruales más largos o más cortos se debe conocer la duración de dichos ciclos durante un año por lo menos para poder calcular los días fértiles.

Además de la variabilidad individual, hay otras circunstancias como las operaciones, algunas enfermedades o tensión emocional que pueden hacer que la ovulación se adelante o se atrase, por lo que este método no es muy recomendable en la actualidad. Si la pareja desea seguridad, debe pensar en utilizar cualquier otro método.

Medición de la temperatura basal

Desde 1904 Van de Velde demostró que la temperatura del cuerpo no era igual durante todo el ciclo menstrual: diminuye algunas décimas de grado antes de la ovulación, aumenta un poco después de la misma y así permanece el resto del ciclo menstrual, esto es debido a la acción de los estrógenos y la progesterona.

La mujer debe tomarse la temperatura diariamente en condiciones basales, es decir, al despertar, antes de levantarse y realizar cualquier actividad. El termómetro se lo puede colocar en la boca, la vagina o el ano y debe anotar inmediatamente en calendario la temperatura registrada. Si la mujer tiene 36.6°C en los primeros días del ciclo, notará que disminuye a 36.4°C antes de la ovulación y aumenta a 37°C después de la misma. Este método tiene la ventaja de que permite conocer cuándo ocurrió la ovulación, pero no cuándo va a ovular, por lo que debe asociarse al método del ritmo en caso de que se desee utilizar, pero a sabiendas de que tampoco es muy seguro pues hay que tomar en cuenta que los padecimientos febriles pueden interferir en el registro diario de la temperatura basal.

Método de Billings

Este método se basa en las características del moco cervical, que proviene del cuello del útero. Después de la menstruación, la mujer nota que sus genitales externos están más o menos secos, pero la aparición de un moco claro, parecido a la clara de huevo durante uno o 2 días, que forma hilos si se toma entre los dedos índice y pulgar y éstos se separan, indica que se va a ovular. Despues de la ovulación el moco cervical se vuelve espeso y ya no forma hilos. Para que funcione este método, se debe evitar la relación sexual los dos días anteriores y los tres posteriores a la máxima filancia además de asociarse al método del ritmo.

Lactancia

Se ha observado que muchas mujeres no ovulan mientras están amamantando a sus hijos, pero no tiene mucha efectividad como método anticonceptivo.

Métodos mecánicos Pueden colocarse en el pene, fuera del útero (extrauterinos) o en el interior del útero (intrauterinos).

Preservativo o condón

Consiste en una vaina o tubo de látex que se coloca en el pene como una funda. Es uno de los dispositivos más utilizados en el mundo y durante muchos años se utilizó también para evitar el contagio de las enfermedades de transmisión sexual. Actúa como una barrera física impidiendo la unión del óvulo con el espermatozoide, durante la eyaculación el semen va a quedar depositado en el interior del mismo. Algunos preservativos tienen un pequeño receptáculo en la punta para que se deposite el semen. Los preservativos se venden enrollados formando un anillo, y se debe comprobar antes de utilizarlos que se encuentren en buen estado, para lo cual hay que verificar su vigencia. Las siglas MFD indican la fecha de elaboración y si se guardan en un lugar fresco, protegidos de la luz, pueden conservarse en buen estado durante cuatro o cinco años. Algunos tienen impresa la fecha de caducidad.

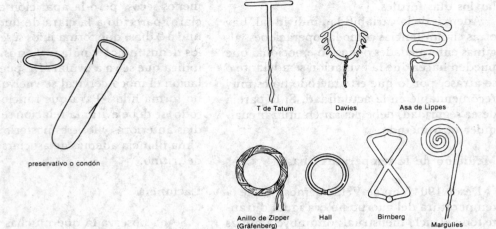

T de Tatum   Davies   Asa de Lippes

Anillo de Zipper   Hall   Birnberg   Margulies
(Gräfenberg)

Diferentes tipos de DIU

preservativo o condón

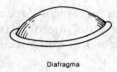

Diafragma

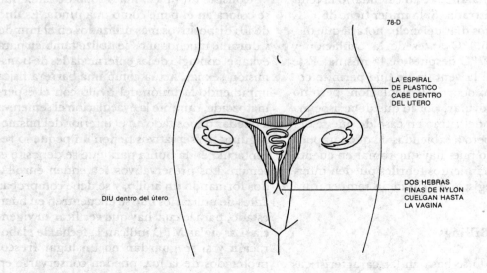

78-D

LA ESPIRAL
DE PLASTICO
CABE DENTRO
DEL UTERO

DIU dentro del útero

DOS HEBRAS
FINAS DE NYLON
CUELGAN HASTA
LA VAGINA

Fig. 78 Métodos anticonceptivos.

Independientemente de estas fechas, si su envoltura está bien sellada, se siente una burbuja de aire en su interior. El sobre presenta una pequeña muesca para abrirlo, pero hay que tener cuidado de no utilizar los dientes o de evitar rasgarlo con las uñas. Si el preservativo está seco o pegajoso, es preferible desecharlo.

El condón debe colocarse antes del coito, cuando el pene está en erección. Es conveniente dejar un espacio de unos dos cm. entre el glande y la punta del preservativo para evitar que se derrame el esperma o semen y se va desenrollando con cuidado hasta la base del pene cerciorándose de que no queden burbujas de aire debido a que éstas pueden romperlo o facilitar que el semen salga por sus bordes. Después de la eyaculación se debe retirar el pene, sosteniendo la base del preservativo o condón y hacer un nudo para evitar que salga el contenido. Se tira en el cesto de la basura (no en el excusado).

Si el condón se rompe, debe retirarse inmediatamente del pene y colocar otro. En cada coito se recomienda utilizar un condón nuevo y si se utiliza algún lubricante, que sea una jalea elaborada con base de agua, ya que las sustancias grasosas lo deterioran.

Este preservativo tiene la ventaja de que su costo es muy bajo e incluso se puede obtener gratuitamente en las instituciones de salud, no necesita prescripción médica y protege contra las enfermedades de transmisión sexual.

Algunas personas se resisten al uso del preservativo porque notan que disminuye su sensibilidad, pero esto es únicamente cuando se empieza a utilizar (es importante no inflarlos ni llenarlos con agua).

Si la vagina no estuviere bien lubricada para facilitar la introducción del pene cubierto por el preservativo, se debe lubricar, de preferencia con alguna jalea anticonceptiva para tener mayor protección.

Condón femenino

Consiste en una funda de látex, similar al masculino pero de mayor tamaño debido a que protege además, los genitales externos. Presenta en sus extremos dos anillos flexibles: el interno, que se presiona con los dedos para introducirlo hasta el fondo de la vagina y el externo, que queda en el exterior. Para facilitar su introducción se utiliza algún lubricante elaborado a base de agua y una vez realizada la eyaculación debe sacarse con suavidad después de haber apretado y torcido el anillo externo para evitar que se derrame el esperma o semen. Al igual que en el caso del condón masculino, se anuda más o menos en su parte media y se deposita en el cesto de la basura.

Al cubrir los genitales externos, tiene la ventaja de protegerlos contra un mayor número de enfermedades de transmisión sexual.

Diafragma vaginal

Consiste en una cúpula de látex, de contorno flexible pero con un anillo o resorte de metal que se coloca en el fondo de la vagina cubriendo el cuello del útero y que actúa como barrera mecánica impidiendo el paso de los espermatozoides. Para poder utilizarlo, la mujer debe acudir al ginecólogo para que le practique un examen médico, determine la medida del diafragma que debe utilizar (hay desde 4.5 cm. hasta 10.5 cm. de diámetro) y le dé instrucciones para que aprenda a colocárselo, porque después de hacerlo, debe cerciorarse de que está en su sitio, para esto debe aprender a tocar con sus dedos el cuello del útero.

El diafragma por sí solo puede fallar, pero su efectividad aumenta considerablemente cuando se le aplica alguna crema espermaticida que además de actuar como barrera química facilita su colocación. Se debe colocar antes de la relación sexual y no debe retirarse antes de las siguientes 6 a 8 horas posteriores.

Cuando la pareja tiene relaciones sexuales, no siente el diafragma, sin embargo el número de fracasos de este método se puede deber a que la mujer no utilice el tamaño adecuado o a que no se lo coloque correctamente. Después de un embarazo o cuando la mujer aumenta de peso debe acudir con el ginecólogo para que éste determine nuevamente la medida del diafragma.

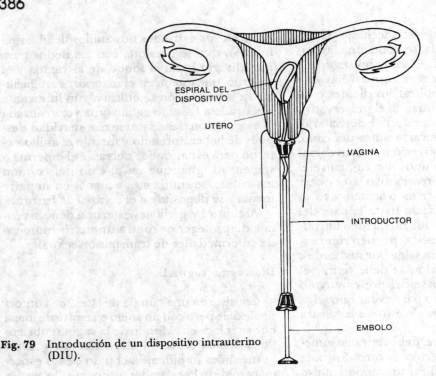

ESPIRAL DEL
DISPOSITIVO

UTERO

VAGINA

INTRODUCTOR

EMBOLO

Fig. 79 Introducción de un dispositivo intrauterino
(DIU).

Existe un capuchón o tapón cervical que es semejante al diafragma, pero más pequeño, se adapta al cuello del útero, requiere del ginecólogo para su colocación y puede producir irritación, por lo que prácticamente ya no se utiliza.

Dispositivo intrauterino

A principios del siglo Richter empezó a colocar en el interior del útero un cordón de seda con fines anticonceptivos y 30 años después Gräfenberg colocó un alambre de plata; posteriormente se utilizaron diferentes formas de dispositivos de plástico como la espiral de Margulies, el lazo de Birnberg, el asa de Lippes y el escudo de Dalton. Últimamente se les ha agregado a algunos un hilo de cobre, como en la "T de Cobre" o el "Siete de Cobre" o Gravigard para aumentar su eficacia anticonceptiva.

Los dispositivos intrauterinos (DIU) deben ser colocados por el médico, quien debe asegurarse de que la persona no tiene procesos inflamatorios o infecciosos en el sistema reproductor, la mujer debe acudir al servicio médico durante los días que tiene la menstruación porque en ese momento no está embarazada y el cuello uterino se encuentra ligeramente dilatado para permitir la salida del flujo menstrual, esta dilatación se debe aprovechar para la introducción del DIU. Antes de su introducción el médico debe medir la profundidad del útero con un instrumento llamado histerómetro, para conocer hasta dónde debe meter el introductor que contiene al dispositivo desenrollado, también debe conocer qué dirección tiene el útero, todo esto con el objeto de evitar que se vaya a perforar el útero. Como el DIU es muy flexible, se estira con facilidad, se coloca en el aplicador o introductor que es un tubo hueco y largo de plástico y que tiene un émbolo que sirve para empujar y dejar salir al dispositivo; cuando éste queda libre en la cavidad del útero, recupera su forma normal.

Algunas mujeres pueden presentar después de su aplicación dolor tipo cólico en la parte baja del vientre, pequeños sangrados o menstruaciones más abundantes, estas alteraciones pueden disminuir con el tiempo. Si no toleran el DIU, se debe extraer.

Cada mes, después de la menstruación, la mujer debe cerciorarse si todavía tiene el dispositivo, para esto, cada dispositivo tiene unos hilos de nylon muy finos que quedan fuera del útero, en el interior de la vagina para que los pueda tocar introduciendo los dedos índice y medio en la vagina. Cada 6 meses o máximo cada año, la mujer debe acudir con el médico tanto para su revisión como para su renovación en caso de que el médico lo considere necesario.

El mecanismo de acción del DIU aún es discutido, se piensa que actúa como un cuerpo extraño que impide que el óvulo fecundado se implante en el endometrio del útero y que aumenta la movilidad del tracto reproductor. En forma secundaria, el cobre modifica el medio interno del útero para hacerlo desfavorable a los espermatozoides. En caso de que hubiera embarazo después de aplicar un DIU, generalmente se deja, pues al quitarlo puede provocarse el aborto.

Es posible que la mujer expulse el dispositivo porque el útero reacciona ante ese cuerpo extraño por medio de contracciones. Si ha tenido muchos hijos, el cuello del útero puede quedar entreabierto y se puede expulsar durante la micción, la defecación o la menstruación.

El uso del DIU puede favorecer el embarazo ectópico o una enfermedad inflamatoria pélvica, por lo que en caso de que la mujer note alguna anormalidad en su organismo, debe acudir inmediatamente con el médico.

Barreras químicas

Existen en forma de cremas, jaleas, óvulos o supositorios vaginales, tabletas espumosas o de aerosoles, se basan en su contenido ácido que generalmente es de acetato fenilmercúrico o polietoxietanol. Los óvulos vaginales pueden contener como base jabón, gelatina o manteca de cacao, las cremas contienen una base jabonosa, las jaleas una base gelatinosa, las tabletas espumosas hacen efervescencia al introducirlas en la vagina y las espumas en aerosol contienen gas butano. Las tabletas y los óvulos vaginales se deben disolver, por lo que se introducen en el fondo de la vagina aproximadamente unos 15 minutos antes de la unión sexual y su efecto dura alrededor de una o dos horas, por lo que si no se eyacula en ese tiempo, hay que hacer una segunda aplicación. Si se lleva a cabo una segunda relación sexual posterior también se deben volver a aplicar. Las cremas, jaleas y espumas en aerosol se colocan por medio de un aplicador que se llena colocándolo directamente en la entrada del frasco o tubo que contiene al anticonceptivo, posteriormente se introduce en la vagina y se empuja el émbolo para que el contenido quede depositado en el fondo de la vagina.

Las barreras químicas actúan matando o inmovilizando a los espermatozoides y en forma secundaria formando una especie de barrera física. Parece ser que las espumas en aerosol son las más efectivas porque la espuma puede recubrir una mayor superficie rápida y uniformemente, tiene mayor consistencia, además de que la pareja no percibe sensación de falta de higiene, a diferencia de las otras barreras químicas. En algunas parejas suelen producir ardor.

Cuando la mujer utiliza alguna barrera química debe evitar los lavados vaginales durante las 6 a 8 horas siguientes.

Hormonas

En 1921 Haberlandt descubrió que la mujer no tiene ovulación durante el embarazo, debido a que la placenta produce progesterona a dosis suficiente como para impedirla. En 1958 Pincus aplicó sus estudios en seres humanos a quienes administró las píldoras anticonceptivas.

Los anticonceptivos hormonales existen en el mercado en gran variedad de tipos: com-

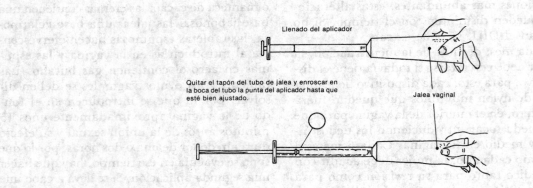

Llenado del aplicador

Jalea vaginal

Quitar el tapón del tubo de jalea y enroscar en
la boca del tubo la punta del aplicador hasta que
esté bien ajustado.

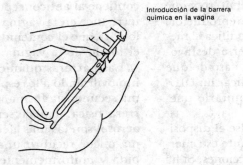

Introducción de la barrera
química en la vagina

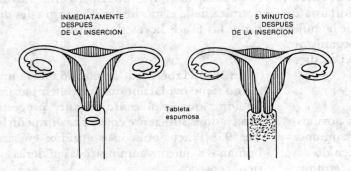

INMEDIATAMENTE
DESPUES
DE LA INSERCION

5 MINUTOS
DESPUES
DE LA INSERCION

Tableta
espumosa

Fig. 80 Barreras químicas.

binados y secuenciales, orales (píldoras) o inyectados (parenterales). Esta variedad permite adecuar el anticonceptivo hormonal a las características particulares de cada persona.

Las pastillas combinadas están elaboradas con las hormonas que produce el ovario en condiciones normales: estrógenos y progesterona, tienen la misma cantidad de hormonas y vienen en estuches con 21 pastillas. La mujer debe empezar a tomar una pastilla diaria, de preferencia después de la cena para evitar que se le olvide y a partir del quinto día del ciclo menstrual, recordando que el día inicial de sangrado es el primer día del ciclo. En caso de que se le olvide tomar la pastilla una noche, debe tomarla al día siguiente en la mañana y continuar tomándolas como si nada hubiera sucedido, es decir, una diaria por la noche. Si la mujer tiene un olvido de 12 horas debe utilizar el resto del mes algún método anticonceptivo aunque siga tomando las pastillas para evitar el embarazo. Los estuches tiene señalados los días de la semana para que, en caso de duda, la mujer se pueda cerciorar si tomó o no su pastilla, pues los olvidos hacen que disminuya su efectividad anticonceptiva. Una vez que la mujer termina las pastillas espera unos tres o cuatro días para que se presente la menstruación, que ocurrirá cada 28 días por lo que descansa 7 días.

Las pastillas secuenciales tienen las primeras pastillas con estrógenos y las últimas con una mezcla de estrógenos y progesterona, se toman igual que las combinadas.

Para las personas olvidadizas hay presentaciones con 28 pastillas, las últimas 7 pastillas que toma la mujer no contienen hormonas y sirven únicamente para que no pierda la costumbre de tomarlas diariamente.

Los preparados hormonales se pueden aplicar por medio de una inyección intramuscular, pueden tener duración de un mes o de tres meses, en este último caso la mujer no presenta menstruación durante esos meses y esto puede repercutir psicológicamente en al-

gunas personas. Los preparados inyectables se recomiendan para las personas muy olvidadizas.

Los anticonceptivos hormonales actúan suprimiendo la ovulación y modifican los movimientos del tracto reproductor modifican al endometrio de manera de no dejarlo apto para la implantación así como el moco del cuello uterino haciendo más difícil el paso de los espermatozoides. Su mecanismo de acción se basa en la fisiología del sistema reproductor femenino: en condiciones normales, cada 28 días el ovario madura y libera un óvulo, además de que produce estrógenos y progesterona; cuando la mujer toma estas hormonas en forma de pastillas o se le administran por medio de inyecciones, se frena el estímulo que pone a trabajar a los ovarios (de aquí que algunas personas dicen que "engaña a la hipófisis"), los ovarios por lo tanto no trabajan, no producen estrógenos, ni progesterona, ni maduran ni liberan óvulos. El hecho de que el ovario no funcione no trae consecuencias, porque la mujer recibe diariamente las hormonas que debería producir.

En algunas mujeres cuando se utilizan estos anovulatorios pueden presentarse los llamados efectos secundarios:

1. Aumento de peso, que generalmente es ligero y se debe a que puede aumentar el apetito y/o se puede retener agua en los tejidos.
2. Irritación de los ojos, esta molestia es más frecuente en las personas que utilizan lentes de contacto.
3. Alteraciones en la estabilidad emocional, sobre todo cuando la persona tiene tendencia a la depresión o se siente culpable porque usa anovulatorios.
4. Náuseas o vómitos, que generalmente aparecen al iniciarse su ingestión pero que desaparecen conforme el organismo se va adaptando.
5. Dolores de cabeza en algunas personas, po-

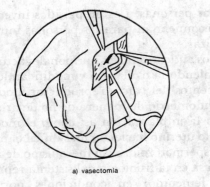

a) vasectomía

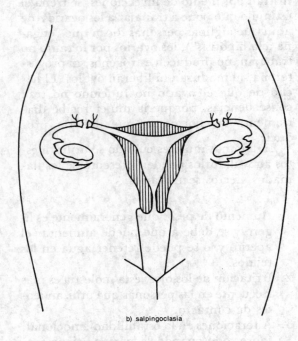

b) salpingoclasia

Fig. 81   Esterilización

siblemente debidos a la retención de agua en los tejidos.

6. Cambios en el flujo menstrual generalmente lo disminuyen.

La mujer que desee utilizar anticonceptivos hormonales necesita acudir al médico tanto para que éste le practique un examen físico completo periódicamente, como para que determine el tipo de anovulatorio, porque existen en el mercado preparados hormonales con diferentes características, algunos tienen mayor cantidad de estrógenos, otros tienen únicamente progesterona, etcétera. El médico decide cuál es el tipo y la dosis más adecuada para cada mujer, dependiendo de los resultados obtenidos a través del examen médico y de los exámenes de laboratorio. Se ha observado que pueden favorecer el tiempo de coagulación de la sangre, si esto ocurre en una persona con várices se le puede propiciar la formación de cóagulos en el interior de los vasos sanguíneos (trombosis o embolias). Cuando hay alguna enfermedad del corazón que favorezca las embolias, o alteraciones en la coagulación de la sangre, diabetes, hepatitis o ciertos tumores del sistema reproductor, hay que olvidarse de este tipo de anticonceptivos.

La ingestión de anovulatorios debe alternarse con el uso de otros métodos anticonceptivos, por ejemplo tomar dos años anovulatorios y descansar un año, en ese lapso se utiliza algún otro anticonceptivo no hormonal.

Implantes subcutáneos.   Con el paso del tiempo se descubrió que es posible reducir la cantidad de hormonas e incluso que la progesterona por sí sola puede modificar la fisiología de la mujer con el propósito de evitar el embarazo: el moco cervical modifica su consistencia dificultando el paso de los espermatozoides y si se llega a liberar un óvulo, éste no ha madurado, por lo que no es fecundado. Al encontrar que el silicón es capaz de liberar en forma constante algunas hormonas, se creó un sistema de implantes subcutáneos, que actualmente se utiliza en más de 50 países.

Este sistema (Norplant) consta de seis tubos flexibles de polidimetilsiloxano que miden 34 mm de largo y 2.4 mm de diámetro, llenos de levonorgestrel (progesterona). Éstos se colocan bajo la piel, en la cara interna del brazo que se utilice menos, distribuidos en forma de abanico.

Se introducen durante los primeros días del ciclo menstrual o inmediatamente después de un aborto. Su efecto anticonceptivo empieza a las 24 horas y tiene una duración de 5 años, por lo que al transcurrir este tiempo se deben reemplazar por otros nuevos, independientemente de que pueden extraerse en cualquier momento.

La mujer puede presentar alteraciones en el sangrado menstrual: irregularidades que van desde muy abundante, hasta pequeños sangrados o incluso amenorrea, náusea, dolor de cabeza, acné, cambios en el peso, el cabello o irritación de la piel en el sitio de su aplicación.

Anillos anticonceptivos vaginales.   Son dispositivos en forma de anillo, elaborados con silastic y contienen levonorgestrel. Se colocan en el fondo de la vagina y tienen una efectividad de tres meses.

Métodos definitivos o quirúrgicos

Estos métodos se deben utilizar cuando la pareja ha decidido que ya no va a tener más hijos y está plenamente convencida de su decisión.

La salpingoclasia es una operación que consiste en ligar y cortar la tuba uterina (trompa de Falopio). El procedimiento se puede llevar a cabo por vía abdominal o por vía vaginal, es irreversible, es decir, difícilmente se puede volver a unir y dejar permeable. No trae consigo consecuencias físicas porque los ovarios van a seguir produciendo hormonas y liberando óvulos maduros, solamente que éstos no van a poder unirse con los espermatozoides, sin embargo en la práctica se pueden encontrar trastornos psicológicos cuando la mujer no está convencida de su decisión, puede sentirse después con sentimientos de culpa o de inferioridad, sobre todo cuando su compañero considera que la mujer

que no puede tener hijos o no tiene menstruación no es mujer.

La vasectomía consiste en la ligadura y sección de los conductos deferentes. Al igual que la salpingoclasia es un método definitivo, irreversible. Tiene ventajas sobre la salpingoclasia: no requiere de anestesia general porque se puede realizar con anestesia local, la incisión se hace en el escroto, la intervención es más rápida y se puede realizar en el consultorio. La vasectomía sin bisturí es un procedimiento todavía más sencillo, pues únicamente se introduce una pequeña pinza en la línea media del escroto para extraer los conductos deferentes, ligarlos y cortarlos. Después de la intervención el hombre continúa fértil durante cierto tiempo, más o menos 8 semanas, sus testículos van a seguir produciendo espermatozoides, pero éstos ya no salen al exterior, sino que van a ser fagocitados en el epidídimo por los macrófagos.

Otros métodos anticonceptivos

Receso o *coitus interruptus*.   Esta técnica es muy antigua, se menciona en el Génesis y en el Talmud, consiste en que el hombre retira el pene de la vagina inmediatamente antes de la eyaculación. No es muy recomendable debido a que en muchas parejas este receso produce tensión durante la relación sexual porque el hombre debe estar pendiente de observar los primeros signos del orgasmo y eyacular en el exterior. Su eficacia también es discutida porque el fluido que se segrega antes de la eyaculación puede contener espermatozoides que son depositados en la vagina de la mujer o puede quedar alguna gota de semen cuando se retira el pene y ésta puede ser suficiente para producir el embarazo. Puede considerarse a este método como "antinatural".

Ducha vaginal

Muchas mujeres recurren a la ducha vaginal inmediatamente después de la relación sexual como método anticonceptivo, los dispositivos que utilizan tienen diferentes formas, constan de un tubo que se introduce en el fondo de la vagina que se conecta a un recipiente que se llena de agua sola o con alguna substancia ácida para matar a los espermatozoides. Su mecanismo de acción es mecánico, el agua lava la vagina y arrastra el semen al exterior, pero solamente elimina a los espermatozoides que quedaron en la vagina, los que penetraron al útero ya no pueden detenerse. Por otra parte, la mujer tiene que hacerse el lavado vaginal inmediatamente después de la eyaculación, pues hay espermatozoides en el interior del cuello uterino a los treinta segundos después de la eyaculación.

Elección del método anticonceptivo

La elección del método depende de la pareja, si han decidido y están plenamente convencidos de que ya no van a tener más hijos, lo más efectivo es la esterilización (salpingoclasia y vasectomía); de los métodos temporales el más eficaz es el hormonal, pero esto implica que la mujer tenga el suficiente cuidado de tomar a diario la pastilla o que esté pendiente de la fecha en que debe aplicarse la inyección; requiere de un gasto constante, tener exámenes médicos periódicos y los efectos secundarios no siempre son tolerados. El dispositivo intrauterino también es bastante efectivo, aunque puede fallar como cualquiera de los métodos temporales; algunas personas no lo toleran, tienen sangrados abundantes, y fallan más frecuentemente que los hormonales. Si se asocian las barreras físicas y las químicas, la efectividad es bastante aceptable; en cambio los métodos naturales (ritmo y temperatura basal) tienen una efectividad baja, la pareja debe estar consciente de cuándo va a tener relaciones. El *coitus interruptus* y la ducha no son recomendables porque sus resultados son pobres.

HIGIENE MENTAL

Existen diferentes conceptos de salud mental, la Organización Mundial de la Salud dice que es la capacidad para mantener relaciones armoniosas con los demás, satisfacer necesidades instintivas potencialmente en conflicto sin lesionar a los demás y ser capaz de participar en las modificaciones positivas del ambiente físico y social.

En la higiene mental se pueden considerar cuatro aspectos:

1. El respeto para la personalidad propia, es decir, que la persona se quiera a sí misma y respete la personalidad de los demás. La personalidad es el conjunto de características con las cuales se manifiesta el individuo y está determinada por la constitución (temperamento) y la influencia del medio ambiente (carácter).
2. Necesidad de autorrealización o sea que todo individuo tiene deseos que trata de satisfacer y que constituyen el propósito en su vida.
3. Reconocimiento de las limitaciones propias y ajenas, porque se debe aprovechar las facilidades pero también aceptar las limitaciones.
4. Aceptación de que toda conducta tiene

una causa o razón, es decir, que es motivada por algo que algunos autores llaman instintos, otros llaman impulsos y otros necesidades.

Existen muchas clasificaciones sobre los instintos básicos:

Para Freud los instintos se deben a las necesidades del Id o Ello y son dos: el Eros o erótico que comprende los impulsos sexuales y el de conservación que implican producción de vida y por otra parte el instinto destructivo que representa el deseo de destruirse a sí mismo.

Para Alfred Adler el impulso básico es la voluntad de poder, porque al intentar la superioridad obtenemos seguridad.

Para Maslow las necesidades básicas son: fisiológicas, de seguridad, de amor, de estima y de propia realización y, para llegar a esta última se van satisfaciendo primero las anteriores.

Combs y Snygg dicen que el comportamiento de las personas es consecuencia de una necesidad de aptitud, de una necesidad de mantener la propia percepción del Yo, es decir, de sí mismo. (El Yo se encuentra entre dos extremos: por un lado el Ello que implica la satisfacción de las necesidades instintivas para buscar el placer, no conoce valor, ni bien ni mal, ni moralidad. En el otro extremo está el Super yo que representa las restricciones morales).

Cuando tratamos de satisfacer un motivo o una necesidad podemos tener frustraciones que nos llevan a la agresión hacia las personas que nos han frustrado, hacia otras o hacia nuestro propio yo. Podemos también tener conflictos que implican la necesidad de elegir entre diferentes tipos de conducta.

La respuesta de nuestro cuerpo a las frustraciones y conflictos que se experimentan entre la motivación y la respuesta se llama tensión emocional, esta tensión disminuye cuando encontramos la respuesta.

Entre las principales necesidades básicas están:

La necesidad de logro

El individuo aprende que el éxito trae un premio y que éste lo hace más seguro, por lo que necesitamos sentir que hemos hecho algo importante en nuestra vida, pero también debemos aprender que si fracasamos porque no podemos lograr todo, debemos adaptarnos a los factores del ambiente que no podemos conquistar.

Cada individuo hereda potencialidades que son afectadas por el medio ambiente, debe satisfacer constantemente la necesidad de logro, por lo que las metas que se propone deben estar de acuerdo con sus capacidades para evitar los extremos, es decir, que si son muy elevadas va a experimentar muchas frustraciones y si son muy bajas se va a retardar el proceso de autorrealización.

Necesidad de posición social

El individuo debe respetarse a sí mismo y respetar a los demás para que su conducta sea aprobada, esto hará que se sienta bien. Si los demás lo aprueban va a aumentar su sentimiento de valor personal. Las normas de conducta o manera de comportarse están dados por las buenas costumbres, la ética y los tabúes.

Necesidad de seguridad física

Hay dos necesidades fisiológicas que son el hambre y la necesidad sexual que deben satisfacerse en un ambiente de seguridad.

Necesidad de seguridad emocional

Es muy importante y sus fuentes son las relaciones interpersonales, el medio ambiente impersonal, los recuerdos y las perspectivas futuras.

Relaciones interpersonales Gran parte de la seguridad emocional depende de las relaciones que tenga el individuo con los demás: las relaciones entre la madre y el hijo y de los niños entre sí son importantes porque si faltan o son inadecuadas pueden causar problemas posteriores de conducta. La seguridad emocional que es necesaria para tener una conducta normal resulta del dar y recibir, cuando el niño recibe de su madre calor, cuidado y amor va sintiendo seguridad. El padre, los abuelos y los hermanos hacen más profunda la vida emocional y también contribuyen al desarrollo de la personalidad. El niño inseguro tiene un deseo insaciable de afecto, incapacidad para aceptarlo y falta de consideración hacia los demás, se siente solo, tiene la impresión de que nadie se interesa por él y se concentra en sí mismo. Cuando se empieza a alejar de los padres, entre los 6 y los 12 años depende de nuevas relaciones interpersonales, siente que los maestros y compañeros aumentan su sentimiento de seguridad. En la adolescencia busca las relaciones en los compañeros y amigos de su edad. Aproximadamente a los 30 años vuelve a descubrir a los padres como fuente de seguridad emocional, aunque con menor importancia, porque busca la seguridad emocional en muchos individuos, en la pareja, los hijos, compañeros de trabajo, clubes, amigos, etcétera.

Ambiente impersonal Es todo lo que rodea al individuo, con excepción de los seres humanos; por ejemplo, los niños buscan a algún animalito de peluche, este ambiente no es tan importante para el adolescente, en la edad adulta este ambiente está dado por las posesiones materiales y en la ancianidad los objetos inanimados son una gran fuente de seguridad emocional cuando se conservan como recuerdos de experiencias agradables.

Los recuerdos Cuando el individuo está bien integrado generalmente son agradables y le ayudan a mantener una imagen positiva de sí mismo proporcionándole seguridad.

Las perspectivas futuras Si no están cargadas de ansiedad constituyen también una fuente de seguridad emocional, sobre todo en los primeros años de la vida. Al final de la vida la persona puede tratar de hacer lo que no pudo haber hecho antes. Hay personas que encuentran seguridad al hacer su testamento o arreglar su funeral.

Las fuentes que pueden causar seguridad emocional también pueden causar inseguridad emocional acompañada de tensión y ansiedad excesivas.

El hogar

Las experiencias del niño dentro de la familia determinan en gran parte la estructura de su personalidad.

Para que la pareja que va a formar una familia tenga probabilidades de ajustarse debe tomar en consideración los principales factores de compatibilidad, como son la madurez, los intereses y aptitudes semejantes, los antecedentes educativos y culturales, las creencias, el ritmo de vida, la actitud que tengan respecto a la sexualidad y las relaciones con los padres de cada uno.

Se considera que la edad adecuada para el matrimonio es aproximadamente los 25 años, cuando se ha alcanzado un grado de desarrollo suficiente como para que la persona tenga normas de conducta, intereses y actitudes más o menos establecidas y que a la vez pueda modificar dentro de la vida matrimonial. Generalmente el hombre prefiere casarse con una mujer de edad mental inferior a la de él aunque con una diferencia que no sea muy grande. La madurez social permite que la persona se adapte mejor a las responsabilidades que trae consigo el matrimonio. La madurez emocional es más importante que la madurez física o mental. Los intereses semejantes son también importantes. Las ideas políticas o religiosas también pueden originar conflictos cuando son extremistas, al igual que si el hombre es idealista y la mujer realista. Respecto a los intereses, cuando son muy diferentes, pueden hacer que la pareja se vaya alejando.

Un buen hogar satisface la necesidad de seguridad emocional, cada persona sabe que en él hay otras personas que la quieren, la aceptan y se preocupan por ella. El niño debe estar seguro de que sus padres lo quieren y se quieren entre sí, de que le proporcionan los sentimientos de satisfacción y seguridad.

La familia proporciona al niño oportunidades de identificarse con otros seres humanos y sus experiencias dentro de ella determinan su personalidad y su actitud hacia sí mismo, hacia los demás y hacia la sociedad.

El niño aprende lo que se espera de él, para esto los padres deben estar conscientes de las aptitudes que tenga en lugar de querer forzarlo a hacer lo que ellos quisieron pero no pudieron.

El hijo único puede tener problemas porque no tiene que competir por la atención de los padres; el primer hijo se siente desplazado cuando nace el hermano y el último hijo puede preferir seguir dependiendo de la familia en lugar de independizarse posteriormente.

Cuando hay varios hermanos se deben tratar de igual manera para evitar que en alguno de ellos se desarrollen sentimientos de inseguridad. El niño rechazado carece del apoyo emocional que necesita para madurar emocionalmente y si es mimado no puede lograr su independencia, además de que va a tener dificultad para relacionarse con personas ajenas a la familia.

La escuela

Después del hogar es la institución más importante en el desarrollo integral del niño porque los maestros sustituyen a los padres, por lo que deben proporcionar seguridad y aceptación.

El maestro debe conocer las capacidades y limitaciones del niño para ayudarle a su desarrollo, debe planear las actividades para que el niño alcance una serie de éxitos que lo conduzcan a la integración y a la confianza en sí mismo, que lo estimulen, porque el fracaso es negativo, el fracaso constante puede conducirlo a transtornos serios de la conducta.

El maestro debe querer a los niños y a los jóvenes, estar mentalmente sano, estar informado respecto al crecimiento y desarrollo de los niños y conocer las características y necesidades de sus alumnos, debe ayudar a los alumnos a afrontar sus necesidades individuales básicas y saber identificar a los niños con problemas para canalizarlos con la persona adecuada.

Las enfermedades mentales pueden deberse a múltiples causas:

— infecciones (meningitis, encefalitis, parálisis general)
— intoxicaciones (alcoholismo, sustancias químicas diversas)
— traumatismos
— desnutrición (pelagra)
— tumores
— degenerativas (como la psicosis senil y la arteriosclerosis cerebral que se presentan en personas de edad avanzada)
— alteraciones en el desarrollo cerebral; por ejemplo, cuando la madre sufre rubéola durante los primeros meses del embarazo, el niño sufre traumatismos durante el parto o asfixia o tiene transtornos metabólicos genéticos
— conflictos emocionales
— desconocidas, como sucede en el síndrome de Down o trisomía 21 en donde se conoce qué sucede pero se ignora la causa.

Como podemos observar afectan a todas las edades, aunque son más frecuentes en la infancia, la adolescencia y el climaterio.

Son más frecuentes en zonas urbanas, donde hay hacinamiento, vivienda inadecuada, bajo nivel cultural, tensión emocional, desorganización familiar, condiciones inadecuadas de trabajo y nivel socioeconómico bajo.

Las medidas preventivas generales para evitar estas enfermedades son:

El individuo debe tener alimentación adecuada, recibir educación higiénica, y eliminar estados patológicos (enfermedades), se debe mejorar el ambiente (agua, alimentos, excretas, basuras, iluminación, ventilación, eliminación de ruidos, elevar el nivel de vida y modificar favorablemente los hábitos que sean perjudiciales a la salud). El consejo genético puede ser importante cuando las personas tienen antecedentes de enfermedad mental en su familia o cuando la mujer se embaraza antes de los 18 o después de los 35 años de edad; pues se ha observado que el síndrome de Down es más frecuente en los extremos de edad.

Medidad preventivas específicas

Hay que tratar a tiempo las enfermedades infecciosas principalmente las que puedan producir alteración mental, la embarazada debe estar bajo control médico y recibir atención adecuada durante el parto, se deben evitar las deficiencias nutritivas, combatir el alcoholismo, la farmacodependencia y las intoxicaciones, eliminar los factores desfavorables del ambiente y educar a los padres para que sepan cómo tratar a los hijos, aumentar el nivel de vida y la educación.

En la actualidad existen problemas de salud mental muy importantes como son el stress, la angustia y las neurosis.

Stress

Hasta hace unos treinta años había diferentes palabras para nombrar a la serie de reacciones que sufre el organismo cuando se encuentra ante situaciones de apremio, hasta que Hans Selye se dedicó a estudiar los problemas de la tensión y le llamó "stress" o síndrome general de adaptación.

Es el gran problema de la vida moderna, se presenta en zonas urbanas y está relacionado con enfermedades de las arterias coronarias del corazón, hipertensión arterial, gastritis, úlcera péptica, colitis ulcerosa, alteraciones menstruales, reumatismo psicógeno, neurodermatitis, accidentes, suicidios e incluso con la aparición de algunas enfermedades infecciosas.

Puede deberse a causas desagradables:
Físicas: terremoto, incendio, frío o calor excesivos, ruido, explosión, inundación, etcétera.
Biológicas: Enfermedades, dolor, intervenciones quirúrgicas.
Psicológicas: pensamientos desagradables.
Sociales: muerte de algún ser querido, divorcio, prisión, guerra, problemas económicos o familiares, congestionamiento del tránsito, falta de estacionamiento, las largas colas de espera, etcétera.

También puede deberse a causas agradables: boda, embarazo deseado, compra de casa, automóvil, festividades, ganar alguna competencia deportiva, aprobar un examen, conseguir el trabajo deseado, éxito artístico, etcétera.

El síndrome general de adaptación tiene tres fases:

a) Fase de alarma, provocada por el estímulo. En esta fase el cerebro envía sustancias químicas llamadas neurotransmisores al hipotálamo, quien a su vez estimula a la médula de las glándulas suprarrenales para que secreten adrenalina o epinefrina y noradrenalina o norepinefrina, éstas son las responsables de que aumente la frecuencia cardíaca, la intensidad de las contracciones del corazón, se produzca vasoconstricción (estrechamiento del diámetro de los vasos sanguíneos) de la piel y las vísceras, con excepción de los vasos sanguíneos que llegan al corazón y los pulmones; al mismo tiempo se dilatan los vasos sanguíneos que llegan al músculo esquelético y al encéfalo. El bazo se contrae y libera la sangre que tiene almacenada, aumentando así la cantidad disponible de sangre. El hígado transforma grandes cantidades del glucógeno que tiene almacenado en glucosa para que las células de los tejidos puedan disponer de una fuente adicional de energía. Aumenta la sudoración para contrarrestar el aumento de la temperatura del cuerpo debida al aumento de la velocidad de la sangre y al metabolismo de las células, además de que aumenta la eliminación de desechos. Aumenta también la frecuencia respiratoria para que el organismo capte mayor cantidad de oxígeno y elimine mayor cantidad de bióxido de carbono. Además, disminuyen la producción de saliva y de jugos digestivos, porque en este momento no son importantes.

b) Fase de resistencia: esta fase es más duradera. El hipotálamo libera factores que estimulan a la glándula hipófisis o pituitaria para que a su vez produzca la hormona ACTH, quien va a estimular a la corteza de las glándulas suprarrenales para que produzcan glucocorticoides que hacen que aumente la cantidad de glucosa en la sangre, de esta manera el organismo dispone de más energía y puede soportar mejor las crisis emocionales, tareas extenuantes o la defensa contra las infecciones o hemorragias.

c) Fase de agotamiento, caracterizada por la pérdida de iones K, con lo que disminuye el funcionamiento de las células; como también disminuye la secreción de glucocorticoides viene una disminución de la concentración de glucosa en la sangre, debilitando todavía más a las células que incluso pueden llevar al individuo a la muerte.

Para disminuir el stress, el individuo tiene que descubrir su propio nivel de tensión, plantearse objetivos alcanzables a corto plazo que le produzcan satisfacciones inmediatas y estímulos para seguir adelante. El individuo se debe querer a sí mismo, sin ser egoísta, tratar de relacionarse con los seres que lo rodean, practicar algún deporte y realizar actividades que le ayuden a relajarse.

Angustia

Es una respuesta global de la personalidad en situaciones que el individuo experimenta como amenazantes para su existencia; es diferente del miedo porque aquí el individuo conoce el peligro que lo amenaza, es externo, en cambio en la angustia la amenaza es interna, existe, pero está fuera del campo de la advertencia del individuo.

Todos los individuos presentan angustia por lo que en muchas ocasiones es difícil diferenciar la angustia normal de la angustia neurótica.

Son fuentes de angustia la soledad, la vergüenza y la culpabilidad. El individuo puede tratar de escapar de ellas utilizando mecanismos de defensa como la fobia (evita irracionalmente las situaciones que le producen angustia), las obsesiones y los rituales compulsivos, por manifestaciones somáticas (aumento de la frecuencia del pulso, dificultad para respirar, sensación de opresión en el tórax, su-

doración abundante, temblores), o la compulsividad, que puede ser en el abuso del alcohol, la fantasía, las diversiones e incluso en el trabajo. El neurótico se caracteriza porque su conducta se desvía de lo normal, puede tratarse de exageración, incongruencia, rigidez excesiva, inercia, indecisión o de incapacidad para actuar en forma independiente, tiene una imagen distorsionada de sí mismo y del mundo que le impide establecer relaciones armónicas, satisfactorias y productivas consigo mismo y con los demás, siente que algo está mal dentro y fuera de él. La psicosis es diferente a la neurosis, porque el neurótico tiene contacto efectivo con la realidad, en cambio el psicótico tiene una percepción distorsionada de la realidad y no tiene conciencia de estar enfermo, ni contacto con la realidad.

Existen muchos tipos de neurosis:

— Puede haber trastornos menores de la adaptación; esto puede suceder en las relaciones interpersonales, en el trabajo, consigo mismo o relacionados con la cultura; esto último puede observarse cuando el individuo va del campo a la ciudad, cuando cambia de grupo religioso, étnico, etcétera.

— Hay neurosis traumáticas en donde ante determinada situación el organismo da su mejor respuesta, los síndromes pueden estar relacionados con uno mismo por ejemplo cuando hay neurosis de guerra, tics, o pérdida del conocimiento o pueden estar relacionados con el grupo, por ejemplo, cuando hay un accidente automovilístico y se muere alguno de los familiares del conductor, éste se siente culpable.

— Histeria, que se puede manifestar de diferentes formas: puede haber síntomas en el área del sistema nervioso de la vida de relación o somático, por ejemplo cuando hay parálisis, ceguera, o alteraciones en la sensibilidad, puede haber síntomas en el área afectiva y de la conducta o en el área de la conciencia como cuando se presenta la amnesia.

— Las reacciones fóbicas son miedos incontrolables frente a determinadas situaciones o determinados objetos, que casi siempre son simbólicos de un conflicto reprimido.

— Hay reacciones depresivas neuróticas:
afectivas (tristeza, pesimismo o sentimientos de inferioridad)
conductuales (pérdida de la iniciativa, lenguaje lento)
somáticas (dolor de cabeza, insomnio, estreñimiento, diarrea)

— Hay neurosis de angustia debida a un estado de tensión emocional crónica con brotes o crisis de angustia aguda.

— Neurosis obsesivo-compulsiva en donde hay conducta compulsiva, el individuo siente la necesidad o compulsión de la repetición, que es normal en los niños, por ejemplo ir tocando todos los postes cuando van caminando o no pisar las rayas de la banqueta, etcétera. Puede haber también pensamientos obsesivos que van a causar angustia.

Génesis de la neurosis

La neurosis es el intento ineficaz e irracional de obtener integración en situaciones difíciles. Se presenta a cualquier edad, aunque son más frecuentes en la adolescencia y en el climaterio, en cualquier constitución física y cualquier raza. Cuando los padres son neuróticos el hijo puede tener predisposición a adquirir la enfermedad. Están relacionadas con la ocupación, los hábitos y las costumbres.

Son muy importantes las condiciones del trabajo y las relaciones familiares. Son más frecuentes en zonas urbanas.

Dentro de las medidas preventivas generales hay que considerar que en caso necesario el individuo debe acudir al consejo genético porque un matrimonio neurótico puede tener repercusiones en los hijos, es muy importante también la educación higiénica y el mejoramiento del medio ambiente (saneamiento, iluminación, ruido, atmósfera, educación).

Dentro de las medidas preventivas específicas, el individuo debe tener higiene mental y se deben eliminar del ambiente los agentes que puedan producir stress.

Las medidas higiénicas que puede seguir el individuo para mejorar y mantener su salud son: mejorar sus relaciones, su educación y su cultura, a nivel de su familia debe tratar de aumentar su ingreso y aprender a distribuirlo, tener diversiones sanas y mejorar las relaciones con los miembros de la misma, a nivel de su comunidad debe tratar de no asistir a sitios de reunión que le puedan perjudicar emocionalmente.

Para evitar las neurosis el individuo debe buscar orientación psicológica cuando lo considere necesario, tanto a nivel particular como de su familia y recibir educación.

HIGIENE FAMILIAR

En el capítulo "el hombre como individuo social" ya se mencionaron los conceptos y los aspectos de la familia, las situaciones que se dan en el seno de la familia y las manifestaciones patológicas que puede tener.

Como ya se mencionó, la formación de una familia empieza en la elección de la pareja, para esto es conveniente conocer y tratar a diferentes personas con el objeto de tener una base más amplia en la elección. Además de la atracción física se deben considerar otros aspectos; por ejemplo, la edad, pues se ha observado que si una mujer es mayor de 35 años tiene más posibilidades de tener un hijo con trisomía 21 (Síndrome de Down o mongolismo), en algunos casos se han observado malformaciones como la polidactilia (más dedos) cuando el hombre tiene edad avanzada. En las mujeres muy jóvenes aumenta la morbilidad materna (enfermedades producidas por la maternidad). Hay enfermedades que pueden tener predisposición familiar, como la diabetes y el cáncer o enfermedades mentales como la esquizofrenia y la psicosis maníaco-depresiva.

Durante el noviazgo la pareja trata de adaptarse, por lo que debe haber un tiempo suficientemente largo como para que se aseguren de sus sentimientos y se conozcan mejor.

Antes del matrimonio la pareja se debe practicar un examen médico prenupcial donde se especifique que no padecen enfermedades de transmisión sexual, tuberculosis, alteraciones mentales, lepra o que no son farmacodependientes, se debe incluir un examen de sangre para investigar sífilis (y se debería investigar también SIDA). Si la pareja tiene relaciones sexuales premaritales, también debe tomar en consideración la prevención de enfermedades de transmisión sexual.

El matrimonio de preferencia se debe llevar a cabo con la aceptación de la familia.

La adaptación a la vida matrimonial requiere del esfuerzo de la pareja, los problemas deberán discutirse con calma y con franqueza para que juntos busquen la solución adecuada; esto incluso puede unir más al matrimonio. La pareja tratará de vivir sola en lugar de formar parte de la familia de alguno de los suegros. La adaptación a los grupos de amigos también es importante, hay que respetar a los amigos de cada uno, así como los intereses y actividades de cada miembro de la pareja.

El nacimiento de los hijos debe planearse, porque cada hijo va a producir cambios a los que la pareja debe adaptarse. Los padres deberán educar a los hijos por medio de sus actitudes, sus valores y su cultura, darles seguridad y apoyo para que puedan desarrollar sus potencialidades y puedan fomentar su proceso de individualización e independencia que les permita llegar a la madurez física y mental.

La institución familiar constituye la primera visión que el niño tiene de la vida, puede darle beneficio o frustraciones, un padre o una madre pueden resultar positivos o negativos, por lo que entre los elementos de la familia debe haber respeto, comprensión y amor. Si la madre es neurótica o el padre excesivamente severo van a hacer que el niño trate de satisfacer sus necesidades afectivas fuera de la casa. Para que el ambiente familiar sea adecuado para los hijos, los padres deben:

— Evitar al máximo las discusiones o situaciones violentas.
— Hablar con los hijos sin demostrar superioridad ni falta de atención, porque esto ayuda a robustecer su dignidad y su amor propio.
— Respetarse mutuamente para que los hijos aprendan a darle el justo valor a las cosas.
— Evitar enfrentarse uno al otro frente a los hijos cuando se trata de tomar decisiones.
— Encauzar positivamente a los hijos de acuerdo a sus inclinaciones.
— Tratar de que haya disciplina y orden en la casa.
— Tratar de mantener la unidad familiar.
— Predicar con el ejemplo.
— Ver el lado positivo de las cosas.
— Tratar a los hijos en forma igualitaria.
— Evitar los tabúes (prohibiciones irracionales).

La dinámica familiar constituye todas las situaciones de formas de actuar y de sentir, que van a depender de la forma en que se conjuguen vínculos, límites, papeles o roles, etcétera dentro del marco familiar.

Cada integrante juega diferentes roles dentro y fuera de ella (padre, esposo, hijo, hermano, estudiante, profesionista, deportista, etcétera). Si los canales de comunicación son abiertos y adecuados, también lo serán los roles, el hijo va a aprender acerca de los mensajes que emiten los diferentes miembros de la familia y que experimentan sus necesidades, deseos, sentimientos y actitudes que permitan el entendimiento y la interacción con los demás; esta comunicación se puede dar por medio del lenguaje, expresiones corporales, gestos, el tono de voz, etcétera.

Los padres deben enseñar a los hijos a recibir y expresar afecto, a desarrollar un sentido de identidad y pertenencia y a lograr confianza y seguridad. Por medio de la educación les van a dar un marco de referencia para determinar sus valores, normas y su conducta.

La relación con los hermanos es importante, para que aprendan a compartir, a tolerar la frustración, a competir, a cooperar, a manejar sentimientos de celos y rivalidad, etcétera.

La comunicación adecuada permite que se genere confianza para expresar dudas, sentimientos y solicitar orientación en caso necesario.

Una profesión para la que no existe escuela en muchos países del mundo es la de ser padre o madre; en muchas ocasiones los padres tratan de hacer lo que consideran adecuado, sin embargo se puede dar lugar a alguno de los siguientes tipos de familia:

— Sobreprotectora Los padres tratan de darles toda clase de protección y bienestar a los hijos, lo que retrasa su capacidad de ser autónomos, convirtiéndolos en seres indefensos, incompetentes e inseguros.
— Amalgamada No hay privacidad ni in-

dividualización, porque todos los integrantes siempre están juntos y realizando las
mismas actividades, esto dificulta la independencia que va a necesitar el adolescente.
— Evitadora de conflictos   Si la familia no
acepta la existencia de problemas, los hijos no aprenden a buscar solución a sus
conflictos.
— Centrada en los hijos   Se concentra la
atención en los hijos, impidiéndoles crecer y hacerse independientes.
— Democrática   Los padres no pueden ejercer su autoridad.

Cuando falta alguno de los padres se puede caer en el error de obligar a uno de los hijos a desempeñar el papel del padre o de la
madre ausente, esto le impide vivir la etapa
de la vida que le corresponde.

HIGIENE DE LA COMUNIDAD

La higiene colectiva es el conjunto de conocimientos, técnicas y actividades que permiten el control de los factores del medio en que vive una sociedad, tendientes a promover su bienestar físico, mental y social.

Esto se puede lograr por medio del abastecimiento de agua potable, el control de las excretas, el control sanitario de los alimentos, el control sanitario de la vivienda, el control de la fauna transmisora, la higiene industrial y del trabajo, el saneamiento de la atmósfera, de los medios de transporte y de los sitios de reunión y de recreo.

Contaminación del agua.

A pesar de que el agua cubre alrededor del 70% de la superficie terrestre, la mayor parte es salada y se encuentra en los océanos; se calcula que al agua dulce corresponde solamente el 3% del total, incluyendo la que se encuentra en los casquetes polares, las cimas de las montañas, los ríos, lagos, manantiales, lagos subterráneos y la atmósfera.

Existen tres tipos de agua: potable, sucia y contaminada.

El agua potable se caracteriza porque es clara, incolora, inodora, no adquiere olor cuando se calienta, tiene sabor agradable, está exenta de amoniaco, nitritos, nitrógeno sulfurado y materias viscosas, no contiene metales pesados con excepción de indicios de hierro, si se evapora 1 litro de ésta al residuo total no debe exceder de medio gramo y debe contener menos de 20 colonias de *E. coli* por ml.

El agua sucia tiene modificaciones, ya sea en su sabor, color u olor, como por ejemplo, aguas tratadas con fines industriales.

Respecto al agua contaminada, la Organización Mundial de la Salud dice: "Debe considerarse que un agua está polucionada cuando su composición o estado están alterados de tal modo que ya no reúnen las condiciones a una u otro o al conjunto de utilizaciones a las que se les hubiera destinado en su estado normal".

Según su origen el agua puede ser: meteórica, superficial o subterránea.

El agua meteórica cae en forma de lluvia, nieve, granizo, rocío o niebla y proviene de la evaporación del agua del mar, de los ríos y lagos, cuando cae sobre el suelo una parte se convierte en vapor, otra se filtra en el suelo formando las agua telúricas, que después salen nuevamente a la superficie para unirse al agua meteórica, que se dirige a través de los arroyos y los ríos hacia el mar. Cuando el agua de lluvia se filtra en el suelo llega hasta la capa impermeable y puede salir al exterior en forma de manantiales o el hombre la puede extraer por medio de pozos. Los pozos se deben construir lejos de las habitaciones, de las letrinas y de los depósitos de basura, ser lo suficientemente profundos como para que el agua haya sufrido una filtración adecuada, protegerse con cemento y rodearse con una capa de arena de metro y medio de diámetro y dos metros de profundidad, cerrarse herméticamente y conectarse a una bomba que extraiga el agua.

El agua se puede almacenar por medio de presas, aljibes (pozos superficiales que almacenan el agua de lluvia), cisternas, botes o tinacos, su distribución en las ciudades se lleva a cabo por medio de una red de drenaje, en cambio en el campo puede hacerse por medio de tubería, botes, etcétera. Si el almacenamiento y la distribución no son adecuados el agua se puede contaminar.

Los daños que puede ocasionar el agua se pueden deber a su ausencia, a su exceso o por carecer de ciertas sustancias por ejemplo, cuando falta el yodo se puede presentar el bocio, si aumenta la cantidad de flúor aparecen manchas en los dientes y si disminuye se puede presentar con más frecuencia la caries dental, si falta agua hay problemas de limpieza y si aumenta bruscamente puede haber inundaciones.

Los contaminantes del agua pueden ser físicos, químicos y biológicos.

Los contaminantes físicos pueden ser sustancias radioactivas que eliminan las industrias o las investigaciones médicas y científicas. Algunas fábricas y plantas generadoras de electricidad eliminan agua caliente que puede matar a los animales además de disminuir el oxígeno disuelto.

Los contaminantes químicos pueden provenir de sustancias orgánicas e inorgánicas, por ejemplo, las proteínas que se eliminan a través del drenaje de las casas, fábricas de alimentos, empacadoras, rastros o curtidurías, las grasas que provienen del drenaje de las casas, fábricas de alimentos, de jabón o lavanderías, los carbohidratos que vienen de las fábricas, el carbón, el petróleo, los aceites, los alquitranes, los detergentes sintéticos, el ácido sulfúrico, los insecticidas, los fertilizantes (nitratos), etcétera.

Los fosfatos que se utilizan como blanqueadores de la ropa y los nitratos de los fertilizantes favorecen el desarrollo excesivo de algas que afectan el paso de la luz solar a las zonas más profundas produciendo la muerte de las plantas acuáticas profundas. La descomposición de las sustancias orgánicas necesita del oxígeno, y si éste disminuye los seres acuáticos van a tener más dificultad para captarlo. Cuando el agua contiene muchos colorantes dificulta el paso de la luz solar que repercute en el crecimiento de los organismos acuáticos, en la visibilidad y las partículas que contiene se pueden adherir a los animales o a sus huevos.

El petróleo y los desperdicios industriales y domésticos, principalmente las sales, el hierro y los detergentes, producen muchas muertes en los seres acuáticos. El amoniaco y el cloro se pueden impregnar en los tejidos de los animales acuáticos que toman sabor y olor desagradables y no sirven como alimento; a este tipo de contaminación se le llama contaminación fisiológica. Si aumenta la concentración de estas sustancias y el hombre se alimenta con estos animales se puede intoxicar, al igual que si ingiere animales acuáticos impregnados con plomo, cianuro, mercurio o arsénico.

Los hidrocarburos se acumulan también en los tejidos de los animales y pueden ser cancerígenos, es decir, favorecer la aparición de cáncer, los nitratos pueden alterar el metabolismo de la hemoglobina y los fluoruros manchar la dentadura (fluorosis).

La contaminación biológica está producida por bacterias, virus, parásitos, toxinas de los microorganismos y puede provenir de granjas, establos, curtidurías o del drenaje de las casas, favoreciendo la transmisión de enfermedades como el cólera, la tifoidea, amibiasis, hepatitis, gastroenteritis, etcétera.

Potabilización del agua

Para que el agua pueda utilizarse como bebida o para lavar y preparar alimentos existen varios métodos:

— Sedimentación, que es muy primitivo y consiste en dejar el agua en un recipiente para que bajen las partículas al fondo, algunos microorganismos mueren por inanición o son devorados por otros, aunque es preferible filtrarla y hervirla posteriormente.
— Filtración, que consiste en hacer pasar el agua a través de filtros de arena, de piedras porosas o filtros más especializados que impiden el paso de las bacterias y las partículas que lleva en suspensión.
— Ebullición, que consiste en hervir el agua durante 20'. Es conveniente airearla posteriormente haciéndola pasar de un recipiente a otro varias veces.
— Exposición del agua a los rayos ultravioleta.
— Adición de ozono, cloro, yodo o sales de plata.

Contaminación del aire

Es consecuencia del crecimiento de la producción y del consumo excesivo de energía, del crecimiento de la industria metalúrgica, del aumento de la circulación vial, aérea y acuática, del aumento de la basura y los desechos y del aumento de las actividades domésticas, debido a que al aumentar la población se usan más estufas, calefactores, aerosoles, desodorantes, etcétera. Algo muy importante en México es el fecalismo al aire libre que consiste en que muchas personas defecan al aire libre y la materia fecal se hace polvo y se dispersa con el tiempo contaminando a la atmósfera.

En 1952 se formó en Inglaterra una mezcla de humo de carbón y niebla a la que se llamó "smog" (del inglés *smoke*: humo y *fog*: niebla), esto se debió a que hubo cambios en la temperatura de la atmósfera y se formó una capa de aire que impidió que el aire frío subiera para mezclarse con las capas superiores, causando muchas muertes. El smog también se puede producir sin neblina, esto se observa en lugares donde hay muchos automóviles y se elimina gran cantidad de bióxido de nitrógeno.

Otros contaminantes atmosféricos son: el bióxido de carbono que eliminan los seres vivos durante la respiración, el monóxido de carbono de los motores, los hidrocarburos de las plantas industriales y motores, los compuestos orgánicos de las industrias químicas y de la incineración de basuras, el anhídrido sulfuroso y los derivados nitrados de las combustiones, los nucleidos de las explosiones nucleares y las centrales atómicas, los metales pesados y compuestos orgánicos de los incendios, los pesticidas agrícolas que también contaminan el agua y el suelo, y los motores de los vehículos que emiten monóxido de carbono, hidrocarburos, óxido de nitrógeno, formaldehido y óxido de azufre.

Ha producido aumento de la frecuencia de cáncer pulmonar tanto por el tabaco como por la presencia de hidrocarburos carcinogénicos (como el 3-4 benzopireno y el metilcolantreno), han aumentado las enfermedades respiratorias como la bronquitis, el enfisema pulmonar y el asma, el nitrato de perocilo y el dióxido de azufre irritan las mucosas de los ojos y la piel, además de que causan daños a la vegetación, el monóxido de carbono altera el funcionamiento de los glóbulos rojos de la sangre, dificultando la captación del oxígeno, esto hace que los pulmones y el corazón tengan que trabajar más, la persona puede tener dolor de cabeza y en cantidades mayores debilidad, mareo y confusión. En los medios urbanos la contaminación por microorganismos patógenos aumenta, los desperdicios y la putrefacción atraen a los insectos y roedores, además de que despiden malos olores; los olores irritantes o desagradables producen tensión emocional.

El aumento de algunas partículas hace que se acumulen en los pulmones produciendo neumoconiosis, que puede ser de diferentes tipos: silicosis (polvo de sílice), asbestosis (asbesto), antracosis (carbón), bisinosis (algodón), etcétera.

El benzopireno, los hidrocarburos policíclicos y los derivados del nitrógeno pueden ser mutágenos, es decir, pueden producir mutaciones en los cromosomas.

El DDT (dicloro-difenil-tricloroetano) fue muy útil para erradicar el paludismo, porque se utilizó para matar a los moscos Anopheles y también se utilizó como insecticida, pero se acumula en los tejidos de los animales y las personas, se lo relaciona con el adelgazamiento de los cascarones de los huevos de las aves y tiene otras desventajas que son la de persistir en el ambiente durante meses o años y destruir insectos que no son perjudiciales llegando a favorecer el desarrollo de otros que son dañinos.

Los bifenilos policlorados (PCB) que provienen de la industria (tinta de imprenta, hule, pisos vinílicos, selladores de carrocerías de automóviles, pinturas, barnices, etcétera.) son similares en su efecto al DDT.

El sulfuro de hidrógeno se origina en los desagües y drenajes en donde se llevan a cabo fermentaciones anaeróbicas que transforman el azufre de la materia orgánica, provoca náuseas y debilidad.

El plomo es uno de los contaminantes más peligrosos y es emitido por los automóviles porque a la gasolina se le agrega tetraetilo de plomo, su intoxicación provoca alteraciones mentales.

El ozono es un constituyente normal de la atmósfera, pero ha aumentado porque se forma en las reacciones en donde intervienen los hidrocarburos (motores de combustión interna), altera el funcionamiento del sistema respiratorio, irrita las mucosas, produce fatiga y falta de coordinación de los movimientos.

La contaminación no sólo se debe a agentes biológicos o químicos, sino también físicos, el ruido, que es un sonido desagradable ha venido aumentando con el progreso, el sonido se mide en unidades llamadas decibeles (dB), el sonido más débil que podemos percibir mide 10 decibeles, la música suave produce 40 dB, una plática normal 50 dB, en voz alta 60 dB, un despertador 80, el tránsito de una ciudad alrededor de 90, una motocicleta o un taladro 110, un avión jet produce entre 115 y 140, un disparo de arma de fuego 130 y un conjunto de rock alrededor de 140. El ruido excesivo produce hipoacusia (disminución de la agudeza auditiva) que puede progresar hasta la sordera total. A partir de los 90 dB aparece fatiga auditiva, es decir, disminuye la percepción auditiva de un ruido bajo los efectos de un ruido distinto, aumenta la frecuencia cardíaca, la presión arterial, y se produce un efecto negativo en el rendimiento del trabajo, las personas cometen más errores, sufren más accidentes, se vuelven irritables y violentas. 120 decibeles producen dolor en el oído. En el trabajo hay que diferenciar el trauma sonoro que es una lesión producida por un ruido intenso y de un solo impacto como cuando hay una explosión y se considera accidente de trabajo, del trauma acústico que es debida a exposiciones de más de 85 dB en forma constante y prolongada y se considera enfermedad de trabajo.

Contaminación del suelo

Los suelos se pueden contaminar por bacterias y parásitos animales que pueden producir parasitosis, micosis (enfermedades producidas por hongos), tétanos, etcétera, por los desperdicios de las industrias, comercios, casas o construcciones, que pueden ser sólidos como las basuras o líquidos como el petróleo, las aguas negras y por pesticidas.

En la ciudad de México se calcula que un sujeto tira 1 kg de basura por día, que contiene sustancias orgánicas e inorgánicas que provienen de los desperdicios de comida, desperdicios caseros y comerciales, polvo, cenizas y restos de hojas de la calle, de la combustión del carbón y otros combustibles, animales muertos, guano de los establos y caballerizas, basuras industriales, papel, trapo, cartón, metal, vidrio, etcétera.

Los daños que producen se deben a que constituyen un criadero de plagas animales roedores e insectos que pueden transmitir enfermedades al hombre, por ejemplo, las moscas que transmiten la polio y algunas parasitosis, los mosquitos transmisores del paludismo y de la fiebre amarilla y las ratas; los cerdos se pueden infectar al comer basura infectada y parasitada y luego contaminan al hombre; durante el proceso de putrefacción las bacterias aerobias y anaerobias desprenden metano, bióxido de carbono, óxido de nitrógeno, hidrocarburos, amoníaco, polvos, olores y partículas que levanta el viento, además de que causan mal olor.

Etapas del manejo de la basura

1. Almacenamiento
2. Recolección y confinamiento
3. Tratamiento o eliminación.

Almacenamiento

Un bote de basura debe tener tapa hermética, ser impermeable, de fácil lavado, de fácil manipulación por una persona, resistente a la oxidación y de tamaño adecuado para su manipulación. En los edificios existen depósitos especiales que llevan la basura por medio de conductos especiales al sitio donde se incineran. En las zonas rurales donde no hay recolección las personas deben enterrar su basura haciendo una pequeña excavación que después deben cubrir con tierra o incinerar lo que sea combustible y después enterrar las cenizas.

Recolección o confinamiento

Se debe recolectar en camiones especiales, que se deben parar en la orilla de las aceras para evitar accidentes. Las rutas para recolectar se deben planificar tomando en cuenta las necesidades de la población, por ejemplo, en las zonas donde se recolecta mucha basura se debe hacer el recorrido dos veces al día. Los camiones que se utilizan para recolectar deben cerrarse herméticamente, estar a prueba de filtraciones y ser de fácil lavado.

Tratamiento y eliminación

a) Basurero a cielo abierto, que consiste en depositar la basura en un tiradero de basura. En el D. F. hay basureros en Santa Cruz Meyehualco y en Santa Fe donde los camiones esparcen la basura, la compactan y la cubren con capas delgadas de tierra.
b) Vaciamiento en el mar, que tiene la desventaja de que contamina y parte de la basura regresa a las playas.
c) Relleno sanitario de terrenos, que consiste en enterrar la basura en excavaciones del terreno y cubrirlas con una capa de tierra, permitiendo rellenar barrancas y la recuperación del terreno.

d) Enterramiento, que consiste en hacer trincheras donde se deposita la basura y se va cubriendo con capas de tierra, si se selecciona previamente la basura y únicamente se entierra la de origen orgánico con el tiempo es posible cavar otra trinchera en el mismo sitio o incluso reforestar el área.

e) Incineración, que también requiere seleccionar previamente la basura.

f) Industrialización, por ejemplo, las grasas se utilizan para fabricar jabones, velas o perfumes, la basura orgánica sirve como abono y si se esteriliza se puede utilizar como alimento para cerdos. La basura inorgánica se puede usar en bloques para cimiento, el vidrio y el papel se vuelven a utilizar, etcétera.

Desechos líquidos

Son las aguas negras, que se recolectan por sistemas de alcantarillado de las casas, las industrias y los comercios, las infiltraciones y las lluvias.

Las aguas negras se pueden tratar para utilizarse posteriormente; para esto hay tratamientos primarios o preparatorios que consisten en hacer pasar el agua a través de rejillas para que los objetos sólidos y voluminosos se separen y tratamientos secundarios o fundamentales en los cuales el agua pasa a estanques de sedimentación para que el lodo se vaya al fondo, después las aguas negras se mezclan con agua rica en bacterias que transforman la materia orgánica, posteriormente se hace pasar por filtros de arena y se le agrega cloro.

En las zonas donde no hay sistema de drenaje las excretas se pueden eliminar en letrinas o fosas sépticas. La letrina es más sencilla y consiste en un agujero profundo sobre el cual se coloca un asiento y una caseta, se construye lejos de la vivienda (a 5 metros por lo menos) y de la toma de agua (por lo menos a 15 m de cualquier abastecimiento de agua)

y si el terreno está inclinado, debe estar más baja que la casa.

Reglas para el uso de la letrina:

1. Nunca se debe vaciar desinfectantes en ella, porque la materia orgánica se descompone sola y si agregamos desinfectantes podemos evitar la descomposición de la materia orgánica y producir gases.
2. No vaciar basura.
3. No vaciar agua de lavado porque contiene detergentes que también alteran la descomposición de la materia orgánica.
4. El papel sanitario se debe colocar en el interior de la misma porque si se deposita afuera puede quedar en contacto con insectos transmisores de enfermedades, el papel sanitario está hecho para desbaratarse por lo que no obstruye el drenaje.
5. Mantener cerrada la tapa de la letrina.
6. En caso de que haya mosquitos se debe vaciar un vaso de tractolina o petróleo para que se forme una capa sobre las excretas.
7. La letrina sanitaria es temporal, por lo que cuando el nivel de excretas llegue a unos 50 cm antes de la superficie, se debe tapar y abrir otra.

La fosa séptica es diferente de la letrina, dura muchos años y contiene tanques de sedimentación y filtros especiales que favorecen que los líquidos salgan al subsuelo, la materia orgánica se degrada y los gases pasan por un tubo de ventilación. Necesita agua para que drene y periódicamente se extraen los sólidos.

El pozo negro es parecido a la letrina, pero no tiene pared de ladrillo en su interior, puede o no contar con caseta y se corre el peligro de que se derrumbe.

Cuando las personas no cuentan con lo anterior, pueden acudir al "hoyo de gato", que consiste en hacer un agujero, desalojar las excretas y cubrirlo con tierra.

Contaminación de los alimentos

Los alimentos se pueden contaminar biológicamente a partir de individuos enfermos o de portadores durante su elaboración, por medio de insectos o roedores durante su almacenamiento, durante su transporte por una manipulación inadecuada, durante su distribución al público o en la casa del consumidor (véase nutrición). El polvo puede contener microorganismos, principalmente en los lugares donde existe el fecalismo al aire libre (las personas defecan al aire libre) o las moscas pueden transportar a los agentes biológicos y depositarlos en los alimentos. Los peces, crustáceos o moluscos pueden ser portadores de microorganismos debido a que las aguas cada vez están más contaminadas, por lo que también pueden tener substancias químicas perjudiciales. Los cereales, las frutas y verduras en muchas ocasiones están en contacto con agua contaminada por agentes biológicos y por otra parte, pueden contener pesticidas.

La contaminación química puede ser por plomo, arsénico, mercurio, cadmio, cobalto, estaño, selenio, manganeso, carbamatos, insecticidas o pesticidas, antibióticos, hormonas, etcétera. Pueden contener aditivos (substancias no nutritivas que se añaden intencionalmente a los alimentos para mejorar su apariencia, su sabor, la consistencia o las propiedades de conservación. Los aditivos pueden ser colorantes, odorantes (para darles olor agradable), preservantes (para que no se descompongan), etcétera y pueden causar daño en el hígado, el corazón, los riñones y el bazo en los animales de experimentación. El ahumado puede dar origen al 3-4 benzopireno que es cancerígeno, al igual que los nitratos que se utilizan para conservar los alimentos.

Para garantizar una buena calidad de los alimentos es necesario:

Examinar los alimentos, incluyendo su calidad química y biológica (parásitos, bacterias) en los sitios donde se producen, conservan, envían y consumen. En el caso de los animales, se deben revisar antes y después de la matanza.

Los locales deben estar aseados, dotados de agua potable en cantidad suficiente; en caso necesario contar con refrigeración adecuada, servicios sanitarios y con buen control de basuras, roedores e insectos.

Los alimentos en mal estado o contaminados se deben eliminar.

Las personas que manipulan alimentos deben someterse periódicamente a exámenes médicos, en los que se incluya radiografía de tórax, examen de materia fecal, de exudado faríngeo, de sangre, con el objeto de detectar si tienen alguna enfermedad que puedan transmitir a los consumidores aunque aparentemente se encuentren en buen estado de salud (portadores sanos).

Véase características higiénicas de la alimentación.

De esta manera se pueden evitar enfermedades como la difteria, disenterías, salmonelosis, tuberculosis, paratifoidea e infecciones alimentarias.

Soluciones a la contaminación ambiental

En junio de 1972 se llevó a cabo la Conferencia Mundial de las Naciones Unidas sobre el Medio Ambiente para tratar de conservar el medio ambiente y luchar contra la contaminación. Entre sus acuerdos están la creación de un Consejo de Administración de los programas del medio ambiente, de un Secretariado que Coordine los organismos de las Naciones Unidas y de un fondo de contribución voluntaria para financiar los programas. Se adoptaron recomendaciones como: convocar a una segunda conferencia sobre la protección del medio ambiente, condenar las pruebas nucleares, principalmente las que se llevan a cabo en la atmósfera, detener la pesca de la ballena, crear una red mundial de vigilancia de la contaminación, disminuir la producción de materiales sintéticos y aumentar la elaboración de sustancias degradables.

Cada país se preocupa por prevenir y combatir la contaminación ambiental; en México la Comisión Jurídica para Prevenir y Controlar la Contaminación Ambiental, que depende de la Procuraduría General de la República elaboró la Ley Federal para prevenir y controlar la Contaminación Ambiental. En sus diversos artículos especifica que el Ejecutivo Federal debe fomentar y propiciar programas de estudio e investigación para desarrollar nuevos métodos, sistemas, equipos, aditamentos, dispositivos, etcétera, que permitan prevenir, controlar y abatir la contaminación, desarrollar programas educativos sobre el problema de la contaminación ambiental, señalar las normas y procedimientos técnicos a los que se deben sujetar las emanaciones, descargas, depósitos y transportes, regular el transporte, la composición, el almacenamiento y el uso de combustibles, solventes, aditivos que puedan causar o causen contaminación del ambiente y el establecimiento de las infracciones a esta ley.

En diciembre de 1982 se derogó la ley anterior y se promulgó la Ley Federal de Protección del Ambiente, donde no sólo se enfoca al aspecto de la salud humana, sino que se incluyen artículos para proteger la fauna, la flora, el suelo y los ecosistemas marinos. La Subsecretaría de Mejoramiento del Ambiente, que estaba ubicada en la Secretaría de Salud pasó a depender de la Secretaría de Desarrollo Urbano y Ecología (SEDUE).

El 28 de enero de 1988 se publicó en el Diario Oficial de la Federación la Ley General del Equilibrio Ecológico y la Protección al Ambiente, que se refiere a las disposiciones de la Constitución Política de los Estados Unidos Mexicanos referentes a la protección del ambiente en el Territorio Nacional y las zonas sobre las que la nación ejerce su soberanía y jurisdicción. Consta de seis títulos:

I. Disposiciones generales
II. Áreas naturales protegidas
III. Aprovechamiento racional de los elementos naturales
IV. Protección al ambiente
V. Participación social
VI. Medidas de control y de seguridad
Además tiene reglamentos:
1. De la Ley General de equilibro ecológico y la protección al ambiente en materia de impacto ambiental (modificación del ambiente ocasionada por la acción del hombre o de la naturaleza).
2. Para la prevención y control de la contaminación generada por los vehículos automotores que circulan por el DF y los municipios de su zona conurbada.
3. En materia de residuos peligrosos.
4. En materia de prevención y control de la contaminación de la atmósfera.
5. En materia de prevención y control de la contaminación del agua.
6. Para la contaminación originada por la emisión de ruido.
7. Para prevenir y controlar la contaminación del mar por vertimiento de desechos y otras materias.

Existe una Comisión Nacional de Ecología integrada por los representantes de las Secretarías de Salud, Desarrollo Urbano y Ecología y de Programación y Presupuesto.

Como en la zona conurbada de la ciudad de México se concentra cerca del 40% de la planta productiva del país y el aire no circula con libertad, dentro de la Comisión Nacional de Ecología se formó la Subcomisión de Contaminación Atmosférica en la Zona Metropolitana. Existe una red automática de monitoreo de la calidad del aire del área metropolitana, que está dividida en cinco zonas: noreste, noroeste, centro, sureste y suroeste que registra periódicamente la concentración de sus principales contaminantes como el bióxido de azufre, monóxido de carbono, óxidos de nitrógeno y ozono (índice IMECA).

En 1987 la Comisión Nacional de Ecología consideró que para disminuir la contaminación del aire se debe:
— Aplicar tecnología más avanzada en los vehículos nuevos.

— Revisar los motores de los vehículos en circulación
— Proporcionar apoyos fiscales a talleres autorizados para la adquisición de equipo que permita verificar y rectificar los motores de vehículos en mal estado.
— Restringir el uso de vehículos particulares un día a la semana durante los meses de mayor inversión térmica (de noviembre a febrero).
— Utilizar combustibles de más calidad.
— Ampliar el transporte colectivo no contaminante.
— Controlar el polvo de camiones materialistas.
— Asignar horarios especiales para el reparto de mercancía.
— Reubicar a los trabajadores para disminuir la distancia que deben recorrer.
— Exigir a las industrias que utilicen equipos anticontaminantes.
— Reubicar a las industrias fuera de las ciudades.
— Disminuir el ruido.
— Estimular a las personas para que fabriquen y adquieran equipos anticontaminantes.

Para disminuir la contaminación del suelo y del agua:
— Separar la basura orgánica de la inorgánica; crear centros que reciban depósitos vacíos de vidrio y plástico con el objeto de industrializarla y la que no sirva para esto, utilizarla como relleno sanitario, es decir, para rellenar terrenos.
— Sanear los ríos, lagunas y bahías muy contaminadas.
— Aumentar las plantas de tratamiento de las aguas negras.
— Aumentar las áreas verdes.
— Proteger los mantos acuíferos.
— Evitar descargas altamente contaminadas a drenaje, cuencas y mantos acuíferos.

Para conservar y restaurar los recursos naturales:
— Realizar campañas contra incendios forestales.
— Proteger los bosques y reforestarlos.
— Proteger especies y santuarios, como por ejemplo la tortuga marina, el flamingo rosa en Yucatán, el águila real, la mariposa monarca, los tucanes, jaguares, el ganso, la grulla gris y el borrego cimarrón.
— Sancionar el tráfico ilegal de especies.

Para controlar sustancias químicas peligrosas:
— Legislar y controlar el uso de plaguicidas.
— Controlar la presencia de plaguicidas en los alimentos.
— Controlar los desechos y las sustancias peligrosas.

Respecto a la educación para la salud ambiental:
— Propiciar la participación de los habitantes en acciones ecológicas.
— Informar y capacitar recursos humanos para la salud ambiental.
— Impedir el uso de aerosoles que lesionan la capa de ozono que favorece el filtrado de los rayos ultravioleta de los rayos solares.

Higiene de la vivienda

Se llama vivienda a la estructura que el hombre utiliza para cubrirse y protegerse de las inclemencias del tiempo, con sus dependencias que son los servicios e instalaciones necesarias o convenientes para la salud física, mental y social del individuo, la familia y la sociedad. También se consideran viviendas los hoteles, sanatorios y edificios siempre y cuando vivan seres humanos en forma temporal o permanente.

La vivienda es importante para mantener la salud y evitar enfermedades, si no es higiénica hay un aumento de la morbilidad y la mortalidad, aumenta la frecuencia de accidentes, relaciones humanas inadecuadas, incomodidad, malestar, e insatisfacción.

El censo de 1990 reportó que el 79.4% de las viviendas tenía agua entubada, el 63.6% tenía conexión con el drenaje público y el 87.5% disponía de energía eléctrica. Los materiales predominantes en la construcción de las mismas fueron el ladrillo (69.5%) y el adobe (14.6%). El promedio de personas por vivienda fue de cinco.

Principios fundamentales de la vivienda:

1. Fisiológicos
   Al planear la construcción se debe orien-

tar la casa de manera que quede protegida de los vientos, que no haya minas de arena abajo del terreno y reciba la mayor cantidad de sol y luz, las piezas más soleadas se deben usar como recámaras, el material de construcción no debe ser inflamable, debe aislar del frío y del calor y proteger contra la humedad, tradicionalmente esto se logra con piedra o ladrillo, reforzados con cemento y varilla. Los tabiques de paredes dobles sirven de aislantes. Los cimientos deben ser sólidos y las paredes lo suficientemente gruesas. Los pisos deben tener piezas de fácil unión y limpieza, las puertas y ventanas deben ser amplias para que haya buena ventilación y buena iluminación. El techo puede ser de cemento, ladrillo, teja o lámina de asbesto y debe existir agua potable y un buen sistema de eliminación de excretas.

Para que haya una buena ventilación el aire debe renovarse con una frecuencia de dos a tres veces por hora, para esto las puertas y ventanas deben estar en paredes opuestas pero no una enfrente de la otra.

La atmósfera de la vivienda debe tener pureza química, esto se puede lograr utilizando en forma adecuada el drenaje y los calentadores; muchas personas calientan la vivienda con braseros que producen bióxido y monóxido de carbono que son tóxicos y producen sueño que lleva a la muerte.

La vivienda debe recibir luz solar y artificial adecuada, además de que debe proteger contra el ruido (utilizando tabiques de pared doble) y tener espacio suficiente.

2. Psicológicos

Debe permitir al individuo un aislamiento suficiente.

Debe existir la posibilidad de que se lleve una vida familiar normal.

Las instalaciones deben facilitar las labores domésticas y el aseo personal.

Y debe existir un ambiente estético, a este respecto los colores claros reflejan más luz y dan la impresión de que la casa es más amplia.

3. Para proteger contra la transmisión de enfermedades se necesita:
— Agua potable dentro de la vivienda.
— Instalaciones sanitarias.

— Proteger las instalaciones.
— Proteger las superficies interiores contra aguas residuales (humedad, etcétera).
— Evitar factores antihigiénicos cerca de la vivienda, como pueden ser los basureros.
— Instalaciones adecuadas para conservar los alimentos.
— Dormitorios suficientemente amplios. Se ha visto que el virus de la influenza alcanza una distancia de 1 metro, por lo que si las camas quedan separadas 1.15 ó 1.10 m se evitará que los virus que elimina la persona enferma lleguen a las otras camas.

4. Debe proteger contra accidentes:

Los accidentes en general ocuparon el tercer lugar como causa de mortalidad general en el país en 1993, y si se analiza por grupos de edad, ocuparon el sexto lugar como causa de muerte en niños menores de un año; el primer lugar en niños de uno a 14 años y en personas de 15 a 44 años; descendió al quinto lugar en personas de 45 a 64 años y al octavo, en personas mayores de 65 años. Aproximadamente el 50% de los accidentes no mortales ocurren en el hogar. En los menores de un año se deben a estrangulación accidental, sofocación mecánica, asfixia por alimentos o cuerpos extraños en el tracto respiratorio o por caídas de la cama o de la cuna. El grupo más afectado en el hogar es el de uno a cuatro años y después el de los ancianos. Parece ser que son más frecuentes en el sexo masculino.

Las quemaduras son muy frecuentes en los niños de 5 a 14 años y después en los preescolares (agua caliente, ácidos, fuego y electricidad), las intoxicaciones se deben a la ingestión de medicamentos (tranquilizantes, anticolinérgicos, aspirina, somníferos, antihistamínicos y jarabes para la tos), hidrocarburos (petróleo, gasolina, aguarrás, thinner), cáusticos (sosa, amoniaco, ácidos, cal viva), raticidas, insecticidas, detergentes y blanqueadores y los lugares en donde más ocurren estas intoxicaciones son la recámara y la cocina.

Martha Híjar Medina y colaboradores realizaron un estudio en hospitales de urgencias en 1992 con niños menores de 10 años: predominó el sexo masculino (62%), el grupo de uno y dos años (37%) y las lesiones más frecuentes fueron las contusiones, heridas de la cabeza y fracturas. Entre las principales causas se encontraron las caídas de un nivel a otro (principalmente desde escaleras y de la cama); las caídas del mismo nivel (resbalón o tropezón) y las quemaduras con líquidos hirvientes, siendo más frecuente el agua para preparar el baño.

A pesar de que se pueden presentar en cualquier nivel socioeconómico son más frecuentes en hijos de familias de nivel bajo, que trabajan, de familia numerosa y durante la ausencia de la madre.

Son más frecuentes en zonas suburbanas, en donde los niños generalmente tienen poca vigilancia. El horario más frecuente es de las 6 a las 12 horas y los lugares más frecuentes para las caídas son los patios y las recámaras, y para las quemaduras la cocina. Respecto a las intoxicaciones, que son más frecuentes en la recámara y en la cocina, muchas de las substancias que ingieren los niños no están almacenadas adecuadamente, tienen presentación llamativa, con aspecto y sabor de dulces y se encuentran en envases de refrescos, vasos o tazas.

Las 10 principales causas de riesgo son:

1. Escaleras inadecuadas
2. Instalaciones eléctricas deficientes
3. Sustancias tóxicas y medicamentos
4. Objetos sueltos en el suelo
5. Objetos con filo
6. Armas en la casa y posibilidad de manejarlas
7. Fuego al alcance de los niños
8. Pisos resbalosos
9. Depósitos de agua sin tapar
10. Juego de niños en la cocina

Las medidas preventivas generales para los accidentes en el hogar se pueden dirigir al huésped, al agente o al ambiente.

Huésped. Se debe dar educación sanitaria, buenas normas de nutrición ajustadas a las diferentes fases del desarrollo, atención al desarrollo de la personalidad y eliminar los estados patológicos.

Agente. Las sustancias tóxicas se deben almacenar adecuadamente. Las sustancias inflamables se deben manejar con cuidado y corregir los defectos de construcción; por ejemplo, si hay alguna duela desprendida hay que clavarla.

Ambiente. Elevar el nivel socioeconómico, mejorar las características de la vivienda y modificar favorablemente los hábitos y costumbres.

Respecto a la vivienda:

— Emplear materiales y métodos que eviten derrumbes.
— Controlar los factores que puedan provocar incendios y su propagación, por ejemplo, el uso de veladoras.
— Medios rápidos y eficaces que permitan la evacuación en casos de emergencia como escaleras y mangueras para controlar incendios.
— Protección contra quemaduras y descargas eléctricas colocando protectores en los contactos, cuidando que los mangos de las cacerolas queden hacia el fondo de la estufa, etcétera.
— Protección contra los escapes de gas, para esto los tanques y calentadores deben estar fuera de la casa.
— Vigilar que las orillas de los escalones se encuentren en buen estado, evitar los pisos resbalosos, secando el agua de los pisos, etcétera.

Medidas preventivas específicas

Dirigidas al huésped. Atención al desarrollo de la personalidad, la dieta debe ser adecuada, debe conocer cómo se pueden prevenir los accidentes.

Dirigidas al agente   Evitar el contacto y no dejar al alcance de los niños sustancias tóxicas o químicas y etiquetar toda substancia con su nombre correspondiente así como el peligro que puede causar.

Dirigidas al ambiente   Modificar favorablemente los hábitos.

Medidas higiénicas que puede seguir el individuo para fomentar su salud:

a)   Individuales   Llevar una dieta balanceada, encauzar la actividad de los niños, tener recreación adecuada e higiene mental.

b)   A nivel de la familia   Mejorar su estilo de vida, tratar de que las relaciones con los miembros de la familia sean armoniosas, modificar favorablemente los hábitos y costumbres de la familia y que reciba información sobre accidentes en el hogar.

c)   A nivel de la comunidad   Mejorar el estado de la vivienda y asistir a pláticas sobre prevención de accidentes.

Medidas para mantener la salud:

Son las mismas que para mejorar, aunque se puede agregar a nivel de la familia el desarrollo de la creatividad.

Medidas para evitar los accidentes:

Individuales   Eliminar los estados patológicos y su modo de vida.

A nivel de la familia   Los mayores se deben concientizar del problema y dar o recibir pláticas.

A nivel de la comunidad   Instalación de mayor número de centros de recreación y de guarderías, controlar el expendio de sustancias tóxicas en envases no apropiados y revisar periódicamente las instalaciones eléctricas.

Fauna nociva

Así como el hombre necesita de la fauna para su alimentación, vestido, convivencia o fuente de trabajo, ésta puede dañarlo, produciéndole enfermedades como en el caso de las zoonosis, los animales mordedores, los animales ponzoñosos, los animales venenosos y los vectores.

Zoonosis

Son aquellas enfermedades e infecciones que de una manera natural se transmiten entre los animales vertebrados y el hombre. Pueden ser de varios tipos: directas, ciclozoonosis, metazoonosis y saprozoonosis.

Las zoonosis directas se caracterizan porque se transmiten de un vertebrado infectado a otro susceptible a través del contacto directo, de un vehículo o un vector mecánico. Por ej.: la triquinosis (ingestión de carne de cerdo que contiene quistes y está cruda o poco cocida), la rabia (contacto con la saliva infectada a través de una herida), la brucelosis (ingestión de leche o productos lácteos crudos provenientes de animales infectados, o contacto con tejidos de éstos) y el ántrax (más frecuente en las personas que preparan pieles, pelo, hueso y sus derivados, lana, veterinarios y trabajadores que manipulan animales infectados).

Las ciclozoonosis se caracterizan porque los agentes infecciosos necesitan de más de un vertebrado como huésped, por ej. la teniasis (ingestión de carne de cerdo o de res parasitados y mal cocida), la triquinosis (ingestión de carne de cerdo parasitada y mal cocida) y la hidatidosis (ingestión de carne de res, cerdo, cabra y oveja parasitados).

Las metazoonosis se caracterizan porque los ciclos vitales de los agentes infecciosos necesitan tanto de vertebrados como de invertebrados, son transmitidas por vectores dentro de los cuales se multiplican, por ej. la fiebre amarilla (producida por un virus y transmitida por el mosco Aedes aegypti), el tifo epidémico (producido por una rickettsia y transmitido por el piojo), la tularemia (producida por Pasteurella tularensis y transmitida al arreglar o comer conejos), la leishmaniasis (producida por Leishmania brasiliensis y transmitida por el flebótomo), la encefalitis equina (producida por un virus y transmitida por la picadura de mosquitos infectantes), el paludismo o malaria (producido por un Plasmodium y transmitido por el mosco Anopheles), la esquistosomiasis (producida por Schistosoma y transmitida por un caracol de agua dulce) y el dengue (producido por el virus del dengue y transmitido por un mosquito, como A. Aegypti).

Las saprozoonosis se caracterizan porque el ciclo evolutivo del agente infeccioso necesita de un vertebrado y un reservorio o lugar de desarrollo como los alimentos, la materia fecal, el suelo, etc., por ej. el botulismo (Clostridium botulinum se desarrolla en alimentos mal conservados), la histoplasmosis (el hongo necesita desarrollarse en cuevas de murciélagos), etcétera.

Los animales mordedores más frecuentes son el perro que puede transmitir la rabia y la rata, que además de la rabia puede transmitir la peste y producir la fiebre por mordedura de rata.

Los animales ponzoñosos elaboran sustancias venenosas, como por ej. las serpientes.

Hay animales venenosos que al ingerirlos pueden producir intoxicación alimentaria, como ciertos mejillones, anguilas, peces escombroideos, etcétera.

Los vectores de gérmenes como la mosca y la cucaracha actúan como vectores mecánicos, es decir, transportan microorganismos o parásitos al posarse sobre materia fecal o productos contaminados.

Dentro de la Salud Pública existen artrópodos de gran importancia, como el mosco Anopheles que transmite el paludismo, el Aedes que transmite la fiebre amarilla y el dengue, las pulgas que transmiten la peste y el tifo murino y el piojo que transmite el tifo.

Medidas preventivas

Para evitar la rabia, los perros y gatos se deben vacunar, los perros sin dueño o aquellos que no estén vacunados y se encuentren fuera de sus casas, aunque tengan dueño deben capturarse. Si una persona ha sufrido una mordedura, inmediatamente debe lavarse la herida con agua y jabón, acudir con el médico y vigilar al perro o gato durante diez días, si en ese lapso muestran algún cambio de conducta, se deben sacrificar para examinarlos. Si el perro es callejero, debe inmunizarse. Si se captura al animal y se sospecha que tiene rabia debe sacrificarse inmediatamente para examinar su cerebro. Las personas que están en contacto con fauna salvaje en áreas donde exista la enfermedad, deben inmunizarse antes de exponerse.

En las enfermedades que se pueden adquirir al ingerir la carne infectada o parasitada, hay que cocerla bien.

Las personas que trabajan con animales o en lugares donde hay saprozoonosis, deben recibir información de las enfermedades que pueden adquirir y cómo prevenirlas, por ej. usar ropa protectora, tener instalaciones para lavarse y cambiarse de ropa después del trabajo, tener comedores separados de los lugares de trabajo, desechar la piel y la carne de los animales enfermos, que deben ser incinerados, así como evitar el transporte de animales infectados vivos o muertos de un estado a otro.

El control de los roedores es muy difícil, sin embargo, hay que almacenar y eliminar la basura de manera adecuada, se pueden atrapar por medio de trampas, envenenarlos, puede servir la presencia de algún enemigo natural, como los gatos y se debe fumigar solamente cuando se utiliza personal adiestrado y en condiciones especiales.

Para eliminar a los mosquitos transmisores de enfermedades se debe destruir las larvas y eliminar los criaderos, rellenando y drenando los charcos. Las ventanas se deben proteger con tela metálica, se debe usar mosquiteros y si es necesario repelentes para los mosquitos. Se utilizan también insecticidas de acción residual.

Higiene del transporte y de la vía pública

En la vía pública ocurren muchos accidentes, más frecuentes en los niños de 5 a 14 años y después entre los 15 y los 24 años. En 1993 se registraron en México 14 349 muertes producidas por vehículos de motor.

Entre 1980 y 1985 se registraron en las carreteras federales 322 217 accidentes, que produjeron 29 510 defunciones inmediatas y 162 090 lesionados. En un 80% se debieron al conductor.

En el D.F. el 33% de la mortalidad por causas violentas es debido a accidentes de tránsito. Las personas que tienen más riesgo son los peatones (84%); en cuanto a los pasajeros, corre más peligro la persona que viaja junto al conductor y están más protegidos los que viajan en la parte posterior. Los vehículos que producen más accidentes son los automóviles y les siguen las bicicletas, autobuses y motocicletas; los menos peligrosos son el tranvía y el ferrocarril.

El transporte sirve para trasladar personas, alimentos o cualquier producto. Desde el punto de vista higiénico puede aumentar la difusión de enfermedades como la gripe y la bronquitis, además de que produce ruido y en muchas ocasiones gases nocivos. Si la circulación no es adecuada las personas tienen que esperar durante mucho tiempo y si transportan alimentos o productos biológicos en muchas ocasiones se descomponen en el trayecto.

El riesgo de sufrir un accidente en la vía pública es mayor en las ciudades, debido a que en ellas hay mayor número de vehículos y de personas expuestas. Las principales causas de los accidentes son: alta velocidad, deslumbramiento y fatiga, aunque también se pueden deber a que los vehículos estén en malas condiciones o a que las carreteras se encuentran en mal estado.

Entre los factores predisponentes se encuentran:

— Ancianidad, infancia y debilidad mental.
— Personalidad inestable, agresiva o antisocial, incapacidad para soportar tensiones o para dominar los impulsos hostiles.
— Falta de entendimiento en sistemas de tránsito.
— Enajenación mental (por alcoholismo, ayuno prolongado o fármacos).
— Distracción momentánea.
— Impericia del conductor.
— Violación de las reglas y señales de tránsito.
  Por parte del peatón:
— Cruzar indebidamente las calles.
— Bajarse de vehículos en movimiento.
— Usar las calles como campos deportivos.

Se ha observado que los accidentes en la vía pública son más frecuentes los domingos, después los sábados y los tres días posteriores al día de pago, en el mes de diciembre, en periodos de vacaciones, de las 20 a las 24 horas y en calzadas y avenidas.

La región anatómica más afectada es el cráneo con su repercusión sobre el encéfalo, después las extremidades, principalmente la tibia, la fíbula (peroné), el fémur, el ulna (cúbito), el radio y la cara.

Otro problema que puede ocasionar el transporte es el aumento de la tensión emocional.

Dentro de las medidas preventivas generales tenemos:

Las personas deben tener una alimentación adecuada, educación higiénica, higiene mental y eliminar los estados patológicos.

En cuanto al ambiente debe haber buena iluminación en las vías públicas y arreglar las que se encuentren en mal estado, elevar el nivel cultural.

Los transportes deben estar en buen estado.

Medidas preventivas específicas:

Se debe revisar que el vehículo tenga buena visibilidad, que el sistema de frenos, de marcha y de señales, así como las llantas se encuentren en buen estado.

El peatón debe utilizar los puentes para peatones al cruzar las calzadas y avenidas, o las zonas destinadas a los peatones al cruzar las calles, respetar las señales de tránsito, evitar bajarse de los vehículos en movimiento, evitar jugar en las calles.

El conductor debe tener conocimientos básicos para conducir, usar el cinturón de seguridad, respetar los límites de velocidad (tampoco manejar con demasiada lentitud), respetar las señales de tránsito, hacer con anticipación las señales cuando se va a detener o a dar vuelta, ceder el paso a vehículos de urgencia como ambulancias, carros de bomberos y patrullas, tener cuidado al cruzar las vías de ferrocarril, recordar que los vehículos que circulen en calzadas y avenidas tienen la preferencia, manejar con cuidado y cortesía hacia otros conductores y peatones, evitar manejar si ha ingerido bebidas alcohólicas o sustancias tóxicas, si tiene sueño, fatiga física o alteración emocional, estar alerta y evitar distraerse, tener cuidado con los cruces, aprender a ceder el derecho a pasar, evitar conducir a poca distancia del automóvil que está adelante para disponer de tiempo suficiente en caso de que tenga que frenar rápidamente, evitar el uso de luces muy intensas en la noche que afecten la visibilidad de otros conductores y no prestar el vehículo a personas irresponsables.

Por parte de las autoridades, debe existir vigilancia estricta para hacer cumplir el reglamento de tránsito, se debe reglamentar en forma estricta la expedición de licencias para conducir, construir adecuadamente las carreteras y los vehículos, cerrar la vía pública mientras la reparan e impedir que circulen medios de transporte en malas condiciones (oficiales y particulares).

Higiene del trabajo

Tiene por objeto proteger y mejorar la salud de las personas que desempeñan un oficio o profesión prevenir el daño a la salud por las condiciones de su trabajo, protegerlos contra los riesgos a los que están expuestos y colocarlos en un empleo de acuerdo a sus aptitudes físicas y psicológicas.

La higiene industrial es el arte científico del reconocimiento, la evaluación y el control de aquellos factores ambientales en los lugares de trabajo que pueden causar riesgos, disminuir el bienestar o producir molestias a los trabajadores, o entre los habitantes de la comunidad.

La Ley Federal del Trabajo en su artículo 473 dice: "Riesgos de trabajo son los accidentes y enfermedades a que están expuestos los trabajadores en ejercicio o con motivo del trabajo". Con motivo de su trabajo significa que se presentan dentro del local de trabajo, pero no como consecuencia del mismo.

En su artículo 474 dice: "Accidente de trabajo es toda lesión orgánica o perturbación funcional inmediata o posterior o la muerte, producida repentinamente en ejercicio o con motivo del trabajo, cualesquiera que sean el lugar y el tiempo en que se presente. Quedan incluidos en la definición anterior los accidentes que se produzcan al trasladarse el trabajador de su domicilio al lugar del trabajo y de éste a aquél".

En su artículo 475 dice: "Enfermedad de trabajo es todo estado patológico derivado de la acción continuada de una causa que tenga su origen o motivo en el trabajo o en el medio en que el trabajador se vea obligado a prestar sus servicios."

En 1992, de los 9 554 942 trabajadores del IMSS bajo seguro de riesgos de trabajo, se registraron 613 971 riesgos de trabajo, de éstos 513 817 fueron accidentes de trabajo, 92 968 accidentes en el trayecto al trabajo y 7 186 casos de enfermedades de trabajo.

Los días de incapacidad temporal autorizados fueron 14 838 564 de los cuales 12 332 330 correspondieron a accidentes de trabajo, 2 461 331 a accidentes en el trayecto al trabajo y 54 903 a enfermedades de trabajo.

Las incapacidades permanentes fueron 22 844, de las cuales 14 554 correspondieron a accidentes de trabajo, 1 238 a accidentes en el trayecto al trabajo y 7 052 a enfermedades de trabajo.

Las defunciones fueron 1 706, de las cuales 1 304 correspondieron a accidentes de trabajo, 389 a accidentes en el trayecto al trabajo y 13 a enfermedades de trabajo.

Por cada 100 trabajadores bajo seguro de riesgo de trabajo se presentaron 6.4 casos; por cada 1 000 riesgos de trabajo, 37.2 incapacidades permanentes y por cada 10 000 trabajadores, 1.8 defunciones. Las lesiones más frecuentes son las heridas y les siguen las contusiones, los esguinces, las fracturas, las quemaduras y los cuerpos extraños.

Hay actividades que tienen un riesgo más específico que otras; por ejemplo, los veterinarios y ganaderos están más expuestos a tener infecciones como el ántrax, los mineros que están en lugares húmedos están más expuestos a la anquilostomiasis (las larvas de Ancylostoma duodenale penetran a través de la piel, generalmente de los pies, producen anemia severa y se dirigen al intestino, por lo que el individuo parasitado elimina los huevecillos a través de la materia fecal), los fundidores de metal, vidrieros, panaderos, fogoneros y todos aquellos que tienen que trabajar en un ambiente muy caliente pueden tener alteraciones en los músculos porque pierden mucho sodio con el sudor, en cambio los que trabajan en lugares muy fríos como las fábricas de hielo o los frigoríficos están más expuestos a tener enfermedades respiratorias y reumatismo, los que trabajan en lugares calientes y húmedos como las industrias textiles, lavanderías o tintorerías están más expuestos a accidentes debido a la mala visibilidad o al calor excesivo, los trabajadores submarinos al estar en lugares donde hay más presión pueden tener embolias gaseosas si ascienden rápidamente o no pasan a la cámara de descompresión, las personas que trabajan en lugares donde hay mucho ruido pueden tener alteraciones nerviosas, las que trabajan con radiaciones pueden sufrir esterilidad o cáncer y los que trabajan con gases y vapores tóxicos pueden sufrir asfixia o alguna intoxicación.

Los agentes causales de los riesgos del trabajo pueden ser químicos, biológicos y físicos.

Los agentes físicos pueden ser defectos en la temperatura, humedad o velocidad del aire, de la iluminación, presiones anormales, calor, ruido, vibraciones, radiaciones, etcétera,

Los agentes químicos pueden contaminar el aire, los equipos o las herramientas, pueden ser sólidos (sílice, plomo, etcétera) que se pueden encontrar en los polvos y los humos, líquidos (álcalis, ácidos, anilinas) que pueden encontrarse en las neblinas o en los rocíos y pueden ser gases y vapores tóxicos (óxido de plomo, óxido de zinc, solventes, CO_2, SO_2, etcétera).

Los agentes biológicos pueden producir infecciones como el carbunco o ántrax (lesiones en la piel que pueden generalizarse por todo el organismo al manipular ganado, inhalar esporas o ingerir carne contaminada) o infestaciones como la anquilostomiasis.

Entre las causas que pueden originar los accidentes de trabajo se pueden encontrar:

a) Dependientes del trabajador, como cuando hay fatiga, desconocimiento del peligro, distracción, desobediencia de las instrucciones, irritabilidad, falta de pericia, incapacidad intelectual, ebriedad o defectos físicos.

b) Dependientes del trabajo y del ambiente; por ejemplo, cuando la maquinaria o el equipo se encuentran en mal estado, faltan sistemas de protección o hay mala visibilidad.

c) Externas o sea que son consecuencias de circunstancias a las que está expuesto el trabajador; por ejemplo, cuando hay que revisar alguna maquinaria en movimiento.

Otro riesgo es la fatiga, que se puede deber al número excesivo de horas de trabajo, rapidez en el trabajo, monotonía, falta de periodos de descanso, posturas incómodas, ruidos excesivos o monótonos, calefacción excesiva, iluminación deficiente o defectuosa, inseguridad en el trabajo y falta de adaptación; se manifiesta por sensación de cansancio y por una disminución de la capacidad del trabajador.

Hay factores fuera del trabajo como pueden ser la falta de sueño, las malas condiciones de la vivienda, tensión emocional, problemas económicos o enfermedades, por lo que es importante proporcionar atención a la familia del trabajador.

La intensidad y la calidad del trabajo deben estar relacionados con la edad, el sexo, el estado de nutrición, el clima y el estado de salud del individuo.

Las condiciones deseables del medio de trabajo son las siguientes:

a) seguro (no peligroso)
b) saludable
c) cómodo
d) sin cargas excesivas
e) psicológicamente adecuado.

La satisfacción por el trabajo generalmente disminuye a medida que desciende el nivel ocupacional. Un factor muy importante es el aburrimiento que generalmente se observa en trabajos simples. Hay que considerar también que algunas personas prefieren la rutina y otras prefieren la variedad.

La estabilidad en el trabajo da seguridad. El trabajador debe sentirse a gusto con lo que está realizando, a algunas personas les puede gustar su trabajo porque es sencillo o relativamente libre de tensión, en cambio a otras les gusta porque les ofrece oportunidades de reconocimiento, mientras que para otros la satisfacción puede provenir de lo que están haciendo de acuerdo a su capacidad y entrenamiento.

Existe en México una legislación de trabajo (Ley Federal del Trabajo) y el 19 de diciembre de 1978 se publicó en el Diario Oficial la adición del Artículo 123 Constitucional, que dice: "Toda persona tiene derecho al trabajo digno y socialmente útil; al efecto, se promoverán la creación de empleos y la organización social para el trabajo conforme a la ley". Se especifica, entre otras cosas que:

— La jornada máxima debe ser de 8 horas durante el día y de 7 horas en los trabajos nocturnos.
— Los menores de 16 años no deben trabajar después de las diez de la noche.
— Los mayores de 14 y menores de 16, deben tener jornadas de 6 horas diarias.
— Por cada seis días de trabajo, se debe descansar un día, cuando menos.
— Las mujeres, durante el embarazo, no realizarán trabajos que exijan un esfuerzo considerable y signifiquen un peligro para su salud con relación a la gestación; gozarán forzosamente de un descanso de seis semanas anteriores a la fecha fijada aproximadamente para el parto y seis semanas posteriores al mismo, debiendo percibir su salario íntegro y conservar su empleo y los derechos que hubiere adquirido por la relación de trabajo. En el periodo de lactancia tendrán dos descansos extraordinarios, por día, de media hora cada uno, para alimentar a sus hijos.

— Las empresas están obligadas a proporcionar a sus trabajadores capacitación o adiestramiento para el trabajo.

— Las empresas deben indemnizar a los trabajadores cuando sufran accidentes de trabajo y enfermedades profesionales, sufridos con motivo o en ejercicio de la profesión o trabajo que ejecuten.

— Deben existir condiciones de seguridad e higiene en los locales de trabajo adecuados al tipo de actividad que en ellos se desarrolla; por ejemplo, respecto a techos, paredes, patios, rampas escaleras, vías, etcétera.

— Debe haber adecuada iluminación natural y artificial.

— La ventilación puede ser natural (ventanas y chimeneas) o artificial, cuando sea necesario (ventiladores, aspiradoras y aire acondicionado).

— La temperatura también debe ser adecuada.

— Debe haber protección contra la humedad y el ruido.

— Las condiciones para realizar el trabajo deben ser adecuadas.

— Deben existir salas de vestir para hombres y mujeres.

— Debe haber salas de descanso.

— Debe haber servicio médico.

— Debe haber protección contra incendios.

— Respecto al agua potable y servicios sanitarios, se calcula que cada trabajador necesita tener disponibles 100 litros de agua por jornada de trabajo, que debe haber un bebedero higiénico por cada 30 trabajadores, un lavabo con agua corrediza y albañal (drenaje) por cada 25 trabajadores y un excusado por cada 15 trabajadores.

— Los locales se deben asear frecuentemente.

— Deben existir comedores para evitar que los trabajadores consuman sus alimentos en el local de trabajo, sobre todo cuando hay polvos tóxicos que los puedan contaminar.

— Cuando el trabajador debe permanecer sentado durante varias horas, los asientos deben ser cómodos y anatómicos.

Dentro de las medidas individuales están:

— La educación a los trabajadores y sus familiares con respecto a hábitos higiénicos, prevención de enfermedades y de accidentes.

— Se debe practicar un examen médico al trabajador al ingresar y periódicamente.

— Deben existir facilidades para el aseo personal.

— Usar ropa protectora como guantes, delantales, cascos, anteojos y máscaras cuando sea necesario.

Higiene de los centros de reunión

La creación y la administración de estos sitios requiere de elementos que garanticen la comodidad y eviten la difusión de enfermedades o los accidentes.

Sitios de recreo y diversión

1. Las construcciones y los espacios deberán estar calculados de acuerdo con el número de usuarios y de las actividades que vayan a realizarse en ellos.

2. Todos los locales deberán tener salidas, pasillos o corredores que conduzcan a las puertas de salida o a las escaleras. El ancho mínimo de los pasillos debe ser de 1.20 m; los barandales deben tener una altura mínima de 0.90 m, y cada barrote de los barandales debe separarse de los otros 15 cm para evitar que un niño pueda salir entre ellos.

3. Las escaleras deben tener escalones con una profundidad mínima de 25 cm y una altura máxima de 18 cm y el acabado deber ser antideslizante.

4. Los accesos y salidas deberán permitir el desalojo del local en tres minutos como tiempo máximo. La anchura de los accesos o salidas que comuniquen con la vía pública deben ser múltiplos de 0.60 m y un mínimo de 1.20. (Se calcula que una persona pasa por una anchura de 0.60 m/seg.)

Deberán tener señales luminosas con puertas abatibles hacia el exterior y de preferencia de dos hojas.

5. Respecto al agua, los centros de reunión y las salas de espectáculos deben calcular seis litros pos asistente, los centros deportivos deben tener cuartos de baño con pisos impermeables y antideslizantes.

6. La iluminación debe tomar en cuenta la intensidad, el color, la colocación, el tipo de trabajo o actividad, el color del plano y la edad del individuo. La luz blanca produce somnolencia y si hay objetos en movimiento, se pierde el efecto del movimiento; por esta razón en las industrias no debe haber luz blanca que tiene vibraciones. El color de la luz debe estar de acuerdo con la actividad. La luz directa afecta a la vista y si estamos ante un plano blanco se refleja, por lo que si hay placas cromadas o superficies brillantes pueden lesionar la vista. Una persona que utiliza anteojos necesita mayor cantidad de luz. Los niveles de iluminación adecuados son los siguientes:

Hoteles:	Recepción y caja 300 Lux (unidad de iluminación) Habitaciones 150 Lux Guardarropa 150 Lux
Oficinas:	Máquinas de escribir 750 Lux Tableros de dibujo 750 Lux
Tiendas o almacenes:	Iluminación general 500 Lux Mostrador 500 Lux
Salones de clases:	500 Lux
Industria:	Almacenes 150 Lux Cuarto de calderas 150 Lux Cuartos de herramientas y calibración 750 Lux Restaurantes: 150 Lux

7. El ruido tiene los siguientes valores límite permisibles:

85 decibeles si se va a	8 horas
90 estar oyendo	4 horas
95	2 horas
100	1 hora
105	30 minutos
110	15 minutos
115	7.5 minutos

8. Ventilación. Las construcciones que no cumplan con las características de ventilación natural, deberán contar con ventilación artificial que tenga la capacidad suficiente para renovar por lo menos 10 veces el volumen de aire por hora.

9. Calderas y calentadores. No deben causar molestias, no contaminar, ni poner en peligro la vida de las personas.

10. Las instalaciones y locales deben estar limpios constantemente.

11. Respecto al uso de desinfectantes y fumigaciones periódicas, hay quienes están de acuerdo y quienes no.

12. No se permitirá la entrada de animales, a menos que participen en los espectáculos.

13. El personal debe contar con tarjeta sanitaria vigente.

Hay requisitos específicos:
Los edificios para educación deberán tener:

— Superficie del aula suficiente para que cada alumno disponga de dos metros cuadrados como mínimo.
— Superficie de esparcimiento de 2.25 a 3 m² por alumno.
— Altura mínima de 3 m.
— Un excusado y un mingitorio por cada 30 alumnos.
— Un bebedero por cada 100 alumnos.
— Un servicio médico.

Los centros de reunión como los restaurantes y salones de fiesta necesitan:

— Superficie mínima de 1 m² por persona y si hay pista de baile, 1 m² más por persona.
— Un excusado y un mingitorio por cada 60 personas.
— Un lavabo por cada cuatro excusados.

Salas de espectáculos

— Los asientos deberán tener una anchura mínima de 0.50 m.
— La distancia mínima entre dos respaldos debe ser de 0.85 m.
— La distancia entre el frente y el respaldo debe ser de 0.40 m.
— Los pasillos deberán tener un ancho mínimo de 1.20 m.

Albercas

— Deberán tener equipos de recirculación,
  filtración y purificación del agua.
— Boquillas de inyección para distribuir el
  agua tratada y de succión para el aparato que limpia el fondo
— Deberán tener rejillas de succión distribuidas en la parte honda de la alberca
— Se deberá colocar material antideslizante
  de 1.5 m de ancho alrededor de la alberca
— Deberán tener una escalera por cada 23
  m lineales de perímetro en los sitios donde hay más de 0.90 m de profundidad.

Salud colectiva

Entre los años veinte y treinta se formó una
Comisión Sanitaria de la Sociedad de las Naciones que llevó a cabo estudios epidemiológicos y se preocupó por dar servicios sanitarios
a países atrasados.

Después de la Segunda Guerra Mundial
surgió la Organización Mundial de la Salud
que estableció que la salud de todos los pueblos era fundamental para la consecución de
la paz y que la seguridad dependía de la cooperación de los individuos y los estados. Cada año va creciendo el número de estados
miembros y la política de la organización la
deciden todos los estados miembros que constituyen la Asamblea Mundial de la Salud y
se reunen anualmente. La OMS tiene seis oficinas regionales en:

Brazzaville, República del Congo para Africa
Washington D. C. para las Américas
Nueva Delhi, India para Asia Sudoriental
Copenhague, Dinamarca para Europa
Alejandría, República Arabe Unida para los
países orientales del Mediterráneo
Manila, Filipinas para la región del Pacífico
Occidental.

Todas las actividades se coordinan en
Ginebra.

La OMS presta ayuda a las naciones sub-
desarrolladas para combatir enfermedades
transmisibles como la viruela, el cólera, la peste, el paludismo y la tuberculosis, convoca a
conferencias, hace investigaciones y asesora
a los gobiernos en sus necesidades sanitarias,
favorece el establecimiento de normas para
elaborar medicamentos y vacunas. En casos
de emergencia internacional como cuando
hay algún brote epidémico, la OMS hace investigaciones y aplica las medidas para con-
trolarlo.

Con frecuencia colabora con otras organizaciones de las Naciones Unidas, como la Organización de los Alimentos y la Agricultura
(FAO) y la UNICEF (Fondo Internacional de
Emergencia para los niños).

Su objetivo es que todos los pueblos logren
el más alto nivel de salud posible.

Sus funciones son:

— Actuar como la autoridad directiva y coor-
  dinadora de la labor sanitaria internacional.
— Establecer y mantener una colaboración
  efectiva entre las Naciones Unidas, las
  agencias especializadas, las administracio-
  nes sanitarias gubernamentales, los grupos profesionales y todas cuantas organizaciones estén relacionadas con la salud.
— Ayudar a los gobiernos, a petición suya,
  para reforzar los servicios de salubridad de
  cada país.
— Proporcionar la asistencia técnica adecuada y, en las emergencias, la ayuda necesaria, a petición o con la aceptación del
  respectivo gobierno.
— Proporcionar, o ayudar a que se proporcionen, a petición de las Naciones Unidas,
  los servicios de salubridad y los medios necesarios a grupos especiales, tales como los
  pueblos de los territorios fideicometidos.
— Establecer y mantener los servicios administrativos y técnicos necesarios, incluyendo servicios de epidemiología y estadística.
— Estimular y desarrollar la labor tendiente

a erradicar las enfermedades epidémicas, endémicas y otras diversas.

— Fomentar, en cooperación con agencias especializadas, la prevención de lesiones por accidentes.

— Fomentar, en cooperación con agencias especializadas, la mejor nutrición, albergue, saneamiento, diversión, condiciones económicas y de trabajo y otros aspectos de la higiene.

— Fomentar la cooperación entre los grupos científicos y profesionales que contribuyen a mejorar la salud humana.

— Proponer convenciones, convenios y ordenanzas para hacer recomendaciones útiles en los asuntos de salud internacional y llevar a cabo las funciones asignadas por esta organización con este fin.

— Fomentar la salud de las madres y de los niños y la capacidad para adaptarse a un cambio de ambiente.

— Fomentar las actividades en el campo de la salud mental, especialmente las que atañen a las relaciones humanas.

— Fomentar y dirigir investigaciones acerca de la salud.

— Fomentar mejores normas de enseñanza y de entrenamiento en las profesiones médicas, de salubridad y otras relacionadas.

— Estudiar e informar, en cooperación con otras agencias especializadas cuando sea necesario las técnicas administrativas y sociales que atañen a la salud pública y a la atención médica desde el punto de vista de la prevención y curación de las enfermedades.

— Proporcionar información, asesoramiento y ayuda en todo cuanto atañe a la salud.

— Ayudar a desarrollar una opinión pública bien informada en lo que atañe a la salud.

— Establecer y revisar, siempre que sea necesario, las nomenclaturas internacionales de las enfermedades, las causas de mortalidad y las prácticas de salud pública.

— Unificar los procedimientos de diagnóstico, que sean necesarios.

— Desarrollar, establecer y fomentar las normas internacionales que atañen a los alimentos y a los productos biológicos, farmacológicos y similares.

— Tomar todas las medidas necesarias para servir al objetivo de esta organización.

Primeros auxilios

Son las medidas de urgencia que se llevan a cabo cuando una persona ha sufrido un accidente o una enfermedad repentina, hasta que pueda recibir atención médica adecuada.

Un accidente es un acontecimiento independiente de la voluntad humana, provocado por una fuerza exterior, que actúa rápidamente y que se manifiesta por daño corporal o mental.

Los objetivos de los primeros auxilios son:

1. Salvar la vida
2. Impedir lesiones posteriores, esto quiere decir que si no sabemos qué hacer, es preferible no intervenir para evitar complicaciones.

Reglas generales

Lo primero que debe hacer la persona que va a impartir los primeros auxilios es conservar la calma y promover la llamada del médico.

Debe alejar a las personas curiosas y mantener al paciente en una posición cómoda y adecuada. No se debe mover del sitio donde se encuentre a menos que corra peligro de sufrir otra lesión; por ejemplo, cuando hay un incendio.

La posición que debe guardar la persona que está en estado de shock (o choque) debe ser acostada sobre la espalda (decúbito dorsal), con la cabeza un poco más baja que el resto del cuerpo si tiene vómito o le está saliendo sangre por la boca y está inconsciente corre peligro de asfixiarse porque puede aspirar estos líquidos, en este caso la cabeza debe dirigirse hacia uno de los lados. Si la persona tiene dificultad para respirar se le puede colocar en posición semisentada o sentarla.

Hay que examinar a la víctima con mucho cuidado, aflojarle la ropa que le quede ajustada, tratando de moverla lo menos posible. En caso de que se tenga que quitar la ropa del sitio afectado es preferible descoserla o cortarla porque en ocasiones se agravan las lesiones al tratar de desvestirla; por ejemplo, cuando ha sufrido una fractura al hacer movimientos innecesarios los fragmentos del hueso afectado pueden romper nervios o vasos sanguíneos. Tampoco se debe desvestir mucho para evitar enfriamientos.

Es muy importante tranquilizar a la víctima y que ésta no observe su lesión, para no agregar un efecto emocional (trauma) al traumatismo físico.

Lo que no se debe hacer:

— Abandonar a un accidentado o a la persona que sufre una enfermedad repentina.
— Intentar lo que no se sabe hacer
— Dejar en la boca alimentos, dientes postizos, chicles, dulces, sangre a una perona que pierde el conocimiento (inconsciente). Tampoco se le debe dar a tomar algo (líquido o sólido)
— Mover sin necesidad al paciente
— Dejar de atender una hemorragia
— Tocar las heridas con las manos sucias (a menos que haya una hemorragia muy intensa) o aplicar sobre las quemaduras sustancias como la tinta, pasta de dientes, pomadas, etcétera.
— Tratar de acomodar los huesos cuando hay fractura o luxación
— Mover a una persona con fractura antes de inmovilizar el sitio afectado.

Existe una clasificación de prioridades de urgencia, es decir, hay situaciones que deben atenderse con más premura que otras. En términos generales es la siguiente:

1° Reanimación cardiopulmonar (RCP)
2° Hemorragias
3° *Shock*
4° Fracturas
5° Quemaduras, intoxicaciones, picaduras
6° Otras lesiones

Reanimación cardiopulmonar (RCP)
Una persona puede dejar de respirar por diversas causas:

1. Bloqueo de las vías respiratorias por líquido: esto sucede en la inmersión en agua (ahogados); por obstrucción de las vías respiratorias por huesos, trozos de alimentos, chicles, dulces, juguetes, etcétera; porque se cierra el paso del aire comprimiendo el cuello como en el caso de la estrangulación; porque la mucosa respiratoria se inflame al grado de dificultar el paso del aire como sucede al respirar gases tóxicos o cuando hay un espasmo de las vías respiratorias, producido también por sustancias tóxicas.
2. Concentración insuficiente de oxígeno en el aire: esto se puede observar en los alpinistas, personas que están en espacios cerrados y muy pequeños, en los casos de incendios, etcétera.
3. Deficiencia en el transporte de oxígeno por la sangre, por ejemplo, cuando hay gran cantidad de monóxido de carbono (de los automóviles, procesos industriales, etcétera).
4. Parálisis del centro respiratorio por un *shock* eléctrico, cantidades excesivas de alcohol, anestésicos o fármacos que depriman el centro respiratorio.
5. Compresión del cuerpo: como cuando la persona queda enterrada en arena, lodo o cualquier material que le impida llevar a cabo los movimientos respiratorios.

Si la persona está en algún lugar donde el oxígeno es insuficiente o están presentes gases y sustancias tóxicas, se debe sacar de ese sitio, si esto es imposible por el momento, la persona que va a practicar la respiración artificial debe cerciorarse de que en ese lugar puede respirar; esto se puede comprobar introduciendo una vela encendida, si se apaga la flama y no hay corriente de aire, quiere decir que primero hay que sacar a la víctima de ese sitio o que debe utilizarse un aparato especial (mascarilla conectada a un tanque de oxígeno) para evitar que haya una víctima más.

Cuando la persona tiene un paro cardiaco el corazón deja de funcionar súbitamente; en estos casos hay que actuar con mucha rapidez porque el tejido nervioso puede dañarse irreversiblemente si tarda más de algunos minutos sin recibir el oxígeno que le llega a través de la sangre. En estos casos se debe colocar a la víctima en posición horizontal, boca arriba y sobre una superficie dura (sobre una tabla o en el suelo) y entonces, se procede a la reanimación.

RCP son las iniciales de la reanimación cardiopulmonar, procedimiento que debe realizarse cuando la víctima tiene paro cardiaco y respiratorio. El ABC de la RCP permite recordar los pasos a seguir: A (airway), B (breathing) y C (circulation).

A Para saber si la víctima tiene permeable el tracto respiratorio se acerca la cara a la suya con el propósito de sentir y oír el paso del aire y, simultáneamente, observar si existen movimientos respiratorios. En una persona inconsciente la lengua tiende a irse hacia atrás, impidiendo el paso del aire, por lo que se debe extender la cabeza con mucho cuidado, apoyando la mano más fuerte sobre la frente y elevando la mandíbula con las puntas de los dedos índice y medio de la otra mano. Una vez que la lengua regresa a su posición normal, se abre la boca haciendo presión sobre el mentón para revisar si existe algún objeto (chicle, dulce, juguete, etcétera). Si es necesario, se extrae utilizando el dedo medio a manera de gancho y deslizándolo por el interior de la mejilla hacia el exterior. En muchas ocasiones con estas maniobras se restablece la respiración, pero si no es así, se procede al siguiente paso:

B Se aprieta la nariz y una vez que se ha limpiado la boca de alimentos, moco o cualquier sustancia que pueda obstruir el paso del aire (si tiene prótesis dental, se debe quitar) se hace una inspiración profunda y se colocan los labios sobre la boca abierta de la víctima, se sopla con fuerza hasta observar que se eleva el tórax, se deja de soplar y se escucha la salida del aire. Este procedimiento se realiza dos veces seguidas. Si no se observa que el tórax se eleve o se escucha un ruido de ronquido o "gorgoreo", hay que revisar la posición de la cabeza, porque estos datos indican que la maniobra no está permitiendo que el aire llegue a los pulmones.

Cuando la persona no desea dar la respiración boca a boca en forma directa, puede colocar una gasa o cualquier trozo de tela limpia entre su boca y la boca de la víctima.

C Inmediatamente después de dar las dos insuflaciones seguidas se toma el pulso de la arteria carotídea (carótida). Si no existe, la persona tiene además paro cardiaco, por lo que se debe dar masaje cardiaco externo: se localiza el proceso xifoideo y se calcula el grueso de dos dedos más arriba para marcar el sitio donde se debe ejercer la compresión. Ésta se realiza con la base de ambas manos, una sobre la otra, teniendo cuidado de no doblar los codos. Cada compresión debe comprimir el esternón de una a dos pulgadas. Se deja de hacer presión y se repite esta secuencia de movimientos cada segundo.

Si la persona que va a practicar la RCP está sola debe dar 2 insuflaciones y 15 compresiones, por lo que debe contar uno, dos y, tres y, etcétera. Cada cuatro ciclos (un ciclo consta de 2 insuflaciones y 15 compresiones) debe verificar si existe pulso.

Si hay dos personas que auxilien, una da una insuflación cada cinco segundos y la otra lleva la cuenta y da las compresiones. Como deben sincronizarse, al contar "uno y" se da la insuflación.

Cuando hay que dar RCP a un niño de uno a ocho años, se utiliza únicamente una mano y la presión sobre el esternón es menor (de 1 a 2.5 cm).

En el caso de bebés la respiración se da sobre la boca y la nariz y la compresión se realiza con dos dedos, comprimiendo de 0.5 a 1 cm. El pulso se toma en la arteria braquial.

Obstrucción del tracto respiratorio por cuerpos extraños.

Cuando se trata de un adulto y está consciente, se recomienda la maniobra de Heimlich. Ésta se lleva a cabo colocándose atrás de la persona, se rodea con los brazos la parte superior del abdomen y se hace presión hacia atrás y arriba, con el objeto de que el aire que se encuentra en los pulmones salga y aumente la presión en la tráquea y la laringe para que salga el objeto que está atorado.

Si el adulto está inconsciente, se acuesta en el suelo boca arriba, se extiende la cabeza y se revisa la boca. Se intenta extraer el objeto con el dedo medio haciendo el barrido hacia la boca, y se dan dos insuflaciones seguidas. A continuación el auxiliador se coloca a horcajadas sobre la víctima, de manera que sus regiones glúteas queden apoyadas en la pelvis, se colocan las manos como si se fuera a dar RCP pero debajo del proceso xifoideo y se hace un movimiento hacia el tórax durante cinco veces seguidas. Se vuelve a revisar la boca y así sucesivamente, hasta que se libere el objeto atorado.

Si se trata de un bebé consciente, se le coloca boca abajo sobre el antebrazo, con la cabeza más baja que el resto del cuerpo y se le dan de cuatro a cinco palmadas entre las escápulas (omóplatos). Si el objeto continúa atorado, se coloca boca arriba sobre el antebrazo (con la cabeza más baja) y se le dan las compresiones. Si el objeto continúa atorado, se repite: insuflaciones-palmadas-compresiones, cuantas veces sea necesario.

Hemorragias

Una persona puede perder medio litro de sangre sin que esto repercuta seriamente en su organismo (esta cantidad es la que se extrae regularmente a los donadores de sangre), si aumenta esta cantidad, la persona puede caer en estado de *shock*. El tipo de sangrado es diferente cuando se ha seccionado una arteria, una vena o vasos capilares. Cuando se corta una vena la sangre sale en forma constante, uniforme, en cambio si se lesiona una arteria, la sangre sale en forma de pequeños chorros, cada chorro corresponde a un latido del corazón. Si se corta un vaso capilar la sangre sale en menor cantidad y en forma constante y lenta formando capas.

Existen varias formas para detener una hemorragia. En muchas ocasiones se hace presión directa sobre la herida utilizando una gasa o compresa estériles o algún pañuelo o toalla limpios. En el caso de que se lesione alguna arteria poco importante, además de hacer la presión se puede vendar y usar la gravedad, por ejemplo si es una extremidad, se eleva para dificultar el paso de la sangre.

Se pueden comprimir los puntos de presión. Un punto de presión es el sitio donde la arteria principal que irriga (riega) la zona lesionada se encuentra cerca de la superficie de la piel y sobre una superficie ósea. La presión se hace con los dedos o con la mano y los puntos de presión o sitios donde se debe presionar están entre la herida y el corazón. Los principales puntos de presión son los siguientes:

1. Punto temporal: sirve para detener las hemorragias de la parte superior de la cabeza y se localiza adelante del orificio del conducto auditivo externo.

2. Punto facial: se encuentra en el borde inferior del ángulo del maxilar inferior y sirve para detener hemorragias de la cara.

3. Punto carotídeo: para detener las heridas de la cabeza y la parte superior del cuello, se presiona la arteria carótida que se

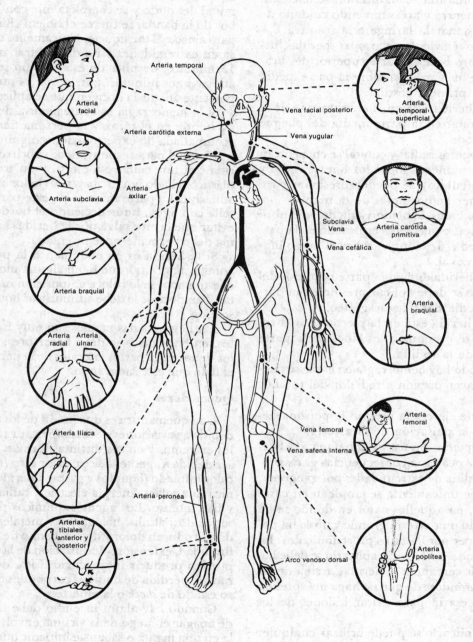

Arteria temporal
Arteria facial
Arteria carótida externa
Arteria subclavia
Arteria axilar
Arteria braquial
Arteria radial Arteria ulnar
Arteria ilíaca
Arteria peronéa
Arterias tibiales anterior y posterior

Vena facial posterior
Vena yugular
Arteria temporal superficial
Subclavia Vena
Arteria carótida primitiva
Vena cefálica
Arteria braquial
Vena femoral
Vena safena interna
Arteria femoral
Arteria poplítea
Arco venoso dorsal

Fig. 82

localiza a la altura del músculo esterno-cleidomastoideo, la presión se hace hacia adentro y atrás teniendo cuidado de no lesionar la laringe o la tráquea.

4. Punto clavicular para las heridas del hombro o de la parte superior del brazo, se hace presión sobre la parte media de la primera costilla.

5. Si la herida está en el antebrazo se debe presionar en la parte media del pliegue del codo.

6. Los puntos radial y cubital se encuentran en la muñeca, sobre los huesos radio y ulna (cúbito), se pueden presionar para detener hemorragias de la mano.

7. En los casos de hemorragia del miembro inferior se puede hacer presión en la parte media de la ingle, sobre el hueso ilíaco o coxal.

8. Si la herida está en la parte posterior del muslo se debe aplicar presión en la parte media del pliegue glúteo.

9. Si la herida está en la pierna o en la rodilla se presiona a los lados de la parte alta de la rodilla.

10. Cuando hay hemorragia en el pie se puede hacer presión alrededor del tobillo.

Antes de ejercer la presión la persona debe sentir la pulsación de la arteria.

Torniquetes   Su uso es sumamente delicado porque ocasiona consecuencias graves como la pérdida de extremidades por gangrena, por lo que únicamente se emplean en casos extremos, en aquellos casos en donde se ha seccionado una arteria grande y no se ha podido detener por los otros procedimientos. En caso de que sea necesario aplicarlo se debe hacer lo más cercano a la herida, arriba de ésta y asegurándose de que no haga más presión de la necesaria para evitar lesiones de los tejidos.

Para aplicarlo se puede utilizar cualquier tira ancha y plana de tela que no pueda cortar a los tejidos (corbata, cinturón, pañoleta, etcétera), se rodea la extremidad con ella y se hace la mitad de un nudo común y corriente, se coloca un objeto cilíndrico duro en la mitad del nudo y se completa éste con los cabos de la banda, se tuerce el objeto cilíndrico para ajustar el torniquete. Únicamente se aplica en extremidades y no debe durar más de 15 minutos, después de este tiempo se debe aflojar unos minutos, por lo que es muy importante anotar la hora en que se aplicó.

Si la hemorragia es consecuencia de alguna herida en el tórax y la persona tiene tos, acompañada de expectoración sanguinolenta y dificultad para respirar, debe cubrirse la herida con una compresa estéril y un trozo de plástico sellado por arriba y a los lados con tela adhesiva. La parte inferior de este parche se sella con agua, humedeciendo el borde para evitar que el aire salga por la herida. La víctima debe permanecer semisentada.

Si la herida es en abdomen o la persona vomita sangre porque tiene alguna úlcera en el estómago, se le coloca en posición horizontal. Tampoco se le debe administrar líquidos o sólidos.

Las hemorragias nasales son muy frecuentes, en estos casos se debe hacer presión con los dedos en la partes laterales de la nariz o en el lado que esté sangrando.

Quemaduras

Una quemadura es una lesión de los tejidos debida a variaciones de la temperatura a niveles extremos y en sus distintas formas. Puede ser debida a agentes físicos: calor seco (fuego), calor húmedo (líquidos y gases), energía lumínica (luz solar), energía eléctrica, radiaciones y frío intenso. Los agentes químicos pueden ser ácidos, álcalis, halógenos y metales pesados. Producen dolor y dependiendo de la profundidad, extensión y localización de la misma pueden producir incapacidad física, desfiguración, pérdida de líquidos corporales e incluso estado de *shock* o la muerte.

Cuando hay algún incendio debe tratarse de apagar el fuego de la víctima envolviéndola en una manta o sábana e impedir que corra para evitar que se aviven las llamas. Si no se tiene con qué envolverla, debe indicársele que se revuelque en el suelo.

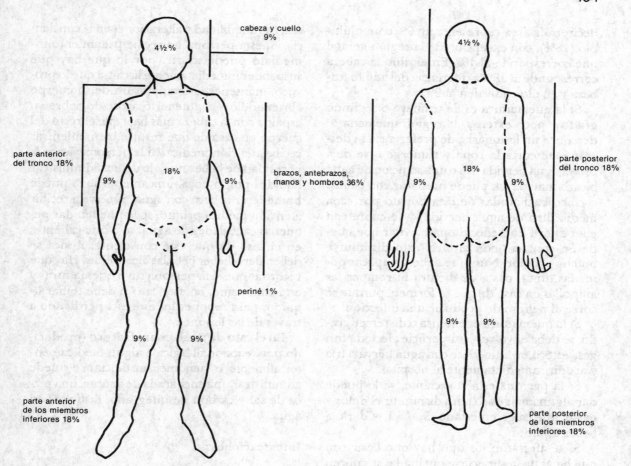

Fig. 83 "Regla de los nueves" para calcular la superficie quemada

Si la quemadura es por algún objeto caliente hay que retirarlo con mucho cuidado y si se produjo con calor húmedo o sustancias químicas hay que dejar correr agua para eliminar estas sustancias, si son muy abundantes, hay que quitarle los zapatos al paciente (el resto de la ropa se deja puesta para que también se lave) para evitar que allí se acumule la sustancia química. La excepción es cuando se trata de cal, en este caso se debe eliminar con un trapo seco.

Los primeros auxilios dependerán de la profundidad y la extensión de la quemadura.

De acuerdo a la profundidad las quemaduras pueden ser de tres grados:

En la quemadura de primer grado se afecta únicamente la epidermis, la zona afectada se enrojece; en la de segundo grado se afecta también la dermis, la zona afectada se puede observar de color rojo oscuro y/o moteada y se cubre de ampollas en cambio en la de tercer grado que es más profunda, la zona se puede observar de color negro y áspero (carbonización) o blanquecino y seco porque el tejido está muerto.

Para calcular la extensión de la superficie quemada existe una "regla de los nueves", es decir, cada área representa un 9% o un múltiplo (18%), con excepción de la región genital que corresponde al 1%. En el niño la cabeza corresponde al 18% a diferencia del adulto (cabeza y cuello equivalen al 9%).

Si la quemadura es de primero o segundo grado y poco extensa, la región quemada se descubre sin lesionarla, de preferencia se descose o se corta la ropa y sumerge o se deja correr agua hervida fría o una solución de agua bicarbonatada (se puede preparar con cuatro o cinco cucharadas de bicarbonato por cada medio litro de agua hervida) y se cubre con gasa estéril humedecida para evitar que quede en contacto con el aire, esto disminuye mucho el dolor. Nunca se deberán aplicar pomadas, tinta, pasta de dientes ni romper las ampollas en caso de que se formen, porque se corre el peligro de producir una infección.

Si la quemadura es extensa o de tercer grado, se debe envolver la superficie afectada con gasa estéril, se humedece con agua hervida fría y acudir inmediatamente al hospital.

Si la persona está consciente, se le puede dar algún analgésico para disminuir el dolor y evitar que caiga en estado de *shock*, y darle a beber líquidos.

Si se afectaran los ojos hay que lavar con mucha agua la superficie quemada, se cubren con gasas estériles y algodones húmedos y se acude al médico.

En el caso de quemaduras de dedos, deben vendarse por separado.

Shock o choque

Cuando una persona ha sufrido algún golpe muy intenso, hemorragia, quemaduras extensas, asfixia, ha sido picado por algún insecto o animal venenoso, ha estado bajo temperaturas extremas, etcétera, puede caer en estado de *shock* que se manifiesta por palidez en la piel, que además está fría y sudorosa, dilatación de las pupilas, respiración irregular y superficial, pulso débil y rápido, presión arterial muy baja, puede haber debilidad, mareo, náusea, intranquilidad y alteraciones en la conciencia. Si esta persona no recibe tratamiento inmediato puede morir, por lo que hay que suspender inmediatamente la causa que lo provocó, mantener la temperatura de su cuerpo abrigándolo y mantenerlo acostado sobre su espalda con la cabeza más baja que el resto del cuerpo en caso de que respire bien, mientras recibe atención médica. Si la persona siente la necesidad de beber no se le deben administrar líquidos por la boca, únicamente se le puede humedecer la boca con agua. Si no va a recibir atención médica pronto, se le pueden dar pequeñas cantidades de agua, té o café calientes en el caso de que esté consciente; nunca se deben dar a beber bebidas alcohólicas. Hay que recordar que si la persona tuvo quemaduras y está consciente, en este caso sí debe tomar líquidos para reponer los que está perdiendo a través de las lesiones.

En el caso de un *shock* anafiláctico (producido por reacción alérgica a algún medicamento, alimento o cualquier sustancia) se puede administrar una cucharada de azúcar, una pizca de sal y carbón desintegrado, disueltos en agua.

Intoxicaciones

Una intoxicación es una alteración que sufre el organismo como consecuencia de haber estado en contacto con algún tóxico que actúa por mecanismos químicos; por ejemplo, cuando se ingiere una dosis excesiva de algún fármaco, lejía, yodo, arsénico, o se expone a algún producto industrial (plomo, amoniaco, mercurio, etcétera) o se ha sufrido la picadura de alguna serpiente o araña venenosas, etcétera.

Lo primero que se debe hacer es identificar el tóxico.

Si la víctima ingirió algún ácido, álcali (lejía, cal, amoniaco) se observan quemaduras en la boca, hay dolor intenso en el abdomen y vómito. Los ácidos dejan un color oscuro, verdoso o negruzco en los sitios donde produjeron las quemaduras (boca, faringe, etcétera), en estos casos se debe dar a beber alguna sustancia que los neutralice, como magnesia, agua de cal, jabón neutro (no detergente) diluidas en grandes cantidades de agua y alguna sustancia emoliente que sirve para disminuir las molestias del estómago y retrasar la absorción del tóxico, tal como claras de huevo crudas, leche o una pasta blanda de almidón o harina cocidos y se vigila al paciente mientras llega el médico.

Si la persona tomó algún álcali va a sentir un sabor a jabón en la boca, también va a presentar quemaduras y los tejidos se ven de color blanquecino, los labios, la lengua y la faringe se inflaman y se puede afectar la respiración. Se debe dar a beber algún líquido ácido, como el vinagre diluido, jugo de limón o naranja diluidos, se administran emolientes y se vigila a la persona mientras llega el médico.

Cuando la persona ingirió algún irritante (yodo, fósforo, nitrato de plata, sulfato de zinc, arsénico), siente náuseas, va a presentar vómito, diarrea, dolor y puede haber sangre en la materia fecal, si tomó depresores del sistema nervioso central (bromuros, barbitúricos, alcohol), va a tener estupor, movimientos respiratorios lentos, la piel húmeda y fría y puede tener coloración violácea de la piel debido a que se están oxigenando mal sus células. Si tomó estimulantes (estricnina, alcanfor o fluoruros) va a estar inquieta, con el pulso rápido, puede tener convulsiones.

Si la ingestión del tóxico es reciente y la persona está consciente se debe diluir el tóxico y provocar el vómito, esto se puede hacer introduciendo el dedo en la faringe, o haciendo soluciones que sirven como eméticos (provocan el vómito):

— Mostaza en polvo de 1 a 3 cucharaditas en 1 vaso con agua caliente.
— Sal, 2 ducharaditas en un vaso con agua caliente.

— Jabonadura con agua caliente (no detergente)

En el caso de ingestión de ácidos o álcalis se neutraliza el tóxico.

Hay un antídoto "universal" que sirve cuando la persona se intoxicó con sustancias estimulantes, depresoras o irritantes, que se prepara de la siguiente manera:

carbón vegetal activado	2 partes	(7 gr.)
óxido de magnesio	1 parte	(3.5 gr.)
ácido tánico	1 parte	(3.5 gr.)
agua		medio vaso

Si no se tienen los ingredientes para hacer el antídoto se pueden usar 2 rebanadas de pan de caja quemado en lugar del carbón activado, 2 cucharadas soperas de leche de magnesia en lugar del óxido de magnesio y una taza de té fuerte sin azúcar en lugar del ácido tánico. Esta mezcla se administra por cucharadas.

Después del vómito se administra un emoliente (si la persona ingirió fósforo no se debe administrar leche).

Después de extraer el tóxico la persona debe tomar algún laxante como el sulfato de magnesia y grandes cantidades de agua.

Cuando la persona se intoxicó con monóxido de carbono (escapes de los automóviles, gases de las alcantarillas, gases utilizados en la cocina y en la calefacción) lo primero que se debe hacer es sacar a la víctima de ese lugar y colocarla en un lugar bien ventilado pero que no esté frío, se le administra oxígeno y si presenta paro respiratorio se da respiración artificial.

Si la persona ingirió gasolina o solventes, no se debe provocar el vómito. Si la inhaló se debe alejar de ese sitio y vigilar la respiración.

Los hidrocarburos clorados (tetracloruro de carbono, cloruro de metileno, cloroformo, clorometano, tetracloroetano) se usan como solventes de aceites, grasas y cera, se usan para el lavado en seco de la ropa, o para desgrasar o limpiar máquinas y equipos dentro de la industria. La intoxicación se manifiesta más tarde, si la persona los inhaló se debe alejar de ese sitio y consultar al médico.

En las plantas de refrigeración se usa el gas freón que es derivado del tetracloruro de carbono y tiene una gran capacidad de congelación, por lo que hay que proteger a los ojos con aceite de oliva limpio o vaselina en caso de que hayan sido expuestos a este gas y acudir al médico.

Mordeduras o picaduras de animales

Para las mordeduras de serpientes existe suero anticrotálico; este suero neutraliza el veneno, pero de preferencia lo debe administrar el médico. Lo que debe hacer la persona que va a prestar los primeros auxilios es identificar a la serpiente, si es posible la debe matar y conservar, a la víctima se le debe acostar, si la mordedura fue en alguna extremidad se coloca un torniquete 5 a 10 cm arriba de la mordedura para que impida el regreso de la sangre por las venas pero debe permitir el paso de la sangre por las arterias. Se anota la hora en que se aplicó el torniquete para aflojarlo cada 15 minutos durante 30 segundos. Si aún no ha transcurrido una hora alguna persona entrenada puede hacer un corte en la herida, este corte es de 1.5 a 2 cm de largo y tiene aproximadamente 1 cm de profundidad, se hace a lo largo del brazo o de la pierna teniendo cuidado de no lesionar tendones, nervios o vasos sanguíneos, después se hace succión con un tiraleche o una ventosa durante 30 minutos. Hace años se recomendaba hacer la succión con la boca, pero cualquier herida en la boca o en las encías puede hacer que la persona absorba el veneno.

Si ya pasó una hora no se debe hacer el corte ni la succión, solamente se vigila a la víctima, que no debe tomar bebidas alcohólicas. Algunos autores sugieren que se aplique hielo o agua helada en la herida para retardar la absorción del veneno y otros dicen que no es conveniente.

Es importante conocer a las serpientes venenosas así como las características de su mordedura, que consiste en dejar una especie de orificio.

Si la persona va a ir algún lugar donde sabe que existen serpientes venenosas o alacranes y donde no hay servicio médico cercano, debe llevar consigo sueros anticrotálico para la mordedura de serpiente y antialacrán.

En caso de picadura de alacrán también se aplica una ligadura, se enfría el sitio afectado y se acude al médico.

Cuando una persona es mordida por un perro se debe lavar muy bien la herida con agua y jabón, se cubre con una gasa estéril y se acude al servicio médico, el animal que mordió debe ser vigilado y si esto no es posible se debe acudir al servicio antirrábico.

Cuando hay una picadura de abeja, avispa o avispón, el aguijón se extrae raspando lateralmente con una navaja, se coloca hielo y se acude al médico. No se debe exprimir porque se puede diseminar con más rapidez el tóxico; después, se aplica bicarbonato de sodio y agua o una solución de amonio o loción de calamina.

Cuando una persona es mordida por una medusa se aplica solución de amoniaco, vinagre o loción de calamina en el sitio de la mordedura.

Cuerpos extraños en los ojos, en la nariz y en los oídos

Los cuerpos extraños metálicos en los ojos no se deben tratar de extraer porque en muchas ocasiones se entierran más o se pueden producir lesiones; hay que evitar que la persona se frote los ojos, éstos se cubren con una gasa estéril y se acude al médico.

Si cae alguna substancia irritante en los ojos se debe hacer un lavado con agua cuando menos durante 2 minutos.

Cuando hay alguna partícula en la superficie del ojo se puede sacar con un pañuelo limpio doblado, este mismo procedimiento se puede seguir cuando hay alguna partícula en el párpado, aunque hay ocasiones en que las partículas se eliminan con el lavado de los ojos.

Con mucha frecuencia los niños se introducen frijoles, cuentas o canicas en la nariz o en los oídos, en estos casos no se debe tratar de extraerlos con la mano o con pinzas y se debe recurrir al médico, pues las personas que no saben hacer las maniobras apropiadas pueden hundir más los cuerpos extraños y producir lesiones más severas.

Heridas

Las heridas puden ser superficiales (un raspón, una cortada pequeña, un desgarre o laceración de la piel producido por objetos que no cortan; por ejemplo, debido a una explosión) pueden ser punzantes cuando se producen por clavos, agujas, alambres, balas, la punta de un cuchillo, o pueden ser producidas por aplastamiento de los tejidos. En estos casos si la herida es reciente se debe detener la hemorragia e impedir la infección. Es conveniente revisar algunos conceptos:

Infección es la entrada y desarrollo o multiplicación de un agente patógeno biológico en el organismo de una persona o un animal.

Asepsia significa estado libre de infección; es el método de prevenir las infecciones por la destrucción o evitación de agentes patógenos, especialmente por medios físicos.

Antisepsia es el conjunto de procedimientos o métodos que disminuyen o destruyen microorganismos en tejidos vivos. Un antiséptico es toda sustancia que destruye o impide el desarrollo del microoganismo en tejidos vivos, como el alcohol, el cloruro de benzalconio, etcétera.

Desinfección es la destrucción de los microorganismos patógenos en todos los ambientes, materias o partes en que pueden ser nocivos, por medios físicos o químicos.

Esterilización es la destrucción de todos los microorganismos en una parte u objeto cualquiera por medios físicos (calor, presión) o químicos.

Desinfestación es la destrucción de parásitos animales en el cuerpo, ropas u otras partes.

Para evitar la infección se deben lavar con agua limpia y jabón, se les aplica algún antiséptico que no irrite como el cloruro de benzalconio para que destruya a los microorganismos patógenos. Si la herida está contaminada con tierra, excremento u objetos de metal oxidado se debe lavar muy bien con agua oxigenada o cualquier otro antiséptico pero siempre se debe acudir al médico para prevenir el tétanos.

Si la herida es grande o profunda se debe cubrir con una compresa estéril y seca, si hay shock o hemorragia se atienden y se acude al médico.

Cuando hay algún objeto extraño solamente se quitará cuando se pueda hacer con facilidad para evitar lesionar más los tejidos afectados.

Entre los pescadores es frecuente que se entierren los anzuelos en los dedos, si se jalan cuando ha entrado toda la punta se corre el peligro de destruir tejidos, es preferible empujarlo más para que salga la punta al exterior, se corta con alguna pinza y ahora ya se puede extraer.

Si hay alguna herida profunda en el tórax que lesione a los pulmones la víctima va a tener problemas al respirar, para disminuir este problema se debe tratar de cerrar la herida con una compresa estéril que se fija con tela adhesiva ancha para impedir que el aire entre y salga por la herida. Si se tiene oxígeno a la mano se administra y si hay shock se trata, pero la persona debe estar semisentada. No se le debe dar a beber líquidos.

Si hay alguna herida profunda en el abdomen y la persona tiene dolor intenso se le coloca acostada sobre su espalda con las piernas un poco flexionadas (dobladas), esto se puede facilitar poniendo alguna ropa abajo de sus rodillas. Si hay algún fragmento de intestino visible se debe dejar afuera, solamente se cubre con alguna compresa estéril humedecida con agua estéril.

En cualquier herida se debe evitar cubrirla con algodón absorbente o ponerla en contacto con tela adhesiva. Cuando se desea fijar la gasa o la compresa estériles es preferible vendar, las vendas vienen en rollo o se puede hacer un vendaje triangular, este vendaje triangular se puede doblar varias veces para hacer una "corbata", las vendas que vienen en rollo se toman con la mano derecha y la parte que está hacia fuera se va aplicando sobre la superficie de la piel, se empieza por la parte más delgada y el movimiento se sigue de izquierda a derecha, el vendaje puede ser circular o en cada vuelta se puede doblar la venda para que quede dando el aspecto de una espiga. Cuando se venda un hombro, la región inguinal, la rodilla, el dedo pulgar o el dedo gordo del pie se puede hacer un vendaje describiendo un 8 para evitar que se resbale.

Lesiones de los huesos y articulaciones

Una fractura es la solución de la continuidad de un hueso. Puede ser cerrada cuando la piel está intacta o expuesta cuando alguno de los fragmentos del hueso sale al exterior. Dentro de las fracturas cerradas, éstas pueden ser incompletas (fisuras) cuando solamente se pierde la continuidad en una pequeña porción del hueso, o completas cuando se rompe totalmente, pudiendo quedar los fragmentos alineados o separados, y en este caso pueden cabalgar (un fragmento queda encima de otro). El hueso se puede fracturar en dos, tres o más fragmentos y cuando éstos no se pueden contar la lesión recibe el nombre de conminuta. En los niños son frecuentes las llamadas fracturas en "rama verde" por su similitud con las ramas verdes de los árboles cuando se intenta romperlas. Los signos y síntomas dependerán del tipo de frac-

tura, desde únicamente la aparición de dolor y aumento de volumen de la región afectada, hasta aparición de zonas violáceas en la piel, incapacidad funcional, movilidad anormal e incluso deformación de la región y crepitación (crujido) óseo.

Cuando hay una fractura se debe inmovilizar el hueso o los huesos afectados antes de mover a la persona. Si se observa algún fragmento de hueso que ha salido al exterior o deformación de la región, se debe inmovilizar tal y como está, nunca se debe tratar de acomodar los huesos porque se pueden romper nervios o arterias importantes, y si se trata de una fractura expuesta se van a introducir además microorganismos.

La inmovilización se lleva a cabo con una férula, que se puede improvisar con tablas, cartones o periódicos doblados, entre la región afectada y la férula se debe poner una capa de algodón, estopa o alguna tela blanda. La férula debe abarcar las articulaciones vecinas (por abajo y arriba de la fractura) y se fija con vendas, cuerdas, o tela adhesiva. Es muy frecuente que al inmovilizar extremidades el vendaje quede muy apretado dificultando la circulación, para evitar esto se deben dejar los dedos al descubierto, si se enfrían o aumentan de volumen se debe aflojar un poco el ventaje.

Si hay una fractura y una herida primero se detiene la hemorragia, se cubre la herida con gasa estéril y después se aplica la férula.

Cuando se sospecha fractura de la columna vertebral se debe inmovilizar a la víctima con el cuerpo horizontal, no se debe mover la cabeza ni tratar de sentarla, se debe improvisar una camilla rígida para transportar a la víctima y las personas que la van a subir a la camilla deben ser tres o cuatro; se hincan sobre una rodilla y colocan sus manos debajo del paciente, a una orden de mando se levantan al mismo tiempo mientras otra persona coloca la camilla debajo.

Las lesiones de las articulaciones pueden ser esguinces y luxaciones. En el esguince se dis-

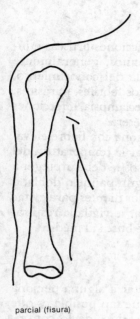

parcial (fisura)

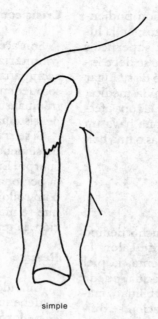

simple

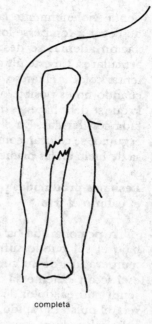

completa

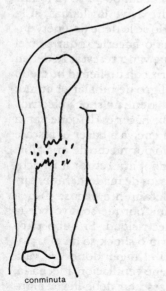

conminuta

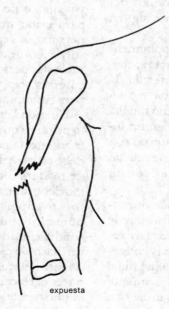

expuesta

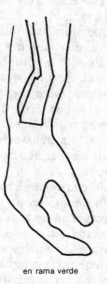

en rama verde

Fig. 86 Tipos de fracturas

tiende violentamente la articulación pudiendo llegar a romperse los ligamentos; en la luxación además se desplazan las superficies articulares. En este último caso no se debe intentar colocar el hueso que se salió de su lugar cuando no es posible obtener ayuda médica, lo que se debe hacer es inmovilizar la zona afectada con férulas. En el caso de que haya un esguince se colocan compresas frías o una bolsa de hielo en las primeras horas.

Lesiones producidas por el calor o el frío

La persona que ha estado mucho tiempo bajo el sol puede sufrir golpe de calor; la temperatura de su cuerpo aumenta, la piel está seca y caliente, la cara enrojecida, puede sentir náusea, dolor de cabeza, debilidad, mareo, el pulso es rápido, la respiración se dificulta y puede presentarse pérdida del conocimiento o convulsiones. En estos casos se debe colocar a la persona en un lugar fresco, se le quita la ropa necesaria y se le baja la temperatura con una bolsa de hielo en la cabeza o rociando agua sobre su cuerpo con los dedos, si está consciente se le da a beber alguna bebida fría.

Si la persona suda mucho, tiene agotamiento por calor, va a tener dolor de cabeza, mareo, náusea, debilidad y puede perder la conciencia. Su pulso va a estar débil y puede presentar calambres porque perdió mucha sal con el sudor. Se le debe colocar en un lugar fresco, acostada, se le cubre el cuerpo con alguna sábana en caso de que se enfríe mucho y se le da a beber agua o café calientes, con un poco de sal.

Cuando la persona ha permanecido durante cierto tiempo en un lugar muy frío puede tener congelamiento o enfriamiento. Las zonas afectadas no se deben frotar, si hay congelamiento se deben descongelar con agua tibia, no se debe utilizar agua caliente y solamente cuando se tiene la seguridad de que no se va a someter a otro congelamiento.

Crisis convulsivas

Son accesos de contracciones bruscas e involuntarias de los músculos, generalmente acompañadas de pérdida del conocimiento, se pueden deber a estados febriles, parásitos, traumatismos, epilepsia, eclampsia, infecciones del sistema nervioso, etcétera.

Si se trata de una persona con fiebre elevada se debe tratar de bajar la temperatura del cuerpo. En los demás casos se debe proteger a la persona colocando algún pañuelo doblado o un rollo de gasa entre los dientes para evitar que se muerda la lengua, se vigila la respiración, la temperatura y se busca al médico.

Rescate

Cuando se va a rescatar a alguna persona se debe uno cerciorar qué tan posible es que el peligro haya desaparecido, de lo contrario la persona que rescata se convierte en otra víctima.

Cuando hay un incendio, antes de entrar hay que cerciorarse de la temperatura que hay en el interior, solamente se abrirán las puertas y ventanas de las casas cuando ya se va a salir para evitar que el aire avive las llamas, si la persona está corriendo se le debe detener, envolver en una sábana o hacerle rodar por el suelo, las personas que van a rescatar se deben cubrir la boca y la nariz con un lienzo húmedo para disminuir el peligro de inhalar el humo.

Cuando la persona tiene un shock eléctrico lo primero que se debe hacer es desconectar la corriente, la persona que va a hacer el rescate debe aislarse del suelo por medio de una tabla de madera o de vidrio, para retirar a la víctima debe utilizar pedazos de madera, hule, cartón o papel completamente secos, nunca húmedos ni de lámina porque se favorece la conducción de la electricidad. Si hubo paro cardiaco o respiratorio o shock se da el tratamiento adecuado. Si el lugar donde se va a hacer el rescate no tiene ventilación adecuada, la persona que va a rescatar debe llevar alguna mascarilla conectada a un abastecimiento de aire u oxígeno, usar un cable de seguridad y una lámpara eléctrica, porque no debe encender velas ni cerillos.

Si la persona no está entrenada para rescatar ahogados no debe nadar, porque corre el riesgo de ahogarse, es preferible lanzar una cuerda, un remo, una tabla o algún objeto que flote. Si la persona que se está ahogando está cerca de la orilla de la alberca o de alguna lancha se le puede extender la mano cerciorándose de antemano que no lo va a jalar y tirar al agua.

Situaciones de desastre

La OMS estima que un desastre es una "situación repentina o prevista, que excede lo esperado y que por su magnitud hace necesaria la movilización personal del área afectada, del país donde pertenece dicha área y eventualmente de otros países".

Los desastres pueden ser: *a*) naturales y *b*) producidos por el hombre mismo y tecnológicos.

En México los desastres naturales más frecuentes tienen su origen en sismos, ciclones e inundaciones; en menor escala hay trombas, deslizamientos de tierra y maremotos, explosiones de fugas de gas, etcétera.

En el individuo los sismos pueden producir lesiones y defunciones debidas a la caída de casa y edificios, que van desde las escoriaciones (raspones) en la piel hasta el "síndrome de aplastamiento" donde predominan las fracturas. En las inundaciones la mayor parte de las lesiones se deben a golpes producidos por objetos flotantes. En las explosiones por fugas de gas predominan las quemaduras y la asfixia. Los efectos de las radiaciones dependen del tipo de rayos, el tiempo de exposición y del tipo de tejido expuesto; Marie Curie fue la primera persona que murió a causa de la radiactividad (propiedad que poseen los núcleos atómicos de ciertos elementos químicos para desintegrarse) pero fue a partir del 6 de agosto de 1945, cuando fue arrojada una bomba de uranio en la ciudad de Hiroshima y tres días más tarde una de plutonio sobre Nagasaki cuando se dio a conocer al mundo el poder destructor que puede ocasionar, pues se afectaron alrededor de 300 000 personas, muchas de ellas murieron en esos momentos pero otras sufrieron quemaduras profundas y extensas, quedaron ciegas, sordas y mutiladas y el resto posteriormente ha venido presentando leucemia, diversos tipos de cáncer, esterilidad y mutaciones.

Normalmente recibimos radiaciones que existen en la naturaleza, provenientes del cosmos o que se encuentran en sustancias radiactivas existentes en la tierra, como el potasio 40, el radio 226, el torio 232, el uranio 238, etcétera y a través de la respiración o de la ingestión de sustancias radiactivas existentes en la atmósfera y alimentos contaminados. En forma artificial, podemos recibirlas cuando nos sometemos a estudios radiológicos (dosis sumamente bajas) y a través de reactores nucleares.

En el caso de una explosión nuclear, el individuo se expone a varios peligros: el calor, la explosión, la radiación y el pánico.

El calor puede producir quemaduras que van a depender de la intensidad de la radiación, si en ese momento la persona tiene ropa oscura, va a sentir mayor cantidad de calor, por lo que se aumentará el peligro.

La explosión puede afectar los pulmones, tímpanos, senos paranasales, corazón, bazo, hígado, etcétera que pueden sufrir hemorragias nasales o estallamiento.

La cantidad de radiación, que se puede medir en unidades llamadas rems, de momento puede hacer que el individuo no sienta molestias, por lo que si las dosis son bajas, pueden aparecer lesiones a largo plazo, como leucemia, cáncer, alteraciones genéticas, esterilidad, etcétera. De 50 a 99 rems hay cambios en la sangre, vómito, caída del cabello e irritación de la piel, de 100 a 269 se dañan la médula ósea y el sistema inmunológico, de 270 a 399 hay aproximadamente un 20% de mortalidad dentro de las seis semanas siguientes, de 400 a 499 hay una mortalidad aproximada de 50% en las dos semanas siguientes y una cantidad mayor de 600 rems produce la muerte. Los niños son más vulnerables que los adultos y los embriones todavía más.

En cualquier situación de desastre psicológicamente las primeras reacciones son fundamentalmente de pánico, angustia, dolor e impotencia. El pánico puede hacer que las personas se paralicen o intenten huir, manifestando ansiedad y excitación, después viene el llanto, la sensación de desolación o por el contrario, de agresión. Hay personas que presentan un estado inicial de confusión en el tiempo o en el espacio, o tienen manifestaciones orgánicas llamadas psicosomáticas como dificultad para respirar, temblor, dolores de cabeza, alteraciones del apetito, caída del cabello, dolores musculares, diarrea, etcétera. Más adelante puede haber insomnio, ansiedad o culpabilidad.

Socialmente puede presentarse pérdida o lesión de familiares y amigos, de sus propiedades, de su fuente de trabajo y/o alteración en sus relaciones personales.

En cuanto a la infraestructura puede haber alteración de las vías de comunicación, aprovisionamiento de agua, de energía eléctrica, incendios, explosiones, etcétera.

Ante un sismo lo primero que se debe hacer es tratar de conservar la calma, desconectar las instalaciones de gas, electricidad, agua y apagar cigarros; evitar encender cerillos hasta tener la seguridad de que no hay fugas de gas, alejarse de las ventanas, lámparas o muebles que se puedan caer y aplastar, alejarse de objetos calientes como ollas o cafeteras, evitar recargarse sobre las paredes, colocarse debajo de un escritorio, mesa, trabe, o bajo el marco de una puerta; si está uno en la acera junto a un edificio alto, colocarse bajo un marco que proteja de vidrios rotos, tabiques o alambres conductores de electricidad, evitar el uso de escaleras o ascensores durante el sismo y cuan-

to éste termine, alejarse dirigiéndose a la salida más cercana.

En el caso de un incendio, si la ropa se está quemando la persona deberá envolverse en una cobija o rodarse en el suelo, pero nunca deberá correr porque se avivan las llamas, tratar de protegerse la nariz y la boca con un lienzo húmedo y evitar el uso de ascensores.

En el caso de exponerse a radiación, si hay explosión la persona se debe colocar en el suelo, cubriéndose la cabeza con los brazos, inmediatamente después se tiene que cambiar de ropa quitándola de arriba hacia abajo y lavarse muy bien con agua que no esté contaminada y alejarse inmediatamente del peligro. Las personas más alejadas deben cerrar puertas y ventanas, tener cuidado de no ingerir líquidos o alimentos contaminados por la radiación (de preferencia consumirlos enlatados después de lavar la lata), lavarse constantemente el cuerpo y evitar tocar objetos sin protegerse las manos. Posteriormente, deben someterse a exámenes médicos periódicos.

Respecto a las medidas existentes dentro de la estrategia general de Salud para todos en el año 2 000 se encuentra la preparación de desastres, para esto la Secretaría de la Defensa Nacional coordina un plan llamado DN III-E, pero si no es necesario, actúan los Servicios Coordinados de Salud Pública:

— Otorgando primeros auxilios y atención médica a la población afectada.
— Trasladando y evacuando heridos, enfermos y cadáveres.
— Organizando y reforzando los niveles de atención médica.
— Vigilando epidemiológicamente las enfermedades.
— Saneando el ambiente.
— Vigilando la nutrición.
— Evaluando las acciones ejecutadas.

El individuo puede cooperar despejando las calles para facilitar el tránsito, dejando libres las líneas telefónicas, informándose respecto a lo que se necesita (ropa, alimentos, medicamentos), organizando brigadas y brindando ayuda profesional. Si no se es útil en esos momentos, hay que alejarse de los sitios de desastre.

Si es necesario se deben instalar albergues, para esto los Servicios Coordinados de Salud Pública deben vigilar que se utilicen edificios o instalaciones que sean accesibles a vías de comunicación, que protejan del aire, la lluvia y el sol, en los cuales se proporcione abrigo físico, psicológico y social. En un albergue se debe:

— Evitar la promiscuidad y el hacinamiento en dormitorios (3 m² por persona).
— Proporcionar agua potable.
— Establecer un sistema adecuado de eliminación de excretas.
— Proporcionar alimentación adecuada.
— Organizar a las personas asiladas para que participen en el buen funcionamiento del mismo.
— Enfatizar las medidas de higiene personal: lavarse las manos antes de comer y después de ir al baño, baño diario si hay agua suficiente, lavado de ropa personal por lo menos cada tres días, evitar el consumo de alcohol, tabaco o fármacos no prescritos por el médico y descansar ocho horas diarias.

Cuando los servicios básicos de Salud Pública se interrumpen por tiempo prolongado, se puede favorecer la aparición de diferentes tipos de enfermedades:

1. Transmisibles por agua y/o alimentos, tales como la fiebre tifoidea, la fiebre paratifoidea, el envenenamiento por alimentos y por aguas residuales, cólera, gastroenteritis, hepatitis, que se pueden prevenir eliminando adecuadamente los desechos humanos, utilizando agua potable para beber y el aseo, preparando higiénicamente los alimentos, eliminando las moscas, plagas, tratando a los individuos enfermos y si es necesario, inmunizando contra fiebre tifoidea y cólera.

2. Enfermedades que se propagan por la piel y las mucosas, tales como la tiña y la sarna, que se pueden evitar reduciendo el hacinamiento, proporcionando servicios de aseo adecuados y tratando los casos clínicos.

3. Enfermedades transmisibles por el sistema respiratorio, tales como sarampión, tos ferina, difteria, influenza, tuberculosis, etcétera, que se pueden prevenir reduciendo el hacinamiento, aislando a los casos clínicos e inmunizando en caso necesario.

4. Enfermedades transmitidas por vectores, tales como el tifo (piojo), la peste (pulga de la rata), paludismo (mosquito Anopheles), etcétera, por lo que es conveniente hacer una desinfección (destrucción de los microorganismos patógenos en todos los ambientes, materias o partes en que pueden ser nocivos, por medios físicos o químicos) y una desinfestación (destrucción de parásitos animales en el cuerpo, ropas u otras partes) adecuadas, tratar a los casos clínicos y eliminar a los vectores.

5. Heridas complicadas con tétanos, por lo que se debe inmunizar a los susceptibles, ya sea con la antitoxina o con el toxoide tetánico dependiendo de cada caso.

Medidas higiénicas

Manejo del agua

Inmediatamente después del desastre hay que identificar los daños al sistema de agua potable y tomar muestras en diferentes partes para detectar las posibles contaminaciones. Para potabilizar el agua del sistema de abastecimiento se debe aumentar la presión y la concentración de cloro. En pequeñas cantidades se debe someter a ebullición durante 20 minutos o agregarle cloro (1 a 2 tabletas de 4 mg. por litro dependiendo de su estado). Otros procedimientos se estudian en la contaminación del agua. Se debe transportar en recipientes o en camiones cisterna que no estén contaminados y distribuir de 15 a 20 litros por persona al día.

Eliminación de excretas, desechos sólidos y aguas residuales

Este aspecto es muy importante para evitar la contaminación del agua y los alimentos, así como la proliferación de vectores que favorezcan la presencia de enfermedades, por lo que si se encuentra dañado el alcantarillado o éste no existe se deben instalar letrinas móviles o construirlas si es posible, de tal manera que sean accesibles día y noche, fáciles de limpiar e instalarse por lo menos a 30 metros de las fuentes del agua para beber y en un lugar más bajo. Debe haber una letrina por cada 20 personas (para su uso véase Reglas para el uso de la letrina).

Los desechos sólidos se deben enterrar o incinerar.

Las aguas residuales se deben eliminar por el alcantarillado, pero si no es posible, se deben descargar en zanjas de 10 cm. de profundidad, por 45 cm. de ancho y 3 m. de largo.

Distribución de los alimentos

Se deben preferir los lugares donde más se necesitan: población evacuada, hospitales, puestos de socorro, etcétera y hay que cuidar la higiene del proceso y distribución de los alimentos, de preferencia utilizar aquéllos que no requieren refrigeración.

Control de vectores

Se deben proteger los alimentos y el agua de moscas, mosquitos y roedores, así como

evacuar lo más pronto posible los desechos sólidos.

Inmunizaciones

No se recomiendan en forma masiva, lo ideal es que la población esté inmunizada antes de cualquier situación de desastre.

Higiene mental

El apoyo médico y psicológico es de gran importancia, gran parte de las personas afectadas por el desastre tiene inseguridad en la solicitud de servicios, se debe propiciar la comunicación de experiencias relacionadas con las pérdidas sufridas o la salud, hacerlos participar en las actividades que se desarrollan en los albergues y establecer programas de rehabilitación psicológica

Medidas preventivas

Los desastres naturales no se pueden evitar, sin embargo es conveniente asegurar los calentadores de agua y hornos a la pared y al piso, vigilar que se construyan las casas y edificios con responsabilidad, colocar las camas lejos de las ventanas, revisar periódicamente las instalaciones de gas y de electricidad, así como los extinguidores de incendio que son imprescindibles, las sustancias peligrosas deben almacenarse en lugares donde no se caigan ni se rompan, tener a la mano lámparas, radio de baterías y pilas de repuesto, agua y alimentos enlatados. Las sustancias radiactivas deben manejarse solamente por personas expertas y responsables.

ENFERMEDADES MAS FRECUENTES

CAPITULO 46

Principales enfermedades del sistema digestivo

Las enfermedades más frecuentes en el país son las infecciosas como la fiebre tifoidea y la shigellosis, las parasitarias como la amibiasis, la ascaridiasis, la oxiuriasis y la teniasis; otras enfermedades son la cirrosis hepática, la úlcera péptica, la colitis y las intoxicaciones alimentarias. De éstas, las que cursan con diarrea ocupan el décimo lugar dentro de las causas de mortalidad general y la cirrosis hepática el séptimo.

Se calcula que uno de cada cuatro habitantes padece amibiasis, esto hace suponer que las parasitosis son sumamente frecuentes, y que al igual que las enfermedades infecciosas pueden presentarse en cualquier edad y cualquier sexo. Son más frecuentes, junto con las intoxicaciones alimentarias en las personas que tienen hábitos higiénicos deficientes y cuando sufren desnutrición o alguna otra enfermedad.

La cirrosis hepática es más frecuente en el sexo masculino, en 1993 ocupó el séptimo lugar como causa de mortalidad general, el cuarto lugar como causa de muerte entre las personas de 25 a 64 años y el noveno lugar en las personas de 67 y más años. Se puede deber a que la persona tuvo hepatitis y no recibió el tratamiento adecuado o no siguió las indicaciones médicas puede presentarse cuando hay insuficiencia cardíaca, aunque la más frecuente es la de tipo alcoholonutricional, que se presenta cuando hay alcoholismo y desnutrición. Inicialmente el hígado se inflama pero después degenera, alterándose sus funciones; el individuo puede presentar falta de apetito, náuseas, vómito, y en sus fases más avanzadas aparecen alteraciones en los vasos sanguíneos de la piel llamadas telangiectasias, en los hombres hay cierta feminización en la distribución del vello, puede haber atrofia en los testículos e incluso ginecomastia (crecimiento de las glándulas mamarias), aunque el individuo está delgado el abdomen se llena de líquido (ascitis), aparece coloración amarillenta en la piel (ictericia) y puede presentar hemorragias en el tracto digestivo.

La úlcera péptica se presenta con más frecuencia en las zonas urbanas, en personas que tienen un horario de trabajo que no les permite consumir sus alimentos a horas adecuadas, ingieren irritantes y se encuentran bajo tensión emocional.

El colon irritable es más frecuente en las zonas urbanas, en personas que tienen alterados sus hábitos alimentarios, muchas de ellas ingieren alimentos que dejan poco residuo o muy irritantes, que les produce estreñimiento, abusan de los laxantes y tienen mucha tensión emocional. Las personas que viajan con frecuencia tienen problemas para movilizar adecuadamente su intestino, al permanecer sentadas durante varias horas así como por los cambios de horarios alteran sus hábitos intestinales.

Respecto al medio ambiente, se ha observado que las enfermedades diarreicas son más frecuentes en épocas calurosas, cuando hay tolvaneras, basuras, fauna transmisora, carencia de agua potable, almacenamiento inadecuado del agua o de los alimentos, sistemas deficientes de eliminación de excretas (es muy frecuente el fecalismo al aire libre), falta de limpieza, transporte y manipulación inadecuados de los alimentos.

Dentro de las medidas preventivas generales: el individuo debe recibir educación higiénica, tener una nutrición adecuada, eliminar estados patológicos y tener higiene mental. Se debe tratar de eliminar a los agentes causales de las enfermedades, se debe sanear el medio ambiente, elevar el nivel de vida y educar al público para evitar la contaminación de los alimentos.

Las medidas preventivas específicas van dirigidas al individuo para que tenga una dieta balanceada y modifique favorablemente sus hábitos higiénicos: lavarse las manos, cortarse las uñas, usar ropa limpia, tener horas fijas para tomar los alimentos y defecar, cuidar el desarrollo de la personalidad y en el caso de la fiebre tifoidea, vacunarse. La comunidad puede modificar sus hábitos inadecuados por medio de las campañas publicitarias; por ejemplo, respecto a la disposición adecuada de excretas y basuras, hervir el agua cuando se ignora si es potable, hervir la leche, lavar bien los alimentos que se van a ingerir crudos, cocer bien la carne de cerdo y de res, lavarse las manos, etcétera.

Para mantener y mejorar la salud, y evitar las enfermedades, el individuo debe tener una dieta adecuada, recreación, higiene mental y mejorar su estilo de vida (sus hábitos). A nivel de su familia debe tener relaciones armoniosas, e informar a sus hijos sobre las enfermedades del sistema digestivo, modificar sus hábitos desfavorables y aprender a conservar los alimentos. A nivel de la comunidad se debe controlar la higiene de los locales y las personas que venden alimentos y hacer campañas publicitarias.

Principales enfermedades del sistema respiratorio

Las neumonías y la influenza ocuparon en 1993 el octavo lugar entre las causas de mortalidad general en el país, por grupos de edad ocuparon el tercer lugar en niños menores de cuatro años, el quinto en los de cinco a 14, el noveno de 15 a 24 años, el décimo de 45 a 64 años y el quinto en las personas mayores de 65 años. La tuberculosis es una infección crónica que ocupa el decimoquinto lugar dentro de la mortalidad general, el décimo en personas de 15 a 24 años y el noveno en las de 15 a 64. La bronquitis, el enfisema y el asma también son causa de elevada mortalidad, sobre todo en niños de cinco años y personas mayores de 65 años.

Hay otras enfermedades frecuentes como la tonsilitis, la rinofaringitis, las micosis (enfermedades producidas por hongos) y las neumoconiosis, producidas por polvos.

Las enfermedades infecciosas son más frecuentes cuando hay hacinamiento, iluminación y ventilación inadecuadas en la vivienda, cuando las personas viven en un lugar donde hay mucho polvo, con animales, en niveles socioeconómicos bajos, con poca educación y malos hábitos, falta de asistencia médica o cuando las personas no acuden al servicio médico por razones culturales.

La bronquitis, el enfisema, el asma y el cáncer están aumentando principalmente en países desarrollados, por el tabaquismo y la contaminación atmosférica, las neumoconiosis están relacionadas con la ocupación, son frecuentes en los mineros.

Las enfermedades producidas por hongos como la histoplasmosis son frecuentes entre los excursionistas y los trabajadores que entran a las cuevas donde hay guano de murciélago, porque en esos lugares se desarrolla el hongo, la coccidiodomicosis es frecuente en el noreste; el litoral del Pacífico y la zona centro de la República Mexicana.

Las amigdalitis o tonsilitis son más frecuentes en niños y jóvenes, en el sexo masculino, en nivel socioeconómico bajo, mal nutridos y en muchas ocasiones con otras enfermedades; el peligro de las amigdalitis es que cuando están ocasionadas por el estreptococo beta hemolítico del grupo A de Landsfield, pueden producir enfermedades como la fiebre reumática y la glomerulonefritis. La fiebre reumática es una enfermedad que puede producir invalidez y la muerte; se presenta con más frecuencia en el sexo femenino, afecta a las articulaciones grandes como los tobillos, las rodillas, los codos y las muñecas, que se ponen rojas, calientes y dolorosas durante algunos días o semanas, al cabo de los cuales regresan a la normalidad. Puede cursar con fiebre y en muchas ocasiones se afecta la valva (válvula) mitral del corazón, en otros casos se presenta la corea que se caracteriza por movimientos involuntarios e incoordinados en las extremidades y la cara.

Las medidas preventivas generales van dirigidas al individuo para que tenga una buena nutrición, reciba educación higiénica, tenga higiene mental y elimine estados patológicos. Se debe alejar a los focos de infección, sanear el medio, elevar el nivel de vida y modificar los hábitos desfavorables de la salud.

Dentro de las medidas preventivas específicas, los niños susceptibles se deben vacunar contra la tuberculosis, deben ingerir los nutrientes que hagan falta en la alimentación, las personas que trabajan en contacto con polvos y gases tóxicos o irritantes se deben proteger adecuadamente y se debe tratar de eliminar a los agentes patógenos.

Para mejorar, conservar la salud y prevenir las enfermedades:

El individuo se debe someter periódicamente a un examen médico, proteger su sistema respiratorio del polvo y los contaminantes, cubrirse adecuadamente cuando haga frío, evitar los cambios bruscos de temperatura, si está enfermo debe evitar toser o estornudar frente a los demás, dar la mano, besar, escupir en el suelo o compartir artículos de uso personal. La familia debe tratar de vivir en una casa amplia, sin humedad, bien iluminada y ventilada, evitar el hacinamiento, modificar favorablemente sus hábitos (alimentación, limpieza, ejercicio, tabaquismo, no dormir con animales, uso de ropa adecuada) y aislar a los enfermos. La comunidad debe reforestar, proporcionar casas y habitaciones adecuadas, tratar de no contaminar el ambiente y educar al público.

Principales enfermedades del sistema circulatorio

Las enfermedades del corazón ocuparon el primer lugar entre las causas de mortalidad general en 1993, el décimo lugar en los niños menores de un año, el séptimo lugar en los de cinco a 14 años, el quinto lugar de 15 a 24 años, el quinto lugar en personas de 25 a 44 años; el segundo lugar de los 45 a los 64 años y el primer lugar de los 65 en adelante.

En los lactantes son más frecuentes las enfermedades congénitas; en cambio, en niños mayores lo son las de origen reumático (fiebre reumática) que predominan en el sexo femenino. En los adultos las enfermedades se pueden deber a sífilis, arteriosclerosis (endurecimiento de las arterias) y a la hipertensión arterial (aumento de la presión arterial). Las enfermedades de las arterias coronarias como la angina de pecho y el infarto del miocardio son más frecuentes en el sexo masculino; en cambio, la hipertensión arterial es más frecuente en el sexo femenino. Muchas de las enfermedades congénitas se deben a infecciones durante el primer trimestre del embarazo. En las enfermedades coronarias y la hipertensión arterial puede haber tendencia familiar a presentarlas; son más frecuentes en personas obesas cuando se ingieren alimentos ricos en grasas principalmente de origen animal y con mucha sal, no se practica ejercicio, y se fuma e ingieren bebidas alcohólicas en grandes cantidades. Hay enfermedades que pueden favorecer su aparición y desarrollo como sucede con la diabetes o las infecciones por estreptococo beta hemolítico tipo A. Las características de la personalidad también pueden influir, se ha observado que las enfermedades coronarias y la hipertensión arterial son más frecuentes en personas aprensivas, o que desempeñan cargos de mucha responsabilidad. La zona geográfica también influye, ya que son más frecuentes en sitios donde el agua tiene más sal, y en zonas urbanas.

Dentro de las medidas preventivas generales, el individuo debe recibir educación para la salud, tener nutrición adecuada, hacer ejercicio, evitar el tabaquismo y el alcoholismo, someterse periódicamente a exámenes médicos y atender al desarrollo de su personalidad. En caso necesario debe acudir al consejo genético y debe tratar de eliminar estados

patológicos como la amigdalitis o tonsilitis. A nivel de la familia, si algún niño tiene amigdalitis o tonsilitis frecuentes, es conveniente revisar a todos los miembros y en caso necesario administrar tratamiento a las personas infectadas, aunque se encuentren asintomáticas. Debe hacerse el ambiente más agradable.

Las medidas para fomentar, mantener la salud y prevenir las enfermedades son: el individuo debe llevar una dieta adecuada, mejorar sus hábitos, eliminar los estados patológicos, tener recreación y relaciones armónicas con los demás.

Las enfermedades cerebrovasculares ocuparon en 1993 el quinto lugar dentro de las causas de mortalidad general, el decimotercero en niños de cinco a 14 años; el decimocuarto en personas de 15 a 24 años; el octavo lugar en las personas de 25 a 44 años; el sexto lugar en las personas de 45 a 64 años y el cuarto lugar en las personas mayores de 65 años.

Estas enfermedades que afectan a los vasos sanguíneos cerebrales pueden ser congénitas cuando se presentan en personas jóvenes, por ejemplo la ruptura de aneurismas (dilatación del vaso sanguíneo debida a adelgazamiento de su pared). En las personas mayores se pueden presentar embolias, trombosis y hemorragias debidas a que las arterias han perdido elasticidad, están relacionadas con las enfermedades del corazón y la hipertensión arterial, por lo que el examen médico periódico y el tratamiento oportuno si se diagnostican tempranamente puede disminuir su aparición.

Tumores malignos

Los tumores malignos (cancerosos) se caracterizan porque las células se reproducen y crecen en forma anormal; pueden diseminarse dando lugar a formaciones tumorales lejanas al sitio donde se originaron, llamadas metástasis. En México, en 1993, se registraron 44 951 casos, ocupando el segundo lugar dentro de las causas de mortalidad general, el sexto en preescolares; el segundo lugar en niños de 5 a 14 años; el tercero en personas de 15 a 44 años; el primer lugar en personas de 45 a 64 años y el segundo lugar en los mayores de 65 años.

Tienen tendencia familiar, algunos son más frecuentes en el sexo masculino como las leucemias y linfomas, seguidos por los tumores de próstata, estómago, tráquea, bronquio y pulmón. En la mujer son más frecuentes el cervicouterino, de mama, páncreas y estómago. Los tumores de huesos, cerebro, la leucemia y los linfomas son más frecuentes en los niños y jóvenes.

Algunos tumores se han relacionado con los hábitos; se ha encontrado relación entre el cáncer pulmonar y el tabaquismo, en los fumadores de pipa que no inhalan el humo es más frecuente el cáncer en los labios y la lengua. Algunos están en relación con la ocupación; por ejemplo, en los radiólogos, las personas que trabajan con anilinas, hollín, etcétera.

Entre los factores contribuyentes están la irritación prolongada, ya sea física o química.

En muchos casos es posible que la persona recupere la salud si se diagnostican a tiempo, por lo que el individuo debe someterse a un examen médico periódico y acudir al médico ante algunas señales como:

— Cualquier úlcera que no cicatrice
— Aumento de volumen de cualquier parte
— Sangrado inexplicable, por ejemplo, en orina, materia fecal, por vagina, pezón, etcétera.
— Cambio en el tamaño o aspecto de las verrugas y lunares
— Indigestión persistente, o dificultad para deglutir
— Ronquera, tos o dolor torácico persistentes

— Cambios en los hábitos intestinales o en la micción
— Pérdida de peso sin causa aparente
— Secreciones anormales; por ejemplo, en la mama.

En la actualidad los tratamientos modernos permiten llegar a curar el cáncer si éste es diagnosticado tempranamente. Una de las pruebas más útiles con este fin es el llamado *Papanicolaou* o *citología* exfoliativa que consiste en el análisis citológico de cualquier líquido o secreción del cuerpo. Dicho análisis permite la identificación de las células tumorales y los mejores resultados se han obtenido en el diagnóstico temprano de los tumores cervicouterinos, por lo que se recomienda a las mujeres de más de treinta años o aun menores bajo tratamiento hormonal (por ejemplo, anticonceptivos) que se practiquen este estudio cuando menos una vez al año.

Como de los tumores malignos el más frecuente en México es el cervicouterino y después el de mama, es conveniente que la mujer se practique su autoexamen cada mes, de preferencia cinco días después de la menstruación: el primer paso es observarse frente a un espejo con los brazos dirigidos hacia arriba buscando alguna asimetría o cambio en el contorno y después colocando las manos sobre la cadera, presionando firmemente, se observa si hay cambios en la piel, hundimientos, protuberancias, heridas o cambios en el pezón. Después se realiza el examen manual, para esto la mujer se acuesta sobre su espalda, colocando alguna almohada pequeña o una toalla enrollada bajo el hombro, coloca el brazo derecho hacia arriba de manera que la mano quede debajo de la cabeza y con las yemas de los dedos de la mano izquierda va tocando suavemente la mama derecha de la periferia hacia el pezón y siguiendo el movimiento de las manecillas de un reloj tratando de descubrir alguna porción endurecida. Para examinar la mama izquierda se hace lo mismo pero utilizando la mano derecha y colocando la almohada o toalla debajo del hombro izquierdo. Es importante recordar que la presencia de alguna bolita no indica que exista cáncer, por lo que es conveniente acudir con el médico inmediatamente. Por último, se debe revisar si existe secreción al exprimir el pezón.

Después de los 40 años, se recomienda que se practique un estudio radiológico llamado mastografía cada uno o dos años y que visite al ginecólogo.

Diabetes mellitus

Esta enfermedad ocupó el cuarto lugar como causa de mortalidad general en 1993, el séptimo lugar en personas de 25 a 44 años y el tercer lugar en personas de 45 años en adelante. Tiene gran repercusión social debido a que si el individuo no recibe o sigue el tratamiento adecuado puede llegar a la incapacidad. Se presenta con carácter hereditario recesivo (la recesividad es un estado de latencia de genes cuando existen genes dominantes en heterocigotos, por lo que solamente se manifiestan en homocigotos, es decir, cuando los genes son iguales) y generalmente aparece en la edad adulta; cuando se presenta en los niños y jóvenes se llama diabetes juvenil y es más difícil de controlar; generalmente hay el antecedente de que la persona ingiere muchos hidratos de carbono y no hace ejercicio, esto lo lleva a la obesidad que está relacionada con la diabetes mellitus. Es más frecuente en personas de nivel socioeconómico alto, en mujeres y en algunas razas como la judía. Se debe a que el páncreas no produce la cantidad necesaria de insulina para regular el metabolismo de los hidratos de carbono, básicamente la glucosa. Ésta no puede pasar a la célula, por lo que aumenta su concentración en la sangre. Y si aumenta todavía más, ésta se elimina a través de la orina junto con grandes cantidades de agua, por lo que el individuo tiene mucha sed. Y al no tener glucosa, las células empiezan a utilizar las grasas y proteínas, por lo que el individuo va perdiendo peso. Si no se trata, se pueden alterar el sistema nervio-

so, el riñón, el corazón, los ojos, se pueden presentar infecciones con mucha facilidad, etcétera, por todo ello, el paciente necesita tener mucho cuidado con su higiene personal y su dieta, además de seguir las indicaciones médicas.

Para disminuir la frecuencia de esta enfermedad se debe tratar de evitar el matrimonio entre personas diabéticas o con antecedentes diabéticos y prevenir la obesidad.

Esta enfermedad se puede detectar por medio de la determinación de glucosa en la sangre, la forma más sencilla se puede realizar en el consultorio obteniendo una gota de sangre que se pone en contacto con una tira de papel que contiene un reactivo especial. Cuando la enfermedad está más avanzada también aparece glucosa en el examen general de orina. Existe una prueba de tolerancia a la glucosa que puede indicar si la persona tiene predisposición a manifestar la enfermedad.

Malaria o paludismo y dengue

La malaria o paludismo es una de las enfermedades objeto de vigilancia por la OMS determinadas en la 22a. Asamblea Mundial de la Salud. Esta enfermedad se ha tratado de erradicar desde 1906 pero hasta la fecha se encuentra dentro de las principales enfermedades transmisibles en México (15 793 casos en 1993). Se transmite por la picadura del msoquito Anopheles. Cuando pica a una persona enferma, su sangre va a contener al agente causal que es un protozoario llamado Plasmodium, puede ser P. vivax, P. malariae, P. falciparum y P. ovale, en México existe el P. vivax, este microorganismo desarrolla parte de su ciclo biológico en el mosquito, de manera que cuando el mosquito pica a otra persona, le deposita los microorganismos; la enfermedad se manifiesta por escalofrío, fiebre, aumento del volumen del bazo y anemia. Dependiendo del tipo de Plasmodium la aparición del cuadro febril puede ser diaria, en días alternos o cada tercer día.

El dengue es una enfermedad que tiene un principio brusco con fiebre, dolor de cabeza intenso, dolor atrás de las órbitas oculares, articulares, musculares, erupción en la piel y puede acompañarse de hemorragias, está producido por el virus del dengue y se transmite por la picadura del mosquito *Aedes aegypti* o del *A. albopictus*. (Se registraron 2 899 casos en 1993.)

(Para la prevención de estas enfermedades, véase Fauna nociva.)

PROBLEMAS SOCIALES

CAPITULO 47

Aborto

Desde el punto de vista legal, aborto es la interrupción del embarazo en cualquier época de la gestación antes de que el feto llegue a su término.

Desde el punto de vista obstétrico, es la interrupción del embarazo antes de que el producto sea viable, es decir, capaz de vivir fuera de la cavidad uterina en forma independiente. Respecto a la viabilidad del producto, la Clasificación Internacional de Enfermedades considera que el feto es viable a las 28 semanas de embarazo, cuando pesa alrededor de 1 000 gr. En los últimos años la Federación Internacional de Ginecología y Obstetricia ha considerado como límite para la viabilidad 22 semanas y 500 gr. de peso y recientemente se ha considerado 20 semanas.

Clasificación del aborto

De acuerdo a la intencionalidad el aborto puede ser:

espontáneo — esporádico / habitual

inducido — legal / ilegal

Aborto espontáneo es aquél que ocurre sin la ayuda de fuerzas externas o artificiales. Cuando se presenta en forma aislada se llama esporádico y si se presenta en tres o más ocasiones consecutivas se le llama aborto habitual. Las causas del aborto espontáneo se pueden dividir en maternas y ovulares.

Causas maternas generales:

1. Infecciones agudas como la tifoidea, la influenza y la neumonía.
2. Infecciones crónicas como la tuberculosis. Antiguamente se consideraba a la sífilis como una enfermedad que producía aborto en los primeros meses de gestación, pero se ha observado que los abortos que produce esta enfermedad son poco frecuentes, cuando se presentan corresponden a productos de 4 y medio a 5 meses.
3. Toxemia del embarazo o gestosis que ya se estudió en el capítulo correspondiente a problemas durante la gestación.
4. Intoxicaciones, que pueden ser exógenas, es decir, provenientes del medio ambien-

te como las producidas por sustancias químicas (plomo, bióxido de carbono, arsénico), por alimentos o por medicamentos.

Las intoxicaciones endógenas se deben a que el organismo de la mujer no funciona adecuadamente y retiene sustancias tóxicas; por ejemplo, las provocadas por la insuficiencia hepática (del hígado) y la insuficiencia renal (del riñón).

5. Las alteraciones de las glándulas endocrinas pueden producir aumento en la cantidad de estrógenos, disminución de la cantidad de progesterona, aumento o disminución de la cantidad de hormona tiroidea, diabetes mellitus, etcétera.

6. Algunos autores piensan que una dieta inadecuada en la que falten calcio, yodo y vitaminas A, B, C y E puede producir alteraciones en el desarrollo de la porción fetal de la placenta, aunque en la mayoría de los casos puede producir esterilidad o prematurez.

7. Los traumatismos por sí solos se consideran factores que ayudan a la producción de un aborto, pero no lo determinan; por ejemplo, si la madre sufre una caída o un golpe en el abdomen, el aborto se desencadenará sólo si existe alguna otra causa que lo favorezca.

8. Lo mismo sucede en los trastornos emocionales que desencadenan el aborto cuando ya había alguna otra condición patológica.

Causas maternas locales:

Las malformaciones congénitas del útero y los tumores pueden impedir que el producto de la concepción crezca conforme avanza el embarazo. Cuando existen adherencias entre los tejidos de la cara posterior del útero y la cara anterior del recto, al avanzar el embarazo impiden que el útero aumente de volumen provocando la expulsión del producto. Los desgarros del cuello uterino como consecuencia de partos múltiples y la insuficiencia del cuello uterino (la incapacidad de mantenerse cerrado durante toda la gestación) pueden provocar el aborto.

Causas ovulares:

Causan entre el 75 y el 85 % de los abortos espontáneos.

1. Se han encontrado malformaciones congénitas entre el 60 y el 70%.

2. La isoinmunización por factores sanguíneos del grupo A-B-O es otra causa ovular.

3. La presencia de *nudos* o *circulares* en el funículo umbilical (cordón umbilical) cuando éste describe vueltas alrededor del producto, dificultan su nutrición y su oxigenación.

4. Alteraciones en la cantidad de líquido amniótico, como el polihidramnios cuando éste es excesivo, o el oligohidramnios cuando es insuficiente.

5. La mola hidatiforme, que es una degeneración de las vellosidades coriales.

6. Anomalías en la inserción de la placenta.

Formas clínicas del aborto espontáneo

En realidad corresponden a distintas fases de un mismo proceso:

1. Amenaza de aborto Hay sangrado de la cavidad uterina que se puede acompañar de dolor tipo cólico en el bajo vientre. Como el producto está vivo, el útero tiene las características de un embarazo normal. De esta etapa puede pasar a la siguiente o bien el embarazo puede continuar su curso normal.

2. Aborto en evolución Se caracteriza porque el cuello uterino está borrado y dilatado, los dolores que en la amenaza de aborto eran poco intensos se hacen rítmicos, cada vez más frecuentes y más intensos; la hemorragia es variable.

3. El aborto inminente constituye la etapa más avanzada del aborto en evolución, en

esta etapa es inevitable la expulsión del producto.

4. El aborto incompleto pasa por las etapas anteriores, se expulsan fragmentos ovulares y el dolor parece disminuir, aunque persisten molestias en el bajo vientre. El útero se encuentra de menor tamaño con respecto al tiempo de embarazo, el cuello uterino puede estar abierto o cerrado pero conserva el reblandecimiento característico del embarazo. Este tipo de aborto generalmente se presenta después de las ocho semanas porque la decidua capsular ya no se rompe con facilidad. Persiste la hemorragia, los fragmentos que se retienen constituyen un medio ideal para que se desarrollen microorganismos, por lo que puede presentarse una infección.

5. En el aborto consumado existe el antecedente de expulsión del huevo y sus anexos, después de lo cual desaparece la hemorragia, cesan los dolores y el útero recupera las características que presentaba antes del embarazo, el cuello uterino se cierra y se forma. Este tipo de aborto se presenta generalmente antes de las ocho semanas, cuando el huevo está libre en la cámara ovular y las vellosidades coriales no están bien ancladas.

6. El aborto diferido, frustrado o fallido consiste en la retención del producto de la concepción durante un periodo prolongado después de su muerte. Hay antecedentes de dolor y hemorragia, desaparecen los datos de embarazo y al explorar a la mujer no coincide el tamaño del útero con el tiempo de embarazo. Se asocia al uso de hormonas que se administraron para tratar de detener su evolución.

7. El aborto infectado puede corresponder a cualquiera de las formas clínicas aunque generalmente corresponde a un aborto provocado, incompleto, que se complicó con infección. Se presenta fiebre, escalofrío, y si no se trata a tiempo la infección su puede extender a los órganos vecinos o generalizarse en todo el organismo, a ésto, se le llama septicemia y pone en peligro la vida.

El aborto inducido o provocado es resultante de maniobras practicadas deliberadamente con la intención de interrumpir el embarazo. Puede ser legal e ilegal.

En México el Código Penal del Distrito Federal en materia del Fuero Común y para la República Mexicana en materia del fuero común federal permite el aborto cuando el embarazo es producto de una violación, cuando es causado por imprudencia de la mujer embarazada y cuando se trata de un aborto terapéutico. En su artículo 333 dice: "No es punible el aborto causado sólo por imprudencia de la mujer embarazada, o cuando el embarazo sea resultado de una violación". En el artículo 334 dice: "No se aplicará sanción cuando de no provocarse el aborto, la mujer embarazada corra peligro de muerte a juicio del médico que la asista, oyendo éste el dictamen de otro médico, siempre que esto fuere posible y no sea peligrosa la demora".

La lista de enfermedades que ponen en peligro la vida de la mujer embarazada ha venido sufriendo modificaciones debido al avance de la medicina; sin embargo, en la actualidad se consideran la hipertensión grave (aumento de la presión arterial), las cardiopatías severas (enfermedades del corazón), las nefropatías (enfermedades del riñón) y el cáncer de la mama o de órganos pélvicos, así como los trastornos neuropsiquiátricos.

El aborto inducido ilegal es el más frecuente. En el medio socioeconómico más bajo las personas que inducen los abortos son inexpertas, usan hierbas como el azafrán, el orégano, la ruda, el ajenjo, el apiol (perejil) y el zoapatle, que solamente pueden provocar el aborto cuando se ingieren en cantidades tóxicas para el organismo.

En el medio socioeconómico un poco más elevado las mujeres se introducen objetos en el útero como son las agujas de tejer o sondas. Como se tiene la idea de que la presencia de sangrado por vía vaginal es señal de aborto, muchas personas se introducen pastillas de permanganato o de aspirina, que les producen quemaduras o úlceras que llegan a sangrar, pero que no provocan el aborto. Otras personas introducen sustancias tóxicas al producto de la concepción dentro de la cavidad uterina, maniobra que resulta sumamente peligrosa.

Finalmente, en los niveles superiores se recurre al abortador que puede ser un médico o una enfermera para que practique un legrado, que es una intervención quirúrgica por medio de la cual se extrae el producto y sus anexos por medio de una cucharilla o por medio de aspiración (aborto por succión). Cuando el producto es grande y ya no puede ser aspirado o extraído por medio de la cucharilla, algunos abortadores practican una histerotomía, es decir, hacen una incisión en el útero para extraer el producto.

Complicaciones del aborto inducido:

Las complicaciones del aborto inducido se pueden clasificar en tempranas y tardías.

Dentro de las complicaciones tempranas están: la hemorragia profusa, infección, perforación del útero y en ocasiones de otros órganos como el intestino y la intoxicación por ingestión de hierbas.

Las complicaciones tardías pueden ser: la esterilidad posterior por infección de los órganos genitales, una insuficiencia en el cuello uterino y psicológicas, debido a que la mujer puede quedar con sentimiento de culpa. La más grave de las complicaciones es la muerte de la mujer.

Aspectos sociales

El Código Penal para el Distrito Federal en materia del fuero común y para la República Mexicana en materia del fuero común federal reprime el aborto, con las excepciones ya mencionadas (artículos 333 y 334).

Los artículos 329 a 332 consideran:

329 Aborto es la muerte del producto de la concepción en cualquier momento de la preñez.
330 Al que hiciere abortar a una mujer se le aplicarán de uno a tres años de prisión, sea cual fuere el medio que emplease, siempre que lo haga con consentimiento de ella. Cuando faltare el consentimiento, la prisión será de tres a seis años, y si mediare la violencia física o moral, se impondrán al delincuente de seis a ocho años de prisión.
331 Si el aborto lo causare un médico cirujano, comadrón o partera, además de las sanciones que le corresponden conforme al anterior artículo, se le suspenderá de dos a cinco años en el ejercicio de su profesión.
332 Se impondrán de seis meses a un año de prisión a la madre que voluntariamente procure su aborto o consienta en que otro la haga abortar, si concurren estas tres circunstancias: I) que no tenga mala fama, II) que haya logrado ocultar su embarazo y III) que éste sea fruto de una unión ilegítima. Faltando alguna de las circunstancias mencionadas, se le aplicarán de uno a cinco años de prisión.

Las leyes estatales aplican el mismo criterio, ya que generalmente distinguen entre la mujer de buena y de mala reputación, diferencian entre los embarazos ocultos y los reconocidos socialmente. En el estado de Chiapas, si la mujer es pobre y tiene muchos hijos la pena se disminuye de uno a dos años y en el caso del aborto terapéutico se permite que un solo médico determine la necesidad de practicarlo. En Puebla, Chihuahua, Yucatán y Chiapas no se sanciona el aborto por razones eugenésicas (cuando se sospecha que el niño va a nacer con anomalías físicas o mentales).

A pesar de que no se pueden obtener datos exactos debido a la clandestinidad con que se practica, se calcula que se producen anualmente entre 600 000 y 700 000 abortos inducidos en el país. Los abortos registrados en las instituciones hospitalarias son aquellos provocados por manos inexpertas, que cursan con complicaciones, porque los que son practicados por manos expertas evolucionan bien en la mayoría de los casos y pasan desapercibidos.

En el II Congreso de la Academia Nacional de Medicina celebrado en 1969 los Dres. Manuel Mateos Fournier y Javier Soberón Acevedo encontraron en un estudio de 2 626 mujeres los siguientes datos:

Relación de abortos espontáneos y provocados.

Total de casos	2 626	100%
Espontáneos	198	7.53%
Provocados	2 428	92.47%

Disociación de los abortos provocados

Inducidos con justificación médica o legal

82	3.5%

Inducidos sin justificación (criminal)

2 345	96.5%

Causas del aborto

Profilácticas y terapéuticas	76	4.13%
Legales (por violación)	6	0.25%
Número excesivo de hijos	1 258	51.82%
Mala situación económica	652	26.85%
Desavenencia conyugal	280	11.54%
Ocultación social	144	5.93%
Por ejercicio de la prostitución	12	0.48%

Grado de instrucción

Primaria incompleta	804	43.79%
Primaria	452	24.62%
Secundaria	210	11.43%
Otras superiores	102	5.70%
Profesionales y subprof.	161	8.75%
Ninguna	105	5.71%

Estado civil

Solteras	452	19.27%
Casadas	1 040	44.33%
Unión libre	496	21.14%
Abandonadas	128	5.43%
Divorciadas	220	9.38%
Viudas	10	0.42%

Situación económica de la familia:

Superior	186	5.80%
Suficiente	435	18.54%
Insuficiente	1 080	46.03%
Precaria	695	29.63%

Fuente: II Congreso Acad. Nac. de Med. Mémorias Vol. II, 1967.

En 1993, las instituciones del Sistema Nacional de Salud reportaron 138 978 abortos y 1 472 245 partos atendidos.

El aborto es uno de los problemas médicosociales más antiguos de la humanidad, porque tiene elevada frecuencia (número de casos de una enfermedad u otro fenómeno en un año) y una elevada prevalencia (suma de casos nuevos y antiguos hasta el momento actual). Debido a que generalmente es provocado por personas inexpertas tiene un elevado

La Dra. Blanca Raquel Ordóñez, realizó un estudio "Epidemiología del aborto inducido en México" y encontró los siguientes datos:

CUADRO 24

Grado de instrucción de las mujeres con aborto y de la población general ‡

Escolaridad	Población femenina derechohabiente*	Mujeres con aborto inducido*	Mujeres con aborto inducido y complicado +
Ninguna		4.9	13.9
	8.0	54.1	66.8
Primaria incompleta	45.7	49.2	52.9
Primaria completa	37.7	21.3	19.0
Otros estudios además de primaria	24.6	19.7	14.2
	26.4		
Sin precisar	3.3	4.9	14.2

* Encuesta a domicilio por el IMSS. Investigación epidemiológica del aborto inducido, 1967-1968.

+ Prevención del aborto inducido, 1967-1971.

‡ Cifras en porciento.

Fuente: Dra. Blanca Raquel Ordóñez, "Epidemiología del aborto inducido en México" Gaceta Médica de México Nov. 1974.

índice de morbimortalidad. Una buena parte del presupuesto con que cuentan las instituciones hospitalarias se dedica a la atención de las complicaciones del aborto inducido y se ha observado que el número de abortos criminales es mayor en países donde las familias viven en malas condiciones económicas, donde las mujeres no tienen las mismas oportunidades que el hombre, donde la sociedad condena a la madre soltera por falsos prejuicios. Nuestro Código Penal data de 1931 y las leyes ya no se adaptan a nuestra realidad, por lo que ha sido muy discutido; algunos autores con. 'deran que debería de modificarse y que debería reglamentarse e institucionalizarse el aborto para que el público sepa a dónde acudir. Se piensa que con esto disminuiría el clandestinaje evitando daños que en muchos casos son irreparables, principalmente en los casos de mujeres desamparadas social y afectivamente.

Algunos psiquiatras que están a favor de esta reglamentación hacen hincapié en las consecuencias de los embarazos no deseados que pueden deteriorar las relaciones de la pareja y que un hijo no deseado es un candidato al síndrome del niño maltratado.

Por otra parte hay personas que señalan los peligros de legalizar el aborto; piensan que en México, por factores culturales negativos, gran parte de la población no acude al médico, que al crecer la demanda de abortos los servicios asistenciales se volverían insuficientes y que debido a la estructura socioeconómica de nuestra población, los sectores más beneficiados serían los de clase media y alta.

Respecto a esto último, la Dra. Blanca Raquel Ordóñez realizó un estudio en el IMSS en 1971, comparando la cantidad de embarazos y abortos en dos grupos de mujeres semejantes en cuanto a nivel socioeconómico, partos anteriores y edad; a uno de ellos lo incluyó en un programa de planificación familiar y al otro se le permitió continuar con sus hábitos. Encontró que la proporción de abortos disminuyó a 1.4% en el grupo de planificación familiar a diferencia del otro grupo que tuvo un índice de 24.4%.

En la mayor parte de los países, la interrupción deliberada del embarazo está reglamentada por la ley. La reglamentación varía según los países, desde la prohibición total hasta la libertad completa. En Islandia, Japón, Gran Bretaña, Dinamarca, Finlandia, algunos Estados de Estados Unidos como Nueva York, Hawai, Alaska; en Canadá, la U.R.S.S. y la mayoría de los países socialistas de Europa Oriental el aborto se autoriza por razones médico-sociales, tales como varios nacimientos seguidos, dificultad económica, enfermedad de los esposos, etcétera. En Europa Oriental, Singapur, Australia, Japón, otros Estados de Estados Unidos, Turquía y Escandinavia se permite el aborto por razones eugenésicas, es decir, cuando hay enfermedades que puedan afectar en alguna forma al feto como son las deformidades hereditarias, y las psicosis hereditarias. En Europa Oriental, Escandinavia y Bulgaria se acepta el aborto cuando la mujer es menor de 16 años porque consideran que aún no tiene madurez psico-socio-emocional para educar a sus hijos. También lo aceptan después de los 37, 40 o 45 años.

Enfermedades de transmisión sexual (ETS) (Venéreas)

La palabra venéreo viene de Venus que en latín significa "amor o deseo sexual" debido a su evidente asociación con la relación sexual. Dentro de ellas se consideraba a la sífilis, la blenorragia o gonorrea, el chancro blando, el linfogranuloma venéreo y el granuloma inguinal. En la actualidad se consideran además la tricomoniasis, la moniliasis, el her-

pes genital, la uretritis no gonocóccica, el condiloma acuminado, la escabiasis o sarna genital, la tiña inguinal, la pediculosis pubis y recientemente se ha incluido el SIDA (síndrome de inmunodeficiencia adquirida) y la hepatitis B. Como estas enfermedades se adquieren por contacto sexual directo independientemente de que existan casos, poco frecuentes, en donde se pueden adquirir a través de otras vías, tales como una herida, instrumentos, sangre y sus productos infectados, durante el embarazo, el parto, la lactancia, etcétera, prácticamente la única diferencia que tienen con relación a otras enfermedades infecciosas y parasitarias radica en la presencia del elemento sexual, razón por la cual la OMS (Organización Mundial de la Salud) estableció en el año de 1975 que debían englobarse con el nombre de enfermedades de transmisión sexual (ETS).

En Latinoamérica las enfermedades de transmisión sexual más frecuentes son: sífilis, gonorrea, tricomoniasis, candidiasis, uretritis no gonocócica, herpes genital y SIDA.

Debido a que muchas personas que padecen estas enfermedades no acuden al médico, es difícil tener información exacta sobre el número de ellas; en México, en 1993, la Secretaría de Salud reportó, entre otras, 29 439 casos de blenorragia o gonorrea, 1 947 casos de sífilis adquirida, 41 de sífilis congénita, 3 087 casos de herpes genital, 5 095 casos nuevos de SIDA, 96 725 de candidiasis urogenital, 618 casos de chancro blando, 743 de hepatitis B, 364 de linfogranuloma venéreo y 102 855 de tricomoniasis urogenital. Respecto a las otras enfermedades, aunque muchas de ellas se presentan, no existe el registro.

Estas enfermedades son más frecuentes en el medio urbano, en el sexo masculino y los grupos más afectados son los de 15 a 24 años, con excepción del SIDA que en México afecta con más frecuencia entre los 25 a 44 años.

En México, hasta el 1o. de enero de 1995, el SIDA es más frecuente en trabajadores de servicios públicos, trabajadores del arte y espectáculos, profesionales, empleados administrativos, de la educación, técnicos, comerciantes y dependientes y trabajadores en protección y vigilancia. En cambio las otras enfermedades de transmisión sexual son más frecuentes en obreros, policías y estudiantes.

Son más frecuentes en áreas metropolitanas, puertos, ciudades de la frontera norte y poblaciones turísticas.

Dentro de los factores relacionados con la prevalencia de estas enfermedades se pueden señalar la migración interna, el urbanismo y la industrialización que inducen a numerosos adolescentes a acudir a las grandes ciudades en busca de trabajo o escuelas y al quedar libres de la presión familiar, ejercitan su sexualidad con más libertad, el turismo, el cambio en el concepto de los valores morales, el inicio de relaciones sexuales a edades más tempranas, la emancipación de la mujer, la disminución de las influencias restrictivas de la religión, la familia y de la opinión pública, la disolución del vínculo familiar, el alcoholismo, la farmacodependencia, la disminución del temor a este tipo de enfermedades debida a la confianza en el tratamiento con antibióticos, aunque no todas se traten con ellos, la automedicación que trae consigo el aumento de la resistencia de los agentes causales a los antibióticos y el uso cada vez más frecuente de los anticonceptivos.

A partir de 1942 en que se descubrió la acción treponemicida (mata al Treponema pallidum, agente causal de la sífilis) de la penicilina y con el descubrimiento de otros agentes terapéuticos se observó que la frecuencia de estas enfermedades estaba disminuyendo, pero desde 1960 aumentaron en forma considerable en muchos países, al grado de que se les ha dado el carácter de epidémicas. El SIDA ha sobrepasado ya este concepto, se le considera pandémico puesto que se está presentando en forma simultánea en casi todos los países.

En la actualidad se consideran también enfermedades sociales, ya que su repercusión es muy grande, pues elevan la morbilidad y la mortalidad, se sabe que la sífilis es causa de

que algunos niños nazcan muertos y cuando esta enfermedad se presenta en forma congénita puede aumentar la mortalidad infantil, esto mismo sucede con el SIDA. Contribuyen a la mortalidad general y pueden producir ausentismo en el trabajo y disminución de la capacidad del trabajador (incapacidad) y cuando no matan pueden producir invalidez, sobre todo en sus etapas tardías. En éstas requieren hospitalización en muchos casos y el tratamiento puede ser sumamente costoso como en el SIDA, independientemente de que hasta la fecha sea mortal.

Sífilis

Es una enfermedad infecciosa, crónica, generalizada, causada por *Treponema pallidum*, que se transmite básicamente por el contacto sexual.

Algunos autores creen que es originaria de América y otros piensan que es de Europa. Ha recibido diferentes nombres: Mal Napolitano, Mal Gálico, Mal de la isla Española, etcétera. El nombre de sífilis viene del nombre de un pastor llamado Syphilo que se enamoró y fue atacado por esta enfermedad.

Ha existido en todo el mundo, su morbilidad había descendido pero desde 1960 ha aumentado nuevamente principalmente en personas menores de 20 años.

El agente causal (*Treponema pallidum*) es una espiroqueta delgada en forma de tirabuzón, que mide de 0.25 a 0.5 micras, con unas 24 espirales y que presenta movimientos lentos en sentido longitudinal y en rotación; como no se tiñe bien con los colorantes se le ha llamado también espiroqueta pálida y se puede observar mejor en vivo con las técnicas de campo oscuro; el material se obtiene directamente de las lesiones. Aunque básicamente su transmisión es por contacto sexual (heterosexual y homosexual) se puede transmitir por el beso, a través de la placenta (sífilis prenatal), por medio de transfusiones sanguíneas y cuando hay una herida en la piel y se tiene contacto con alguna lesión sifilítica. El contagio a través de objetos es muy difícil porque el agente causal se destruye rápidamente con el agua, el jabón, cambios en la temperatura y la desecación.

De acuerdo a su evolución la sífilis se puede dividir en reciente y tardía y cada una de éstas se divide a su vez en activa y latente.

Sífilis reciente

A partir del momento en que el treponema penetra al organismo la enfermedad puede evolucionar en diferentes formas:

1a. Aproximadamente después de 20 a 30 días se presenta la primera manifestación clínica llamada complejo primario y se caracteriza por la aparición de un chancro, que consiste en una pequeña elevación de la piel en el sitio donde ocurrió el contagio llamada pápula, de color rojo, que posteriormente se ulcera; la base del chancro es dura, no causa dolor y en ocasiones se cubre con una costra delgada. Días después se inflaman los linfonodos (ganglios linfáticos) más cercanos, generalmente son los de la región inguinal; si el chancro aparece en la boca (por contacto orogenital) la inflamación de los linfonodos (ganglios linfáticos), que recibe el nombre de adenitis puede ser muy aparatosa.

En esta etapa se puede hacer el diagnóstico haciendo un raspado de la lesión, se observa al microscopio en campo oscuro y se pueden observar los treponemas.

Después de cinco a seis semanas de la inoculación se puede practicar un estudio serológico; para esto se toma una muestra de sangre y se hacen reacciones específicas para esta enfermedad que resultan positivas.

El complejo primario desaparece solo aproximadamente a las cuatro semanas; es importante porque el individuo cree que ya desapareció la enfermedad.

De seis a ocho semanas después de que apareció la primera lesión se pueden presentar fiebre, dolor de cabeza, palidez, malestar general, pérdida de peso, dolor en las articulaciones y los músculos, aumento de volumen del hígado y del bazo; todo esto indica que el treponema pasó al torrente sanguíneo y que se está presentando el secundarismo. En la piel y las membranas mucosas aparecen lesiones llamadas sifílides secundarias, de preferencia aparecen en las superficies internas de las extremidades y en la cara, son de color semejante al jamón, circulares, aproximadamente de 0.5 a 1 cm de diámetro (máculas), no molestan ni dan comezón y reciben el nombre de roséolas. Las lesiones pueden aparecer en forma de pápulas (elevación pequeña, redondeada de la piel) y se pueden observar además en las plantas de los pies y las palmas de las manos.

Las pápulas pueden tener muchos aspectos y tienen gran cantidad de treponemas. Cuando la infección afecta a los folículos pilosos se puede observar pérdida del pelo (en cuero cabelludo, cejas y pestañas).

La duración de este periodo es variable, desde semanas hasta un año y las lesiones pueden desaparecer sin ningún tratamiento y sin dejar cicatriz.

El segundo camino que puede seguir la sífilis reciente es el de permanecer latente, es decir, abajo del horizonte clínico, por lo que no va a tener manifestaciones clínicas a pesar de que la enfermedad puede estar evolucionando en el organismo. En este caso la enfermedad se puede detectar por medio de las reacciones serológicas y de aquí pasar a la etapa tardía latente o bien desaparecer espontáneamente.

El tercer camino que puede seguir la sífilis reciente es el de manifestarse por lesiones tardías sin haber dado manifestaciones al principio. Las pruebas serológicas resultan positivas.

La sífilis reciente sintomática es muy transmisible porque en las lesiones hay muchos treponemas; en cambio, la sífilis reciente latente solamente es transmisible en forma potencial, en esta etapa se pueden presentar recaídas en la piel y las mucosas.

Sífilis tardía

Se considera así después de dos o tres años de evolución; puede ser benigna cuando afecta piel, huesos, articulaciones, hígado, riñón, glándulas mamarias o laringe. Las lesiones son limitadas, destructivas pero no son infectantes.

En la piel se puede manifestar en forma de lesiones llamadas gomas y nódulos. Los gomas semejan tumores, son indoloros pero se van reblandeciendo y se abren dejando salir un material espeso. Aparecen en el cráneo, la frente, la lengua y las extremidades. Si aparecen en el paladar o en el tabique de la nariz pueden destruir los huesos. Los nódulos son lesiones poco prominentes de color café rojizo.

Cuando afecta a los huesos produce dolor y aumento de la temperatura en el sitio donde se presenta la lesión.

En las articulaciones puede presentarse la llamada artropatía de Charcot que aparece generalmente en la rodilla, el tobillo o la cadera, la articulación se vuelve dolorosa, aumenta de volumen, pierde su forma y tiene mayor movilidad que la normal.

Cuando afecta al hígado, estómago, riñón o glándulas mamarias produce lesiones de tipo gomoso. Cuando afecta a la laringe produce voz ronca, pero sin dolor.

Sífilis cardiovascular

Las lesiones que se producen causan muchas muertes, es más frecuente en el hombre y se puede presentar 20 o 30 años después de la infección. Cuando afecta a la arteria aorta (aortitis) produce un aneurisma que consiste en una dilatación del vaso sanguíneo por adelgazamiento de la pared de la arteria. Pue-

de afectar al miocardio o capa muscular del corazón o también a la valva (válvula) que separa a la arteria aorta del corazón dificultando la circulación de la sangre a este nivel.

Neurosífilis

Junto con la sífilis cardiovascular causa la muerte en muchos casos. Puede cursar asintomática, por lo que en estos casos el diagnóstico se hace solamente cuando se extrae líquido cerebroespinal (cefalorraquídeo) y su estudio resulta positivo a las reacciones inmunológicas.

Cuando se manifiesta lo puede hacer en varias formas:

Como meningitis, en estos casos se inflaman las meninges (membranas que rodean al sistema nervioso central), aumenta la presión dentro del cráneo y puede haber delirio y convulsiones.

Otra forma es la meningovascular cuando se obstruyen las arteriolas cerebrales, por lo que los síntomas y signos varían según el vaso afectado, se puede perder el movimiento, la sensibilidad, la palabra, puede haber demencia, etcétera.

Otra forma de neurosífilis se llama tabes dorsal; afecta la médula espinal en sus raíces posteriores, la persona sufre dolores, problemas para caminar y pierde la sensibilidad profunda, por lo que pierde el sentido de la posición de las partes de su cuerpo cuando no las ve. Cuando la enfermedad afecta al nervio óptico el individuo puede quedar ciego en tres años.

Otra forma de neurosífilis es la parálisis general progresiva, más frecuente entre los 35 a 50 años, la persona empieza a tener dolor de cabeza, insomnio, dificultad para concentrarse, después va teniendo cambios en su personalidad, se vuelve irritable, pierde la memoria, se vuelve desaseada, le cambia el carácter y puede llegar a la demencia.

Sífilis y embarazo

Una madre sifilítica generalmente transmite la enfermedad al hijo durante el embarazo cuando la enfermedad se encuentra en los primeros dos años de evolución. Si la madre recibe tratamiento adecuado antes del cuarto mes del embarazo, el niño nace sano. Si no recibe tratamiento, el treponema puede atravesar la placenta produciendo un aborto espontáneo, la muerte del producto, parto prematuro o a término pero con el producto infectado.

Hasta hace algunos años se hablaba de sífilis hereditaria, pero este concepto se ha modificado y ahora se le llama sífilis ingénita, neonatal o congénita, porque la infección del niño no es heredada, sino contraída durante su vida intrauterina a través de la placenta.

En el recién nacido la sífilis congénita temprana se puede manifestar por:

1. Rinitis sifilítica.

   El recién nacido tiene secreción de moco y pus, a menudo con sangre por la nariz, que va a perdurar meses y puede llegar a destruirle los huesos nasales, por lo que va a presentar "Nariz en anteojo o catalejo", porque se hunde el puente de la nariz.
2. Pénfigo palmo-plantar.

   Se manifiesta por lesiones llenas de líquido (vesículas) con el aspecto del suero o con sangre, donde abundan los treponemas. Aparecen en las plantas de los pies o las palmas de las manos.
3. Aumento en el volumen del bazo.
4. Osteocondritis.

   El niño tiene dolor en los huesos largos y al tomarle radiografías se observa que tiene destrucción de los mismos e inflamación.
5. Puede presentar lesiones en la piel y las mucosas llamadas sifílides, generalmente aparecen en la cara, alrededor de la boca, de la nariz, del ano y del pudendo femenino (vulva). Estas lesiones al cicatrizar se llaman ragadías.

La sífilis congénita tardía se puede manifestar en la edad escolar con las lesiones gomosas como las del adulto. Se le pueden deformar los huesos de la pierna (la tibia adopta la forma de sable). Puede haber pérdida de la visión, sordera y malformaciones en las piezas dentarias de la segunda dentición, los incisivos tienen sus bordes en forma de media luna (dientes de Hutchinson) o de sierra.

La neurosífilis es frecuente y se presenta en su forma meningovascular, pudiendo producir parálisis, convulsiones, trastornos mentales y alteraciones del líquido cefalorraquídeo.

En la sífilis congénita rara vez se observa la forma cardiovascular.

El diagnóstico de la enfermedad se hace en sus etapas iniciales demostrando, en raspado de las lesiones la presencia del Treponema por medio del campo oscuro (al observar sin luz se observa el campo oscuro y los treponemas brillantes), posteriormente el estudio inmunológico resulta positivo. Existen diferentes técnicas que han recibido el nombre de sus autores (Kahn, Mazzini, Wassermann, etcétera) o las siglas del laboratorio, como la VDRL (Venereal Disease Research Laboratory). Estas pruebas se basan en la presencia de una sustancia del tipo de los anticuerpos llamada reagina que aparece poco después del inicio de la enfermedad. Si la cantidad de reagina es elevada la enfermedad es reciente, por otra parte una sola prueba positiva no hace el diagnóstico de la enfermedad, porque se puede deber a una enfermedad producida por virus o por otro treponema. Una prueba negativa tampoco descarta la enfermedad, porque ésta se puede encontrar en periodo de incubación (ya existe la enfermedad pero todavía no se manifiesta) o en la etapa tardía. Si se quiere hacer el diagnóstico de neurosífilis se debe hacer el estudio en el líquido cefalorraquídeo o cerebroespinal.

Cuando una persona tiene prueba VDRL positiva, se debe someter a una prueba llamada FTA—ABS (prueba Fluorescent Treponemal Antibody Absorption) o en etapas tardías se puede hacer una prueba de inmovilización del treponema (ITP) y la prueba de fijación del complemento (FCTP), si éstas resultan positivas, hay que dar tratamiento.

En los casos de lesiones en la piel o laringe se debe hacer una biopsia, que consiste en tomar una muestra del tejido afectado y estudiarla al microscopio para observar las características de las lesiones.

El tratamiento es a base de penicilina aunque han aparecido variedades resistentes; la dosis la determina el médico de acuerdo a la evolución de la enfermedad. En los casos de sífilis reciente las reacciones se vuelven negativas después del tratamiento y las lesiones son reversibles, es decir, llegan a desaparecer; pero, en los casos de sífilis tardía, a pesar de recibir el tratamiento adecuado, las reacciones serológicas persisten positivas; esto puede dificultar que la persona obtenga un trabajo o que obtenga rápidamente un certificado médico prenupcial porque hay que hacer los otros estudios mencionados.

Las lesiones de la sífilis tardía no regresan a la normalidad a pesar del tratamiento médico; sin embargo, se puede detener la evolución de la enfermedad.

Después de recibir el tratamiento el paciente debe seguir controlándose por medio de pruebas serológicas y exámenes médicos periódicos, porque en caso necesario hay que repetir el tratamiento.

Durante el embarazo la mujer debe recibir tratamiento médico y después del parto hay que examinar al niño cada dos o cuatro semanas.

Gonorrea o blenorragia

Se considera que es la enfermedad de transmisión sexual (venérea) más antigua y la más común. Se menciona en los primeros escritos chinos y en la Biblia, su nombre viene del griego y significa flujo de semilla.

Esta infección está producida por *Neisseria gonorrhoeae* o *gonococo*, una bacteria que al microscopio aparece dispuesta en pares y con aspecto de grano de café. En la mayoría de los casos el gonococo penetra al organismo a través del contacto sexual. Después del contagio, la infección puede seguir varios caminos:

1o. Desaparecer espontáneamente
2o. Propagarse por el sistema genitourinario
3o. Permanecer en forma latente
4o. Pasar al torrente sanguíneo y producir manifestaciones a distancia, es decir, lejos del sitio de infección; las más frecuentes son en el corazón (se inflama su túnica o capa interior y se produce endocarditis) y en las articulaciones (artritis).

El periodo de incubación es de 3 a 10 días; en el hombre puede iniciarse con inflamación de la uretra que se manifiesta por ardor al orinar y polaquiuria (orina frecuentemente y en pequeña cantidad), después aparece secreción por la uretra, acuosa al principio y luego purulenta (espesa, de color verde amarillento). Cuando la infección se extiende a la próstata y a las vesículas seminales hay dolor arriba del pubis y retención de la orina, puede haber dolor en la región inguinal o en la cadera y puede haber fiebre. Si afecta al epidídimo éste se inflama y puede causar esterilidad.

Cuando la enfermedad pasa a la fase crónica puede cursar sin síntomas o bien manifestarse por una pequeña cantidad de secreción uretral.

Al cicatrizar, el tejido infectado de la uretra puede ocasionar estrechez.

En la mujer cursa asintomática aproximadamente en el 90% de los casos, esto es muy peligroso porque puede contagiar a otras personas sin saber que está enferma.

Puede empezar a manifestarse con dolor al orinar, inflamación de la uretra, polaquiuria y exudado purulento. Si se inflama el cuello uterino aparece secreción vaginal purulenta. Si la infección se extiende a las tubas uterinas éstas se inflaman y se produce salpingitis. Puede producir inflamación en la pelvis que se manifiesta por dolor en la parte baja del abdomen, fiebre, flujo vaginal y dolor durante la micción. Al cicatrizar el tejido afectado de las tubas se puede producir esterilidad.

Dentro de las complicaciones se pueden formar abscesos en las glándulas vestibulares mayores (de Bartholin) y en las tubas uterinas (trompas de Falopio).

La artritis gonocóccica es una lesión a distancia que se presenta en un 85% de los casos y se manifiesta por inflamación de las articulaciones móviles que con el tiempo pueden disminuir su movilidad; generalmente, se presenta tres semanas después de que apareció la primera manifestación de la infección. Se ha observado que hay factores predisponentes de la artritis como son el embarazo y las operaciones pélvicas. Las articulaciones que más se afectan son las rodillas, los tobillos, las muñecas y los hombros, aunque se puede afectar cualquier articulación. Cuando la articulación se inflama hay dolor, por lo que los músculos cercanos a la articulación se contraen y con el tiempo se pueden atrofiar, es decir, disminuyen su desarrollo. La evolución de la artritis varía desde que desaparezca la alteración hasta la completa inmovilización de la articulación (anquilosis).

En casos menos frecuentes el gonococo puede afectar al hígado produciendo perihepatitis, al corazón (endocarditis), a las meninges (meningitis) y a los músculos (miositis).

En el 5% de los casos de blenorragia o gonorrea aparece conjuntivitis; la conjuntiva ocular se inflama y en casos raros también el iris, lo cual puede ocasionar ceguera.

Durante el parto el material infeccioso de la vagina puede infectar al recién nacido produciéndole conjuntivitis, este riesgo se elimina utilizando el método de Credé que consiste en aplicar gotas de nitrato de plata o de antibiótico en los ojos del recién nacido.

Como esta infección puede afectar cualquier mucosa cuando existe el contacto, se ha encontrado blenorragia o gonorrea faríngea y rectal, que cursan asintomáticas.

El tratamiento de la blenorragia o gonorrea es a base de penicilina en el caso de que el agente causal no sea resistente a este antibiótico, pues se han encontrado cepas resistentes, incluso a la tetraciclina, eritromicina, cloranfenicol y estreptomicina. También se está utilizando una combinación de ampicilina y probenecida. La dosis debe indicarla el médico y posteriormente debe someter a nuevos estudios al paciente para asegurarse de que se ha combatido la infección.

Chancro blando (Donovaniasis)

Se llama también chancroide. Es una enfermedad aguda, muy contagiosa causada por *Haemophilus Ducreyi* o bacilo de Ducreyi, gram negativo, que se puede observar aislado o agrupado. Es frecuente en África y en Oriente, por lo general se presenta en personas de pocos recursos económicos.

Después del contagio, generalmente sexual, aproximadamente entre los dos a cinco días se presenta una ulceración en el sitio de la inoculación, seguida de inflamación y supuración de los linfonodos (ganglios linfáticos) cercanos. Empieza como una pequeña ampolla que se rompe y se convierte en una úlcera de aspecto irregular, dolorosa, de bordes desgarrados con exudado amarillento y de consistencia blanda, de aquí su nombre. La lesión mide aproximadamente 2 cm de diámetro y puede haber varios chancros. La secreción puede infectar otros sitios vecinos y destruir la piel afectada. Si el paciente no recibe tratamiento se inflaman los linfonodos (ganglios linfáticos), formándose un bubón que es muy doloroso. En este sitio se puede formar un verdadero absceso que se puede acompañar de fiebre, dolor de cabeza, malestar general y falta de apetito.

El diagnóstico de la enfermedad se hace al observar las lesiones, pero se puede corroborar por medio de la observación del bacilo de Ducreyi en los exudados de la lesión. Se puede hacer una biopsia (tomar una muestra del tejido afectado) y observarla al microscopio. Si se le inyecta al paciente bacilos de Ducreyi muertos por vía intradérmica (en el espesor de la piel) va a presentar una reacción en ese sitio, pero esta reacción se puede observar después de que la enfermedad se ha tratado.

El tratamiento es a base de sulfonamidas a las dosis que indique el médico. El bubón se trata con solución salina y si es posible se extrae su contenido. Otros medicamentos que se pueden utilizar son la estreptomicina, el cloranfenicol y las tetraciclinas.

Granuloma inguinal

Es un padecimiento crónico, generalmente localizado en la piel y las mucosas del área genito inguinal, pero que puede aparecer en otras zonas del cuerpo. Está producido por los cuerpos de Donovan que son bacilos inmóviles (gramnegativos). Antiguamente se pensaba que esta enfermedad era propia de zonas tropicales o subtropicales, pero se ha demostrado que existe en casi todos los países y climas, aunque su frecuencia es poco significativa.

Se piensa que se transmite por contacto sexual, sin embargo no tiene gran contagiosidad; es más frecuente en personas que viven en promiscuidad sexual y que tienen simultáneamente otras enfermedades de transmisión sexual (venéreas). Su periodo de incubación varía entre 3 y 40 días, la enfermedad se manifiesta como ulceración indolora, rojiza, de base granulosa y que sangra con facilidad. Las úlceras crecen con tendencia

a confluir y se pueden infectar, los tejidos se humedecen y desprenden mal olor. Se puede afectar la circulación de los vasos linfáticos; esto, produce edema (aumento de volumen por retención de líquido) y elefantiasis en los genitales parecida a la que produce el linfogranuloma venéreo. Esta enfermedad no afecta a los linfonodos (ganglios linfáticos).

Las lesiones se pueden confundir con cáncer, con lesiones secundarias de sífilis, por lo cual es muy importante hacer un diagnóstico diferencial; si no se hace a tiempo puede haber destrucción de los tejidos de la región genital.

Las lesiones pueden asociarse a dolor en las articulaciones o a infecciones en los huesos; esto, indica que el agente causal se puede diseminar a todo el organismo.

Para hacer el diagnóstico se hace la demostración de los cuerpos de Donovan dentro del citoplasma de células mononucleares.

El tratamiento es con estreptomicina, cloranfenicol o tetraciclina. Después del mismo pueden quedar cicatrices que pueden dejar deformaciones permanentes en los genitales.

Linfogranuloma venéreo

Se llama también linfogranuloma inguinal o bubón climático y no debe confundirse con el granuloma inguinal. Es una enfermedad que generalmente se transmite por contacto sexual; hasta hace algunos años se decía que estaba producida por un virus, pero en la actualidad se considera que está producida por una chlamydiae. Es frecuente en países tropicales y subtropicales. Y poco frecuente aunque difundida por casi todo el mundo. Otros nombres que recibe son: linfogranuloma inguinal, linfopatía venérea y bubón climático.

Su periodo de incubación varía de 2 a 30 días y puede aparecer una lesión semejante a una ampolla, pequeña, a nivel del sitio de inoculación que generalmente pasa desapercibida y sana rápidamente; luego, se inflaman y supuran los linfonodos (ganglios linfáticos) inguinales si el contagio fue en órganos genitales y del cuello si el contagio fue por medio de una relación orogenital. La *chlamydiae* pasa posteriormente al torrente circulatorio, pudiéndose encontrar tanto en los linfonodos afectados (ganglios linfáticos) como en la sangre y en el líquido cerebroespinal (cefalorraquídeo).

Cuando no se presenta la lesión inicial la enfermedad se puede manifestar tardíamente por la inflamación de los genitales (elefantiasis).

Años después puede aparecer secreción con sangre y pus en el recto, que se inflama y posteriormente al cicatrizar produce un estrechamiento del mismo. Con frecuencia la lesión se infecta, pudiendo producirse destrucción de los genitales.

El diagnóstico se puede hacer observando al agente causal; pero como esto es muy difícil, se puede hacer una prueba de Frei que se basa en la inmunidad que produce la enfermedad.

Su tratamiento no ha sido satisfactorio, sin embargo se utilizan las sulfonamidas, la tetraciclina y la estreptomicina. Cuando hay inflamación de los linfonodos (ganglios linfáticos), se puede aspirar su contenido. Las manifestaciones tardías se tratan quirúrgicamente.

Tricomoniasis

Es una enfermedad causada por el protozoario *Trichomonas vaginalis*, que se transmite por contacto sexual, por manipulación de los genitales o en forma indirecta a través de instrumentos para exploración ginecológica que no estén esterilizados, toallas o ropa íntima contaminadas. Se calcula que afecta entre el 10 y 20% de las mujeres en edad reproductiva y entre un 12 a 15% de los hombres que tienen uretritis.

Su periodo de incubación es de 4 a 28 días y en la mujer produce vaginitis persistente, que se manifiesta por secreción vaginal blanquecina o verde amarillenta, espumosa, de mal olor, acompañada de comezón intensa, ardor y enrojecimiento del pudendo femenino (vulva) e incluso en ocasiones de la piel de la cara interna de los muslos. En casos graves puede producir ulceraciones y pequeñas hemorragias. Puede producir dispareunia (coito doloroso). Como esta enfermedad se puede asociar a infecciones del tracto urinario, puede presentarse además uretritis, o cistitis, manifestadas por ardor durante la micción y deseo frecuente de orinar. Puede inflamar también las glándulas vestibulares mayores (de Bartholin) y las glándulas vestibulares menores (de Skene).

En el hombre puede cursar asintomática o manifestarse como una uretritis, hay malestar al orinar y puede aparecer secreción blanquecina a través de la uretra, comezón en el glande y erección dolorosa. Si continúa evolucionando, puede producir prostatitis (inflamación de la próstata), cistitis (inflamación de la vejiga), epididimitis (inflamación del epidídimo) y estrechamiento de la uretra.

El diagnóstico se efectúa por medio de la identificación del parásito en la secreción vaginal o uretral.

Su tratamiento es a base de metronidazol, bajo prescripción médica.

Moniliasis o candidiasis

Se trata de una enfermedad producida por un hongo llamado *Candida albicans*, que habita normalmente en las membranas mucosas y forma parte de la flora vaginal normal. En determinadas condiciones aumenta, por ejemplo cuando hay diabetes, embarazo, se han utilizado antibióticos de amplio espectro durante tiempo prolongado y en algunos casos con el uso de determinados anticonceptivos. Puede afectar a diversos órganos como la boca, el corazón (endocarditis), el sistema nervioso central (absceso cerebral, meningitis), los riñones (pielonefritis), los pulmones (neumonía) y la piel.

La infección de las membranas mucosas se conoce comúnmente como "algodoncillo" y se manifiesta por la aparición de placas blanquecinas y blandas que aparecen sobre una superficie enrojecida.

Cuando afecta la vagina, la mujer presenta secreción vaginal de aspecto blanquecino claro con algunos puntos blancos, semejante al queso "cottagge", acompañada de inflamación, comezón y sensación de ardor en el pudendo femenino (vulva).

En el hombre se manifiesta por inflamación del glande, además puede producir uretritis.

El diagnóstico se hace por medio del estudio microscópico de la secreción o de las placas blanquecinas.

Su tratamiento es a base de nistatina. También se usa el Miconazol con buenos resultados.

Herpes genital

Esta infección está producida por los herpes virus del tipo 2 y se inicia entre los 2 a 12 días posteriores al contagio con dolor leve y sensación de comezón. Posteriormente aparecen pequeñas vesículas (vejigas o bolsitas llenas de líquido) que se abren para dar origen a ulceraciones muy dolorosas. En la mujer aparecen en el cuello uterino, el pudendo femenino (vulva), la vagina, la uretra y el ano. En el hombre las lesiones se presentan en el pene y la uretra.

En ambos casos puede haber fiebre, molestia al orinar y aumento del volumen de los linfonodos (ganglios linfáticos) de la región inguinal.

Las lesiones se caracterizan por ser crónicas y su tendencia a las recaídas. Como esta enfermedad se puede transmitir al hijo en el momento del parto, si la mujer está embarazada, se debe recomendar que el producto nazca por operación cesárea.

Recientemente se ha asociado al herpes genital con el cáncer del cuello uterino, por lo que es recomendable que la mujer se practique un estudio de Papanicolaou en forma periódica de las secreciones del cuello uterino y del fondo de la vagina.

El diagnóstico se efectúa clínicamente observando las características de las lesiones, o por laboratorio, haciendo un raspado de las mismas.

Respecto al tratamiento, hasta el momento se está tratando con Aciclovir, pues como toda infección producida por virus, no se cura con antibióticos. Las vacunas y otro tipo de tratamiento están en estudio.

Uretritis no gonocócica y no específica

Consiste en la inflamación de la uretra, pero en este caso no la produce *Neisseria gonorrhoeae*. Se cree que la produce *Chlamydia trachomatis* y/o *T. mycoplasma*.

Aproximadamente entre 10 y 20 días posteriores al contagio, el hombre presenta ardor al orinar y secreción a través de la uretra que puede tener aspecto acuoso, ya sea transparente o parecido al que produce la blenorragia o gonorrea. Se puede complicar produciendo inflamación en la próstata, las vesículas seminales, el epidídimo y el estrechamiento de la uretra.

En la mujer se puede manifestar por medio de secreción vaginal, o puede cursar asintomática. Si está embarazada, puede transmitir la infección al producto en el momento del parto. Puede complicarse con infección de las tubas uterinas (trompas de Falopio), del útero e incluso de los ovarios.

Para hacer el diagnóstico deben estudiarse las secreciones, con el objeto de descartar la presencia de *Neisseria gonorrhoeae*. Tambien se puede buscar la presencia de unos gránulos que sugieren la presencia de *Chlamydia trachomatis*. En otros casos, no se puede detectar al agente causal de la enfermedad.

Su tratamiento se lleva a cabo con Trimetoprim con Sulfametoxazol, Tetraciclina, Cefalosporina y Penicilina.

Condiloma acuminado (verruga venérea o verruga vírica)

Esta enfermedad la produce el virus del papiloma humano que puede tener hasta 50 diferentes tipos. Aproximadamente entre uno y tres meses después del contagio se manifiesta por tumoraciones con el aspecto de verrugas, pero húmedas, que pueden alcanzar gran volumen, con aspecto de coliflor, de color rosado, rojo o grisáceo, que sangran con facilidad y pueden tener olor desagradable. Comúnmente reciben el nombre de "crestas" y aparecen generalmente en el pene (alrededor de la base del glande), los labios pudendos mayores (labios mayores), menores, la vagina y el ano; se pueden observar también en el pezón, las comisuras de los labios, las axilas, las regiones inguinales, entre los dedos y en las cavidades (fosas) nasales. Su evolución es prolongada. Algunas lesiones pueden degenerar en cáncer. Su tratamiento generalmente es quirúrgico, aunque la Podofilina puede dar resultado.

Escabiasis o sarna genital

Está producida por un ácaro llamado *Sarcoptes scabiei*, generalmente afecta los pliegues interdigitales (entre los dedos), las caras laterales de los dedos, las axilas, la aréola de la mama, las caras internas de los brazos y los muslos. Cuando afecta el área genital se llama escabiasis o sarna genital. Entre 2 a 6 semanas después se manifiesta por la presencia de pápulas (pequeñas elevaciones de la piel), vesículas (pequeñas bolsas de líquido) y costras; es muy importante la presencia de surcos y galerías que hace el ácaro hembra para depositar sus huevecillos. El paciente presenta mucha comezón en las lesiones, por lo que al rascarse se puede infectar.

Su contagio no siempre se adquiere por contacto sexual, pues se puede contagiar por medio de la ropa.

Su tratamiento es a base de Hexaclorociclohexano o gamexano, de N-etil-o-toluidina, o Benzoato de bencilo.

Tiña inguinal (tinea cruris)

Está producida por *Tricophyton rubrum, Tricophyton mentagrophytes* y *Epidermophyton inguinale o floccosum*, afecta la cara interna de los muslos, la región inguinal, el pubis, el escroto y el periné (perineo). Se caracteriza por lesiones que pueden medir hasta algunos cm, de color rojo, con aspecto escamoso, el centro más pálido y sus bordes muy precisos. cuando la persona se rasca puede tener además otras infecciones. Esta enfermedad se favorece cuando hay sudoración abundante, con la ropa apretada y cuando no se secan los genitales después del baño. No necesariamente se adquiere por contacto sexual.

Su diagnóstico se basa en la observación de las lesiones y se trata con griseofulvina, Ketoconazol y Tolciclato.

Pediculosis del pubis

Está producida por *Pediculus pubis,* o *Phthirus pubis,* llamado comúnmente "ladilla" o "piojo chato", que se adhiere a los folículos pilosos y vellos del pubis. Se puede adquirir por contacto sexual, por contacto físico muy cercano sin ser sexual y a través de la ropa. El parásito produce mucha comezón, por lo que al rascarse la persona puede tener infecciones agregadas.

El diagnóstico se hace al observar el parásito y el tratamiento es a base de algún jabón o shampoo especial para eliminar a estos parásitos, por ejemplo con Hexaclorocicloexano.

SIDA (síndrome de inmunodeficiencia adquirida)

Es una enfermedad que ha adquirido gran importancia en todo el mundo por su gravedad y su frecuencia.

Por su gravedad, hasta la fecha se considera una enfermedad mortal debido a que, como sus siglas indican, se caracteriza por una deficiencia en la respuesta inmunológica, es decir, el organismo pierde su capacidad para defenderse contra determinadas infecciones y cánceres.

Por su frecuencia está constituyendo una pandemia; se piensa que sus orígenes se encuentran en África Central, donde posiblemente se produjo la primera infección de un ser humano, a partir de un virus mutante. Se cree que de aquí pasó al Caribe y posteriormente a Estados Unidos y Europa.

A pesar de que algunos autores afirman que desde 1977 ocurrieron los primeros casos en Estados Unidos, Haití y África y en 1979 en Europa, se asoció por primera vez en Estados Unidos en 1981 con la relación sexual y en 1982 los US CDC (Centros Estadounidenses de Control de Enfermedades) establecieron su definición que se estudiará más adelante.

Hasta el 1o. de enero de 1995, la OMS estimó que existen en el mundo 16 millones de infectados en forma acumulada y cuatro millones de casos.

De los 851 628 casos reportados a la OMS (muchos no se notifican), el 39.83% corresponde a Estados Unidos y le siguen Brasil (5.10%),

Tanzania (4.54%), Kenia (4.48%), Uganda (4.06%), Zambia (3.49%), Malawi (3.42%), Francia (3.16%), Zimbabwe (2.97%) y España (2.48%). Cabe señalar que existen muchas personas infectadas, que se sienten bien por el momento, pero que pueden transmitir la infección e incluso llegar a padecerla posteriormente.

En México las entidades con mayor riesgo tomando en consideración el número de habitantes y las personas afectadas son el DF, Jalisco y Morelos (hasta el 1o. de enero de 1995).

Los grupos de edad más afectados en Estados Unidos, Europa, Brasil y Kinshasa, Zaire, son los de 20 a 49 años, en cambio en México el 40.5% de los casos corresponde al grupo de 25 a 34 años y el 15% al grupo de 35 a 39 años.

Respecto al sexo no hay uniformidad en los datos mundiales, pues en América del Norte, Europa y América Latina es más frecuente en el sexo masculino a diferencia de África y Haití, donde la frecuencia es similar en ambos sexos.

En México, en 1986 llegó a afectar a una mujer por cada 30 hombres, pero esta proporción ha disminuido con el paso del tiempo y actualmente es de una mujer por cada seis hombres.

En cuanto a los factores de riesgo, en América del Norte, Europa y América Latina es más frecuente entre homosexuales, bisexuales y en los farmacodependientes que comparten agujas hipodérmicas para usarlas en forma intravenosa. Le siguen en frecuencia los compañeros heterosexuales de personas infectadas con el VIH, cuya frecuencia está aumentando.

La duración de la enfermedad también tiene diferencias en el mundo: en Estados Unidos y Europa, aproximadamente el 50% de los pacientes muere dentro de los 18 meses y alrededor del 80% dentro de los 36 meses posteriores a su diagnóstico; en cambio en África y Haití se ha observado que mueren en un lapso menor, se piensa que esto se debe a que el diagnóstico se hace más tardíamente.

En México, de los casos notificados, el 39% continúa vivo.

La primera señal que empezó a preocupar a los médicos fue un tipo de cáncer llamado sarcoma de Kaposi que afecta a los vasos sanguíneos de la piel o de otros órganos y se manifiesta por la presencia de nódulos (endurecimiento limitado) de la piel, de color azul oscuro o púrpura que aparece primero en el tronco y los miembros superiores, orejas, nariz y más tarde aparece en los órganos internos; esta enfermedad normalmente afectaba a personas de edad avanzada pero ahora lo hacía en personas jóvenes y muchas de ellas eran homosexuales masculinos.

Poco después se registró en los US CDC un aumento en los casos de neumonías producidas por un protozoario llamado Pneumocystis carinii, que en condiciones normales era prácticamente inofensivo; esta enfermedad se manifiesta por fiebre, escalofrío, tos y dificultad para respirar.

Más tarde se observó que estas enfermedades también afectaban a farmacodependientes que utilizaban la vía intravenosa y en menor proporción a sus parejas sexuales, así como a las personas que recibían transfusiones de sangre, entre ellas los hemofílicos y a los hijos recién nacidos de mujeres que tenían la enfermedad.

En todos estos casos se encontró un dato común: tenían disminuida la cantidad de linfocitos T, llamados también inductores, auxiliadores o cooperadores, estas células son una variedad de leucocito o glóbulo blanco que proviene del timo, una glándula endocrina que se encuentra en el tórax, por lo que en condiciones normales protegen contra infecciones producidas por virus, hongos y algunas bacterias, permiten la maduración de células que atacan y destruyen las células infectadas, ayudan a la llamada memoria inmunitaria o inmunológica formando células de larga vida sensibles a los antígenos, es decir, que reconocen a los agentes patógenos y reaccionan ante su presencia; además estimulan la formación de linfocitos B y colaboran con ellos en la formación de anticuerpos.

Con estos datos se integró un síndrome (conjunto de signos y síntomas que existen en un momento dado para definir un estado característico) al que se le dio el nombre de inmunodeficiencia adquirida.

Entre 1983 y 1984 se descubrió en forma separada al agente causal de la enfermedad, un virus que pertenece a una clase llamada retrovirus, en Francia se le llamó LAV (virus relacionado con linfadenopatía), en Estados Unidos lo llamaron HTLV III (virus III linfotrópico de células T humanas) y en mayo de 1986 el Comité Internacional sobre Taxonomía del virus le llamó HIV o VIH (virus de la inmunodeficiencia humana).

Este virus tiene un virión esférico que mide alrededor de 1 000 Angstrom (diezmilésima de mm). Su membrana exterior tiene dos capas de lípidos y glicoproteínas con un componente gp 41 que atraviesa la membrana y un componente gp 120 que sobresale. El núcleo del virión está formado por proteínas llamadas p 24, p 18, el RNA del virus y una enzima llamada retrotranscriptasa o transcriptasa inversa que cataliza la síntesis del DNA del virus, permite que el virus copie la información genética del huésped de tal forma que pueda integrarse en su propio código genético; cada vez que se divide una célula huésped, se reproducen copias del virus junto con las células del huésped, cada una de las cuales tiene el código viral. Tiene la capacidad de alterar la estructura de su envoltura exterior y por lo mismo se escapa de ser reconocido por el sistema inmunológico. Cuando este virus llega a los linfocitos T4 o a las células que tienen un receptor llamado CD4, pone en contacto su componente gp 120 con la membrana del linfocito destruyéndolo e impidiendo que los restantes funcionen adecuadamente, los imposibilita para reconocer sustancias extrañas o antígenos y por consiguiente, de iniciar reacciones inmunitarias a esos antígenos para eliminarlos del organismo.

Posteriormente se descubrió un segundo tipo de virus al que se denominó VIH — 2 que ha infectado a personas de África, muy similar al VIH.

Evolución de la enfermedad

A pesar de que hasta el momento el VIH se ha encontrado en concentración baja en lágrimas, saliva, leche materna, calostro, orina, secreciones vaginales, tejido cerebral, linfonodos (ganglios linfáticos), células de la médula ósea y la epidermis, sólo se ha comprobado su transmisión a través de la relación sexual, cuando existe intercambio de líquidos corporales (sangre o semen) infectados, utilización de agujas o jeringas contaminadas, transfusiones de sangre contaminada o sus derivados y en forma perinatal, es decir, de la madre al hijo durante el embarazo, el parto y la lactancia y por la recepción de tejidos u órganos infectados.

Alrededor de las seis a doce semanas posteriores a la transmisión del virus, la persona infectada presenta anticuerpos contra VIH, por lo que se le considera infectada e infectante. Existe una prueba de laboratorio llamada ELISA (Enzyme Linked Inmuno Sorption Antibody) que permite detectar la presencia de anticuerpos contra VIH. Si resulta positiva debe repetirse y si nuevamente resulta positiva, se debe hacer una prueba confirmatoria, como la de inmunoelectrotransferencia (Western Blot) o la de Inmunofluorescencia (IFA), el ensayo de radioinmunoprecipitación (RIPA) y la prueba de inhibición competitiva. Un resultado negativo no excluye la infección debido a que quizá no ha transcurrido el tiempo suficiente para que el organismo produzca anticuerpos o por el contrario, puede tratarse de un paciente que tenga la enfermedad tan avanzada que ya no es capaz de producirlos.

El periodo de incubación de la enfermedad puede durar de seis meses a diez años o más.

La infección por VIH puede seguir diferentes caminos:

I. Infección aguda El paciente puede presentar síntomas parecidos a los de la mononucleosis infecciosa: fiebre, con o sin inflamación de los linfonodos (ganglios linfáticos), fatiga, dolor de cabeza, pérdida del apetito y puede presentar dolor en la faringe.
II. Infección asintomática El individuo no presenta manifestaciones de la enfermedad a pesar de que está infectado.
III. Linfadenopatía generalizada persistente El paciente presenta crecimiento de los linfonodos (ganglios linfáticos) de más de un centímetro en dos o más sitios, excluyendo las regiones inguinales, durante más de tres meses.
IV. Síndrome de inmunodeficiencia adquirida, que puede tener diferentes manifestaciones:

1. Síndrome de desgaste por VIH, que anteriormente se llamaba complejo relacionado al SIDA, caracterizado por fiebre, diarrea y pérdida de peso involuntaria de más de un mes de duración.
2. Infección oportunista o neoplasia que indique inmunodeficiencia celular sin que se presente alguna circunstancia que la explique. Las infecciones oportunistas varían entre los diferentes países, algunas de éstas son:

La neumonía producida por Pneumocystis carinii, que está producida por un protozoario y se manifiesta por fiebre, escalofrío, tos y dificultad para respirar.

La criptosporidiosis, producida por un protozoario que puede afectar al tracto digestivo (diarrea) y al sistema nervioso (fiebre, dolor de cabeza, letargo y confusión mental).

Candidiasis del tracto digestivo, producida por un hongo y se manifiesta por lesiones de color blanco llamadas comúnmente "algodoncillo" (lengua, boca, esófago, etcétera).

Herpes simple y herpes zóster producidos por virus y que se manifiestan por vesículas y sensación de ardor.

Tuberculosis que puede afectar cualquier parte del organismo, etcétera.

La neoplasia (tumor canceroso) más frecuente es el sarcoma de Kaposi.

3. Enfermedad neurológica por VIH que puede tener diferentes manifestaciones:
   — Encefalitis (se afecta el encéfalo) y la persona presenta deterioro de la memoria, embotamiento e incluso demencia, se vuelve incapaz de desarrollar actividades cotidianas y si se trata de un niño, puede presentar retraso en el desarrollo de su conducta.
   — Mielopatía (se afecta la médula espinal) por lo que la persona puede tener falta de coordinación en sus movimientos, rigidez, parálisis o debilidad.
   — Neuropatía periférica (se afectan los nervios periféricos), las manifestaciones dependen del nervio(s) afectado(s).

En los niños la enfermedad se diagnosticó por primera vez en Estados Unidos en julio de 1983, fue transmitida a través de la madre, aunque se puede transmitir por medio de transfusiones. Algunos autores dicen que evoluciona en forma similar y otros dicen que es diferente: hay inflamación crónica de la glándula parotídea (parótida), infecciones producidas por bacterias y alteraciones en el sistema nervioso central. En ellos es raro el sarcoma de Kaposi. En Nueva York se ha encontrado un síndrome especial en los niños que se infectan dentro del útero, caracterizado por anormalidades en la cara y el cráneo, la cabeza muy pequeña, la frente prominente y cuadrada, el puente de la nariz achatado y retardo en el crecimiento.

Para hacer el diagnóstico se han venido modificando los criterios y respecto al tratamiento, se han utilizado diversos medicamentos para combatir las infecciones oportunistas, o prolongar la vida; sin embargo, hasta el momento se considera mortal. Una vez que se hace el diagnóstico es muy importante la ayuda psiquiátrica.

Hepatitis B

Aunque se trata de una infección del hígado producida por el virus de la hepatitis B (VHB), éste se encuentra en casi todas las secreciones y excreciones corporales, aunque se transmite, al igual que el SIDA, solamente por la sangre (agujas, jeringas y sangre contaminadas, de la madre al hijo a través de la placenta) y por la vía sexual (intercambio de semen y líquidos vaginales).

La infección puede ser tan leve que pase inadvertida, aunque en términos generales entre los 45 y 180 días posteriores al contagio, la persona presenta falta de apetito, malestar en el abdomen, náusea, vómito y coloración amarillenta de la piel y las mucosas. En algunos casos hay fiebre.

Esta enfermedad se puede prevenir con vacunación.

Vaginosis bacteriana

Antes se conocía como vaginitis inespecífica. Se presenta cuando se altera la flora bacteriana de la vagina. El agente causal es *Gardnerella vaginalis*. En estos casos existe secreción vaginal con olor a aminas (pescado) cuando se le añade hidróxido de potasio. En el laboratorio se detectan células con aspecto especial. Cuando existe embarazo, hay peligro de que se presente el parto prematuro. Se trata con metronidazol.

Repercusión de las enfermedades de transmisión sexual en la sociedad

Elevan la mortalidad; se sabe que la sífilis es causa de que algunos niños nazcan muertos; cuando esta enfermedad se presenta en forma congénita puede aumentar la mortalidad infantil. Contribuye a la mortalidad general y cuando no mata, puede producir invalidez, sobre todo en su etapa tardía; esto puede producir ausentismo en el trabajo y disminuir la capacidad del trabajador.

A partir de 1942 en que se descubrió la acción treponemicida de la penicilina y con el descubrimiento de otros agentes terapéuticos, se observó que estaba disminuyendo la frecuencia de estas enfermedades, pero últimamente ha aumentado nuevamente. El factor cultural ha permitido que aumenten porque las personas infectadas en muchas ocasiones no se atreven a consultar al médico; sin embargo, continúan teniendo relaciones sexuales. Por otra parte, pueden tener relaciones sexuales cuando la enfermedad no ha cruzado el horizonte clínico y contagiar a otras.

Medidas preventivas para las ETS

A nivel individual o de pareja

— La pareja debe bañarse con bastante agua y jabón antes y después de la relación sexual.
— Orinar después de la misma.
— Tener un solo compañero sexual.
— Evitar relaciones sexuales con personas que tienen varias parejas sexuales, comparten agujas intravenosas y sus compañeros sexuales.
— Evitar tener relaciones sexuales con personas de quienes se desconozca su estado de salud, debido a que aunque aparentemente estén sanas, pueden estar infectadas.
— En el caso de que la persona sospeche que tiene una enfermedad de transmisión sexual, acuda con el médico para que se haga un diagnóstico adecuado.
— Evitar la automedicación, puede ser que se utilice el medicamento adecuado, pero si la dosis no es la correcta, se puede favorecer el desarrollo de microorganismos resistentes a los tratamientos actuales, mientras la enfermedad sigue evolucionando.
— Suspender relaciones sexuales mientras se esté bajo tratamiento médico y hasta que el médico lo indique.
— En caso de que una persona adquiera una enfermedad de transmisión sexual (venérea), debe llevar con el médico a la pareja o parejas sexuales para que también reciba(n) tratamiento.
— Si existe la posibilidad de haber contraído SIDA, se debe evitar el embarazo.
— La mujer embarazada debe someterse a un examen médico periódico en donde se incluya la investigación de enfermedades de transmisión sexual.
— Evitar transfusiones sanguíneas innecesarias e inyecciones con jeringas mal esterilizadas.
— Las personas que sospechen estar infectadas no deben donar sangre, esperma o semen, ni órganos, aun cuando se los solicite la familia. Tampoco deben compartir hojas de afeitar, cepillos de dientes u otros objetos que pudieran estar contaminados con sangre.
— Si una pareja está planeando tener un hijo, pero uno de los dos sospecha estar infectado por el VIH o recibió transfusiones de sangre desde 1979, debe someterse a la prueba de ELISA.
— Se debe utilizar adecuadamente el preservativo o condón (véase anticonceptivos).

Los preservativos que contienen nonoxynol-9 ofrecen mayor protección contra el VIH.

— Si se va a practicar el sexo oral, hay que evitar el contacto directo con las secreciones, interponiendo un condón o un trozo de látex.

— Cuando se empezó a estudiar el SIDA, el Programa de Investigación y Detección del SIDA, dependiente de la SSA clasificó las prácticas sexuales de acuerdo con su riesgo, pero en la actualidad se consideran sin riesgo únicamente aquellas que incluyen solamente el contacto de piel con piel sana, sin intercambio de líquidos corporales como la masturbación mutua, el beso seco (en la mejilla), el masaje, los abrazos y frotarse cuerpo con cuerpo.

A menos que la pareja sea monógama y saludable por más de diez años, toda relación en la cual haya intercambio de sangre, esperma o semen o secreciones vaginales, implica riesgo. Éste aumenta todavía más cuando existen otras enfermedades de transmisión sexual.

Aunque no se ha demostrado completamente, se cree que el uso de "poppers" (nitritos inhalados) favorece la aparición del sarcoma de Kaposi.

A nivel familiar

Debe existir educación sexual desde la infancia, de acuerdo al nivel de los integrantes, ésta se puede dar desde la presencia o ausencia de discusiones acerca del sexo, las reacciones y respuestas a las preguntas del niño, su conducta recíproca, su actitud y emociones; muchos niños tienen problemas en las mismas áreas que los padres que los educaron; así las pláticas francas, abiertas y sin vergüenza son fundamentales para evitar los problemas sexuales, no sólo en esta etapa sino en las subsecuentes. Además de una buena comunicación, se deben evitar los resentimientos para que el adolescente pueda superar esta etapa de una manera adecuada, si esto no es posible, el consejo o pláticas con un especialista o médico pueden ser de utili-

dad, sobre todo cuando hay tanta curiosidad e inquietud acerca de temas sexuales.

A nivel de la comunidad.

Todas las autoridades sanitarias y organizaciones internacionales de salud están interesadas en proponer medidas eficaces respecto al SIDA, puesto que es una enfermedad mundial, aunque no hacen a un lado las otras enfermedades de transmisión sexual.

— En febrero de 1986 se creó un Comité Nacional para Investigación y Control del SIDA (CONASIDA) integrado por las instituciones del Sector Salud (IMSS, ISSSTE Y SSA). Este Comité tiene a su vez tres subcomités:

a) Subcomité de educación para la salud
b) Subcomité de investigación y vigilancia epidemiológica
c) Subcomité de Banco de sangre

En mayo de 1986 se publicaron en el Diario Oficial algunos artículos de la Ley General de Salud:

Artículo 134: El SIDA debe agregarse a la lista de enfermedades sujetas a vigilancia epidemiológica.

Artículo 136: Se deben notificar inmediatamente los casos en los cuales se detecte la presencia del VIH o anticuerpos al virus.

Artículo 332: A partir del 25 de agosto de 1987 se estableció que la sangre humana sólo debe obtenerse de voluntarios que la proporcionen oportunamente y en ningún caso podrá ser objeto de actos de comercio. Esta modificación se llevó a cabo debido a que el 8% de las personas que vendían su sangre eran positivas a la prueba del SIDA, es decir, estaban infectadas y eran infectantes.

Artículo 462, fracción 2a. y 462 bis: se considera el comercio de sangre como conducta ilícita.

La sangre o plasma que se va a transfundir debe sujetarse a la prueba de ELISA y si resulta positiva se debe descartar. Como se ha creado una ola de pánico en la población, dentro de la educación para la salud se ha elaborado material para informar que el SIDA no se transmite por el hacinamiento, el compartir cuartos de baño, cocina, utensilios de cocina, platos, vasos, objetos personales como peines, alimentos o bebidas, albercas públicas, tos, estornudos, expectoración, ni por el contacto cotidiano en el trabajo, escuela, hogar o por usar el mismo transporte.

Se ha observado que la transmisión del SIDA en consultorios, clínicas y hospitales es muy relativa, sin embargo se deben seguir los siguientes lineamientos de acuerdo a la OMS y los US CDC:

— Toda aguja, bisturí y demás instrumentos de filo cortante deben considerarse contaminados y manipularse con sumo cuidado.
— Las jeringas desechables y otros objetos puntiagudos deberán colocarse en un recipiente a prueba de perforaciones ubicado tan cerca como sea posible de la zona de tratamiento. Luego se deberán destruir dichos objetos a fin de evitar que vuelvan a utilizarse.
— En el caso de trabajadores expuestos a sangre posiblemente contaminada o a otros humores orgánicos, deberán usarse guantes y, en el caso de intervenciones quirúrgicas, se utilizarán túnicas, máscaras y protectores oculares. Después de entrar en contacto con sangre, los trabajadores deberán lavarse de inmediato.
— La sangre y demás muestras obtenidas de los pacientes sobre los cuales se sabe o se teme que pudieran estar infectados con VIH deberán ser identificados rápidamente con una advertencia especial. Los residuos de sangre deberán limpiarse de inmediato con desinfectantes, o sustancias tales como el éter, la acetona, el etanol (a concentración superior al 70%), el hipoclorito de sodio al 1% (blanqueador doméstico), agua oxigenada al 6%, formaldehído al 4%, etcétera.
— Se deberá disponer de máscaras, bolsas y demás equipo de respiración artificial para evitar al máximo la necesidad de efectuar respiración boca a boca.
— El personal debe lavarse las manos después de quitarse los guantes y secarse con toallas de papel antes de salir de la habitación de pacientes infectados.
— Si un trabajador estuvo en contacto con sangre o líquidos corporales de un paciente y no tuvo la protección adecuada, debe someterse a exámenes médicos periódicos para determinar si hubo infección (a las seis semanas, tres, seis y doce meses posteriores).

Los acupunturistas, aplicadores de inyecciones, trabajadores de peluquerías, salones de belleza, pedicuristas, tatuajistas, etcétera deben esterilizar los instrumentos punzocortantes que utilicen.

En la 39a. Asamblea Mundial de la Salud (mayo de 1986) se creó el Programa Especial de la OMS sobre el SIDA (SPA) para apoyar a través de las Oficinas Regionales los esfuerzos de los países, estableció también que los programas de prevención y control del VIH deben integrarse a la atención primaria de salud.

En agosto de 1988 se creó el Consejo Nacional para la Prevención y Control del Síndrome de Inmunodeficiencia Adquirida con el objeto de promover, apoyar y coordinar las acciones de los sectores público, social y privado, con carácter descentralizado para coordinar programas de investigación, prevención y control del SIDA.

La Secretaría de Salud emitió la norma técnica número 324 que tiene por objeto uniformar los principios y criterios de operación de los componentes del Sistema Nacional de Salud respecto a las actividades relacionadas con la prevención y control de la infección por el virus de la inmunodeficiencia humana.

Prostitución

Es una forma de promiscuidad sexual, comercializada, es decir, que la persona tiene relaciones sexuales más o menos casuales con muchas personas a cambio de dinero. Algunos autores consideran que el hecho de tener relaciones sexuales a cambio de comida, ropa u objetos costosos también es una forma de prostitución.

La prostitución ha existido en una u otra forma a través de toda la historia y se dice que es una profesión tan antigua como la sociedad. En las primeras sociedades urbanas se dio un tipo de prostitución sagrada, se consideraba un deber entre las mujeres que trabajaban en los templos de algunas diosas. Moisés la prohibió entre los judíos pero la aceptaba entre los extranjeros. En Grecia se veía a la prostitución sin prejuicios, incluso era considerada un estabilizador del matrimonio y la familia; existieron burdeles donde se distinguía a los diferentes tipos de prostitutas, de éstas las hetairas ocupaban una posición muy elevada porque estaban destinadas al placer, a diferencia de las concubinas que servían para el servicio diario, pues las esposas estaban destinadas a dar hijos y cuidar fielmente del hogar. En Roma durante la República se reglamentó oficialmente y se obligó a las prostitutas a inscribirse en los registros policiales. El cristianismo la rechazó; sin embargo, Justiniano restauró los derechos civiles de las prostitutas y su esposa Teodora, que había sido prostituta, organizó una de las primeras instituciones para readaptarlas. Carlomagno trató inútilmente de eliminarla; sin embargo, San Agustín consideraba que era un mal necesario porque las ganancias de la misma se repartían entre la municipalidad y la universidad.

Cuando se descubrieron los agentes causales de la blenorragia o gonorrea en 1789 (Neisser) y de la sífilis en 1905 (Schaudin) se encontraron justificaciones médicas para luchar en su contra, porque se consideró que era un foco de infección de las enfermedades de transmisión sexual, la prostituta era considerada como una víctima de estas enfermedades y cada cliente como un peligro potencial.

En 1908 en México entró en vigor la reglamentación para las prostitutas: que se practicaran examen médico, que la policía ejerciera cierto control para que salieran de compras en determinados grupos y no anduvieran en la calle más de cinco; estaban clasificadas por zonas, lugar de origen, edad y tiempo de ejercer la prostitución.

Entre 1921, 1933 y 1944 se trató de promover convenios internacionales para combatir la prostitución; en 1936 México solicitó su adscripción y en 1956 derogó los reglamentos sobre la prostitución, asignando al Hospital de la Mujer el control de los exámenes médicos de las prostitutas.

Respecto a las enfermedades de transmisión sexual algunos autores consideran que la prostitución constituye un factor de exposición que aumenta los riesgos de adquirir una enfermedad de transmisión sexual y que ante un caso de enfermedad de este tipo se debe hacer una investigación para encontrar la fuente de la infección y las personas que estuvieron en contacto con el sujeto portador. Por otra parte, en 1953 se celebró el Congreso Internacional sobre Prostitución en París y allí se señaló que la frecuencia de enfermedades de transmisión sexual entre las prostitutas era tan baja que no se les podía considerar como un foco de infección. Esta misma conclusión se obtuvo en la Conferencia Internacional sobre Enfermedades Venéreas que se llevó a cabo en Estocolmo en 1957. Respecto al SIDA, se han hecho estudios para determinar el porcentaje de prostitutas infectadas por el VIH y en 1988 se observó que va desde cero en Londres y París, hasta 88% en Ruanda. En México se encontró que va de 0.1 a 6.8% en las prostitutas y de 6% al 16% en los prostitutos. Estas diferencias podrían observarse en las otras enfermedades de transmisión sexual.

En varios países se ha observado que cuando se prohibe la prostitución aumenta el número de enfermedades venéreas, así como el número de personas que ejercen la prostitución.

La prostitución se ha considerado problema social porque al ejercerla degrada a la persona a la calidad de instrumento de placer, debido a su actividad, la sociedad no la reconoce como trabajo, por lo que las personas que la ejercen no gozan de las prestaciones, derechos y obligaciones que la sociedad ha creado para las diferentes actividades económicas, además de que a estas personas se les señala como transgresoras de las normas sociales.

Las razones por las que acuden los clientes son múltiples: deseo de variedad en su vida sexual, timidez, imposibilidad para tener otro tipo de relaciones sexuales, por necesidad de desahogar instintos sexuales sadomasoquistas, por el deseo de tener relaciones sexuales sin adquirir compromisos y obligaciones, porque la esposa está embarazada o acaba de tener un hijo y sienten que están compitiendo por su afecto o porque no pueden unir el amor a la sexualidad; para estas personas el amor es puro y la sexualidad inferior. Aproximadamente el 57% de los clientes son casados.

La persona que ejerce la prostitución puede ser hombre o mujer y tener relaciones homo o heterosexuales (aunque es más frecuente en el sexo femenino y en relaciones heterosexuales), de cualquier edad, a partir de la adolescencia, de cualquier clase social (aunque es más frecuente en medio socioeconómico bajo), puede provenir de una familia rígida tradicional, en transición o de una familia carente de normas.

Dentro de la dinámica familiar, el padre puede estar ausente, o ser la autoridad máxima, hostil y rechazante; falta una figura materna con quien identificarse, y no es posible identificarse con ella porque generalmente ésta carece de afecto. Las relaciones con los padres o sustitutos son deficientes e incluso negativas, llenas de agresión o frialdad; esto da lugar a que existan problemas en el desarrollo psicosexual, del 80% de las prostitutas pues no satisfacen sus necesidades afectivas. Al haber incongruencia entre los valores y principios inculcados y la práctica de éstos, además de que se les impide la integración a la sociedad a través de otros grupos o instituciones, experimentan sentimientos de abandono, falta de afecto, minusvalía, inseguridad e inferioridad, dificultad para definir su propio rol o papel adecuado en el contexto social, necesidad neurótica de afecto, incapacidad para establecer relaciones personales satisfactorias, incapacidad para establecer relaciones heterosexuales profundas y estables. Además presentan un estado de frustración ante la vida, sentimientos de soledad, excesiva sensibilidad al rechazo, problemas en el manejo de su sexualidad (rechazo del rol femenino y anorgasmia, aunque ésta puede ser selectiva, es decir, se presenta con los clientes pero no con determinada pareja, generalmente van a tener una percepción negativa del sexo). Son incapaces de aprovechar experiencias anteriores y de proyectarse hacia el futuro, y su percepción de la realidad se distorsiona.

Muchas adolescentes tienen el deseo inconsciente de agresión y venganza hacia el padre, que manifiestan por medio de la autodegradación. Otras se salen de su casa porque en ella no encuentran protección y después no se atreven a regresar, por lo que buscan otro tipo de protección.

En otros casos, las relaciones incestuosas y la promiscuidad sexual de los padres pueden derrumbar las bases morales.

Otras han sido víctimas de seducción, de desengaños amorosos, o han sufrido burlas de los hermanos y amigos, lo que las hace rebelarse contra su papel femenino, sobre todo si se les ha inculcado la idea de que la mujer que no se conserva virgen hasta el matrimonio pierde su valor y no es digna de desempeñar sus roles de esposa y madre, todo esto les produce sentimientos de culpa y un deseo de castigarse y degradarse ellas mismas, o de vengarse de los hombres, al sentir que los explotan consideran que se van a vengar de las humillaciones que han tenido que soportar, aunque esto les produzca sentimientos de culpa por romper con los valores culturales y familiares así como sentimientos de rechazo por parte de la sociedad.

Por otra parte, aunque manifiestan gran necesidad de afecto, son incapaces tanto de darlo como de recibirlo; generalmente tienen ansiedad porque no ven posibilidades de cambiar su actividad, en muchos casos su nivel de escolaridad no les permite tener otro tipo de empleo que esté mejor remunerado, tienen miedo de que las rechacen sus hijos y sus otros seres queridos. Muchas tienen sentimientos de soledad, porque están abandonadas, de tristeza, sin embargo tienen la tendencia a rodearse de un ambiente de fiesta para tratar de evadir momentáneamente su realidad, esto facilita que muchas acudan a las bebidas alcohólicas.

Otras razones por las que las personas se dedican a la prostitución son: adquirir dinero con facilidad, rebeldía, ignorancia, falta de preparación para trabajar, deficiencia mental, pereza, resentimiento con el ser amado, etcétera.

Se ha encontrado que la mayoría es anorgásmica, aunque en algunos casos la anorgasmia es parcial, y muchas son dipsómanas como consecuencia de su actividad.

Dentro de la prostitución femenina hay profesionales, semiprofesionales y ocasionales.

Las profesionales ejercen en forma abierta, lo pueden hacer en burdeles o casas de cita, donde viven, otras asisten algunas horas o alquilan un cuarto. Suelen detenerse a determinada hora en un mismo sitio, recorrer las calles para seleccionar a su clientela, trabajar en coche buscando a los clientes aprovechando los semáforos o buscar la clientela en parques y jardines públicos, en hoteles, bares, cines, cabarets, restaurantes de lujo, etcétera.

Las semiprofesionales se escudan tras un empleo: camareras, meseras de cabarets de lujo, cancionistas, bailarinas de desnudo, etcétera, las *call girls* trabajan por medio de citas telefónicas, ya sea por su cuenta o por medio de asociaciones.

Las ocasionales pueden ser mecanógrafas, trabajadoras domésticas, estudiantes, amas de casa, etcétera; y ejercen por ganar algún dinero o pueden hacerlo para conservar su empleo o ascender en algún puesto.

Entre las profesionales y las semiprofesionales casi siempre hay un proxeneta o reclutador, que puede ser el amante que no obtiene beneficios económicos o el que la explota totalmente a cambio de "apoyo" y "protección".

Dentro de esta actividad se encuentran los "tratantes" que consiguen a las futuras prostitutas en muchas ocasiones con el engaño de ofrecerles algún trabajo honrado, las personas que facilitan los locales para la actividad (lenones) así como aquellos que obtienen remuneración económica al facilitar los encuentros de prostitutas clandestinas con los clientes.

Entre 1971 y 1972 Rafael Ruiz Harrell hizo un estudio entrevistando 1 753 mujeres que se dedicaban a la prostitución en la ciudad de México y encontró que el 92% de los hombres de más de 15 años había tenido relaciones con alguna prostituta cuando menos una vez y de éstos, el 78% señaló haber tenido más de 12 relaciones sexuales con alguna prostituta.

La edad promedio de las prostitutas fue de 22 años y el promedio de sus clientes tres por día, las que trabajaban en la calle tenían que pagarle comisión a su "protector", al hotel de paso y a la policía; las que trabajaban en las casas de citas ganaban un poco menos pero no tenían los gastos extra mencionados arriba y las que tenían su departamento ganaban un poco más. El promedio de los ingresos era similar al promedio de los ingresos de la población que se dedicaba a otras actividades.

CUADRO 25

| | | | | | Ingresos |
| DATOS SOBRE LA PROSTITUCION | | | | | |
Grupos de edades	Porcen- tajes	Años de estudio	No. de hijos	Ingresos diarios*	Ingresos men- suales**
15 a 19 años . . .	12.9	5.50	0.83	$ 138.83	$ 2,132.84
20 a 24 años . . .	43.9	2.56	1.64	$ 105.05	$ 1,613.88
25 a 29 años . . .	21.7	2.47	2.52	$ 94.76	$ 1,455.98
30 a 34 años . . .	9.7	2.16	3.37	$ 89.17	$ 1,370.09
35 a 39 años . . .	7.2	1.66	3.74	$ 85.01	$ 1,306.02
40 a 44 años . . .	3.8	0.63	4.16	$ 51.25	$ 787.45
45 años o más . . .	0.8	0.21	4.58	$ 48.30	$ 742.12
TOTALES. . .	100.0	2.72	2.16	$ 101.69	$ 1,562.41

NOTAS: Con excepción de los porcentajes, todos los demás son promedios.

  * Ingresos en bruto
** Ingresos netos

FUENTE: 1,753 prostitutas entrevistadas en la ciudad de México entre julio de 1971 y mayo de 1972, por un grupo dirigido por Rafael Ruiz Harrell.

Al comparar los ingresos con la edad, se observa que a mayor edad obtienen menos ingresos, que el mayor porcentaje corresponde a mujeres de 20 a 24 años y que los años de estudio son muy pocos.

Hay prostitutas que llegan a ganar mucho dinero, pero constituyen una minoría.

Las desventajas del joven que acude a las prostitutas son numerosas; además de que corre el riesgo de adquirir alguna enfermedad de transmisión sexual, psicológicamente se deforma porque aprende a satisfacer sólo su sexualidad, a sentir placer sin proporcionarlo, llegando a considerar a la mujer como objeto sexual y no como persona, esta actitud puede provocar la anorgasmia en su pareja si no se modifica, otros pueden tener problemas posteriores de eyaculación precoz.

La política que siguen los diferentes países ante este problema es muy variable, desde aquellos donde no existe el control médico y a cada cliente se le responsabiliza, hasta el extremo opuesto donde se prohibe, se persigue policialmente a las prostitutas aunque sigan ejerciendo en forma clandestina. Ante este problema hay países que han reglamentado la prostitución en cuanto al control médico de las prostitutas, pero este control no se puede ejercer sobre la clientela, que debería recibir educación sexual e higiénica para conocer sus peligros y su prevención.

El Código Penal para el Distrito Federal en materia del fuero común y para la República Mexicana en materia del fuero común federal, en su artículo 200 dice: "Se aplicarán prisión de seis meses a cinco años y multa hasta de diez mil pesos: I. Al que fabrique, reproduzca o publique libros, escritos, imágenes u objetos obscenos y al que los exponga, distribuya o haga circular, II. Al que publique por cualquier medio, ejecute o haga ejecutar por otro, exhibiciones obscenas; y III. Al que de modo escandaloso invite a otro al comercio carnal".

Los artículos 201, 202, 203, 204 y 205 se refieren a la corrupción de menores. (Véase maltrato al menor)

El artículo 206 dice: "El lenocinio se sancionará con prisión de seis meses a ocho años y multa de cincuenta a mil pesos".

En su artículo 207: "Comete el delito de lenocinio: I. Toda persona que habitual o accidentalmente explote el cuerpo de otra por medio del comercio carnal, se mantenga de este comercio u obtenga de él un lucro cualquiera; II. Al que induzca o solicite a una persona para que con otra comercie sexualmente con su cuerpo o le facilite los medios para que se entregue a la prostitución; III. Al que regentee, administre o sostenga directa o indirectamente prostíbulos, casas de cita o lugares de concurrencia, expresamente dedicados a explotar la prostitución, u obtenga cualquier beneficio con sus productos".

En su artículo 208: "Cuando la persona cuyo cuerpo sea explotado por medio del comercio carnal, sea menor de edad, se aplicará al que encubra, concierte o permita dicho comercio, pena de seis a diez años de prisión y de diez a veinte mil pesos de multa".

En diciembre de 1988 se hicieron modificaciones al Código Penal para eliminar la posibilidad de libertad condicional a los corruptores de menores, para quienes induzcan a la prostitución, lenocinio y para quienes exploten la libertad sexual. Sin embargo, mientras haya demanda, existirá la oferta.

Farmacodependencia

Hasta hace algunos años se utilizaba el térnimo toxicomanía, pero desde 1965 el Comité de Expertos de la OMS en drogas toxicomanígenas prefirió utilizar el nombre de farmacodependencia al estado psíquico y a veces físico causado por la interacción entre un organismo vivo y un fármaco, caracterizado por modificaciones del comportamiento y por otras reacciones que comprenden siempre un impulso irreprimible a utilizar el fármaco en forma continua o periódica con el fin de experimentar sus efectos psíquicos y a veces para evitar el malestar producido por la privación.

Al hablar de dependencia a un fármaco nos estamos refiriendo al uso compulsivo de éste, pero hay que diferenciar la dependencia física de la dependencia psíquica.

La dependencia física se conocía con el nombre de adicción y se caracteriza por lo siguiente:

1. Uso compulsivo del fármaco
2. Tendencia a aumentar la dosis (taquifilaxia) esto se debe a que el organismo presenta tolerancia; es decir, se va adaptando a la dosis que utiliza, por lo cual surge la necesidad de aumentar la dosis para obtener los mismos resultados.
3. Aparición de un síndrome de abstinencia cuando se deja de utilizar el fármaco; es decir, trastornos fisiológicos más o menos intensos como alteraciones en la presión arterial, la frecuencia cardiaca, la respiración, sudoración, vómito, delirio, convulsiones, pérdida de la conciencia e incluso la muerte.

La dependencia psíquica se conocía con el nombre de habituación, se diferencia de la dependencia física en que no se presenta el síndrome de abstinencia aunque el individuo se sienta mal si no la consume.

Un fármaco* o droga es toda sustancia que al ser introducida al organismo vivo puede modificar una o más de sus funciones, su uso puede ser tanto para recuperar la salud como para causar problemas.

Abuso es el consumo de una droga en forma excesiva, persistente o esporádica, sin relación con algún tratamiento médico, que perjudica a tal grado la capacidad funcional del individuo que da por resultado daños físicos y psicológicos.

La farmacodependencia como problema de salud pública

A pesar de que el uso de las "drogas" existe desde el comienzo de la humanidad, antiguamente su uso se limitaba a fines religiosos, para aumentar el poder combativo de los guerreros o como tratamiento de algunas enfermedades. En los últimos años se han utilizado con otros fines como huir de la realidad, de la responsabilidad, encontrar la "felicidad", etcétera, con consecuencias negativas tanto físicas como sociales y/o económicas tanto en la persona que las consume como en las personas que la rodean. Su consumo se ha extendido a una buena parte de la población joven y se origina en elementos socioculturales. Las consecuencias del abuso pueden ser físicas, mentales y sociales. Las dos primeras varían de acuerdo con la droga, la cantidad que se consume y el organismo; las sociales se manifiestan por aumento en la delincuencia y la criminalidad, disminución en el progreso de la sociedad y disminución de la economía porque generalmente el farmacodependiente es improductivo.

Aspectos epidemiológicos de la farmacodependencia

La farmacodependencia se ha extendido en todo el mundo, en México el consumo aumentó desde principios de la década 1960-1969.

Durante el ciclo escolar el Instituto Mexicano de Psiquiatría realizó una encuesta nacional entre los estudiantes de enseñanza media y media superior sobre el uso de drogas y encontró que el consumo ocasional iba del 0.11 al 1.5% y que el consumo habitual (20 veces o más en el mes) iba del 0.03 al 3%.

En 1988, conjuntamente con la Dir. Gral. de Epidemiología realizó la Encuesta Nacional de Adicciones encontrando que el 4.8% de la población urbana entre los 12 y 65 años había consumido por lo menos una vez alguna droga, lo que significa que alrededor de 1 713 personas la habían consumido. Además, se encontró que el consumo más frecuente fue en el sexo masculino y entre los 12 a 34 años (8.5%). Las drogas más usadas por el sexo masculino fueron la marihuana y los inhaladores volátiles, a diferencia del sexo femenino quienes utilizaron más estimulantes y tranquilizantes.

En 1993 se llevó a cabo la 2a. Encuesta Nacional de Adicciones y se encontró que 1 414 035 hombres y 175 681 mujeres han utilizado drogas alguna vez en su vida. Entre los adolescentes, el 2.1% ha consumido alguna droga ilegal.

Prevalencia del consumo de drogas

Médicas
{
Hombres 12.6%

                    Total 15.4%

Mujeres 17.7%
}

Ilegales
{
Hombres 7.3%

                    Total 3.7%

Mujeres 0.8%
}

Respecto de las personas que acuden a los Centros de Integración Juvenil, organismos que se dedican al control de la farmacodependencia, en 1992 se dieron las siguientes consultas:

anfetaminas   310
marihuana   2 028

cocaína	414
alucinógenos	129
inhalantes	1 584
opiáceos	111
sedantes	849
otros y no esp.	193

Factores individuales

Ya se ha observado que afecta principalmente a los adolescentes y es más frecuente en el sexo masculino; hay que recordar que psicológicamente el adolescente tiene inestabilidad emocional, se siente incomprendido, rechazado; por un lado tiende a la introversión y por el otro trata de reafirmar su personalidad manifestando independencia y rebeldía, quiere hacerse notar. Cualquier farmacodependiente es miembro de la subcultura de las drogas, está participando en una actividad social, que en este caso es negativa, desde el momento en que se enfrenta al primer problema: necesita adquirir la droga, para esto necesita obtener información que generalmente se la proporcionan los amigos o los compañeros, todos ellos saben que lo que están haciendo no está permitido, por lo que se encubren, por una parte usan la droga como desafío contra la autoridad y como un medio para reafirmarse; pero, por otra parte sienten miedo y se vuelven desconfiados.

La farmacodependencia es más frecuente en personas:

a) inmaduras, incapaces de establecer relaciones interpersonales duraderas

b) frustradas, con conflictos internos graves

c) impulsivas, incapaces de posponer el logro de satisfacciones inmediatas.

Se ha observado que la farmacodependencia tiene una relación inversa con las convicciones religiosas y que en gran número de casos enmascara cuadros psicológicos anormales.

Factores familiares

1. Es más frecuente en hogares donde falla la integración familiar, ya sea por divorcios, separaciones o cuando el padre o la madre están ausentes
2. Falta de comunicación entre padres e hijos
3. Pobreza de las relaciones afectivas entre los miembros de la familia
4. Cuando los padres no les pueden proporcionar instrumentos adecuados para afrontar los problemas
5. Cuando los adultos tienen una actitud contradictoria; por ejemplo, le dicen al hijo que no fume y ellos lo hacen, toman alcohol pero se lo prohiben, etcétera.

Factores sociales

1. Facilidad para adquirir la droga
2. Automedicación
3. Medios de comunicación, el farmacodependiente confía más en revistas y radio, después en la televisión, enseguida de los amigos y otros familiares y por último en los padres
4. Respecto al medio socioeconómico, se ha encontrado que hay farmacodependientes en todos los niveles.

Algunos adolescentes creen que el consumo de drogas les brinda acceso a cierto equilibrio social, que al usar drogas se sienten habilitados para expresar su solidaridad con los compañeros que se encuentran en sus mismas condiciones, que la droga les permite expresar, aunque de manera inadecuada, su desafío a la autoridad, a los convencionalismos y a las normas sociales y que van a satisfacer sus anhelos de aventura ante lo desconocido.

La evolución de la farmacodependencia puede llevar a la autoagresión, a la autodestrucción, al desencadenamiento de cuadros de enfermedades psiquiátricas o a la muerte ya sea por supresión brusca de algunos fármacos, por sobredosis o por suicidio.

Existen varias clasificaciones de las drogas que pueden producir farmacodependencia. En este momento utilizaremos la siguiente:

1. Estupefacientes
2. Psicotrópicos
3. Inhalantes volátiles.

1. Estupefacientes

En este grupo se consideran el opio y sus derivados, así como los derivados de la coca.

El opio se obtiene de la planta *Papaver somniferum*, llamada comúnmente amapola o adormidera, que tiene unas vainas o capullos donde se hacen cortes con una navaja muy afilada para extraer un líquido lechoso que al día siguiente se coagula y se vuelve de color café; posteriormente se seca y se refina.

El opio se puede fumar en pipas; generalmente los primeros efectos que produce son desagradables: la persona siente dolor de cabeza, náuseas y sueño pesado, pero después produce serenidad, sensación de bienestar y pérdida de los límites entre el tiempo y el espacio. En la antigüedad se utilizó para disminuir el dolor, la diarrea, la tos y para producir sensación de bienestar.

Los derivados del opio más conocidos son la morfina, la heroína y la codeína que se conocen también con el nombre de alcaloides narcóticos.

La morfina es el principal alcaloide del opio, se aisló en 1805 y se usó como analgésico. Cuando se administra por primera vez produce somnolencia y analgesia, puede producir confusión mental, trastornos de la memoria, de la conciencia, disminución de la actividad física y la agudeza visual, aumento de la temperatura, sensación de pesantez en las extremidades, ansiedad, miedo, disminución del apetito, náusea, vómito, sensación de bienestar, depresión de la respiración y dilatación de los vasos sanguíneos. En pocos días se puede desarrollar tolerancia y dependencia física. Al suspender la droga aparece el síndrome de abstinencia: 8 a 16 horas después aparecen inquietud, sudoración, lagrimeo, bostezos, insomnio, piloerección (la piel se pone como carne de gallina), temblores musculares, dolor en el abdomen, la espalda, las articulaciones y los músculos, náusea, vómito, hipo, diarrea, taquicardia y pueden aparecer convulsiones y la muerte. Este fármaco se ha relacionado con el aumento del índice de criminalidad porque la tolerancia hace que su adquisición sea cada vez más costosa, forzando al drogadicto a cometer delitos.

La heroína no tiene indicaciones médicas, es más activa que la morfina, generalmente se administra por inyecciones intravenosas y produce inmediatamente una gran sensación de bienestar aunque algunas personas tienen al principio sensación de morir, la persona siente que se encuentra por "encima o lejos" de los golpes, las preocupaciones y temores, se siente consciente de las partes del cuerpo, disminuye la sensibilidad a los estímulos, hay letargo, indiferencia, se pierde la noción del tiempo y hay dificultad para pensar. Es muy peligrosa porque si la dosis es insuficiente no estimula y si es exagerada produce la muerte; la dosis ideal va variando. Debido a que generalmente se inyecta con jeringas que no están esterilizadas, con frecuencia se asocia con infecciones como la hepatitis y el tétanos; existe además, el peligro de que produzcan embolias gaseosas o gangrena debidas a la inyección inadecuada. Los hijos de madres adictas pueden tener el síndrome de abstinencia a las pocas horas de su nacimiento.

La codeína se utilizaba como analgésico antidiarreico y actualmente para disminuir la tos. A grandes dosis puede producir somnolencia, náuseas, vómito y depresión respiratoria.

La coca (*Eritroxilon coca*) es una planta que necesita características climatológicas muy especiales para su cultivo. Los incas masticaban sus hojas para conservar el vigor durante sus largas caminatas y para no sentir el hambre durante las mismas. De estas hojas se obtiene la cocaína, utilizada durante algún tiempo como anestésico local. Es un polvo cristalino, blanco (Nieve, Copo, Polvo Feliz, Coke, Muchacha o C) que generalmente se absorbe por la nariz. Cuando su efecto llega al sistema nervioso produce euforia, excitación, sensación de gran fortaleza física y pérdida de la conciencia de las limitaciones, aumenta la capacidad de idear y después produce una gran depresión que se puede asociar con sentimientos de culpa. Produce alucinaciones visuales y auditivas. Cuando se inhala en grandes cantidades o se inyecta produce confusión mental, alteraciones cardiacas y respiratorias, náuseas, vómito, aumento de la temperatura, dolor abdominal, convulsiones, pérdida del conocimiento y la muerte. Puede destruir la mucosa de la nariz e incluso el hueso cuando se utiliza en forma constante.

2. Psicotrópicos

En este grupo se encuentran los psicolépticos, psicoanalépticos y psicodislépticos.

a) Psicolépticos. En este grupo se encuentran los hipnóticos (barbitúricos), los sedativos ansiolíticos (meprobamato y benzodiacepina) y los neurolépticos.

Los hipnóticos se utilizan para producir sedación y facilitar el sueño, como los barbitúricos y los sedantes que disminuyen la tensión emocional y la ansiedad. Actúan deprimiendo al sistema nervioso central y se utilizan para producir sedación ligera en individuos excitados, que tienen reacciones afectivas exageradas, aumentada su presión arterial o úlcera péptica. Se utilizan también para producir sueño o en los cuadros convulsivos. Cuando se utilizan continuamente en grandes dosis producen dificultad para hablar, pérdida del equilibrio y si se ingieren con alcohol pueden producir pérdida del conocimiento y la muerte. En

dosis normales no producen dependencia física pero sí tolerancia, es decir, el organismo se va adaptando a los efectos y hay que aumentar la dosis para seguir obteniendo los mismos resultados. A grandes dosis pueden producir dependencia física, por lo que si se suprimen puede aparecer el síndrome de abstinencia: nerviosismo, temblores, debilidad, somnolencia, delirio e incluso la muerte.

Los neurolépticos se llaman también antipsicóticos y tienen uso médico en los casos de psicosis severas.

b) Psicoanalépticos. Estimulan la actividad mental; en este grupo se encuentra la anfetamina que se usó durante muchos años para tratar una enfermedad llamada narcolepsia, para disminuir el apetito en los casos de obesidad, en algunos estados depresivos, para contrarrestar las intoxicaciones con barbitúricos o para algunos trastornos de la conducta en los niños. Las personas que trabajaban durante la noche los utilizaban para impedir el sueño. Las anfetaminas producen euforia, aumentan el funcionamiento mental y mejoran el estado de ánimo. En dosis elevadas producen pérdida del apetito, aumento de la tensión arterial, sequedad de la boca, sudoración, aumento de las pulsaciones, temblores, irritabilidad y su uso prolongado puede producir trastornos de la personalidad y trastornos mentales. Cuando se pasa el efecto estimulante producen una gran depresión.

c) Psicodislépticos. Se llaman así porque distorsionan el pensamiento normal, producen dependencia psíquica y sus efectos varían según la personalidad, el estado de ánimo, el medio ambiente en que se consumen y la dosis. No tienen uso médico y únicamente se utilizan en investigación.

La marihuana se usó en China en el año 2737 A. C. para tratar la gota, el reumatismo, el paludismo, el beri beri y la distracción. Se obtiene del cáñamo indio llamado

Cannabis sativa que tiene una fibra muy resistente que se utiliza para hacer cuerdas o textiles de cáñamo. Se han aislado e identificado varias decenas de compuestos, pero se considera que su principio activo es el tetrahidrocanabinol cuya concentración varía en las diferentes partes de la planta y en las diferentes partes del mundo porque la planta adquiere dimensiones muy variables, abunda en los racimos de las flores y las hojas superiores de las plantas hembra que se cultivan en climas calurosos y secos. Hay cuatro preparados básicos de tetrahidrocanabinol (TCH):

a) el hashish o charas que es el preparado más fuerte, obtenido de la resina pura de las puntas más finas de las plantas más selectas.

b) la ganja que se obtiene de los extremos floridos y las hojas de la planta hembra pero no de la resina, por lo que tiene menos cantidad de THC y se fuma, se bebe o se come en dulces.

c) el bhang o marihuana que se obtiene de los extremos floridos y las hojas de la planta macho y de la planta hembra, tiene todavía menos THC.

d) el THC sintético que es viscoso y se inyecta.

La marihuana no se consume en forma aislada, generalmente se fuma en grupo y su inhalación produce aumento de los latidos del corazón, sequedad en la boca y la faringe, deseo de comer dulces o hambre, enrojecimiento de las conjuntivas de los ojos, sensación de alegría y necesidad de compartirla, de ligereza, como si se separaran las partes del cuerpo, bienestar, se pierde la percepción del tiempo y produce somnolencia. Los efectos varían por lo que la persona se puede sentir mal, con alteraciones de la personalidad, apatía, desinterés y algunos incluso llegan a matarse. Su principal peligro estriba en que es la primera tentación que se le ofrece al adolescente; si éste tiene algún problema emocional, puede incrementarse y a pesar de que no existe dependencia física ni tolerancia, la persona que la ha fumado puede sentir la tentación de volver a hacerlo para tener la ilusión de liberarse de sus problemas, o continuar ascendiendo por la escalera de la farmacodependencia.

El LSD es la dietilamida del ácido lisérgico, es 200 veces más activa que la cocaína y provoca alucinaciones visuales y auditivas, aumenta las percepciones por lo que las personas ven los colores más intensos y oyen diferentes los ruidos; en ocasiones se "fusionan" los sentidos por lo que "oyen sonidos de colores", o "saborean colores"; produce pérdida del contacto con la realidad, disminución de la sensibilidad al dolor y pérdida de la identidad. Puede producir sensación de éxtasis o por el contrario, depresión severa o angustia extrema. Cada absorción de LSD produce un "viaje" que se puede acompañar de pánico y trastornos graves del comportamiento, después del cual puede haber reacciones recurrentes, es decir, regresar al viaje en cualquier momento, incluso un año después. Algunas personas al regresar del viaje no se recuperan por lo que tienen que ser hospitalizadas con profundas alteraciones psiquiátricas que además son irreversibles. Otro gran peligro del LSD es que produce alteraciones en los cromosomas.

Mescalina. Se obtiene del peyote (*Lophophora williamsii*), sus principales consumidores son los huicholes quienes lo llaman híkuri (peyótl en náhuatl), lo usan con fines ceremoniales bajo un estricto ritual, por lo que sufren alucinaciones de tipo religioso. Algunos indígenas lo usan para aumentar la resistencia muscular cuando hacen esfuerzos prolongados pero nunca tienen los efectos psicológicos desagradables que sufren las personas que lo ingieren por curiosidad o con el fin de tener "viajes", en los cuales hay alucinaciones terribles, pérdida de la personalidad y alejamiento de la realidad.

Psilocibina. Se obtiene del hongo *Psilocybe mexicana* que se usa con fines religiosos; al principio produce náuseas, pero después produce relajación muscular y enfriamiento de las extremidades; puede producir hilaridad (risa) y "viaje" similar al del LSD.

STP, DMT y DET. Respecto al STP no se sabe de dónde viene su nombre y no se encuentra en estado natural por lo que se sintetiza; en dosis elevadas produce "viajes" muy rápidos. El DMT es la N, N-dimetil triptamina, un alucinógeno parecido a la psilocibina que se obtiene de *Piptadenia peregrina* o se sintetiza; se puede inyectar y sus efectos son rápidos y de corta duración. La DET (dietiltriptamina) es parecida al DMT pero solamente se sintetiza en el laboratorio.

El ololiuqui se obtiene del Don Diego de Día silvestre (*Rivea Corymbosa e Impomoea violácea*) y sus semillas tienen monoetilamida de ácido lisérgico que es similar al LSD, pero mucho menos potente.

3. Inhalantes volátiles

Generalmente son utilizados por niños y adolescentes y en 1968 constituyeron un problema epidemiológico. Los solventes más utilizados son: cementos para modelaje, pinturas, lacas, thínneres, líquidos de limpieza (hidrocarburos aromáticos, hidrocarburos halogenados, cetonas, ésteres, alcoholes y glicol). Pueden producir temblores musculares, vómito, zumbido de oídos, vértigo, calambres, cólicos, convulsiones, dolor de cabeza, visión borrosa, excitación, confusión mental, narcosis e inconsciencia que puede llevar a la muerte. Como se inhalan producen irritación del sistema respiratorio, tos, alteraciones en la oxigenación de la sangre y dificultad para respirar. Los cementos plásticos, en términos generales, pueden producir además alucinaciones, sensación de bienestar y risa fácil.

Cuando una persona se encuentra bajo el efecto de alguna droga hay que evitar que se lastime o realice actividades que pongan su vida en peligro. Dependiendo de la droga y de la dosis será necesaria su hospitalización y posteriormente necesita atención para superar su problema. En México existen los Centros de Integración Juvenil que han tenido buenos resultados y se ha formado el grupo "24 horas Drogadictos Anónimos", similar al de "Alcohólicos Anónimos".

El Código Penal para el Distrito Federal en materia del fuero común y para la República Mexicana en materia del fuero común federal considera los siguientes aspectos:

Artículo 193   Se consideran estupefacientes y psicotrópicos los que determinen la Ley General de Salud, los convenios o tratados internacionales de observancia obligatoria en México y los que señalen las demás disposiciones aplicables a la materia expedidas por la autoridad sanitaria correspondiente, conforme a lo previsto en la Ley General de Salud.

Para los efectos de este capítulo se distinguen 3 grupos de estupefacientes o psicotrópicos:

I. Las sustancias y vegetales señaladas por los artículos 237, 245 fracción 1 y 248 de la Ley General de Salud.

II. Las sustancias y vegetales consideradas como estupefacientes por la ley con excepción de los mencionados en la fracción anterior y los psicotrópicos a que hace referencia la fracción II del artículo 245 de la Ley General de Salud; y

III. Los psicotrópicos a que se refiere la fracción III del artículo 245 de la Ley General de Salud.

Artículo 194   Si a juicio del Ministerio Público o del juez competentes, que deberán actuar para todos los efectos que se señalan en este artículo con el auxilio de peritos, la persona que adquiera o posea para su consumo personal substancias o vegetales de los descritos en el artículo 193, tiene el hábito o la necesidad de consumirlos, se aplicarán las reglas siguientes:

I. Si la cantidad no excede de la necesaria para su propio e inmediato consumo, el adicto o habitual sólo será puesto a la disposición de las autoridades sanitarias para que bajo la responsabilidad de éstas sea sometido al tratamiento y a las demás medidas que procedan.

II. Si la cantidad excede de la fijada conforme al inciso anterior, pero no de la requerida para satisfacer las necesidades del adicto o habitual durante un término máximo de tres días, la sanción aplicable será la de prisión de dos meses a dos años y multa de quinientos a quince mil pesos;

III. Si la cantidad excede de las señaladas en el inciso que antecede, se aplicarán las penas que correspondan conforme a este capítulo.

IV. Todo procesado o sentenciado que sea adicto o habitual quedará sujeto a tratamiento. Asimismo, para la concesión de la condena condicional o del beneficio de la libertad preparatoria, cuando procedan, no se considerará como antecedente de mala conducta el relativo al hábito o adicción, pero sí se exigirá en todo caso que el sentenciado se someta al tratamiento adecuado para su curación, bajo la vigilancia de la autoridad ejecutora.

Se impondrá prisión de seis meses a tres años y multa hasta de quince mil pesos al que no siendo adicto a cualquiera de las substancias comprendidas en el artículo 193, adquiera o posea alguna de éstas por una sola vez, para su uso personal y en cantidad que no exceda de lo destinado para su propio e inmediato consumo.

Si alguno de lo sujetos que se encuentren comprendidos en los casos a que se refieren los incisos I y II del primer párrafo de este artículo, o en el párrafo anterior, suministre, además, gratuitamente a un tercero, cualquiera de las substancias indicadas, para uso personal de este último y en cantidad que no exceda de la necesaria para su consumo per-

sonal e inmediato, será sancionado con prisión de dos a seis años y multa de dos mil a veinte mil pesos, siempre que su conducta no se encuentre comprendida en la fracción IV del artículo 197.

La simple posesión de cannabis o mariguana, cuando tanto por la cantidad como por las demás circunstancias de ejecución del hecho, no puede considerarse que esté destinada a realizar alguno de los delitos a que se refieren los artículos 197 y 198 de este Código, se sancionará con prisión de dos a ocho años y multa de cinco mil a veinticinco mil pesos.

No se aplicará ninguna sanción por la simple posesión de medicamentos, previstos entre las substancias a las que se refiere el artículo 193 cuya venta al público se encuentre supeditada a requisitos especiales de adquisición, cuando por su naturaleza y cantidad dichos medicamentos sean los necesarios para el tratamiento médico de la persona que los posea o de otras personas sujetas a la custodia o asistencia de quien los tiene en su poder.

Artículo 195   Se impondrá prisión de dos a ocho años y multa de mil a veinte mil pesos a quien por cuenta o con financiamiento de terceros siembre, cultive o coseche plantas de cannabis o mariguana, siempre que en él concurran escasa instrucción y extrema necesidad económica. Las mismas sanciones se impondrán a quien permita, en iguales circunstancias que en el caso anterior, que en un predio de su propiedad, tenencia o posesión se cultiven dichas plantas.

Artículo 196   Se impondrá prisión de dos a ocho años y multa de mil a vente mil pesos a quien, no siendo miembro de una asociación delictuosa, transporte cannabis o mariguana, por una sola ocasión siempre que la cantidad no exceda de cien gramos.

Artículo 197   Fuera de los casos comprendidos en los artículos anteriores:

Se impondrá prisión de siete a quince años y multa de diez mil a un millón de pesos:

I. Al que siembre, cultive, coseche, manufacture, fabrique, elabore, prepare, acondicione, posea, transporte, venda, compre, adquiera, enajene o trafique en cualquier forma, comercie, suministre aun gratuitamente, o prescriba vegetales o substancias de las comprendidas en cualquiera de las fracciones del artículo 193, sin satisfacer los requisitos fijados por las normas a que se refiere el primer párrafo del propio artículo;

II. Al que ilegalmente introduzca o saque del país vegetales o substancias de las comprendidas en cualquiera de las fracciones del artículo 193, aunque fuere en forma momentánea o en tránsito, o realice actos tendientes a consumar tales hechos.

III. Al que aporte recursos económicos o de cualquier especie, o colabore de cualquier manera al financiamiento, para la ejecución de alguno de los delitos a que se refiere este capítulo;

IV. Al que realice actos de publicidad, propaganda, provocación general, proselitismo, instigación o auxilio ilegal a otra persona para que consuma cualquiera de los vegetales o substancias comprendidas en el artículo 193.

Si el agente aprovechase su ascendiente o autoridad sobre la persona instigada, inducida o auxiliada, las penas se aumentarán en una tercera parte. Los farmacéuticos, boticarios, droguistas, laboratoristas, médicos, químicos, veterinarios y personal relacionado con la medicina en algunas de sus ramas, así como los comerciantes que directamente o a través de terceros cometan cualquiera de los delitos previstos en este capítulo, además de las penas que les correspondan serán inhabilitados para el ejercicio de su profesión, oficio o actividad, por un plazo que podrá ser hasta el equivalente de la sanción corporal que se les imponga y que empezará a contar una vez que se haya cumplido esta última. Si reincidieran, además del aumento de la pena derivada de esta circunstancia, la inhabilitación será definitiva.

Artículo 198 Cuando alguno de los delitos previstos en este artículo se cometa por servidores públicos que actúen en relación con el ejercicio o con motivo de sus funciones, así como cuando la víctima fuere menor de edad o incapaz, o no pudiese, por cualquier causa, evitar la conducta del agente, o cuando se cometa en centros educativos asistenciales o penitenciarios o en sus inmediaciones, la sanción que en su caso resulte aplicable se aumentará en una tercera parte. El mismo aumento de pena se aplicará cuando el agente utilice a menores de edad o incapaces, para cometer cualquiera de los delitos previstos en este capítulo, o cuando el agente participe en una organización delictiva establecida dentro o fuera de la República para realizar alguno de los delitos que previene este mismo capítulo.

Artículo 199 Los estupefacientes, psicotrópicos y sustancias empleadas en la comisión de los delitos a que se refiere este capítulo se pondrán a disposición de la autoridad sanitaria federal, la que procederá de acuerdo con las disposiciones o leyes de la materia a su aprovechamiento lícito o a su destrucción.

Medidas preventivas

El individuo debe recibir educación sanitaria, se debe mejorar la comunicación entre padres e hijos, dar facilidades a las personas para la recreación sana y vigilar el desarrollo de la personalidad.

A nivel de las dependencias gubernamentales se ha llevado a cabo una lucha contra la producción y el tráfico de los fármacos por medio de la Procuraduría General de la República y el Ejército Nacional.

Se ha eliminado el uso de algunos fármacos o se ha substituido a algunos. El Consejo Nacional para la Farmacodependencia ha clasificado a las drogas en:

a) sustancias sin utilidad terapéutica: marihuana, cocaína, heroína, LSD, mescalina, psilocibina, dimetiltriptamina, trimetoxianfetamina, solventes, cementos, peyote, hongos alucinantes, ololiuqui.

b) sustancias con poca utilidad de las que se abusa

c) sustancias útiles en medicina: morfina, meperidina, codeína, penzotacina, barbitúricos, glutetimida, metacualona, meprobamato, diacepina, difenoxilato y propoxileno.

Las autoridades sanitarias tienen a su cargo la vigilancia de la producción, manufactura y distribución de estos productos.

La OMS en el decimoséptimo informe de su Comité de Expertos en la materia (Serie de informes técnicos No. 437, Ginebra, 1970), tomando en consideración la posibilidad de determinar farmacodependencia con fines de control legal, dividió a los fármacos de la siguiente manera:

a) Fármacos con valor terapéutico muy limitado o nulo y con riesgo grave para la salud pública:

1. LSD.
2. Mescalina, principio activo del peyote.
3. Psilocibina, que se encuentra en los hongos alucinantes.
4. Tetrahidrocanabinoles, que son los elementos psicoactivos de la marihuana.

b) Fármacos con valor terapéutico, pero cuyo consumo puede ser abusivo y significa un riesgo notable para la salud pública. Requieren control de las autoridades sanitarias.

c) Fármacos con valor terapéutico que varía entre escaso y grande, pero cuyo consumo abusivo puede significar un riesgo débil pero significativo para la salud pública por lo que deben recetarse con cautela.

Dentro de las medidas preventivas específicas, el individuo puede recibir psicoterapia en caso de que la necesite. Los fármacos se deben usar únicamente bajo prescripción médica y se deben llevar a cabo medidas educativas, éstas deben dirigirse a padres y maestros, así como los adultos que se relacionen con adolescentes. Los padres deben conocer las necesidades e inquietudes de los hijos y saber responder a ellas, fomentar la comunicación y la comprensión, evitando la violencia. Los maestros deben estar en contacto con los alumnos, tratar de comprenderlos y participar en el desarrollo de su personalidad.

A nivel de la comunidad debe haber interés en los niños y jóvenes con problemas y establecer centros donde se les interese por actividades positivas como el deporte, la música y el arte.

El 8 de julio de 1984 se creó el Consejo Nacional contra las Adicciones, coordinado por la Secretaría de Salud que vincula a los Consejos Nacionales contra la Farmacodependencia y Antialcohólico e incorpora el Programa contra el Tabaquismo.

En 1985 se designó al Instituto Mexicano de Psiquiatría como sede para informar sobre alcoholismo y farmacodependencia.

En 1986 se instaló el Comité Interinstitucional para el Estudio y Análisis de la Producción, Regulación y Abuso de Disolventes/ Inhalantes con el objeto de informar al público sobre el riesgo del uso inadecuado de estas sustancias y prohibir la venta a menores de edad de estas sustancias en continentes abiertos.

El individuo puede seguir las siguientes reglas de higiene para mejorar su salud, conservarla y evitar la farmacodependencia: recibir educación higiénica, mejorar su estilo de vida, tener higiene mental y fomentar la recreación sana. A nivel de su familia debe tener relaciones armoniosas y a nivel de la comunidad debe haber interés en los niños y jóvenes con problemas y establecer centros en donde se les interese por actividades positivas, como el deporte, la música y el arte.

Alcoholismo

Es una enfermedad crónica que se caracteriza por el consumo de alcohol en forma excesiva y sostenida. Produce dependencia física y psíquica, por lo que afecta a la salud del individuo tanto en el aspecto físico como en sus relaciones personales, familiares, de trabajo y con el resto de la sociedad.

En 1951 la Organización Mundial de la Salud lo definió como "toda forma de ingestión del alcohol que excede al consumo alimentario tradicional y a los hábitos sociales propios de la comunidad, cualesquiera que sean los factores etiológicos responsables y cualquiera que sea el origen de esos factores, como la herencia, la constitución física o las influencias fisiológicas y metabólicas adquiridas". En 1952 el Segundo Comité de Expertos de la Organización Mundial de la Salud definió lo siguiente: "los alcohólicos son los bebedores excesivos cuya dependencia del alcohol es suficiente para afectar su salud física y mental, así como sus relaciones con los demás y su comportamiento social y económico, o bien que ya presentan los pródromos de tales manifestaciones".

En 1978 se encontró que entre los principales problemas de salud mental el alcoholismo ocupaba el tercer lugar, después de la deficiencia mental y la psicosis. En 1982 se llegó a la conclusión de que el alcoholismo ocupaba el segundo lugar dentro de los problemas prioritarios de salud mental, después de los trastornos del aprendizaje y/o emocionales en los niños. Actualmente se calcula que el 5.7% de la población mayor de 20 años padece alcoholismo; como hay variaciones de consumo en las diferentes regiones, el porcentaje de bebedores excesivos varía entre el 6% y el 20% y el grupo más afectado es el de hombres entre 30 y 50 años de edad, que corresponde a la etapa más productiva de la vida.

El consumo de bebidas alcohólicas en nuestro país ha aumentado considerablemente en los últimos años (entre 1965 y 1975 aumentó un 108%); en 1984 el consumo por habitante se calculó en 72 litros de su principio activo por año.

En tres de cada diez acciones delictivas violentas que ocurren en nuestro país el alcohol ha estado presente en la siguiente proporción:

suicidios	17%
accidentes de tránsito	36%
accidentes de trabajo	33%
violaciones	45%
síndrome del niño maltratado	15%
otras acciones violentas	50%

En el ausentismo en el trabajo, el 12% se debe al consumo excesivo de alcohol, esto representa una pérdida de 160 000 horas entre los trabajadores asegurados.

Se ha relacionado también con el descuido de los hijos, la desintegración familiar y pérdida económica debido al ausentismo en el trabajo.

Aproximadamente el 4% de los alcohólicos ha necesitado atención médica, ya sea por psicosis alcohólicas o por trastornos de la personalidad y de la conducta. Finalmente, la cirrosis hepática, como una de las consecuencias más importantes del consumo excesivo y prolongado del alcohol asociado a desnutrición, se encuentra ocupando el 7o. lugar dentro de las principales causas de mortalidad general, el 4o. en personas de 25 a 64 años y el 9o. en las personas de 65 años y mayores. La tasa promedio por 100 000 habitantes aumentó a 23.2

Génesis y evolución

Es un problema que comparten tanto los países ricos como los países pobres, se presenta en cualquier clase social aunque parece ser más frecuente en las capas sociales altas y bajas, es más frecuente a partir de la adolescencia y en el sexo masculino; esto se debe quizá a que la mujer todavía se encuentra más reprimida en la sociedad. El ama de casa bebe más que la que trabaja. No es hereditario, aunque es más frecuente en hijos de padres alcohólicos, hay factores que lo pueden favorecer como puede ser una personalidad predisponente, inmadurez e inadaptabilidad, con poca tolerancia a la frustración, incapaces de relacionarse adecuadamente con los demás. Algunas ocupaciones también lo favorecen como sucede con los agentes viajeros y las personas que trabajan con bebidas alcohólicas.

Respecto al ambiente, se presenta en cualquier clima y en cualquier ubicación geográfica, tanto en zonas rurales como urbanas, algunas personas consideran que la producción de bebidas alcohólicas y la facilidad para adquirirlas lo favorece; sin embargo, se ha observado que hay países como Italia que producen gran cantidad de bebidas alcohólicas y no tienen un índice más elevado de alcoholismo. Es más frecuente en las familias desintegradas o donde se siente gran presión social, su consumo puede ser favorecido también por la publicidad que invita a beber y por el medio cultural en donde los festejos no pueden prescindir del alcohol.

Se han hecho investigaciones que han encontrado que hay menor número de alcohólicos en grupos sociales donde los niños ingieren bebidas alcohólicas desde pequeños, pero siempre en un grupo familiar unido, en poca cantidad y muy diluidas, junto con las comidas, donde las bebidas no prueban que el bebedor sea más viril, donde la abstinencia es socialmente aceptada y la persona que bebe en exceso es rechazada.

El principio activo de las bebidas como la cerveza, el vino, la ginebra, el aguardiente, etcétera, es el alcohol etílico o etanol; cuando se ingiere se absorbe un 20% en el estómago y el 80% en el intestino, de aquí que a los 5 minutos empiece a circular en el torrente sanguíneo alcanzando su máxima concentración entre los 30 y 120 minutos. Cuando el individuo toma leche o ingiere alimentos ricos en grasa su absorción disminuye. Se elimina del organismo por medio de un proceso de oxidación que se lleva a cabo principalmente en el hígado: el etanol se transforma en acetoaldehido, después en ácido acético y finalmente en agua y CO_2, la mayor parte produce energía (7 calorías por gr) y una pequeña parte se elimina a través de los pulmones, la piel y los riñones.

La mayoría de las personas cree que el alcohol es un estimulante, pero en realidad deprime el sistema nervioso central, empezando por las funciones que regulan el comportamiento del individuo. En 1910 Vogt experimentó en él mismo y observó que bajo la influencia del alcohol disminuía su capacidad para memorizar, aprender, reaccionar, coordinar y tomar decisiones. Cuando la cantidad de alcohol en la sangre pasa de 0.5 gr/1 disminuyen las inhibiciones hacia el mundo exterior, por esta razón algunas personas hablan más y se hacen más sensibles; si continúan bebiendo disminuyen las inhibiciones internas, se liberan de los tabúes que les impone su conciencia y dan rienda suelta a sus deseos y tendencias instintivas; esta liberación produce un estado de euforia, de bienestar, de escape de la realidad y de las restricciones morales.

Si sigue bebiendo puede caer en la intoxicación alcohólica aguda: se siente ligeramente aturdido, responde con facilidad a sus emociones porque empieza a perder el dominio de sí mismo, se afecta la coordinación motora por lo que sus movimientos se entorpecen y si aumenta la concentración de alcohol en la sangre se puede volver indiferente, se sumerge en estado de anestesia, pasa con facilidad de una emoción a otra hasta que llega al sueño, puede perder el juicio y la autocrítica e incluso caer en un estado de coma y tener alteraciones respiratorias y circulatorias que lo pueden llevar a la muerte.

En el sistema digestivo produce irritación de la mucosa del estómago por lo que se ha relacionado con la gastritis y la úlcera péptica, puede producir indigestión porque disminuye la secreción de jugo gástrico, favorecer la inflamación del páncreas (pancreatitis) y cuando se bebe en forma sistemática disminuye el apetito y la absorción de nutrientes, llevándolo a la desnutrición y la avitaminosis que van a disminuir a su vez la resistencia a las enfermedades infecciosas.

En el corazón puede producir daños en el miocardio (miocardiopatía alcohólica).

Cuando el individuo bebe, generalmente no come; esta situación con el paso del tiempo daña al hígado produciendo una degeneración grasosa que después se hace fibrosa: cirrosis hepática; el hígado se inflama, degenera y se alteran sus funciones, se puede presentar retención de líquido en la cavidad abdominal (ascitis), se dificulta la circulación en el hígado y esto hace que se formen várices en el esófago que se pueden romper en cualquier momento, la persona puede morir por la hemorragia o caer en un coma hepático, pierde el conocimiento y morir posteriormente.

El alcohol produce daño a las neuronas que son las células nerviosas, en el sistema nervioso periférico, se inflaman los nervios (polineuritis) y se puede manifestar por trastornos al caminar, temblores y alteraciones de la sensibilidad. Las alteraciones del sistema nervioso central son las psicosis alcohólicas. Las psicosis se caracterizan por que el individuo se aísla del medio ambiente, su deterioro mental hace que perciba la realidad en forma distorsionada y que no se dé cuenta que está enfermo. Las psicosis más frecuentes que produce el alcoholismo son:

El delirium tremens que aparece cinco o seis días después de una ingestión abundante y prolongada, aunque puede aparecer a las 2 o 3 horas. Va precedido por un periodo de falta de apetito, agitación, irritabilidad, insomnio alternado con periodos cortos de sueños con pesadillas, después se desconecta por completo de la realidad, aparece temblor en todo el cuerpo, aumenta considerablemente la temperatura de su cuerpo, tiene alucinaciones e ilusiones. En las alucinaciones el individuo percibe imá-

genes, sonidos, olores o sensaciones que no existen más que en su fantasía, en cambio en las ilusiones percibe en forma distorsionada objetos o sujetos reales. Generalmente las alucinaciones e ilusiones son de terror o de insulto, se dilatan las pupilas, tiene mucha ansiedad, suda muchísimo y puede tener insomnio, este cuadro dura algunos días y puede conducir al coma y a la muerte.

En la psicosis polineurítica alcohólica de Korsakoff el individuo tiene dolor de cabeza, insomnio, alteraciones en su carácter, confusión mental, disminuye su atención, su memoria y pierde la orientación en el tiempo. Debido a que le falta vitamina B tiene polineuritis que se manifiesta por dolor en los músculos y alteraciones de la sensibilidad que hacen que el individuo tenga dificultad para caminar.

La encefalopatía de Gayet-Wernicke se debe a que le hacen falta tiamina y niacina, se manifiesta por alteraciones digestivas, pérdida de la memoria, irritabilidad, insomnio, apatía, dolor de cabeza, vértigo y después viene un estado de sopor en el que se alternan estados de agitación y delirio, puede evolucionar al coma y a la muerte.

Se ha descrito un síndrome fetal debido a alcoholismo intenso en la madre: los niños tienen deficiencia en el crecimiento, menor tamaño de la cabeza, deficiencia mental, anomalías en la cara, en los pliegues de las manos, defectos en las articulaciones y en el oído.

Clasificación del alcoholismo

Hay muchas clasificaciones del alcoholismo, una de ellas lo divide en:

a) ingestión excesiva de alcohol en forma episódica
b) ingestión excesiva de alcohol en forma habitual
c) adicción al alcohol

Otra clasificación dice:

a) alcoholismo intermitente, cuando la persona puede detenerse al ingerir bebidas alcohólicas y tiene periodos de abstinencia
b) alcoholismo inveterado cuando se bebe en forma cotidiana

El Dr. Perrin lo clasifica en:

a) alcoholismo agudo
b) alcoholismo crónico: sin manifestaciones patológicas, con manifestaciones patológicas
c) alcoholomanía

Jellinek divide a los alcohólicos en cuatro grupos:

a) alcoholismo neurótico que afecta a las personas que tienen conflictos relacionados con ansiedad y frustración
b) alcoholismo no complicado en el cual el individuo se inicia por gusto, imitación, entretenimiento o para ser aceptado por otros individuos
c) alcoholomanía con pérdida del control, en donde el individuo tiene el deseo constante de ingerir bebidas alcohólicas y no se puede detener cuando ha empezado
d) alcoholismo con incapacidad para abstenerse de beber, en donde el individuo puede tener síndrome de abstinencia

El Dr. Jellinek estudió 2 000 casos de alcoholismo y clasificó a las etapas del alcoholismo en las siguientes fases:

I. Fase pre-alcohólica
II. Fase prodrómica
III. Fase crítica
IV. Fase crónica

I. En la fase pre-alcohólica el individuo puede empezar a ingerir bebidas alcohólicas en forma ocasional para sentirse mejor o cuando tiene algún problema físico, psicológico o social, pero si los problemas son frecuentes va pasando al consumo constante con el pretexto de disminuir tensiones; con esta va aumentando su tolerancia al alcohol, es decir, cada vez va a necesitar mayor cantidad de alcohol para sentirse "bien".

II. La fase prodrómica, como su nombre indica, precede a la enfermedad, el individuo empieza a tener lagunas mentales o palimpsestos que pueden durar segundos, horas o días, en este lapso el individuo puede tener comportamientos totalmente antisociales sin darse cuenta, parece ser que esto se debe a que disminuye la cantidad de sangre que llega a su cerebro. Se da cuenta de que no debe beber, por lo que empieza a hacerlo a escondidas de los demás, se ingenia para tener bebidas alcohólicas a la mano sin que se enteren los demás, busca trabajos en donde no tenga personas que lo estén observando y se empieza a preocupar por el alcohol, piensa en la siguiente reunión social en donde pueda beber y en ocasiones toma algo de alcohol antes de ir a la reunión por si acaso no le ofrecen bebidas alcohólicas, bebe con avidez y empieza a tener sentimientos de culpabilidad porque bebe, en sus conversaciones trata de evitar el tema del alcohol y va aumentando la frecuencia de los palimpsestos o lagunas mentales. Esta fase no siempre se presenta porque el individuo puede pasar directamente a la fase crítica.

III. Fase crítica   En esta fase el individuo pierde el control de sí mismo, empieza a beber y siente la necesidad de beber más y más, trata de justificar que tiene motivos que lo inducen a hacerlo, se da cuenta de que su conducta ha cambiado, se vuelve agresivo, su familia y las personas que lo rodean le hacen ver su problema, pero él trata de justificarlo, se siente capaz de hacer todo. Esto lo hace recapacitar un poco y dejar por el momento la bebida, pero se siente mal y regresa tratando de cambiar sus hábitos, empieza a experimentar con otros licores, sus amigos lo abandonan, puede dejar su empleo porque ya no cumple con sus actividades, esto hace que se sienta mal y se refugia totalmente en la bebida, ya no puede vivir sin ella. Si le interesaban las actividades deportivas, culturales o recreativas, las abandona porque siente que le quitan tiempo que puede dedicar al alcohol, empieza a aislarse de las personas que lo rodean y tiene conmiseración de sí mismo, es decir, siente lástima de sí mismo, ha sufrido frustraciones, humillaciones, se siente acosado y trata de buscar otro sitio donde vivir, donde no lo conozcan, pero no lo hace.

La familia se empieza a avergonzar, el alcohólico se aísla o trata de iniciar vida social para salir del ambiente hogareño.

Después el individuo tiene resentimiento, se siente derrotado, lleno de odio y rencor. Se empieza a destruir moralmente pero no por eso descuida su abastecimiento de alcohol, lo esconde para tener siempre alguna cantidad disponible, se olvida de tomar alimentos y esto puede hacer que los familiares acudan al médico, su impulso sexual disminuye y esto hace que se sienta celoso de su pareja, aumenta su ansiedad y empieza a beber desde que se despierta.

IV. En la fase crónica necesita cada vez mayor cantidad de alcohol, ya no trabaja, se deteriora física, mental y socialmente, su moral se ha derrumbado, se niega a sí mismo, puede vivir de la fantasía porque cree que todo está perdido y puede caer en alguna psicosis alcohólica.

Posteriormente bebe con personas que socialmente son inferiores a él con el objeto de tratar de sentirse superior a ellos, estas compañías lo inducen a beber productos industriales como el alcohol metílico que es tóxico, va disminuyendo su tolerancia al alcohol, puede tener fobias, es decir, temor irracional frente a determinada situación o determinado objeto, temblores, su sistema nervioso continúa deteriorándose, se vuelve obsesivo hacia la bebida, puede buscar algún refugio en la religión pero como no lo encuentra sigue bebiendo hasta que se le hospitaliza definitivamente.

Medidas preventivas generales

El individuo debe recibir educación higiénica, tener una nutrición adecuada y recibir consejo genético en el caso de que haya antecedentes de trastornos de la personalidad así como eliminar estados patológicos.

Respecto al agente, se debe limitar el número de establecimientos que venden bebidas alcohólicas, evitar que los mismos se encuentren cerca de las escuelas, establecer impuestos elevados a las bebidas alcohólicas y fomentar la utilización de bebidas no alcohólicas.

Se debe sanear el ambiente, tratar de mejorar las condiciones de la vivienda, proporcionar facilidades para la recreación y hacer propaganda antialcohólica.

Medidas preventivas específicas

El individuo debe tener una dieta balanceada, modificar favorablemente sus hábitos y cuidar el desarrollo de su personalidad, tratar de buscar un ambiente más agradable. Los padres y los hijos deben aumentar su comunicación y apoyarse, los adultos deben evitar beber delante de los niños, tratar de mejorar las relaciones interpersonales en el trabajo e identificar al alcoholismo como una enfermedad que tiene consecuencias físicas, mentales y sociales.

Las medidas higiénicas a nivel del individuo, la familia y la comunidad para mejorar la salud, mantenerla y prevenir el alcoholismo son similares, la comunidad debe fomentar el establecimiento de centros recreativos.

Respecto al tratamiento del alcohólico, éste debe aceptar el hecho de que está enfermo y desea realmente vencer su hábito. Hay dos fases:

La primera es la de desintoxicación, que generalmente se lleva a cabo en clínicas y hospitales porque el individuo se encuentra en mal estado general; en esta fase se trata de regresar al individuo a la normalidad administrándole toda las sustancias que le hagan falta.

Existe un medicamento, el disulfiram (Antabuse) que hace que el individuo tenga reacciones desfavorables cuando ingiere alcohol, pero puede producir una disminución de la presión arterial que puede resultar peligrosa.

Una vez que se ha desintoxicado el individuo se debe motivar y rehabilitar, los objetivos de esta fase son:

— crear una conciencia de enfermedad en el individuo
— informar al paciente y a la familia sobre las características y consecuencias de la enfermedad
— superar los mecanismos de defensa del individuo que impiden que acepte al alcoholismo como enfermedad
— hacerlo responsable de su tratamiento
— proporcionarle apoyo

Estos objetivos se pueden lograr por medio de psicoterapia o pláticas de orientación.

Existe una sociedad altruista de Alcohólicos Anónimos que tiene el propósito de ayudar a los alcohólicos a su recuperación y recibe a cualquier persona. Muchas de las personas que trabajan en esa asociación son alcohólicos rehabilitados que han descubierto que al ayudar a otros alcohólicos se ayudan ellos mismos en el mantenimiento de su sobriedad. Por otra parte, un alcohólico rehabilitado tiene mayor influencia sobre un bebedor que cree que nadie lo comprende y que no tiene la suficiente confianza en sí mismo. Los pacientes trabajan en grupos compartiendo sus experiencias y tratando de buscar por sí solos la solución a su problema y de reconocer que los motivos por los cuales se hicieron alcohólicos no eran suficientes, sino solamente pretextos.

Sus resultados son notables.

Tabaquismo

Es el hábito de fumar tabaco en cigarros, puros o pipas. Este hábito, que generalmente se adquiere en la adolescencia ha aumentado considerablemente en la población produciendo daño a la salud. Hasta hace algunos años era más frecuente en el sexo masculino porque la sociedad no veía bien a la mujer que fumaba, pero en la actualidad es cada vez más frecuente en el sexo femenino. Es más frecuente en personas que desarrollan trabajo intelectual y no es hereditario, aunque se ha observado que un niño o adolescente tiene más probabilidades de fumar si sus padres, hermanos mayores o maestros lo hacen. Entre las causas por las cuales se inicia este hábito se ha encontrado que ciertas personas lo hacen por transgredir una prohibición, otras por curiosidad o por aceptación social; se piensa que la persona fuma porque encuentra en el tabaco un satisfactor oral, cuando la persona tiene tensión emocional acude con mayor frecuencia al tabaco.

El agente causal es el tabaco, que se obtiene de una planta que pertenece a la familia de las solanáceas y al género Nicotiniana. A pesar de que los persas lo fumaban dese hacía mucho tiempo después del descubrimiento de América. El principio activo es la nicotina, sustancia tóxica, cuya concentración varía en las diferentes regiones y aun en la misma planta; es más abundante en las partes altas. La absorción de la nicotina en el organismo es mayor mientras más corto y grueso sea el cigarro y depende también de la forma de fumar; por ejemplo, el puro y la pipa a pesar de que contienen más nicotina no se inhalan profundamente como sucede con el cigarro que se pone en contacto con todo el árbol respiratorio, mientras más rápido se fume la absorción también será mayor y si la persona fuma el cigarro hasta el final también va a inhalar mayor cantidad de nicotina.

El humo del cigarro contiene muchos elementos perjudiciales, como son el cianuro de hidrógeno, bióxido de carbono, monóxido de carbono, amoníaco, benzopireno, huellas de plomo o arsénico debido al uso de insecticidas, etcétera.

Generalmente durante la primera ocasión que se fuma se presentan síntomas desagradables como náuseas, mareo y dolor de cabeza, pero el organismo se acostumbra rápidamente a la nicotina. Posteriormente se pueden encontrar efectos diversos: en algunas personas aumentan los movimientos peristálticos del intestino en cambio en otras puede producir indigestión o estreñimiento pero en todas produce espasmos o contracciones de las arteriolas, disminuye la temperaturas de las extremidades, aumenta la frecuencia cardiaca, la presión arterial, irrita al sistema respiratorio. Entre los fumadores son más frecuentes el cáncer pulmonar, el enfisema pulmonar, la bronquitis crónica, el infarto del miocardio, la gastritis, la úlcera péptica, y el cáncer de laringe. Los hijos de madres fumadoras pueden nacer con menor peso e incluso se ha relacionado en algunos casos el tabaquismo de la madre con el aborto. Los fumadores de puro y de pipa tienen menos problemas pulmonares pero en ellos es más frecuente el cáncer de labio y de lengua.

Dentro de los factores ambientales se ha observado que es más frecuente en climas fríos, en los extremos sociales y en las zonas urbanas.

Medidas preventivas generales

El individuo debe recibir educación para la salud, debe tener higiene mental y someterse a un examen periódico de salud, tratar de no fumar o de moderar su consumo. Los fabricantes de cigarros, puros y de tabaco para pipas deben tratar de disminuir los constituyentes nocivos, se debe informar a la comunidad respecto al peligro del tabaco y destinar lugares exclusivos para fumar con el objeto de evitar que las persona que no fuman estén inhalando el humo de tabaco de los fumadores, convirtiéndose en fumadores pasivos.

Medidas preventivas específicas

Los padres y maestros deben evitar fumar. Se debe advertir a los fumadores el peligro que corren, se debería prohibir la venta de cigarros a menores de edad, y evitar fumar en lugares cerrados.

El individuo que desea conservar la salud, mejorarla y evitar el tabaquismo o sus consecuencias debe evitar el tabaco, evitar fumar en el grupo familiar o en reuniones y hacer propaganda en los centros de reunión respecto a los efectos nocivos del tabaquismo.

Si a pesar de lo anterior la persona insiste en fumar, debe tratar de no inhalar profundamente (no dar el golpe), no fumar hasta el final por que en ese sitio se concentra la nicotina, no volver a encender las colillas porque éstas tienen más nicotina, usar filtros o boquillas y buscar marcas con poco alquitrán y poca nicotina. Debe evitar las reuniones sociales que estimulan el fumar, por lo que debe tratar de reemplazarlas con otra actividad donde no se permita fumar, mantener las manos ocupadas, y hacer uso de toda su fuerza de voluntad.

Existen clínicas de tabaquismo en instituciones oficiales y descentralizadas que brindan apoyo médico y psicológico a las personas que desean dejar de fumar.

Violencias

E. Fromm en su obra *Anatomía de la destructividad humana*, 1975, dice: "el hombre difiere del animal por el hecho de ser el único primate que mata y tortura a miembros de su propia especie sin razón ninguna, biológica ni económica, y siente satisfacción al hacerlo. Es esta agresión maligna, biológicamente no adaptativa y no programada filogenéticamente, la que constituye el verdadero problema y el peligro para la existencia del hombre como especie".

La violencia ha existido siempre: se ha usado para tratar de dominar, conservar o modificar los instrumentos del poder, los oprimidos la usan en nombre de la justicia, los privilegiados en nombre del orden y las clases medias en nombre del miedo.

Cuando se habla de violencia se piensa en homicidios, robos, violaciones, ataques, etcétera, pero en 1975, durante el quinto Congreso de las Naciones Unidas sobre Prevención del delito y tratamiento del delincuente se indicó que en los últimos años la violencia ha suscitado gran preocupación e incluso un creciente sentimiento de inseguridad y de ansiedad y se legó a las siguientes observaciones: en un sentido más amplio se pueden incluir las guerras, los castigos corporales, determinados aspectos de la práctica penal, la policía, la disciplina de algunas escuelas, la pobreza, la privación, la explotación económica, así como la discriminación contra distintos grupos étnicos y las barreras que se oponen al acceso a una determinada posición social.

Está relacionada con la frustración que experimenta el individuo cuando la sociedad contraría las expectativas de acceso a bienes y condiciones de vida a las que cree tener derecho, que no sólo alcanzan lo material, sino también a condiciones tales como la seguridad, la posición social, la libertad para decidir en los actos propios y las relaciones personales satisfactorias con otros. Los individuos a quienes se les cierran persistentemente las posibilidades de progresar y tener éxito, racionalizan sus reacciones violentas y su agresividad a través de una percepción personal de la justicia social, esto produce subculturas violentas.

El abuso del alcohol generalmente va unido a la violencia.

Respecto a los medios de comunicación masiva, se consideraron un factor condicionante, es decir, la violencia no determina por sí misma un comportamiento más agresivo, aunque puede influir en los individuos predispuestos o susceptibles por su carácter o su condición socioeconómica.

Otros autores consideran que la violencia es adquirida, e incluso puede constituir una subcultura, como por ejemplo en el caso del machismo y la "vendetta". La identificación del niño con su padre y sus valores es importante en el aprendizaje de la conducta agresiva y en algunas culturas el machismo se considera una conducta adecuada e incluso ideal, respaldada por los hábitos populares y la moralidad convencional.

Se ha observado que la violencia aumenta cuando hay un descenso socioeconómico después de un progreso continuado, cuando hay algún cambio social rápido y aglomeración excesiva, y es frecuente en la clase socioeconómica baja.

Las muertes por mecanismos violentos son una manifestación de patología social y constituyen un grave problema de Salud Pública puesto que tienen un elevado costo social por la pérdida de individuos de edad productiva. En 1993, dentro de sus causas están los accidentes (37 024), los homicidios (16 044) y los suicidios (2 359).

En 1993, los accidentes ocuparon el tercer lugar como causa de mortalidad general en la República Mexicana, el sexto lugar en niños menores de un año, el primero en personas de uno a 44 años, el quinto en personas de 45 a 64 y el octavo en las de 65 y más años.

Pueden ocurrir en cualquier parte: el hogar, la vía pública, el trabajo, sitios de reunión, etcétera (veáse higiene de la vivienda, la vía pública, del trabajo y de los sitios de reunión).

Los homicidios y lesiones infligidas intencionalmente por otra persona ocuparon en 1993 el noveno lugar como causa de mortalidad general; por grupos de edad ocuparon el undécimo lugar en niños de edad preescolar; el cuarto en niños de edad escolar; el segundo lugar en persona de 15 a 55 y el séptimo en las personas de 45 a 64 años; sin embargo, en 1989 solamente se sentenciaron 150 personas por lesiones y 71 por homicidio dentro de los juzgados del fuero federal y 23 782 por lesiones y 6 544 por homicidio en los juzgados del fuero común. En 1989 ingresaron 95 menores al Consejo Tutelar de menores infractores por homicidio.

Las víctimas de los homicidios son más frecuentes entre los 15 y 64 años, en su mayor parte pertenecen al sexo masculino.

Dentro de los individuos acusados con más frecuencia por lesiones y homicidios se ha encontrado que pertenecen al sexo masculino, tienen entre 20 y 30 años, trabajan en la agricultura, la ganadería, la pesca o como obreros; muchos de ellos provienen de familias en que abunda el incesto, la violencia, el hambre, el alcoholismo, familias en que los padres obligan a los hijos a mendigar, cometer delitos o a prostituirse. Muchos de ellos son egocéntricos, con problemas en la búsqueda de identidad, incapaces de controlar sus emociones y de establecer contacto social satisfactorio, tienen pocas oportunidades para responder a las exigencias de la vida, consideran que al matar tratan de reafirmar su fuerza y su superioridad.

A diferencia de los accidentes, que son más frecuentes en el Distrito Federal, los homicidios son más frecuentes en el estado de México, Oaxaca y Michoacán.

Respecto al suicidio, en 1980 más de 500 000 personas lo llevaron a cabo en el mundo (OMS). Los países más afectados fueron Hungría (tasa de 44.9 por 100 000 habitantes), Dinamarca, Austria, Suiza, Finlandia, Alemania Federal, Suecia y Japón.

En México es poco frecuente. Los grupos de edad en donde se presenta con más frecuencia son: de los 15 a los 24 años (cuarta causa de mortalidad) y de los 25 a 44 años (décimosegunda causa de mortalidad). Resulta de problemas emocionales, de estudio, de trabajo, de dominio de los padres, amorosos, económicos, enfermedad prolongada, falta de contactos sociales y de diversión. El adolescente consuma aproximadamente un suicidio por cada 20 intentos, en cambio el anciano consuma uno por cada 8 intentos. Es más frecuente en el sexo masculino, a pesar de que el sexo femenino lo intenta con mayor frecuencia.

En los casos de suicidio el método más utilizado es la estrangulación, después el arma de fuego y el envenenamiento, mientras que en el intento de suicidio es el arma blanca en el sexo masculino y el envenenamiento en la mujer. La época de mayor prevalencia es julio y el lugar más frecuente la habitación. De 1971 a 1980 la tasa de suicidios disminuyó de 1.9 a 1.5 pero aumentó en 1990 a 2.39 por 100 000 habitantes. Se observó con más frecuencia en Veracruz, Jalisco y el estado de México.

Dentro de las manifestaciones de suicidio inminente se pueden encontrar:

— mención de intento de suicidio
— preocupación de que otras personas se suiciden
— relación con alguna persona que se haya suicidado
— cambios bruscos en el apetito (excesivo o inapetencia)
— trastornos del sueño: insomnio, sueño inquieto e excesivo
— pérdida aparente de la energía, que se manifiesta por fatiga y desgano
— disminución de la capacidad para reflexionar o atender
— retraimiento súbito
— abuso del alcohol o medicamentos

El doctor H. Cabildo realizó un estudio comparativo entre las muertes violentas ocurridas en el Distrito Federal y las ocurridas en la República Mexicana y encontró lo siguiente:

	República Mexicana	Distrito Federal
Hechos de tránsito	18%	42%
Accidentes	41	33
Suicidios	2.5	5
Homicidios	26	18
Causas no determinadas	12.5	2

Martha Hijar y colaboradores realizaron una investigación respecto a la mortalidad por accidentes, violencias y envenenamientos en el Distrito Federal de 1970 a 1982 y encontraron que de 53 187, el 30.2% fue por accidentes de tránsito debidos a vehículos de motor.

Por grupos de edad, los porcentajes más elevados correspondieron:

En los menores de un año a sumersión, sofocación y cuerpos extraños (37%), se ignora en un 20%, por accidentes de tránsito (9%) y accidentes por fuego (8%).

De 1 a 4 años predominaron las lesiones, se ignora si fueron accidentales o intencionales (28%), los accidentes de tránsito (28%) y los accidentes por fuego (13%).

De los 5 a los 9 años predominaron los accidentes de tránsito (45%) seguidos por aquellos en los que se ignora si fueron accidentales o intencionales (27%) y las caídas accidentales (6%).

De los 10 a los 14 años en primer lugar se encuentran los accidentes de tránsito (40%), se ignora si fueron accidentales o intencionales en un 29% y la sumersión, la sofocación y los cuerpos extraños causaron el 8%.

De los 15 a los 64 años predominaron los accidentes de tránsito (del 27 al 33%) y se ignora del 27 al 32% si fueron accidentales o intencionales.

A los 65 años predominaron las caídas accidentales (8 a 16%). Después de los 84 años las caídas accidentales (29%), los accidentes de tránsito en un 24% y se ignoran las causas en un 27%.

En 1993 se registraron 61 047 muertes violentas: 37 024 por accidentes, 16 044 homicidios, 2 359 suicidios, otras violencias 2 822 y 2 798 en las que se ignora si fueron accidentales o infligidas.

El Código Penal para el Distrito Federal en materia del fuero común y la República Mexicana en materia del fuero común federal, en su artículo 302 dice: Comete el delito de homicidio el que priva de la vida a otro.

Artículo 303   Para la aplicación de las sanciones que correspondan al que infrinja el artículo anterior, no se tendrá como mortal una lesión, sino cuando se verifiquen las tres circunstancias siguientes:

I. Que la muerte se deba a las alteraciones causadas por la lesión en el órgano u órganos interesados, alguna de sus consecuencias inmediatas o alguna complicación determinada por la misma lesión y que no pudo combatirse, ya sea por ser incurable, ya por no tener al alcance los recursos necesarios;

II. Que la muerte del ofendido se verifique dentro de sesenta días, contados desde que fue lesionado:

III. Que si se encuentra el cadáver del occiso, declaren dos peritos después de hacer la autopsia, cuando ésta sea necesaria, que la lesión fue mortal, sujetándose para ello a las reglas contenidas en este artículo, en los dos siguientes y en el Código de Procedimientos Penales.

Cuando el cadáver no se encuentre, o por otro motivo no se haga la autopsia, bastará que los peritos, en vista de los datos que obren en la causa, declaren que la muerte fue resultado de las lesiones inferidas.

Artículo 304   Siempre que se verifiquen las tres circunstancias del artículo anterior, se tendrá como mortal una lesión, aunque se pruebe:

I. Que se habría evitado la muerte con auxilios oportunos;

II. Que la lesión no habría sido mortal en otra persona y

III. Que fue a causa de la constitución física de la víctima, o de las circunstancias en que recibió la lesión.

Artículo 305 No se tendrá como mortal una lesión, aunque muera el que la recibió: cuando la muerte sea resultado de una causa anterior a la lesión y sobre la cual ésta no haya influido, o cuando la lesión se hubiere agravado por causas posteriores, como la aplicación de medicamentos positivamente nocivos, operaciones quirúrgicas desgraciadas, excesos o imprudencia del paciente o de los que lo rodearon.

Artículo 306 Se aplicará sanción de tres días a tres años de prisión y multa de cinco mil pesos:

I. Al que dispare a una persona o grupo de personas una arma de fuego;

II. Al que ataque a alguien de tal manera que, en razón del medio empleado, el arma, la fuerza o destreza del agresor, o de cualquiera otra circunstancia semejante pueda producir como resultado la muerte.

Las sanciones previstas en la fracción I de este artículo se aplicarán independientemente de las que correspondan por la comisión de cualquier otro delito.

Artículo 307 Al responsable de cualquier homicidio simple intencional que no tenga señalada una sanción especial de este Código, se le impondrán de ocho a veinte años de prisión.

Artículo 308 Si el homicidio se comete en riña, se aplicará a su autor de cuatro a doce años de prisión.

Si el homicidio se comete en duelo, se aplicará a su autor de dos a ocho años de prisión.

Además de lo dispuesto en los artículos 51 y 52 para la fijación de las penas dentro de los mínimos y máximos anteriormente señalados, se tomará en cuenta quién fue el provocado y quién el provocador, así como la mayor o menor importancia de la provocación.

Artículo 310 Se impondrán de tres días a tres años de prisión al que, sorprendiendo a su cónyuge en el acto carnal o próximo a la consumación, mate o lesione a cualquiera de los culpables, o a ambos, salvo el caso de que el matador haya contribuido a la corrupción de los cónyuges. En este último caso se impondrán al homicida de cinco a diez años de prisión.

Artículo 311 Se impondrán de tres días a tres años de prisión al ascendiente que mate o lesione al corruptor del descendiente que esté bajo su potestad, si lo hiciere en el momento de hallarlos en el acto carnal o en uno próximo a él, si no hubiere procurado la corrupción de su descendiente con el varón con quien lo sorprenda, ni con otro.

Artículo 312 El que prestare auxilio o indujere a otro para que se suicide será castigado con la pena de uno a cinco años de prisión; si se lo prestare hasta el punto de ejecutar él mismo la muerte, la prisión será de cuatro a doce años.

Artículo 313 Si el occiso o suicida fuere menor de edad o padeciera alguna de las formas de enajenación mental, se aplicarán al homicida o instigador las sanciones señaladas al homicidio calificado o a las lesiones calificadas.

Artículo 314 Por riña se entiende para todos los efectos penales: la contienda de obra y no la de palabra, entre dos o más personas.

Artículo 315 Se entiende que las lesiones y el homicidio son calificados, cuando se cometen con premeditación, con ventaja, con alevosía o a traición.

Hay premeditación siempre que el reo cause intencionalmente una lesión, después de haber reflexionado sobre el delito que va a cometer.

Se presumirá que existe premeditación cuando las lesiones o el homicidio se cometan por inundación, incendio, mina, bombas o explosivos; por medio de venenos o cualquier otra sustancia nociva a la salud, contagio venéreo, asfixia o enervantes o por retribución dada o prometida; por tormento, motivos depravados o brutal ferocidad.

Artículo 316   Se entiende que hay ventaja:

I. Cuando el delincuente es superior en fuerza física al ofendido y éste no se halla armado;

II. Cuando es superior por las armas que emplea, por su mayor destreza en el manejo de ellas o por el número de los que lo acompañan;

III. Cuando éste se vale de algún medio que debilita la defensa del ofendido; y

IV. Cuando éste se halla inerme o caído y aquél armado o de pie.

La ventaja no se tomará en consideración en los tres primeros casos, si el que la tiene obrase en defensa legítima, ni en el cuarto, si el que se hallaba armado o de pie fuera el agredido, y además, hubiere corrido peligro su vida por no aprovechar esa circunstancia.

Artículo 317   Sólo será considerada la ventaja como calificativo de los delitos de que hablan los capítulos anteriores de este título, cuando sea tal que el delincuente no corra riesgo alguno de ser muerto ni herido por el ofendido y aquél no obre en legítima defensa.

Artículo 318   La alevosía consiste: en sorprender intencionalmente a alguien de improviso, o empleando asechanza y otro medio que no le dé lugar a defenderse ni evitar el mal que se le quiera hacer.

Artículo 319   Se dice que obra a traición: el que no solamente emplea la alevosía, sino también la perfidia, violando la fe o seguridad que expresamente había permitido a su víctima, o a la táctica que ésta debía permitirse de aquel por sus relaciones de parentesco, gratitud, amistad o cualquiera otra que inspire confianza.

Artículo 320   Al autor de un homicidio calificado se le impondrá de veinte a cuarenta años de prisión.

Artículo 321   Los casos posibles de homicidio y lesiones de que hablan los artículos 310 y 311 no se castigarán como calificados, sino cuando se ejecuten con premeditación.

Artículo 322   Además de las sanciones que señalan los dos capítulos anteriores (lesiones y homicidio), los jueces podrán, si lo creyeran conveniente:

I. Declarar a los reos sujetos a la vigilancia de la policía; y

II. Prohibirles ir a determinado lugar, Municipio, Distrito o Estado, o residir en él.

Artículo 323   Se da el nombre de parricidio al homicidio del padre, de la madre o de cualquier otro ascendiente consanguíneo y en línea recta, sean legítimos o naturales, sabiendo el delincuente ese parentesco.

Artículo 324   Al que cometa el delito de parricidio, se le aplicarán de trece a cuarenta años de prisión.

Artículo 325   Llámase infanticidio: la muerte causada a un niño dentro de las setenta y dos horas de su nacimiento, por alguno de sus ascendientes consanguíneos.

Artículo 326   Al que cometa el delito de infanticidio se le aplicarán de seis a diez años de prisión, salvo lo dispuesto en el artículo siguiente:

Artículo 327   Se aplicarán de tres a cinco años de prisión a la madre que cometiere el infanticidio de su propio hijo siempre que concurran las siguientes circunstancias:

I. Que no tenga mala fama

II. Que haya ocultado su embarazo

III. Que el nacimiento del infante haya sido oculto y no se hubiere inscrito en el Registro Civil y

IV. Que el infante no sea legítimo.

Artículo 328   Si en el infanticidio tomare participación un médico, cirujano, comadrón o partera, además de las penas privativas de la libertad que les correspondan, se les suspenderá de uno a dos años en el ejercicio de su profesión.

Ante el aumento de violencias la comunidad ha estado exigiendo mayor seguridad, mejor ejercicio de la justicia y un castigo más drástico a los delincuentes, por lo que se ha aumentado hasta 50 años de prisión al delito de homicidio calificado en los casos de plagio, violación, allanamiento de morada y parricidio.

Las medidas preventivas son básicamente la elevación del nivel de vida y la higiene mental. Si muchos delincuentes tienen el antecedente de haber sido niños maltratados es necesario revisar la higiene de la familia. Hay que recordar que si el alcohol o algún fármaco han estado presentes en tres de cada diez acciones delictivas, se deben revisar también las medidas preventivas para el alcoholismo y la farmacodependencia.

Violación

Este término se refiere al uso de la violencia física o moral para que la persona tenga relaciones sexuales con alguna víctima no dispuesta.

A pesar de que es un acto que tiene repercusiones más serias y duraderas que cualquier otro acto delictivo y criminal, en la mayoría de las ocasiones no se denuncia, debido a que generalmente no hay testigos; si se trata de algún miembro de la familia, la víctima tiene temor de que no le crean, de sufrir humillación por la misma familia o de desintegrarla, de represalias por parte del agresor o a la actitud en muchas ocasiones infrahumana del personal que tiene que interrogar y certificar las señales de lucha. Generalmente no se castiga al violador.

Estos actos de agresión y degradación han existido desde la antigüedad, han sido frecuentes durante las guerras como expresión de desprecio y victoria, en las prisiones donde el violador trata de reafirmar su poder, dentro de los hogares cuando es algún familiar o amigo y en lugares desolados y oscuros. Son más frecuentes los fines de semana, en las últimas horas de la tarde y en la madrugada.

La víctima generalmente es del sexo femenino, pero también puede ser del sexo masculino y de cualquier edad: niño, adolescente, adulto anciano. Si es menor de edad el delito se llama estupro.

El violador puede actuar solo o en grupo, generalmente es del sexo masculino, aunque también existen del sexo femenino, puede ser conocido con anterioridad por la víctima cuando se trata de algún familiar o amigo, novio, compañero de trabajo, vecino, etcétera, en estos casos la violencia predominante es de tipo moral. Cuando se trata de un desconocido puede utilizar violencia física, moral o ambas. El objetivo del violador, más que tener un acto sexual, es manifestar su ansia de violencia o de poder, que puede planear, por ejemplo cuando se va ganando la confianza de la víctima y espera el momento adecuado para llevar a cabo el plan (cuando están solos); otros no planean, simple y sencillamente lo pueden hacer cuando están bajo el efecto del alcohol o de algún fármaco.

La mayoría de los violadores proviene de hogares con problemas, tiene sentimientos de poca autoestima, son incapaces de adaptarse a las exigencias de la sociedad, tienen miedo a establecer relaciones personales, son hostiles y creen que utilizando violencia van a demostrar su virilidad y su poder.

Cuando la violación se lleva a cabo sorprendiendo a la víctima, ésta puede reaccionar de diferentes maneras: paralizándose, no puede gritar ni resistirse o no lo hace porque teme que el menor movimiento puede poner en peligro su vida, o por el contrario, trata de defenderse y esto puede excitar más al agresor que puede aumentar su brutalidad.

Después, la víctima puede quedar con sensación de suciedad, degradación y de culpabilidad, puede tener la impresión de que la gente al verla sabe lo que le sucedió, hay mujeres que no sólo sienten ira hacia el agresor sino hacia todos los hombres, otras pueden tener amnesia total y otras al principio están aparentemente tranquilas pero posteriormente pueden presentar los problemas mencionados, que pueden perdurar toda su vida.

Si la víctima es un menor, puede destruirse su amor propio y más adelante rechazar la madurez sexual, si es del sexo femenino puede buscar la manera de ocultar su femineidad y tener un aspecto físico poco agradable, por ejemplo con sobrepreso o delgadez excesivos, falta de arreglo personal y miedo para establecer relaciones sexuales. Hay niños que modifican su conducta: se orinan en la cama cuando ya no lo hacían, quieren dormir con luz, se niegan a ir a la casa de alguien, muestran desconfianza o evitan el contacto físico, pueden estar deprimidos, con llanto o ira aparentemente injustificada, pueden tener insomnio o sueño excesivo y retraso escolar.

El adolescente o adulto se puede aislar y retraer, o evitar estar solo.

Cuando el violador es algún familiar, la familia se puede desintegrar.

Cuando una persona ha sido violada necesita apoyo en todos los niveles:

La familia debe brindar apoyo aunque hay ocasiones en que también necesita ayuda. La pareja sexual debe tener confianza, paciencia y cariño hacia la víctima, dar facilidad para que hable de lo sucedido; si se trata de un menor, los padres y los profesores deben estar pendientes ante cualquier cambio de conducta, si el niño no quiere hablar con los adultos, puede hacerlo con algún juguete o su mascota o en lugar de expresarlo con palabras, puede hacerlo con dibujos. Si el violador es el padre, la niña necesita sentir que su madre está de su lado, el padre se debe ir de la casa pero no la niña, de lo contrario, ella lo sentirá como castigo. No se debe sobreproteger a la víctima.

El Código Penal para el Distrito Federal en materia del fuero común y para la República Mexicana en materia del fuero común federal, en su artículo 262 dice: "Al que tenga cópula con mujer menor de dieciocho años, casta y honesta, obteniendo su consentimiento por medio de engaño, se le aplicará de un mes a tres años de prisión".

En su artículo 263: "No se procederá contra el estuprador, sino por queja de la mujer ofendida de sus padres, o a falta de éstos, de sus representantes legítimos; pero cuando el delincuente se case con la mujer ofendida, cesará toda acción para perseguirlo".

En su artículo 265 dice: "Al que por medio de la violencia física o moral tenga cópula con una persona sea cual fuere su sexo, se le aplicará prisión de seis a ocho años. Si la persona ofendida fuere impúber, la pena de prisión será de seis a diez años".

En su artículo 266 dice: "Se equiparará a la violación y se sancionará con las mismas penas, la cópula con persona menor de doce años o que por cualquier causa no esté en posibilidad de conducirse voluntariamente en sus relaciones sexuales o de resistir la conducta delictuosa".

El artículo 266 bis dice: "Cuando la violación fuere cometida con intervención directa o inmediata de dos o más personas, la prisión será de ocho a veinte años y la multa de cinco mil a doce mil pesos. A los demás partícipes se les aplicarán las reglas contenidas en el artículo 13 de este código".

Además de las sanciones que señalan los artículos que anteceden, se impondrán de seis meses a dos años de prisión cuando el delito de violación fuere cometido por un ascendiente contra su descendiente, por éste contra aquel, por el tutor en contra de su pupilo, por el padrastro o amasio de la madre del ofendido en contra del hijastro. En los casos en que la ejerciera, el culpable perderá la patria potestad o la tutela, así como el derecho de heredar el ofendido.

Cuando el delito de violación sea cometido por quien desempeñe un cargo o empleo público o ejerza una profesión utilizando los medios o circunstancias que ellos le proporcionen, será destituido definitivamente del cargo o empleo o suspendido por el término de cinco años en el ejercicio de dicha profesión.

En diciembre de 1988 se aumentó el número de años de prisión, sin embargo hay autores que opinan que siempre serán insuficientes en comparación con las repercusiones que puede tener a víctima, que incluso puede perder la vida.

Se han formado Centros de Ayuda a mujeres violadas, donde se le proporciona información sobre lo que deben hacer, por ejemplo, si van a hacer una denuncia, llevarla a cabo inmediatamente, sin cambiarse de ropa ni lavarse, sin tomar alguna copa o medicamento, con el objeto de evitar eliminar posibles pruebas periciales que puedan servir para condenar al violador; al acudir, llevar compañía y si se trata de un menor de edad, llevar al padre o tutor. El médico tratará de buscar pruebas de agresión física y presencia de esperma o semen, sangre o de saliva. Durante el interrogatorio también debe estar acompañada la víctima. Estos Centros también proporcionan información sobre las posibles consecuencias como son el embarazo, las enfermedades de transmisión sexual y otras lesiones físicas o psicológicas.

La víctima debe acudir al médico para prevenir las enfermedades de transmisión sexual, evitar el embarazo. En caso de que éste se presentara, si hubo denuncia, la víctima puede decidir si desea abortar (lo más pronto posible). Si no hubo denuncia, la víctima puede decidir si desea tener al producto o darlo en adopción. Si es necesario, también deberá buscar ayuda psicológica.

El primer Centro de Ayuda a Mujeres Violadas se creó en Reino Unido en 1976, estos centros se han multiplicado y no sólo ayudan a personas que han sido violadas, sino también a víctimas de cualquier tipo de agresión sexual.

Muchas víctimas no se atreven a hacer la denuncia, por lo mencionado al principio del tema, por lo que la sociedad debería proporcionar más apoyo y castigar realmente a los violadores. Mientras esto se pueda llevar a cabo, es importante considerar algunas medidas preventivas:

— Evitar caminar solo en calles desiertas, callejones o cerca de alguna construcción abandonada.
— Llevar consigo un silbato y usarlo para llamar la atención en caso necesario o algo a la mano que ayude a defenderse. Si no se sabe usar armas, es preferible no llevarlas consigo.
— Caminar por la parte media de la acera.
— Caminar en sentido contrario al tráfico. Si se nota que alguien lo sigue, dar la vuelta y correr en dirección contraria al tránsito, también se puede cruzar la calle y entrar a la primera tienda, restaurante, etcétera, para pedir ayuda por teléfono a algún conocido para que lo recoja.
— Caminar con decisión y seguridad.
— Usar zapato cómodo o que se pueda quitar con facilidad para correr.
— Evitar pasos de peatones subterráneos.
— Evitar el uso de mascadas o pañuelos en el cuello cuando se camina por lugares solos.
— Utilizar taxis de sitio reconocido.
— Conducir con las ventana bien cerradas y aseguradas.
— Asegurarse de dejar bien cerrado el automóvil cuando se va a estacionar.
— Cerrar bien el garage.
— Antes de subirse al automóvil cerciorarse de que no hay alguien adentro.
— Llevar las llaves del automóvil en la mano para evitar buscarlas en la calle.
— Evitar estacionarse en lugares solos u obscuros.
— Evitar subirse a automóviles de personas desconocidas.
— Evitar entrar sola a un ascensor donde esté un hombre solo.
— Tratar de evitar entrar solo a un baño público donde no exista vigilancia.

— Evitar buscar las llaves de la casa antes de entrar.
— No poner el nombre en la puerta de la casa, si se trata de una mujer que vive sola.
— Poner cerraduras en puertas y ventanas.
— Mejorar la aptitud física por si es necesario defenderse o correr.
— Si hay un arma de por medio es preferible someterse.
— Si le siguen en automóvil, no ir a la casa, sino a alguna zona concurrida o a la casa de algún familiar o conocido.
— Si la persona vive sola, evitar que lo sepan extraños, por ejemplo cuando llaman por teléfono o van a hacer reparaciones.
— No dejar entrar a extraños a la casa.
— Tener un perro vigilante.
— Poner cadena de seguridad y mirilla en la puerta.
— Si le roban la bolsa con llaves, cambiar las cerraduras.
— Cambiar cerraduras al cambiarse de casa.
— Cerrar cortinas y persianas cuando obscurezca.
— No dejar cuchillos o tijeras a la vista por si entra un extraño.
— Si al volver a casa hay puertas o ventanas forzadas, o algo sospechoso, evitar entrar sola, hay que llamar primero a la policía o algunos vecinos.
— Si hay un intruso o se sospecha, salir inmediatamente de la casa.

A nivel de la familia:

— Enseñarle al niño a diferenciar entre secretos buenos (fiesta sorpresa) y malos (robo).
— Darles confianza para que expresen sus sentimientos o si alguien les acaricia de alguna manera que a ellos no les guste.
— Si el niño evita a alguna persona, tratar de que exprese el porqué.
— Enseñarles a que no entren a casas donde no se conoce bien a los ocupantes.

A nivel de la comunidad:

— Eliminar los pasajes subterráneos.
— Iluminar los pasos de peatones y puentes.
— Iluminar las paradas de autobuses.
— Aumentar el personal de vigilancia.
— Poner circuitos cerrados de televisión en lugares donde no sea posible tener vigilancia.
— Los vecinos deben ayudarse entre sí cuando se observe alguna conducta sospechosa.

Síndrome del niño maltratado

El síndrome del niño maltratado se define como el conjunto de lesiones orgánicas y/o lesiones psíquicas que se presentan en un menor de edad como consecuencia de la agresión, por acción directa, no accidental, de un mayor de edad en uso y abuso de su condición de superioridad física, psíquica y social.

A partir de la década de lo setentas ha habido mayor registro de maltrato al menor, aunque muchos casos no se registran como tales, sino como "accidentes" según los datos obtenidos a través de los padres o tutores. Como causa de mortalidad, en 1983 se registraron solamente seis casos, tres del sexo masculino y tres del sexo femenino, menores de un año, sin embargo se ha observado que hay muchos menores con antecedentes de hospitalizaciones repetidas durante las cuales los padres casi no los visitan y se puede observar que existe una relación deficiente con los mismos. Más del 50% de los niños maltratados son menores de cuatro años. Entre los menores de un año es frecuente encontrar prematurez, bajo peso, malformaciones congénitas, retraso mental, gran inquietud, problemas del lenguaje y del aprendizaje. Cada niño maltratado indica por lo menos un adulto enfermo.

Hay varias categorías de maltrato:

— El abuso físico o síndrome del niño maltratado definido por Kempe como el uso de la fuerza física en forma intencional, no accidental, dirigido a herir, lesionar o destruir a un niño, ejercido por parte de sus padres o de otras personas responsables del menor.

— El abuso sexual (estupro, manipulación y explotación sexual) que puede ocurrir en la calle, el hogar o en instituciones dedicadas a la educación de menores. El menor violado vive en la constante angustia y generalmente se asume culpable de la agresión.

— Negligencia material, es decir, cuando los padres o tutores descuidan la alimentación, no les brindan los cuidados mínimos necesarios, pudiendo llevar al niño a la desnutrición, a sufrir accidentes u otras enfermedades. En caso de que el niño esté enfermo no siguen las indicaciones médicas.

— Abandono físico, por ejemplo cuando los dejan en la vía pública.

— Maltrato emocional. En este aspecto los adultos pueden rechazarlo en forma abierta u oculta; puede ir desde la amenaza de abandono que le causa angustia, pues en esta etapa de la vida depende de sus padres o tutores para satisfacción de sus necesidades que le garanticen su subsistencia.

Generalmente los agresores provienen de familias que maltratan a los menores (ellos mismos fueron niños maltratados), con baja tolerancia hacia los demás, falta de confianza, incapacidad para recibir y dar amor, con desempleo, ruptura matrimonial si existió, pérdida de figuras significativas (padres, esposo, amante u otros hijos). En gran número de casos se trata de un hijo no deseado.

Consecuencias del maltrato al menor:

— la muerte, la fuga del hogar o de la institución que lo tiene en custodia
— lesiones orgánicas perdurables

— alteración el en crecimiento y desarrollo físico y psicológico
— desorganización de la conducta
— sumisión ante el autoritarismo
— incapacidad afectiva
— inseguridad y desconfianza
— autovaloración negativa y baja tolerancia hacia los demás
— conductas agresivas, es decir, ejercitar conductas de una edad menor a la que tiene, por ejemplo chuparse el dedo u orinarse en la cama cuando ya no lo hacía
— agresividad e incluso delincuencia

El Código Penal para el Distrito Federal en materia del fuero común y para la República Mexicana en materia del fuero común federal en su artículo 335 se refiere al abandono físico: "al que abandone a un niño incapaz de cuidarse por sí mismo o a una persona enferma, teniendo obligación de cuidarlos, se le aplicarán de un mes a cuatro años de prisión; si no resultare daño alguno, privándole, además, de la patria potestad o de la tutela, si el delincuente fuere ascendiente o tutor del ofendido".

Respecto a las otras categorías del maltrato, en muchas ocasiones pasan desapercibidas a la sociedad, por lo que es conveniente tomar en cuenta la siguientes medidas preventivas:

Sensibilizar a la sociedad para que pueda identificar y remitir a los niño maltratados a las instituciones adecuadas donde se valore si pueden ser reintegrados a su familia, a un hogar sustituto o a una institución de protección favoreciendo su reintegración a la sociedad.

Implementar cursos para los profesores, con el objeto de que proporcionen trato adecuado a los alumnos, de sensibilizarlos sobre las consecuencias que tiene el maltrato físico y emocional, así como capacitarlos para que puedan detectar casos de maltrato y eviten conductas agresivas hacia los alumnos.

Promover cursos para matrimonios en donde se les enseñe acerca de la importancia de las relaciones familiares adecuadas, el cuidado de los niños, técnicas educativas y de estimulación temprana que favorezcan el desarrollo de los niños.

Educar a los niños y adolescentes para ser padres.

Promover grupos de ayuda a nivel de la comunidad.

Instalar centros de cuidado al menor, tanto educativos como recreativos.

Declaración de los derechos del niño

El 20 de noviembre de 1959 la Asamblea General de las Naciones Unidas aprobó la Declaración de los derechos del niño, sin embargo, hasta la fecha tales derechos son menospreciados o violados por muchas personas:

1. El niño disfrutará de todos los derechos enunciados en esta Declaración. Estos derechos serán reconocidos a todos los niños sin excepción alguna ni distinción o discriminación por motivos de raza, color, sexo, idioma, religión, opiniones políticas o de otra índole, origen nacional o social, posición económica, nacimiento u otra condición, ya sea del propio niño o de su familia.

2. El niño gozará de una protección especial y dispondrá de oportunidades y servicios, dispensando todo ello por la ley y por otros medios, para que pueda desarrollarse física, mental, moral, espiritual y socialmente en forma saludable y normal, así como en condiciones de libertad y dignidad. Al promulgar leyes con este fin, la consideración fundamental a que se atenderá será el interés superior del niño.

3. El niño tiene derecho desde su nacimiento a un nombre y una nacionalidad.

4. El niño debe gozar de los beneficios de la seguridad social. Tendrá derecho a crecer y desarrollarse en buena salud; con este fin deberán proporcionarse tanto a él como a su madre, cuidados especiales, incluso atención prenatal y postnatal. El niño tendrá derecho a disfrutar de alimentación, vivienda, recreo y servicios médicos adecuados.

5. El niño física o mentalmente impedido o que sufra algún impedimento social debe recibir el tratamiento, la educación y el cuidado especial que requiere su caso particular.

6. El niño, para el pleno y armonioso desarrollo de su personalidad, necesita amor y comprensión. Siempre que sea posible, deberá crecer al amparo y bajo la responsabilidad de sus padres y, en todo caso, en un ambiente de afecto y de seguridad moral y material; salvo circunstancias excepcionales, no deberá separarse al niño de corta edad de su madre. La sociedad y las autoridades públicas tendrán la obligación de cuidar especialmente a los niños sin familia o que carezcan de medios adecuados de subsistencia. Para el mantenimiento de los hijos de familias numerosas conviene conceder subsidios estatales o de otra índole.

7. El niño tiene derecho a recibir educación que será gratuita y obligatoria por lo menos en las etapas elementales. Se le dará una educación que favorezca su cultura general y le permita en condiciones de igualdad de oportunidades, desarrollar sus aptitudes y su juicio individual, su sentido de responsabilidad moral y social, y llegar a ser un miembro útil de la sociedad.

El interés superior del niño debe ser el principio rector de quienes tienen la responsabilidad de su educación y orientación; dicha responsabilidad incumbe, en primer término, a sus padres.

El niño debe disfrutar plenamente de juegos y recreaciones, los cuales deberán estar orientados hacia los fines perseguidos por la educación; la sociedad y las autoridades públicas se esforzarán por promover el goce de este derecho.

8. El niño debe, en todas las circunstancias, figurar entre los primeros que reciban protección y socorro.

9. El niño debe ser protegido contra toda forma de abandono, crueldad y explotación. No será objeto de ningún tipo de trato. No deberá permitirse al niño trabajar antes de una edad mínima adecuada; en ningún caso se le dedicará ni se le permitirá que se dedique a ocupación o empleo alguno que pueda perjudicar su salud o su educación, o impedir su desarrollo físico, mental o moral.

10. El niño debe ser protegido contra las prácticas que puedan fomentar la discriminación racial, religiosa o de cualquiera otra índole. Debe ser educado en un espíritu de comprensión, tolerancia, amistad entre los pueblos, paz y fraternidad universal y con plena conciencia de que debe consagrar sus energías y aptitudes al servicio de sus semejantes.

BIBLIOGRAFIA

Agenda Estadística. Estados Unidos Mexicanos 1993. INEGI, México, 1994.

Aguilar García, Leopoldo. *Medicina social y medicina institucional en México*. Edit. Costa-Amic, México, 1969.

Aguilar García, Leopoldo. *El aborto en México y en el mundo*. Edit. Costa-Amic, México, 1973.

Aguilar, Gilberto y col. *Tratado elemental de higiene*. 4a. ed., Porrúa, México, 1958.

Aguirre M., Alejandro; Campos Ortega C., Sergio. *Evaluación de la información básica sobre mortalidad infantil en México*. Demografía y Economía, Núm. XIV, 4; México, 1980.

Aguirre Zozaya, Fortino. *Concepto, objetivos y campo de acción de la medicina preventiva*. Anuario de actualización en medicina, Vol. VII, IMSS, México, 1976.

Alcocer Díaz Barreiro, Luis; González Coamaño, Angel. *El electrocardiograma*. 1a. ed. Ediciones Médicas Actualizadas, México, 1977.

Alcohólicos Anónimos. *Los jóvenes y A.A.* Edit. por A.A. World Services Inc., 1965.

Alvarez Gayou, Juan Luis; Mazin R., Rafael. *Elementos de Sexología*. Edit. Interamericana, México, 1979.

Andrade, Victoria; García, Natalia; Sánchez N., Homero. *Geografía I*. 3a. ed., Edit. Trillas, México, 1979.

Angelini de la Garza, A. *Fundamentos para el uso profiláctico de seguros y vacunas*. UNAM, México, 1968.

Arredondo Muñoz Ledo, Benjamín. *¿Qué es el hombre?* Edit. Porrúa, México, 1972.

Aspra, Ana Lilia. *Desarrollo emocional en la infancia y la adolescencia*. Un enfoque preventivo. Anuario de actualización en medicina, Vol. VII, México, 1976.

Avila Cisneros, Ignacio. *La vigilancia médica higiénica del niño sano*. Anuario de actualización en medicina, Vol. VII, IMSS, México, 1976.

Avila Rosas, Héctor. *Nutrición y salud. Conceptos inseparables*. Cuadernos de nutrición No. 4 (abril, mayo, junio), México, 1982.

Ballcells Gorina, Antonio. *La clínica y el laboratorio*. 7a. ed. Edit. Marino, S.A., Barcelona, 1969.

Barquín C., Manuel. *Historia de la medicina*. Impresiones Modernas, México, 1971.

Basic Life Support. Heartsaver guide. American Heart Association, Dallas, Tx., 1993.

Beck, Alfred C. *Práctica de obstetricia*. 4a. ed., La Prensa Médica Mexicana, México, 1973.

Bellinean, Fred; Richter, Lin. *La inadecuación sexual, según Masters y Johnson*. Edit. Fontanella, Barcelona, 1974.

Benenson, Abraham S. *El control de las enfermedades transmisibles en el hombre*, 15a. ed., OPS, EUA, 1992.

Bennington, James L.; Fouty, Robert A.; Hougie, Cecil. *El laboratorio en el diagnóstico clínico*. La Prensa Médica Mexicana, México, 1976.

Benson, Ralph C. *Manual de ginecología y obstetricia*. 5a. ed. El Manual Moderno, México, 1979.

Beregi, Edit. *Para envejecer mejor*. El Correo de la UNESCO, agosto, 1987.

Berry, Edna Cornelia. *Técnicas de quirófano*. 1a. ed., Nueva Editorial Interamericana, México, 1979.

Brady, Roberto J. *Curso programado de anatomía y fisiología*. Edit. Limusa, México, 1978.

Brandon, S. *Ginecología y obstetricia*. Temas Actuales. Medicina sexual, Vol. 21, Edit. Interamericana, México, 1980.

Bronson Merki, Mary. *El SIDA y la sociedad*, Ed. Mcmillan/Mc Graw Hill School (Glencoe Division), Ohio, 1994.

Bunge, Mario. *La ciencia, su método y su filosofía*. Edit. Quinto Sol, S.A., México.

Burdon, Keneth L.; Williams, Robert P. *Microbiología*. 1a. ed. en español. Publicaciones Cultural, México, 1971.

Burguete Osorio, Jorge. *Método epidemiológico*. Dirección General de Epidemiología, SSA, México.

Burt J.J.; Meeks, L.B. *Educación sexual*. 2a. ed., Edit. Mc Graw Hill/Interamericana, México, 1976.

Canales M., J. L.; Almada Bay, I.; Narro, R. *Cobertura y calidad del registro de las defunciones en una comunidad rural*. Salud Pública de México. Vol. 25, Núm. 6, noviembre, diciembre, México, 1983.

Carrillo Flores, Antonio. *Diálogos sobre población. Mesas redondas en el Colegio Nacional*, 1a. ed., México, 1974.

Castro, Ma. E. *et al. Conducta antisocial y uso de drogas en una muestra nacional de estudiantes mexicanos*. Salud Pública de México, Vol. 30, Núm. 2, marzo-abril, 1988 (216-226).

Cole, Warren H.; Puestow, Charles B. *Primeros Auxilios*. Traducido al español por Antonio Garst, 7a. ed, Nueva Editorial Interamericana, México, 1976.

Comisión Nacional de Ecología. *Ecología, 100 acciones necesarias*. SEDUE, A.M., Publicidad, S.A., México, 1987.

CONAPO. *México demográfico*. Breviario 1988. México, 1988.

Crabb, David W. *et al. Alcohol sensitivity, alcohol metabolism, risk of alcoholism, and the role of alcohol and aldehyde dehydrogenase genotypes*. J. Lab. Clin. Med., Vol. 122, Núm. 3, pp. 234-40, Sep. 1993.

Cravioto, Joaquín; Arrieta Millán, Ramiro. *Desnutrición y desarrollo mental*. Cuad. de Nutrición No. 3, mayo-junio, México, 1984.

Cravioto, Joaquín; Arrieta Millán, Ramiro. *Nutrición, desarrollo mental, conducta y aprendizaje*. Talleres del Grupo Winkografic, México, 1982.

Cuadernos de Psicología Médica y Psiquiatría. *Aspectos psicológicos y sociales del alcoholismo*. Dpto. de Psiquiatría y Salud Mental. Facultad de Medicina, UNAM, México, 1987.

Cuadernos de Psicología Médica y Psiquiatría. *La Familia*. Dpto. de Psiquiatría y Salud Mental. Facultad de Medicina, UNAM, México, 1986.

De la Fuente, Ramón. *Psicología Médica*. Fondo de Cultura Económica, México, 1992.

Dirección General de Epidemiología, *Boletín Mensual de SIDA/ETS*, México 5,1, 1040-1057, enero de 1991.

Dirección General de Epidemiología, *Boletín Mensual de SIDA/ETS*, México, 5, 1099-1116, abril de 1991.

Dirección General de Epidemiología. *Complicaciones neurológicas del SIDA*. Bol. Mensual de SIDA, México, 1988, octubre 2(10), 467-473.

Dirección General de Epidemiología. *Consideraciones sobre la inmunología del SIDA*. Bol. Mensual de SIDA, México, 1988, junio 2(6), 331-343.

Dirección General de Epidemiología. *Decreto de creación del Consejo Nacional para la prevención y control del SIDA*. Bol. Mensual de SIDA, México, 1988, agosto 2(8), 413-419.

Dirección General de Epidemiología. *Definición epidemiológica de caso de SIDA*. Bol. Mensual de SIDA, México, 1987, 1(1), marzo, 15-19.

Dirección General de Epidemiología. *El síndrome de inmunodeficiencia adquirida. Medidas preventivas*. México, julio de 1987.

Dirección General de Epidemiología. *Evolución de la infección por el virus de la inmunodeficiencia humana*. Bol. Mensual de SIDA, México, 1987, 1(2), 37-40.

Dirección General de Epidemiología. *Guía de métodos eficaces de esterilización y desinfección intensiva contra el virus de la inmunodeficiencia humana*. Bol. Mensual de SIDA, México, 1988, septiembre, 2(9), 443-450.

Dirección General de Epidemiología. *Manifestaciones gastrointestinales en el Síndrome de Inmunodeficiencia Adquirida (SIDA)*. Bol. Mensual de SIDA, México, 1988, julio 2(7), 366-369.

Dirección General de Epidemiología. *Modificaciones a la definición operacional de caso de los CDC*. Bol. Mensual de SIDA, México, 1987, 1(7), 138-144.

Dirección General de Epidemiología. *Neumonía por Pneumocystis carinii.* Bol. Mensual de SIDA, México, 1988, mayo, 2(5), 311-313.

Dirección General de Epidemiología. *Norma técnica No. 324 para la prevención y control de la infección por virus de la inmunodeficiencia.* Bol. Mensual de SIDA, México, 1988, noviembre-diciembre, 2(11-12), 510-515.

Dirección General de Epidemiología. *Reformas a la Ley General de Salud referentes a la infección por VIH.* Bol. Mensual de SIDA, México, 1987, 1(4), 80-82.

Dirección General de Epidemiología. *Retrovirus humanos.* Bol. Mensual de SIDA, México, 1987, 1(9), 177-182.

Dirección General de Epidemiología. *Situación del SIDA en el mundo.* Bol. Mensual de SIDA, México, 1987, 1(3), 55-56.

Dirección General de Epidemiología. *Situación del SIDA en México hasta el 1o. de febrero de 1989.* Bol. Mensual de SIDA. México, 1989, enero, 3(1), 536-548.

Dirección General de Epidemiología. *Situación del SIDA en México. Datos actualizados hasta el 31 de diciembre de 1989.* Bol. Mensual de SIDA, México, 1990, enero, 4(1), 781-787.

Dirección General de Epidemiología. *Transmisión del virus de la inmunodeficiencia humana en reclusos.* Bol. Mensual de SIDA, México, 1988, abril, 2(4), 288-295.

Dirección General de Epidemiología. *Transmisión perinatal del VIH.* Bol. Mensual de SIDA, México, 1987, octubre 1(8), 151-159.

Dirección General de Epidemiología. *Transmisión sexual del SIDA.* Bol. Mensual de SIDA, México, 1988, enero-febrero 2(1-2), 231-241.

Dirección General de Epidemiología. *Virus de la inmunodeficiencia humana 2.* Bol. Mensual de SIDA, México, 1988, marzo 2(3), 262-266.

División de Estupefacientes de las Naciones Unidas en Ginebra. *El ABC de las drogas.* El Correo de la UNESCO, enero de 1982.

Domenach, Jean-Marie *et al. La violencia y sus causas.* La Editorial de la UNESCO, 1981.

Dowdeswell, Jane. *La violación; hablan las mujeres.* Edit. Grijalbo, México, 1987.

Drogas alucinógenas. Rev. MD en español, Vol. XII, No. 12, México, 1974.

El Correo de la UNESCO. *Declaración de los derechos del niño,* enero de 1979.

Encuesta Nacional de Adicciones. Dirección General de Epidemiología, Instituto Mexicano de Psiquiatría, México, 1990.

Escalona, Ernesto. *Dermatología,* 2a. ed. Impresiones Modernas, S.A., México, 1959.

Escandón Romero, Celia *et al. Nuevas vacunas. Guía Técnica,* 2a. ed., IMSS, México, 1995.

Faúndes, A. *Avances recientes en anticoncepción y planificación familiar.* Sal. Púb. de Méx. Vol. 35, Núm. 1, pp. 5-17, enero-febrero, 1992.

Fernández de Hoyos, Roberto. *Evolución de la mortalidad por enfermedades infecciosas en México.* Trabajo presentado en la XXXVIII Reunión Anual de la Soc. Mex. de S.P., Oaxaca, del 12 al 15 de noviembre de 1984.

Ferrara, Floreal; Acebal, Eduardo; Paganini, José M. *Medicina de la comunidad.* 1a. ed. Edit. Inter-Médica, Buenos Aires, Argentina, 1972.

Frati Munari, Alberto; Araiza Andraca, Raúl. *El riesgo del SIDA en el personal hospitalario.* Temores infundados. Rev. Méd. IMSS, México, 1987, Núm. 1, Vol. 25, enero-febrero.

Frenk, Julio; Durán Arenas, Luis; Vázquez Segovia, Alonso; García, Carlos; Vázquez, Domingo. *Los médicos en México, 1970-1990.* Salud Pública de México, Vol. 37, Núm. 1, enero-febrero, 1995.

Frenk, Silvestre. *Desnutrición caloricoproteica.* Anuario de Actualización en Medicina, Vol. VII, IMSS, México, 1976.

Fromm, Erich. *Anatomía de la destructividad humana.* 1a. ed., Edit. Siglo XXI, México, 1975.

Fromm, Erich. *El arte de amar.* Edit. Paidós Mexicana, S.A., México, 1987.

Fromm, Erich. *Etica y psicoanálisis.* 2a. ed. Fondo de Cultura Económica, México, 1957.

Gallagher, Dorothy. *Breve historia de la anticoncepción.* Rev. Mundo Médico, Vol. II, Núm. 20, México, 1975.

Gamiochipi, Luis Antonio. *Drogo dependencia en los adolescentes.* Rev. Mex. de Prevención y Readaptación Social Núm. 1, Talleres de Morales Hnos. Impresores, México, 1972.

García García, Ma. de Lourdes; Valdespino Gómez, José Luis; Cruz Palacios, Carlos. *Enfermedades de transmisión sexual y SIDA.* INDRE, SS, México, 1993.

García, Juan César. *Paradigma para la enseñanza de las Ciencias Sociales en las Escuelas de Medicina.* Educación Médica y Salud, 5(2), 130-150, México, 1971.

García Jurado, Eduardo. *Crecimiento y desarrollo intrauterino*. Bol. Med. Hosp. Inf. (Méx.) 27:705, 1970.

García Jurado, Eduardo. *El futuro de la perinatología*. Bol. Med. Hosp. Inf. (Méx.), Vol. 40 Supl. 2, agosto, 1983.

García Martínez, Deyanira. *Aspectos sociales del maltrato al menor*. Trabajo presentado en las Jornadas Nacionales sobre Maltrato en el Menor. Acad. Nac. de Med. DIF, México, 12 de sept. de 1984.

García Rodríguez, Pablo. *La madre soltera*. Rev. Mundo Médico, Vol. III, No. 32, México, 1976.

Gaviño Ambriz, Salvador. *Educación sexual para médicos residentes*. Documento interno. ISSSTE, México, S/A

Giral, Francisco. *La nutrición y los alimentos en el encuentro de dos mundos*. Cuadernos de Nutrición 5-6, julio-diciembre, México, 1982.

Giraldo Neira, Octavio. *Explorando las sexualidades humanas. Aspectos psicosociales*. Edit. Trillas, México, 1988.

Goldstein, Bernard. *Human Sexuality*. McGraw-Hill Co., Nueva York, 1976.

Gómez Alvarez, Salvador. *Manual de Primeros Auxilios*. IIa. ed. Porrúa, México, 1971.

González Caamaño, Angel *et al. Importancia de las enfermedades crónico-degenerativas dentro del panorama epidemiológico actual de México*. Sal. Pub. Méx., Vol. 28, Núm. 1, enero-febrero, 1986, 3-13.

González Carbajal, Eleuterio. *Génesis y evolución de las enfermedades*. Depto. de Med. Soc., Med. Prev. y Salud Pública. Facultad de Medicina, UNAM, México.

González González, Jorge; Fernández Alamo, Ana; Segura Puertas, Lourdes. *Ecología*. ANUIES, México, 1972.

Gortari, Eli de. *Introducción a la lógica dialéctica*. Edit. Grijalbo, México, 1979.

Grant, Harvey D.; Murray, Robert H. Jr. *Servicios médicos de urgencia y rescate*. Versión española de Humberto Aceves López, 2a. ed., Ed. Limusa, S.A. de C.V., México, 1987.

Guardado, Bárbara. *La formación de médicos en México. Aspectos cualitativos*. Memorias del II Seminario Interinstitucional de Investigaciones Educativas en Ciencias de la Salud, Facultad de Medicina, UNAM, México, 1985.

Guerra Guerra, Armando. *El Alcoholismo en México*. Fondo de Cultura Económica, México, 1979.

Guyton, Arthur C. *Fisiología humana*, 1a. ed., Nueva Edit. Interamericana, México, 1960.

Hamer, Dean H. *et al. Male sexual orientation and genetic evidence*. Science, Vol. 262, pp. 2063-2065, 24 Dec. 1993.

Hanlon, John; Mc Hose, Elizabeth. *Guías para la salud de la comunidad*. La Prensa Médica Mexicana, México, 1967.

Harrison, T. R. *et al. Medicina interna*. La Prensa Médica Mexicana, México, 1962.

Hernández, Beatriz; Calderón, Enrique. *Crecimiento actual de la población en México*. Ciencia y Desarrollo. Consejo Nacional de Ciencia y Tecnología, septiembre-octubre, Núm. 76, Año XIII, México, 1987.

Hernández Valenzuela, Rogelio. *Manual de Pediatría*. 5a. ed., S.E., México, 1961.

Herrerías Tellería, Armando. *Conceptos de la ley del Seguro Social relativos a la prestación médica*. Congreso conmemorativo del XXX aniversario de la iniciación de los servicios médicos. México, 1974.

Higashida Hirose, Bertha. *Acciones básicas para salvar una vida*. Serie: Manuales Preparatorianos 6, ENP, México, 1991.

Híjar Medina, Martha, *et al. Mortalidad por accidentes, violencias y envenenamientos en el D.F., de 1970 a 1982*. Salud Pública de México, julio-agosto de 1986, Vol. 28, Núm. 4, 413-437.

Híjar Medina, Martha; Tapia Yáñez, José Ramón; Lozano Ascencio, Rafael; López López, Ma. Victoria. *Accidentes en el hogar en niños menores de 10 años. Causas y consecuencias*. Salud Pública de México, Vol. 34, Núm. 6, noviembre-diciembre, 1992.

Ibarra Ibarra, Luis Guillermo. *Prevención de enfermedades de la columna vertebral*. Salud Pública de México, Vol. 28, Núm. 2, marzo-abril de 1986.

IMSS. *Manual de anticoncepción*. México, 1974.

INEGI. *Agenda estadística*. México, 1986.

INEGI. *Anuario estadístico de los Estados Unidos Mexicanos*. México, 1987.

INEGI. *Anuario Estadístico 1990*, México.

INEGI. Cuaderno No. 5 *Información Estadística. Sector Salud y Seguridad Social*. México, 1986.

INEGI. *X Censo General de Población y Vivienda*. México, 1984.

INEGI-CONAPO. *Datos básicos sobre la población de México, 1980-2010*. México, 1987.

INEGI. *XI Censo de Población y Vivienda. México, 1990.*

Información Estadística del Sector Salud y Seguridad Social, cuaderno Núm. 10, INEGI, México, 1994.

Instituto Nacional de Diagnóstico y Referencia Epidemiológicos. *Boletín Mensual de SIDA/ETS*, México, 8, 1: 2576-2594, enero de 1994.

Instituto Nacional de Diagnóstico y Referencia Epidemiológicos. *Boletín Mensual de SIDA/ETS*, México, 9, 1: 2816-2833, enero de 1995.

Instituto Nacional de Diagnóstico y Referencia Epidemiológicos. *Boletín Mensual de SIDA/ETS*, México, 9, 1: 2815-2825, enero de 1995.

Instituto Nacional de Diagnóstico y Referencia Epidemiológicos. *Boletín Mensual de SIDA/ETS*, México, 7, 2: 2356-2373, febrero de 1993.

Instituto Nacional de Diagnóstico y Referencia Epidemiológicos. *Boletín Mensual de SIDA/ETS*, México, 7, 3: 2376-2396, marzo de 1993.

Instituto Nacional de Diagnóstico y Referencia Epidemiológicos. *Boletín Mensual de SIDA/ETS*, México, 5, 6: 1140-1157, junio de 1991.

Instituto Nacional de Diagnóstico y Referencia Epidemiológicos. *Boletín Mensual de SIDA/ETS*, México 5,10: 2024-2041, octubre de 1991.

Instituto Nacional de Diagnóstico y Referencia Epidemiológicos. *Boletín Mensual de SIDA/ETS*, México 5,11: 2044-2061, noviembre de 1991.

Jiménez Navarro, Raúl. *El fenómeno de las muertes violentas en México.* Salud Pública de México, Epoca V, Vol. XX, Núm. 6, noviembre-diciembre, 1978.

Jurado García, Eduardo. *Alteraciones perinatales y deficiencia mental.* Gaceta Médica de México, 121 (3-4), 86-94, 1985.

Jurado García, Eduardo. *Frecuencia e impacto de la prematurez e hipotrofia al nacimiento.* GEN (Grupo de Estudios al Nacimiento, A.C.), 1979.

Katchadourian, Herant A.; Lunde, Donald T. *Las bases de la sexualidad humana.* CECSA, México, 1972.

Kimber, Diana Clifford; Gray, Carolyn. *Manual de Anatomía y Fisiología.* La Prensa Médica Mexicana, México, 1960.

Kleinman, R. L. *Manual de planificación familiar para médicos.* Federación Internacional de Planificación de la Familia, Londres, 1974.

Lagarriga Attias, Isabel. *Medicina tradicional y espiritismo.* Sep-Setentas, México, 1975.

Las condiciones de Salud en las Américas, OPS, Washington, EUA, 1990.

Laniado-Laborín, Rafael; Molgaard, Craig; Elder, John. "Efectividad de un programa de prevención de tabaquismo en escolares mexicanos". Sal. Púb. de Méx., Vol. 35, Núm. 4, pp. 403-408, julio-agosto de 1993.

Landes, Jacob. *Nociones prácticas de epidemiología.* La Prensa Médica Mexicana, México. 1973.

Lara de Santiago, Eduardo. *La vida sexual del anciano.* La Educación de la Sexualidad Humana, Individuo y Sexualidad, CONAPO, México, 1982.

Leavell, H. R.; Clarck, E. G. *Preventive medicine for the doctor in his community. An epidemiologic approach.* Mc Graw-Hill Book. Co., Nueva York, 1965.

Lebedínetos, N. G.; Pino Núñez, H. S. *Terminología anatómica española e internacional.* Universidad de Oriente, Instituto del Libro, La Habana, Cuba, 1970.

Ley Federal del Trabajo. Edit. Alco, México, 1994.

Lilienfeld, A.; Lilienfeld, D. *Fundamentos de epidemiología.* Fondo de Cultura Económica, México, 1983.

López Elizondo, Carlos. *Prevención de enfermedades mentales en la adolescencia.* Anuario de Actualización de Medicina, Vol. VII, IMSS, México, 1976.

López Juárez, Alfonso. *La educación de la sexualidad humana.* Etica y sexualidad, CONAPO, México, 1982.

López Iriarte, Lucio. *La educación de la sexualidad humana.* Educación y sexualidad, Vol. 4, CONAPO, México, 1982.

Luciano, S. Dorothy; Vander, Arthur; Serman, James H. *Human function and structure.* McGraw-Hill Book, Nueva York, 1978.

MacGregor, Carlos. *Actividades médico-preventivas en obstetricia.* Anuario de Actualización en Medicina, Vol. VII, IMSS, México, 1976.

MacGregor, Frances Cooke. *Las ciencias sociales y la enfermería.* La Prensa Médica Mexicana, México, 1968.

Mac Mahon, Brian; Pugh, Thomas F. *Principios y métodos de epidemiología.* 2a. ed., La Prensa Médica Mexicana, México, 1976.

Magoun, Alexander. *Love and marriage.* Harper and Row, Nueva York, 1948.

Martínez Cortés, Fernando; Rojas Argüelles, Clara. *Avitaminosis.* Temas para el examen profesional de médico cirujano, Tomo II, 7a. ed., Francisco Méndez Oteo, México, 1978.

Masters, William; Johnson, Virginia E. *Respuesta sexual humana*. Inter-Médica, Buenos Aires, Argentina, 1978.

Mazza Fero, Vicente; Saubert, Lichie. *Epidemiología*. Edit. El Ateneo, México, 1976.

Mc Cary, James Leslie; Mc Cary, Stephen. *Sexualidad humana de Mc Cary*. 4a. ed., El Manual Moderno, México, 1983.

Médico Moderno. *La comunidad y la salud*. Núm. 2, México, 1966.

Medina Mora, Ma. Elena. "Drogadicción y crisis"; en Cuadernos del CICH. Serie: Seminarios 2, Salud y crisis en México, UNAM, México, 1991.

Meneses González, F.; Rea, Rogelio; Ruiz Matus, Cuauhtémoc y Hernández Avila, Mario. "Accidentes y lesiones en cuatro hospitales generales del Distrito Federal"; Sal. Púb. de Méx., Vol. 35, Núm. 5, pp. 448-455, México, septiembre-octubre de 1993.

Mundo médico. *El Abismo Alcohólico*, Vol. II, Núm. 14, México, 1974.

Meek, Ronald L. *Marx, Engels y la explosión demográfica*. Ed. Extemporánea, México, 1973.

Miller, Benjamín; Burt; John. *Salud individual y colectiva*. 3a. ed., Edit. Interamericana, México, 1973.

Miranda, Jorge. *Las ciencias sociales y la medicina*. Rev. Facultad de Medicina, Año 19, Núm. 2, UNAM, México, 1976.

Mustard, Harry S.; Stebbins, Ernest L. *Introducción a la salud pública*. La Prensa Médica Mexicana, México, 1965.

Nason, Alvin. *Biología*. 1a. ed., Edit. Limusa, México, 1968.

Nelson, Waldo. E. *Tratado de pediatría*. Tomo I, 4a. ed., Salvat, Barcelona, 1960.

Novak E. y col. *Tratado de ginecología*. Edit. Interamericana, México, 1970.

Norplant at a Glance fact sheet for policy-makers; "Guide to Norplant Counseling" for providers. Population Information Program, Center for Communication Programs, The Johns Hopkins University, USA, 1992.

Norplant. Implantes subdérmicos con Levonorgestrel. Manual para clínicos, The Population Council, USA, 1992.

Nuevos conceptos sobre viejos aspectos de la desnutrición. Seminario organizado por la Acad. Nac. de

Pediatría, Fondo Editorial Nestlé, Impresiones Modernas, México, 1973.

Odum, Eugene P. *Ecología*. 1a. ed., CECSA, México, 1965.

Oficina del Personal Naval de los EEUU. *Standard First Aid Course*. 3a. ed., 1965; 1a. edición en español, julio de 1968, traducida por José Rafael Blengio, Edit. Pax, México.

ONU. *United Nations World Population Chart*, 1988.

ONU. *World Health Statistics Annual*, 1986.

ONU. *World Health Statistics Annual,* 1990.

ONU. *United Nations World Population Chart*, 1992.

OPS. *Las condiciones de salud en las Américas* 1981-1984, Vol. II.

OPS. *Las condiciones de salud en las Américas,* 1990.

OPS, OMS. *Manual de la clasificación estadística internacional de enfermedades, traumatismos y causas de defunción*, 1972.

Ordóñez, Blanca Raquel. *Aborto, ¿Legalización versus planificación familiar?* Médico Moderno, Vol. XIII, Núm. 8, México, 1975.

Organización Mundial de la Salud. *Aborto espontáneo y provocado*. Informe de un grupo científico de la OMS, Ginebra, 1970.

Ortiz Quesada, F. *Salud en la pobreza*. Edit. Nueva Imagen, México, 1982.

Patten, Bradley M. *Embriología Humana*. 5a. ed., Ed. El Ateneo, Buenos Aires, 1973.

Peel, J. John; Potts, Lacom. *Técnicas de control de la natalidad*. Edit. Diana, México, 1972.

Peña González, Agustín. *Introducción a la dinámica familiar*. Revista de la Facultad de Medicina, Vol. XXVII, Año 27, Núm. 3, México, 1984.

Population Reports. *Temas sobre salud mental*. Serie L., Núm. 6, abril de 1967 (publicado en inglés en julio-agosto de 1986).

Pool, Robert. *Research news: Evidence for homosexuality gene*. Science, Vol. 261, pp. 291-292, 16 Jul., 1993.

Procuraduría General de Justicia del Distrito y Territorios Federales. *Farmacodependencia*. Morales Hnos. Impresores, S.A., México, 1974.

Programa de Planificación Voluntaria del IMSS, Ediciones Islas, México, 1975.

Rodríguez, Gabriela. *La educación de la sexualidad humana*. Individuo y sexualidad, CONAPO, Vol. 3, México, 1982.

Rodríguez Ortiz, Ana Imelda. *Apuntes de sociología médica*. UNAM, México, 1985.

Romero A., Lourdes; Quintanilla E., Ana Ma. *Prostitución y drogas*. Edit. Trillas, México, 1977.

Rosenberg, Gurney, Harlin. *Investigating your health*. Houghton Mifflin Company, EE.UU., 1978.

Rosovsky T., Haydeé. "Alcoholismo, nuevos datos, viejas noticias" en Cuadernos del CICH, Serie: Seminarios 2, Salud y crisis en México, UNAM, México, 1991.

Rubio Aurioles, Eusebio. *La educación de la sexualidad humana*. Familia y Sexualidad, Vol. 2, CONAPO, México, 1982.

Rubio Monteverde, Horacio. "Tabaquismo o salud. Visos de una epidemia", en Cuadernos del CICH. Serie: Seminarios 2, Salud y crisis en México, UNAM, México, 1991.

Ruiloba, José. *Temas para el examen profesional de médico cirujano*. Tomo I, 7a. ed., Francisco Méndez Oteo, México, 1978.

Ruiz Harrell, Rafael. *La prostitución*. Mundo Médico, Vol. II, No. 20, México, 1975.

Ruiz Traviel de A., Antonio. *Análisis y comentarios al trabajo. El maltrato a los niños*. Marcovich J. Edicol, México, 1978.

Ryesky, Diana. *Conceptos tradicionales de la medicina en un pueblo mexicano*. Sep-Setentas, México, 1976.

Saltijeral Méndez, Ma. Teresa; Terroba Garza, Graciela. *Epidemiología del suicidio y del parasuicidio en la década de 1971 a 1980 en México*. Salud Pública de México, Vol. 29, Núm. 4, julio-agosto, 1987, 345-360.

San Martín, Hernán. *Ecología humana y salud*. La Prensa Médica Mexicana, México, 1981.

San Martín, Hernán. *Salud y enfermedad*. La Prensa Médica Mexicana. México, 1981.

Sánchez, Héctor. *La lucha en México contra las enfermedades mentales*. Archivo del Fondo de Cultura Económica, Núm. 25, México, 1974.

Saúl, Amado. *Lecciones de dermatología*. 4a. ed., Edit. Francisco Méndez Cervantes, México, 1976.

Santíes, Luis; Gómez García, Francisco J. *Prevención de la inmunización materna causada por antígenos sanguíneos fetales*. Anuario de Actualización en Medicina, Vol. VII, IMSS, México, 1976.

SSA. Fragozo, L. D.; Scárpita, H. A.; Tomassi, N. E.; Garcilita, C. S.; Camus, G. M. R. *Paternidad responsable, planificación familiar. Una tesis de proyección social*. Talleres Gráficos de la Nación, México, 1973.

SSA. Publicación técnica No. 4, 2a. ed. *Farmacodependencia*. Talleres Gráficos de la Nación, México, 1974.

Secretaría de Salud. *Ley General de Salud*, Porrúa, México, 1993.

Secretaría de Salud. Seguridad Social, Cuadernos de Renovación Nacional, Fondo de Cultura Económica, México, 1988.

Segura del C., Jaime; Bourges, Héctor; Chávez, Adolfo; Ramos Galván, Rafael; Ysunza, Alberto. *Desnutrición*. Mesa redonda sobre las características clínicas de la desnutrición en México. Revista Facultad de Medicina, Vol. XXI, Núms. 8 y 9, México.

Semmens, James P.; Krantz, Kermit E. *El mundo del adolescente*. Edit. CECSA, México, 1970.

Sepúlveda Amor, Jaime; Valdespino Gómez, José Luis; Izazola Licea, José Antonio. *Características epidemiológicas y cognoscitivas de la transmisión del VIH en México*. Salud Pública de México, Vol. 30, Núm. 4, julio-agosto, 1988.

Silber, Thomas J.; Munist, Mabel M.; Magdaleno, Matilde; Suárez Ojeda, Elblo. *Manual de Medicina de la Adolescencia*. OPS, Washington, 1992.

Síndrome fetal por alcoholismo. Revista Actualidades Médicas, agosto-diciembre de 1977, México.

Sistema Cartilla Nacional de Vacunación. Salud Pública de México, Vol. 25, Núm. 2, marzo, abril de 1983.

Soberón Acevedo et al. *La planeación de la investigación y el Sistema Nacional de Salud*. La Salud en México y la investigación clínica. Desafíos y oportunidades para el año 2000. UNAM, México, 1985.

Soberón Acevedo, Guillermo. *El cambio estructural en la salud, I, Estructura y Funciones de la Secretaría de Salud, del Sector Salud y del Sistema Nacional de Salud*. Salud Pública de México, Vol. 29, Núm. 2, marzo-abril, 1987.

Soberón Acevedo, Guillermo. *El cambio estructural en la salud II. El sustento jurídico del cambio estructural*. Salud Pública de México, Vol. 29, No. 2, marzo-abril, 1987.

Soberón Acevedo, Guillermo; Kumate R., Jesús; Laguna G., José (compiladores). *La Salud en México, Testimonios, 1988*. Tomo I, Fundamentos del cambio estructural, Fondo de Cultura Económica, México, 1988.

Soberón Acevedo, Guillermo; Kumate R., Jesús; Laguna G., José. *La Salud en México. Testimonios 1988*, Tomo II, Problemas y Programas de Salud, F.C.E., México, 1988.

Speroff, León; Glass, Robert H.; Kase Nathan, G. *Clinical Gynecologic Endocrinology & Infertility*. Williams & Wilkins, EE.UU. 1983.

Strobbe, Maurice A. *Orígenes y control de la contaminación ambiental*, 1a. ed., CECSA, México, 1973.

Taller de Farmacodependencia. Instituto Mexicano de Psiquiatría. Documento interno.

Tapia Conyer *et al. Prevalencia del síndrome de estrés postraumático en la población sobreviviente a un desastre natural*. Salud Pública de México, Vol. 29, Núm. 5, septiembre-octubre, 1987.

Tapia-Conyer, R.; De la Rosa-Montaño, B.M.; Revuelta-Herrera, A.: *Los costos directos del tratamiento del SIDA en México*. Sal. Púb. de Méx., Vol. 34, Núm. 4, pp. 371-377, julio-agosto, 1992.

Tapia Conyer, Roberto; Cravioto, Patricia; De la Rosa, Blanca; Gómez Dantés, Héctor. *Encuesta Nacional de Adicciones 1993*. Salud Pública de México, Vol. 37, Núm. 1, enero-febrero, 1995.

Tapia-Conyer, Roberto; Medina-Mora, Ma. Elena; Sepúlveda, Jaime; De la Fuente, Ramón: *La encuesta nacional de adicciones de México*. Sal. Púb. de Méx., Vol. 32, Núm. 5, pp. 507-522, septiembre-octubre 1990.

Tomasi, N. E.; Lara, V. L. *El Programa de Paternidad Responsable del ISSSTE*. Talleres Gráficos de la Nación, México, 1973.

Tórtora, Gerard J.; Anagnostakos, Nicholas Peter. *Principios de Anatomía y Fisiología*. Harla, S.A. de C.V., México, 1977.

Turner, C. E. *Higiene del individuo y de la comunidad*, 2a. ed., La Prensa Médica Mexicana, México, 1964.

UNAM. *"Historia natural de la enfermedad"*. Revista de la Facultad de Medicina. Vol. XII, Año 17, Núm. 1, México, enero de 1974.

UNAM. *Glosario básico de medicina privada y social*. Departamento de medicina social, medicina preventiva y salud pública. Facultad de Medicina, México.

UNAM. *Invalidez y rehabilitación*. Revista de la Facultad de Medicina. Vol. XVIII, Año 18, Núm. 8, México, 1975.

UNAM. *Terminología anatómica internacional*. Facultad de Medicina. México.

Valdespino Gómez, J.L.; Sepúlveda Amor, J.; Izazola Licea, J.A. *Patrones y predicciones epidemiológicas del SIDA en México*. Salud Pública de México, Vol. 30, Núm. 4, julio-agosto, 1988.

Vega Franco, Leopoldo. *Por qué, cómo y cuándo iniciar la ablactación*. Cuadernos de Nutrición, Año VII, Vol. II, Núm. 4, julio-agosto de 1988.

Véjar Lacave, Carlos. *La deshumanización de la medicina*. Libro Mex Editores, México, 1959.

Velasco Alzaga, Jorge. *La violencia en nuestro medio; algunas consideraciones. El maltrato a los hijos*. Edicol, México, 1978.

Velázquez Arellano, Antonio. *La salud en México y la investigación clínica*. UNAM, México, 1985.

Vellay, Pierre. *Parto sin dolor*. Edit. Aztecas, S.A., México, 1977.

Verduzco Guerrero, Enrique. *La epidemiología en la práctica médica*. Anuario de actualización en Medicina, Vol. VII, IMSS, México, 1976.

Villée A., Claude. *Biología*. 6a. ed., Nueva Editorial Interamericana, México, 1974.

Welch, Claude y col. *Ciencias biológicas de las moléculas al hombre*. 1a. ed., Cía. Edit. Continental, S.A., México, 1972.

Wolf, Werner. *Introducción a la psicopatología*. 4a. reimpr. Fondo de Cultura Económica, México, 1970.

World Population 1992, United Nations. Department of Economic and Social Development Population Division, United Nations, New York, 1992.

Zubirán, Salvador y col. *La desnutrición del mexicano*. Fondo de Cultura Económica, México, 1974.

INDICE ALFABETICO

A, significado de, 62
Abdomen, 74
  músculos del, 115
Abducción, 104
Abductores, 116
Aborto, 451, 457
Absorción de alimentos, 161, 162
Ac, véase anticuerpo
Accidentes, 335, 336, 337
  de trabajo, 419, 420
  en la vía pública, 418
  en la vivienda, 414, 415
Acetábulo, 95
Acetilcolina, 109
Acido(s) DNA (desoxirribonucleico), 68
  láctico, 109
  lisérgico, dietilamida del, 484
RNA (ribonucleico), 68
  úrico, 165, 190
Acigos, venas, 177
ACTH (hormona adrenocorticotrófica), 7, 150
Acromegalia, 151
Actina, 109
Acto reflejo, 122
  sexual, 374, 375
Acueducto del cerebro (de Silvio), 130
Acusia, 143
Adaptación al ambiente, 5
Addison, enfermedad de, 152
Adenohipófisis, 150, 151
ADH (hormona antidiurética), 151
Adiposicitos o células adiposas, 71

ADP (difosfato de adenosina), 109
Adolescencia, 259, 260, 261
Adrenalina, 110
Aducción, 104
Aductores, músculos, 116
Ag, véase antígeno
Agente(s) causales de enfermedad, 16, 17, 18, 19, 20
  químicos, 20
Agua, influencia sobre los organismos, 29, 405 406, 407
Agujero intervertebral, 86
  magno, 85
  vertebral, 86
Aire, contaminación del, 407
  durante la respiración, 185
Albúmina, 165, 166
Albuminuria, 229
Acoholismo, 489-494
Aldosterona, 152
Alergeno, 35
Alergia, 35
Algia, significado, 62
Alimentación, 255-362
Alma Ata, 5
Alumbramiento, 234, 235, 236
Altura, trastornos producidos por, 19
Alvéolos, de los dientes, 85
  pulmonares, 184
Ambiente externo, 6
  interno, 6
Amenorrea, 219

Amiba, 18
Amígdalas o tonsilas, 157, 158, 180
Amilasa pancreática, 162
    salival o ptialina, 157
Aminoácidos, 165
Amnios, 223, 225, 234
Amoníaco, 190
Amonio, sales, 165
Amor, definiciones, 374
Ampula de Vater, 159, 164
Anabolismo, 353
Anafase, 67
Anamnesis, 291, 292, 293, 294
Anatomía, concepto, 61
Andrógenos, 152, 196, 201
Anemia, 305
Anfiartrosis, 103
Angiotensinógeno, 153
Angustia, 398
Ano, 162
Apéndice vermicular, 162
Anquilosis, 105
Antagonismo ecológico, 27
Ante, significado de, 62
Anterior, concepto, 75
Anticonceptivos, 382-391
    barreras químicas, 387
    capuchón o tapón cervical, 386
    coitus interruptus, 391
    definitivos o quirúrgicos, 390
    diafragma vaginal, 384
    DIU (dispositivo intrauterino), 385
    ducha vaginal, 391
    hormonas, 387
    preservativo o condón, 383
    ritmo, 382
    temperatura basal, 383
Antisepsia, 435
Antrax, 420
Aorta, 177
Aparato, véase sistema
Apéndice vermicular 162
Apendicitis, 162
Apetito, 126
Apófisis, véase procesos
Aponeurosis, 107
Aptitud física, 345
Aracnoides, 130
Arbol de la vida, 126
Arco cigomático, 84

del pie, 98
orbitario, 81
palatofaríngeo o posterior del velo del paladar,
    157
palatogloso o anterior del velo del paladar, 157
palmar, 175
plantar, 175
reflejo, 122
vertebral, 86
Aréola, 200
Armónica (articulación), 101
Arquenterón, 215
Arterias, 173, 177
Articulación, clase de movimiento, 101
    clasificación de, 101
    concepto, 101
    inmóvil o sinartrosis, 103
    lesiones de, 436
    móvil o diartrosis, 104
    semimóvil o anfiartrosis, 103
Artrología, 101, 105
Artritis, 105
Artrodias, 104
Asepsia, 435
Astigmatismo, 141
Astrocitos, 121
Atención médica, 313-317
Atlas, 90
Atmósfera, 28
ATP (trifosfato de adenosina), 109
Audición, véase oído
Atrios, 169
Atrioventricular, 169
Aurículas, 169
Auriculoventricular nódulo, 171
    orificio, 169
Autótrofo, 26
Autosomas, 67, 207
Axilar, arteria, 175
    vena, 175
Axis, 90
Axones, 117, 118

Bacilos, 17
Bacterias, 16, 17
Baños, 348, 349
Barorreceptores, 171
Barrera hematoencefálica, 135
Barreras químicas, 387

Basílica, vena, 175
Basófilos, 166
Bastones de la retina, 137
Basura, 409
Bazo, 180
Beri, Beri, 354
Bhang, 484
Biceps braquial, 115
  rural, 116
Bicúspide, 169
Bienestar, 5
Bilis, 159, 161, 162, 163, 164
Biocenose o biocenosis, 26
Biología, concepto, 1
Biológico, 368
Biometría hemática, 305
Biopsicosocial, 1
Biósfera, 26
Biotope, 26
Bisexual, 378
Blastocele, 213
Blastocisto, 213, 214, 215
Blastómeras, 213
Blástula, 213
Blenorragia, 230, 462
Boca, 155, 156, 157
Bocio simple, 152
Bolo alimenticio, 157
Bosques, 21, 22
Botones gustativos, 143
Bradi, significado de 62
Bradicardia, 62
Bradipnea, 62
Braxton Hicks, contracciones de, 220
Bronquios, 184
Bucofaringe, 158
Bulbo (globo) ocular, 137, 138
  raquídeo, 125, 132

Cabecita, 95
Cadena alimenticia, 26
Caduca, 211, 213
Calcio, 81, 109, 152, 167, 220, 350
Calcitonina, 152
Cálculos biliares, 163
  renales, 152
Calículos gustatorios, 143
Calor corporal, 401, 409
Calorías, 353
Calostro, 38

Cambios de temperatura, 19
Canal anal, 162
  nasal, 86
Canales semicirculares, 141
Canalículos óseos, 77
Cáncer, véase tumores malignos
Caninos, dientes, 157
Capacidades del hombre, 2
Capilares, 173
Cápsula de Bowman, 187
Capuchón o tapón cervical
Caracol del oído, 141
Carácter, 242, 243, 244
Carbohidratos, 157
Carcinógeno, 49, 205
Cardias, 159
Cardiopatía, 230
Caries, 157, 349
Cariotipo o cariograma, 68
Carótidas, arterias, 173
Carpo, huesos, 95
Cartílago(s) de la laringe, 190
  elástico, 73
  fibroso, 73
  hialino, 73
Cartilla de vacunación, 43, 44
Caso clínico, 54
Caso coprimario, 286
  esporádico, 286
  índice, 286
  primario, 286
  secundario, 286
Catarata, 141
Cavidad(es) abdominal, 76
  bucal, 155, 156
  celómica, 215
  concepto de, 76
  cotiloidea, 95
  craneal, 75
  del corazón, 169
  del cuerpo, 75
  medular (conducto), 75
  nasales, 181
  pélvica, 75
  pulpar, 157
  toráxica, 75
Cebadas, células, 71
Cefálica, vena, 176
Cefalorraquídeo, líquido, 130
Celoma, 215

Célula(s) adiposas, 71
    bipolares, 117
    cebadas, 71
    citoplasma de la(s), 64
    concepto de, 64
    del tejido conjuntivo, 70, 71, 72
    esquema de las, 64
    estructura de, 66, 67, 68, 69, 70
    irritabilidad de las, 117
    multipolares, 117
    nerviosas, 117, 120, 121
    plasmáticas, 71, 166
    sanguíneas, 165, 166, 167
Cemento de los dientes, 157
Censos, 277-282
Centríolo, 66
Centro nervioso, 121, 124
    respiratorio, 124
    vasoconstrictor, 124
Centrómera, 68
Cerebelo, 125
Cerebro, 126 , 127, 128, 129, 130, 131
cerebroespinal (líquido), 130
Cesárea, 237
Chadwick, signo de, 220
Chancro blando, 463
Chlamydia (ae), 17
Ciclo cardíaco, 171
    menstrual, 196
Ciego, 162
Ciencias sociales, 10, 11, 12, 13
Cigomáticos, huesos, 86
Circuncisión, 205
Circunducción, 104
Circunvoluciones, 127
Cisterna del quilo, 178
Cístico, conducto, 164
Citología, concepto, 61
Citología exfoliativa, 308
Citoplasma, 64
Clasificación Internacional de Enfermedades, 53
Clavícula, 90, 92
Cleptomanía, 378
Climaterio, 259, 261, 262
Clítoris, 199
Coagulación, 167
Coanas, 181
Cóccix o coxis, 90
Cóclea o caracol, 141
Coca, 482

Cocos, 17
Codeína, 482
Coito, 375, 377, 472
Coitus interruptus, 391
Colecistoquinina, 154
Colédoco, 159
Colículos cuadrigéminos, 126, 140
Colon, 162
Columna vertebral, 86, 90
Comensalismo, 27
Competencia ecológica, 27
Conchas o cornetes, 85
Condíleas, articulaciones, 104
Cóndilo de la mandíbula, 86
    del fémur, 95
    del húmero, 95
    occipital, 85
Condiloma acuminado, 467
Condroblastos, 81
Conductibilidad de la neurona, 117
Conducto(s)
    auditivo, 141
    deferente, 203
    de Volkman, 77
    eyaculador, 203
    hepático, 164
    linfático, 178
    pancreático, 164
    raquídeo, 124
    semicirculares, 141
    toráxico, 178
Conjuntiva, 138
Conjuntivitis, 138
Conos de la retina, 137
Contaminación, concepto de, 54
Contaminación ambiental, 30, 31
    de los alimentos, 411
    del agua, 405
    del aire, 407
    del suelo, 409
    soluciones a la, 411
Contracción, fases de la, 109, 110
    isométrica, 109
    isotónica, 109
    muscular, 109, 110
    tetánica, 110
Contusión, 19
Corazón, 169, 170, 171
Cordón espermático, 203
    umbilical, 213

Corion, 223, 225, 234
Córnea, 137
Cornetes, 85
Coroidea o coroides, 137
Coronarias, 173
Corpúsculos de Hassal, 153
  de Krause, 147
  de Meissner o táctiles, 147
  de Paccini o laminosos, 147
  de Ruffini o bulboideos, 147
Corteza cerebral, 129
  suprarrenal, 152
Corti, órgano de, 143
Cortisol, 152
Costillas, 90
Cowper, glándulas de, 200, 205
Coxal, 95
Craneal, cavidad, 75
Craneosacro, 135
Creatina, 165, 190
Creatinina, 165, 190
Crecimiento, 253-257
  de la población, 329, 330
Crestas cutáneas o papilares, 145
Cretinismo, 151
Criptorquidia, 201
Crisis convulsivas, 438
Crista galli, 85
Cristalino del ojo, 138
Cromátide, 68
Cromatina, 67
Cromosomas, 68
Cúbito, 93
Cuerpo(s) callosos, 128
  lúteo o amarillo, 196
  extraños en los ojos, en la nariz y en los oídos,
    434
Cultura, 11

Daltonismo o dicromatopsia, 141
De asignación, 368
Deciduas, 211, 213
Defecación, 162
Deglución, 143, 158
De identidad, 368
Delirium tremens, 491
Demografía, 10, 241, 282
Dendritas, 117, 118
Dengue, 417
Dentada, articulación, 101

Dental, higiene, 349
Dentina, 157
Depredación, 27
Dermis, 147
Desarrollo del niño, 253-257
  embrionario, 213, 217
  sexual, 368, 373
  social y cultural del individuo, 2, 3
Desastre, situaciones de, 439
Desiertos, 23
Desinfección, 435
Desinfestación, 435
Desnutrición, 359, 360, 361
DET, 485
Diabetes insípida, 151
  mellitus, 153, 231, 448
Diáfisis, 78
Diafragma, 115
  vaginal, 385
Diagnóstico(s), 389-303
  epidemiológico, 286
  de la salud en México, 329-340
Diapédesis, 166
Diartrosis, 101
Diástole, 171
Dientes, 157
Dieta, 357
Difteria, 40
Diplococo, 17
Diploe, 79
Dis, significado de, 62
Disco del nervio óptico, 138
  embrionario, 215
Disfunción orgásmica, 380
Disfunciones sexuales, 379
Disnea, 62
Dispareunia, 380
Dispositivo intrauterino, 382, 385, 386, 387
Distal, definición de, 62
Distocia, 225
DIU (dispositivo intrauterino), 385
DMT (dimetil triptamina), 485
DNA (ácido desoxirribonucleico), 68
Ducha vaginal, 391
Duodeno, 159
Duramadre, 130

Eclampsia, 229
Ecología, concepto, 6
  humana, 7, 15, 25, 26, 27, 28, 29, 30, 31

Economía, 12
Ecosistemas, 21
Ecto, significado de, 62
Ectodermo, 215
Edema, 229
Educación para la salud, 48
Educación sexual, 347-391
Ejercicio, 345, 346
Elasticidad muscular, 109
ELISA, 472, 473
ECG (electrocardiograma), 308
EEG (electroencefalograma), 311
Electricidad, lesiones, 20
Electrólitos, 165
Eleidina, 145
Embarazo, 219, 221
    gemelar, 223, 224, 225
    extrauterino o ectópico, 227, 228
    con problemas, 227-232
    molar, 232
Embolia, 135, 167
Embrioblasto, 215
Embriología, concepto, 61
Embrión, desarrollo, 213, 217
    implantación del, 211
Emétrope, 138
Enanismo, 151
Enartrosis, 104
Encéfalo, 125, 132
Endemia, 286
Endo, significado de, 62
Endocardio, 171
Endocarditis, 171
Endodermo, 215
Endolinfa, 141
Endometrio, 198, 221
Endomisio, 107
Endostio, 77
Endotelio, 173
Energía proporcionada por los alimentos,
    353-354
Enfermedad(es) alérgicas, 36, 53
    clasificación internacional, 53
    concepto de, 6
    crónica, 59
    de Addison, 152
    de transmisión sexual, 457
    infecciosa, 54
    más frecuente en el país, 443-449
Enfermo clínico, 285

Enfermo subclínico, 285
Engatillamiento, 225
Enzootia, 286
Eosinófilos, 166
Epéndimo, 166
Epi, significado, 62
Epidemia, 286
Epidemiología, 283-287
Epidemiológico, 284, 286
Epidermis, 145, 146, 147
Epidídimo, 203
Epífisis, 78
Epigastrio, 74
Epiglotis, 184
Epimisio, 107
Epinefrina, 152
Epiplones u omentos, 159
Epitelio, 69, 70
    ciliado, 70
    columnar, 70
    cúbico, 70
    de transición, 69
    escamoso, 69
    glandular, 70
    seudoestrafitificado, 69
    sensorial, 69 véase órganos de los sentidos
Episiotomía, 236
Epizootia, 286
Equilibrio, 126, 143
Erección, 205
Eritrocitos, véase glóbulos rojos
Escabiasis o escabiosis, 348, 467
Escamosa, articulación, 101
Escamoso, epitelio, 70
Escápula u omóplato, 90, 93
Esclera o esclerótica, 137
Escorbuto, 355
Escroto, 201
Esfenoidal o esfenoides, 85
Esguince, 104
Esmalte de los dientes, 157
Esmegma, 205
Esófago, 157, 158
Esperma o semen, 206
Espermatogénesis, 207
Espermatogonia, 207
Espermatozoide, 207, 208
Espiración, 185
Espirilos, 17
Espiroquetas, 17

Esqueleto, 77, 81
Esquindelsis, 101
Estadística, 12, 265-272
Estafilococos, 17
Esterilización, 435
Esternocleidomastoideo, 115
Esternón, 90
Estímulo nervioso, 109
    respuesta, 109, 119
    umbral, 109
Estupefacientes, 482
Estómago, 159
Estratos de la piel, 145
Estreptococos, 17
Estribo, 141
Estrógenos, 196
Etiología, 290
Etmoidal o etmoides, 85
Eubacterias, 17
Eustaquio, trompa de, 141
Exámenes de laboratorio físico y de gabinete
                véase método clínico
Examen periódico de salud, 303
Excitabilidad, véase irritabilidad
Exhibicionismo, 378
Exo, significado de, 62
Exoftalmos, 151
Expresión, músculos, 110
Extensibilidad muscular, 109
Extensión, 104
Exterior, significado, 62
Externo o lateral, 62
Exteroceptores, 137
Eyaculación, 203
    precoz, 380

Fagocitosis, 121, 166
Fagosoma o vesícula pinocitotica, 65
Falanges, 98, 99
Falce u hoz del cerebro, 130
Falopio, trompas de, 196, 198
Familia, 248, 249
Faringe, 158
Farmacodependencia, 479-488
Fascículos, 124
Fases de la contracción muscular, 109
    respuesta sexual, 374, 375
Fatiga, 347
Fauces, istmo de las, 155, 156, 157
Fauna nociva, 416

Fecundación, 209
Fémur, 96
Fenotipo, 68
Fetichismo, 378
Fibrillas celulares, 67
Fibrina, 167
Fibrinógeno, 163, 164, 165, 166, 167
Fibroblastos, 70
Fibrocartílago, 73, 102
Fiebre reumática, 115, 173
Filum terminale o hilo terminal, 124
Fimbrias, 196
Fimosis, 205
Fisiología, conceptos, 6, 7, 62
Fisiopatología, 62
Fisura(s) cerebelosa, 126
    del cerebro, 127, 128
Flexión, 104
Foco de infección, 286
Folículos de Graaf, 196
    pilosos, 147
    tiroideos, 151
Fomite, 55
Fosa séptica, 410
Fósforo, 152, 350
Fosita central, 137
Fotorreceptores, 138
Fóvea central, 137
Fractura, 99, 436
Frecuencia, 272
Frío, lesiones producidas por, 438
Frontal, hueso, 81
Frotismo, 379
FSH (hormona foliculoestimulante) 150,
    193, 201
Fuego, influencia sobre los organismos, 29
    nerviosos, 126
Fuente de infección, 286
Funículo(s) umbilical, 213

Gametogénesis, 207
Gametos, 207, 208, 209
Ganglios nerviosos, 121
Ganja, 484
GCH (gonadotrofina coriónica), 200, 219, 221
Gemelos, 223, 224, 225
Genes, 68
Gerontosexualidad, 379
Gestosis, 228, 229
GH (hormona del crecimiento), 150

Gigantismo, 151
Gínglismo, articulación, 104
Glande, 205
Glándula(s) blanco, 151
  bulbouretrales o de Cowper, 205
  ceruminosas, 141, 143
  de Bartholin, 199
  del ojo, 138
  endocrinas, 149, 154
  exocrinas, 149, 157, 199
  heterocrinas, 153
  mamarias, 200
  salivales, 157
  sudoríferas o sudoríparas, 147
  tarsales, 138
  vestibulares, 199
Globo ocular, véase bulbo ocular
Globulinas, 165, 166
Glóbulos blancos, 166, 306
  rojos, 166, 305, 306
Glomérulo renal, 187
Glotis, 184
Glucagon, 153
Glucocorticoides, 7
Glucógeno, 163
Glucosa en la orina, 153, 190, 220
  en la sangre, 153, 165
Golgi, aparato de, 66
Gonfosis, 101
Gónadas, 193, 196, 201
Gonadotrofina coriónica, 200, 219, 221, 232
Gonorrea, 230, 462
Graaf, folículos de, 196
Gram, tinción de, 17
Granuloma inguinal, 464
Grasas, 165, 354
Grupo(s) sanguíneo, 169, 307
  social, 247
Gusto, 144

Hashish, 484
Havers, sistemas de, 77
Hélice o hélix, 141
Helminto, 14
Hematócrito, 306
Hemisferios cerebelosos, 128
  del cerebro, 128
Hemofilia, 167
Hemoglobina, 166, 306
Hemorragia, 166, 428

Hemostasia, 167
Henle, asa de, 187
Heparina, 36, 167
Heridas, 435
Heroína, 482
Herpes genital, 466
Heterocromosomas, 67, 207
Heterótrofo, 26
Hidratos de carbono, 157
Hidrocortisona, 152
Hierro, 355, 356
Higiene de la piel, 348
  de la vivienda, 413
  de los alimentos, 357-359
  de los centros de reunión, 422, 423, 424
  de los órganos de los sentidos, 350
  definición, 341
  del individuo, 419, 420
  del transporte y la vía pública, 418
  dental, 349
  familiar, 401, 402, 417
  maternoinfantil, 363, 364, 365
  mental, 393-399
  personal, 345-349
Hilio del riñón, 187
Himen, 199
Hioideo o hioides, 86
Hiper, significado, 62
Hipermetropía, 141
Hiperparatiroidismo, 151
Hipertensión arterial, 177, 229, 446
Hipertiroidismo, 151
Hipnóticos, 483
Hipo, significado, 62
Hipoacusia, 143
Hipófisis, 149, 150, 151
Hipogastrio, 76
Hipoparatiroidismo, 152
Hipotálamo, 125, 150
Hipotensión arterial, 177
Hipotiroidismo, 151
His, haz de, 171
Histamina, 35, 121
Histología, concepto, 61
Historia clínica, 301, 302, 303
  natural de la enfermedad, 13, 45, 46, 47
Hemeostasis, 6, 7
Homicidios, 497, 498, 499, 500
Homosexualidad, 377
Hongos, 18

Horizonte clínico, 46
Hormonas adrenocorticotrófica (ACTH), 150
  anticonceptivas, 387
  antidiurética (ADH), 151
  concepto, 7, 149
  de las mucosas gástricas e intestinal, 154
  de la hipófisis anterior, 150, 151
  de la hipófisis posterior, 151
  estimulante del folículo (FSH), 150
  glucagon, 153
  gonadotróficas (FSH, LH e ICSH), 150, 151
  hepática, 153
  insulina, 153
  lactógena (prolactina), 151
  luteinizantes (LH e ICSH), 151
  glucocorticoides, 152
  mineralocorticoides, 152
  paratiroidea o parathormona, 152
  sexuales de las glándulas suprarrenales, 152
  tímicas, 153
  tiroidea, 151
  tirotrópica (TSH), 150
Hoz del cerebro, 130
Hueso(s)
  canalículos de los, 77
  clasificación, 77
  cortos, 79
  del cráneo, 80
  del cuello, 86
  del hombro, 90
  del tronco, 86
  de la columna vertebral, 86
  de la mano, 95
  de las extremidades inferiores, 98
  de las extremidades superiores, 96
  desarrollo de los, 81
  enfermedades de los, 99
  estructura de los 77, 79
  funciones de los, 99
  largos, 77, 79
  lesiones de los, 77, 436
  número, 81
  osificación, 80
  planos, 79
  sesamoideos, 81
  wormianos, 81
Huésped, 15
  intermediario, 55
  susceptible, 54, 286
Huevo, 207, 211

Húmero, 93
Humor acuoso, 138
  vítreo, 138

ICSH (hormona estimulante de las células
    intersticiales), 150, 201
Ileon, 161
Ilíaco o coxal, 95
Implantación del embrión, 211
Impotencia, 379
Impulsos nerviosos, 122
IMSS, 314
Incesto, 378
Incisivos, 157
Incisura etmoidal, 181
Inclusiones citoplásmicas, 68
Infección, 54
Infección inaparente, 286
Inferior, definición de, 62
Infestación, 64
Inflamación, 166
Infra, definición, 62
Inhalantes volátiles, 485
Inmunidad concepto, 16, 33, 166
  mecanismo, 34
  tipos, 35, 36, 37, 38, 39
Inmunizaciones, 39, 43
Inmunodeficiencia, 468
Insalivación, 157
Inspección, 295-298
Inspiración, 185
Instintos básicos, 393
Insula, lóbulo de la, 128
Insulina, 153
Inter, significado, 62
Interfase, 68
Interior, significado, 62
Interno o medial, definición de, 63
Interrogatorio o anamnesis, 291-294
Intestino(s)
  delgado, 160, 162
  grueso, 162, 163
Intoxicación, 432
Intra, significado, 62
Intumescencia, 128
Invalidez, 46, 57, 58, 59, 338
Iris, 137, 138
Irritabilidad del tejido muscular, 109
  de las neuronas, 119
Islotes de Langerhans, 153

Istmo de las fauces, 155, 156, 157
Isquion, 95
ISSSTE, 315
Itis, significado, 62

Jugo gástrico, 154
  nuclear o nucleoplasma, 68
  pancreático, 154

Korsakoff, psicosis de, 491
Kwashiorkor, 360

Laberinto del etmoidal (etmoides), 85
  del oído, 141
Labio(s) de la boca, 155
  pudendos, 199
Laceración, 19
Lagunas óseas, 77
Lagrimales o unguis, 86
Lágrimas, secreción, de 141
Láminas del hueso etmoidal, 85
  de las vértebras, 86
Lanugo, 217
Laringe, 184
Laringofaringe, 158
Lateral o externo, 62
Lengua, 143, 155
Lente o cristalino, 138
Letrina, 410
Leucocitos, véase glóbulos blancos
Leucocitosis, 167
Leucopenia, 166
Ley(es) del crecimiento y desarrollo, 253
  del todo o nada, 109
Ley General de Salud, 321, 322, 323, 324, 325
LH (hormona luteinizante), 150, 193, 196
Linfa, 178
Linfáticos, vasos, 178
Linfogranuloma venéreo, 464
Linfocitos, 34, 166
Linfonodos, 178
Lipasa gástrica, 159
Lípidos, 165
Líquido cerebroespinal o cefalorraquídeo, 130
Lisosomas, 66
Lóbulos del cerebro, 128
  del hígado, 163
  del timo, 153
  de la hipófisis, 150, 151
  de la oreja, 141

de la tiroidea (tiroides), 151
LSD (dietilamida del ácido lisérgico), 484
LTH (hormona luteotrófica), 151
Luxación, 105
Luz, influencia sobre los organismos, 28

Macrófagos, 65, 71
Mácula lútea, 137
Malares, pómulos o cigomáticos, 86
Malaria (paludismo), 417
Maléolos, 98
Malpighi, corpúsculos de, 187
Mamas, 199
Mandíbula, 85, 86
Marasmo, 360
Marihuana, 483-484
Martillo del oído, 141
Masetero, 110
Masoquismo, 379
Masticación, 110, 157
Mastocitos, 71
Masturbación, 371
Maternoinfantil, higiene, 363, 364, 365
Maxila, 85, 86
Maxilar(es) inferior, 85, 96
  superior, 85, 86
Meato acústico externo, 141
  urinario, 191
Mecanismos inespecíficos de defensa, 33
Medial o interno, significado, 63
Mediastino, 153, 169
Medicina, 10
  institucional, 313-318
  popular, 318
  preventiva, 7, 342
  privada, 318
  social, 343
Megacariocito, 167
Meibomio, glándulas de, 138
Meiosis, 207
Melanina, 137, 147
Membrana(s) basilar, 143
  celular, 64
  clasificación de, 69, 70
  deciduas, 211, 213
  del tímpano, 143
  del ojo, 137, 138
  fetales, 223, 225, 234
  mucosas, 73
  nuclear, 67

serosas, 73
sinoviales, 103
Menarca, 193
Meninges, 130
Meningitis, 135
Meniscos de la rodilla, 103
Menopausia, 193, 200
Menstruación, 193
Mescalina, 484
Mesencéfalo, 125, 132
Mesodermo, 215
Mesogastrio, 74
Metabolismo, 353
   basal, 220
Metacarpo, 95
Metafase, 68
Metatarso, 99
Método(s) anticonceptivos, 382
   clínico, 289-301
   de Billings, 383
   del ritmo, 382
   estadístico, 265, 268
Micción, 190
Microglia, células de, 121
Mielina, 117, 121
Minerales, 355
Miocardio, 171
Miofibrillas, 107, 109
Miología, 109, 116
Miopía, 141
Miosina, 109
Mitocondrias, 66
Mitosis, 68
Mitral, 169
Mixedema, 151
Mixobacterias, 17
Modiolo, 141
Modo de transmisión, 55
Mola hidatiforme, 232
Molares, 157
Moniliasis, 465
Monocitos, 71
Monte pubiano o de Venus, 199
Montgomery, tubérculos de, 219
Morbilidad, 11, 335
Mordeduras o picaduras de animales, 434
Morfina, 482
Mortalidad en Cuba, 333
   en Estados Unidos, 333
   en México, 333

general, 333
materna, 333, 336
por grupos de edad, 334
Mórula, 213
Movimientos del intestino delgado, 162
Mucosa(s), 73
Multicausalidad, 45
Músculo(s) abdominales 116
   contracción de los, 109, 110
   del cráneo, 110
   del ojo, 115
   de la boca, 110
   de la cara, 110
   de la expresión, 110, 111, 112, 113, 114
   de la lengua, 115
   de la masticación, 110
   de la respiración, 116
   de los párpados, 110
   diafragma, 116
   enfermedades de los, 116
   esqueléticos, 107, 109
   infrahioideos, 115
   intercostales, 116
   nasales, 115
   propiedades fisiológicas de los, 109
   que mueven al miembro inferior, 116
   que mueven al miembro superior, 116
   que mueven la cabeza, 115, 116
   suprahioideos, 115
Mutualismo, 27
Mycoplasmas, 18

Nägele, regla de, 233
Nasales (huesos), 85
Nasofaringe, 158
Nares, 181
Narinas, 181
Nariz, 181
   huesos de la, 85, 86
   músculos de la, 115
Necesidades básicas del individuo, 394, 395, 396
Necrofilia, 378
Nefrona, 187
Nematelminto, 19
Nervio(s) abductor, 132
   accesorio, 134
   auditivo o vestibulococlear, 132
   craneales, 132
   espinal, 134
   espinales, 130

facial, 132
glosofaríngeo, 132
hipogloso, 134
motor ocular común u oculomotor, 132
motor ocular externo o abductor, 132
neumogástrico, 132
oftálmico, 132
óptico, 132, 138
parasimpático, 135
patético o troclear, 132
raquídeo, 130
sacros, 135
simpáticos, 135
trigémino, 132 troclear, 132
vago, 132
vestíbulo coclear, 132
Neumococos, 17
Neurohipófisis, 151, 166
Neuroglia, 121
Neuronas, 119, 120
aferentes, 117, 122
bipolares, 117
clasificación de, 117
de asociación, 117, 122
eferentes, 117, 122
intercalares o internunciales, 117, 122
multipolares, 117
propiedades fisiológicas de las, 117
unipolares, 177
Neurosecreciones, 149
Neurosis, 398, 399
Neutrófilos, 65
Nicho ecológico, 26
Nidación, 211
Nitrógeno no proteico, 165
Niveles de,
aplicación de las medidas preventivas, 47
          48, 49
organización del cuerpo humano, 63, 64
organización ecológica, 26
Nódulos atrioventricular o auriculoventricular, 171
linfáticos, 178
senoauricular o sinoatrial, 171
Nor adrenalina o nor epinefrina, 110, 121, 135, 152
Notocorda, 215
NREM, 348
Núcleo(s) celular, 67
cerebrales, 129
del sistema nervioso, 121, 122, 129
Nucléolos, 68

Nutrición, 353
Nutriente, 353

Obesidad, 361
Occipital hueso, 85
músculo, 110
Oído, 141, 142
Ojo véase también visión
anexos u órganos accesorios del, 138
glándulas del, 138
músculos del, 115
nervios del, 139, 140
Olécranon, 95
Olfato, 145
Oligodendrocitos, 121
Oligohidramnios, 227
Ololiuqui, 485
Oma, significado, 63
Omentos (epiplones), 159
OMS, 5, 424
Opio, 482
Orbicular de los labios, 110
de los párpados, 110
Organo(s)
accesorios del ojo, 138
accesorios del sistema digestivo, 157, 163, 164
definición, 73, 74
espiral o de Corti, 143
Orgasmo, 375
Orina, 190, 307
Orofaringe, 158
Osificación, 80
Osis, significado, 63
Osteocitos, 77
Osteoblastos, 77, 79, 81
Osteoclastos, 81
Osteología, 77, 99
Otitis, 143
Otolitos, 143
Ovarios, 193, 194, 195, 196
Ovulación, 196
Ovulo, 209
Oxitocina, 151

Pabellón de la oreja, 141
Paidofilia, 378
Palancas, 110
Palatinos, 86
Palimpsestos, 492
Palio, 129

Palpación, 298, 299
Paludismo, 417
Páncreas, 153, 164
Pancreozimina, 154
Pandermia, 286
Papilas de la lengua o gustatorias, 143
    de la piel, 147
    óptica, 138
Parásitos, 17, 18
Parasitosis, 16
Parathormona, 152
Paratiroidea o paratiroides, 152
Parietal (hueso), 83
Parasitismo, 27
Parótida, glándula, 157
Párpados, 138
Partículas odoríferas, 145
Parto, 233-239
Pastizal, 22
Paternidad responsable, 381
Patogenia, 290
Patogenicidad, 16
Patología, 61
Pectorales, músculos, 115
Pedículos vertebrales, 86
Pediculosis del pubis, 467
Pedúnculos cerebelosos, 126
    cerebrales, 126
Pelagra, 355
Pelos, 147
Pelvis, 74, 75, 234
Pene, 203, 204, 205
Pepsina, 159
Percusión, 299, 300, 301
Peri, significado, 63
Pericardio, 171
Pericarion o soma, 117
Perilinfa, 141
Perineo (periné), 199
Perimisio, 107
Periodo de contracción, 109
    de incubación, 46
    de latencia, 109
    de relajación, 109
    patogénico, 45, 46, 47
    prepatogénico, 45
Periostio, 77
Peritoneo, 73
Peroné o fíbula, 96, 98

Personalidad, 241, 244, 245, 257
Pezón, 200
Piamadre, 130
Picaduras de animales, 434
Piel, 145, 146, 147, 348
Pinocitosis o fagocitosis, 65
Piromanía, 379
Pituitaria, véase hipófisis
Placenta, 200, 213
Planos anatómicos, 74
Plaquetas o trombocitos, 167
Plasma sanguíneo, 165
Plasmocitos, 71
Plasticidad, 120
Platelmintos, 18
Pleura, 184
Plexo(s) mientérico o de Auerbach, 158
    nervioso, 130, 131, 132
    subendocárdico (de Purkinje), 171
Población, 26, 273-282, 329, 330
Poli, significado de, 63
Policitemia, 166
Polineuritis, 491
Poliomielitis, 116, 409
Polihidramnios, 227
Política sanitaria, 12
Polución nocturna, 260, 371
Poplítea, arteria, 175
Portador de enfermedad, 38, 54, 286
Posición anatómica, 74
Post, significado, 63
Postura, 346
Potabilización del agua, 407
Pre, significado, 63
Preeclampsia, 228, 229
Premolares, 157
Prepatogénico, 13, 45
Prepucio, 205
Presbicia o presbiopía, 141
Preservativo o condón, 383
    arterial, 177
Presión de gases o líquidos, 19
Prevalencia, 272
Primeros auxilios, 425-442
Primigesta, 229
Procesos de los huesos
    alveolar, 85
    articulares, 90
    cigomático, 85
    condilar, 86

coronoideo, 86
espinoso, 90
estiloideo, 85, 95
palatino, 86
transverso, 90
xifoideo, 90
Porfase, 67
Progesterona, 196
Prolactina, 151
Pronación, 104
Pronóstico, 289
Propioceptores, 137
Próstata, 205
Prostitución, 475-479
Proteína, 354
Protrombina, 163
Protuberancia anular o puente, 125
Proximal, 64
Proyecciones de, 282
Psicoanalépticos, 483, 484
Psicolépticos, 483, 484
Psicología social, 12
Psicológico, 1
Psicoprofiláctico, parto, 237, 239
Psicotrópicos, 483, 484
Psicosis, 491
Ptialina, 157
Pubertad, 193, 259
Pubis, 95
Pudendo femenino, 199
Puente de Verolio, 125
Puerperio, 237
Pulmón, 184
Pulso, 177
Pupila, 137, 138
Pus, 166

Quemaduras, 430
Queratina, 145, 147
Quiasma óptico, 140
Quilífero, vaso, 162
Quilo, 162
Química sanguínea, 307
Quimiorreceptores, 171
Quimo, 159

Rabia, 41
Radio (hueso), 95
Ranvier, nódulos o nodos de, 171
Raquitismo, 99

Receptores, 119, 122
Recto, 162
Recursos para la salud, 320-327, 338-340
Reflejo(s) clasificación, 122
condicionados, 18
en los que participa el tallo cerebral, 122
en los que participa la corteza cerebral, 122
en los que participa la médula espinal, 122
rotuliano o patelar, 122
simples, 122
Refracción de la luz en el ojo, 140
REM, 348
Regiones del abdomen, 74, 75
Renina, 153, 159
Rescate, 438
Reservorio, 156
Respiración, 185, 186
Respuesta sexual, 375, 376
Rete testis, 203
Reticulocitos, 306
Retículo endoplásmico (RE), 66, 67
Retina, 137
Retro, significado, 64
Reumática, fiebre, 173
Rh, factor, 169, 307
Ribosomas, 66
Rickettsias, 17
Rinofaringe, 158
Riñón, 187, 188, 189
Ritmo, método del, 382
RNA, 68
Rotación, 104

Sabanas y dehesas, 22
Sabores, 143
Saco vitelino, 215
Sacro, 90
Sáculo del oído, 143
Sadimo, 379
Saliromanía, 378
Salpingoclasia, 390
Salud, conceptos, 5, 7
Pública, 341, 342
Sangre, 165, 171
Sarampión, 41
Sarna genital, 467
biológico, 368
de asignación, 368
de identidad, 368

Sebo, 147
Secreción concepto, 149
  glandular, 149
  lagrimal, 138
Secretina, 154
Segmentos del cuerpo humano, 74
Semen o esperma, 206
Seno carotídeo (reflejo), 171
  esfenoidal, 85
  etmoidal, 85
  frontal, 81
  maxilar, 86
  paranasal, 181
Sesamoideos, huesos, 81
Sexo, 368
  determinación del, 85
Sexualidad, concepto de, 347
  variaciones de, 376
Shock, 432
SIDA, 169, 468
Sífilis, 230, 458, 459, 460, 461
Signo, 289
Simbiosis, 27
Silla de montar, articulación en, 104
  turca del esfenoidal, 85
Sinapsis, 120
Sinartrosis, 101
Sincicio, 109
Sincondrosis, 101
Sindesmología, 101, 105
Sindesmosis, 101
Síndrome, concepto de, 469
  del niño maltratado, 504, 505
  de inmunodeficiencia adquirida, 469
Sínfisis, 102
Sinoviales, articulaciones, 102
Síntoma, 289
Sistema angiológico o circulatorio, 165-180, 445
  definición, 74
  de Havers, 77
  digestivo, 155, 164, 443
  endocrino, 7, 149, 154
  muscular, 107, 116
  nervioso, 117, 135
  autónomo, 126
  central, 123, 129
  craneosacro, 122
  enfermedades del, 135
  periférico, 130, 132
  vegetativo, 135

óseo, 77, 99
porta, 163
porta-hipofisiario, 149
reproductor, 193, 206
respiratorio, 181, 186, 444
urinario, 187-191
Sístole, 171
Situaciones de desastre, 439
Smog, 407
Social, 1
Sociedad, 11
Sociología, 11
Soplo cardíaco, 173
SS (Secretaría de Salud), 313, 315, 316
SSA, 315
STP, 485
Stress, 7, 30, 397
Sub, significado, 64
Subclavia, 173
Sublinguales, glándulas, 157
Submandibulares o submaxilares, glándulas, 157
Suelo, 29
  influencia sobre los organismos, 409, 410, 411
Sueño, 125, 347, 348
Suicidios, 497, 498, 499
Supinación, 104
Supra, significado, 64
Sustancia blanca, 121
  gris, 121
Sustancias tóxicas, 21

Tabaquismo, 494
Tacto, 147
Tálamo, 132
Tallo cerebral, 125
Taqui, significado de, 64
Taquicardia, 64
Taquipnea, 64
Tarso, 98, 99
Tasas, 57, 271, 286
Tejido(s) 69, 73, 77, 107, 108, 109, 117, 165
Telondendron, 117
Telofase, 69
Temperamento, 241, 242
Temperatura basal, 383
  cambios en la, 7
  del cuerpo, 147
  influencia sobre los organismos, 27
Temporales, huesos, 83, 85
  músculos, 110

Tenias del colon, 162
Tensión, oncótica de la sangre, 166
Terapia de grupo, 12, 13
Tercera edad, 261, 262, 263
Testículos, 201
Testosterona, 201
Tetania, 152
Tétanos, 40
Tetrayodotironina, 151
THC, 484
Tibia, 96
  coagulación, 306
Tiempo de protrombina, 306
  sangrado, 306
Tienda del cerebelo, 130
Tifoidea, 43
Timo, 153, 166, 180
Tímpano, 141
Tiña inguinal, 467
Tisular, 62, 69
Tobillo, 74
Tomografía, 311
Tono muscular, 109
Tonsilas, 158, 180
Toracolumbar (división del Sist. nervioso), 134
Tórax, 74
Torniquetes, 430
Tos ferina, 40
Toxoide, 39
Trabajo, 419
  accidentes de, 419
  enfermedades de, 419
  higiene del, 419
  riesgo de, 419
Tracto(s) digestivo, 155, 163
  nervioso, 122
  respiratorio, 181, 185
Transductor neuroendocrino, 149
Transmisibilidad de la neurona, 117
Transporte activo, 65
Transporte pasivo, 65
Transverso del abdomen, 116
Transvestismo, 378
Trapecio, 116
Tráquea, 184
Tratamiento de aguas negras, 410
Trauma acústico, 143
Tríceps braquial, 116
Tricomoniasis, 465
Tricúspide, 169

Trocánteres, 95
Trocoidea, articulación, 104
Trofoblasto, 211
Troilismo, 378
Trombina, 167
Trombocitos o plaquetas, 167
Tromboplastina, 167
Trombosis, 167
Trompa de Eustaquio, 141, 143
  de Falopio, 196, 198
TSH, 150
Tuba auditiva, 141, 143
  uterina, 196, 198
Tubérculo, cuadrigémino, 126, 140
Tuberculosis, 99, 230
Túbulo o tubo renal, 187
Tumores malignos, 446

Ulna, 95
Ultrasonido, 311
Ultrasonografía pélvica, 225
Unguis, 86
Unidad de membrana, 64
Unidad fisiológica del riñón, 187
  del sistema nervioso, 122
Uñas, 147
Urea, 165, 190
Uréteres, 190
Ureteropielitis, 230
Uretra, 190, 191
Uretritis, 191, 466
Urico, ácido, 165, 190
Utero, 198
Utrículo, 143
Uvula, 155

Vacunas, véase inmunizaciones
Vagina, 198, 199
Vaginismo, 380
Valva, 169
Válvula(s) de las venas, 173
  del corazón, 169
  ileocecal, 159
Varolio, puente de, 125
Vasectomía, 391
Vasoconstricción, 173
Vasodilatación, 173
Vasos linfáticos, 178
Vasos sanguíneos, 173, 177
Vater, ámpula de, 159

Vector, 55
Vejiga urinaria, 190
Venas, 175
Ventanas oval y redonda, 141
   vestibular y coclear, 141
Ventilación, 185
Ventrículos del encéfalo, 125, 126, 128
   corazón, 169
Vernix caseosa, 217
Vesícula biliar, 163, 164
   seminal, 203
Vértebras, 90
Vestibular, nervios, 132
Vestíbulo del laberinto, 141
Vías de entrada, 54
   de salida, 54
   nerviosas (tractos), 122
   viable, 451
   violencias, 496
   violación, 379, 501
Virulencia, 16
Virión, 18
Viruela, 41
Virus, 18
Víscera, 74

Visceroceptores, 137
Visión, 137, 141
Vitelino, saco, 215
Vitaminas, 354, 355
Vivienda, 413
Volkmann (conductos), 77
Vómer, 86
Voyeurismo, 378
Voz, 184
Vulva o pudendo femenino, 199

Western Blot, 470
Willis, polígono o círculo cerebral, 175
Wirsung, conducto de, 159
Wormianos, huesos, 81

Yeyuno, 159, 160, 161
Yodo, 151
Yugulares, venas, 176
Yunque, 141

**Zona Metropolitana de la Ciudad de México, 275,
276**
Zoofilia, 378